Eiweisse

Pathobiochemie
Klinische Bedeutung
Labordiagnostik

Mit Beiträgen von

Rudolf Ahrens, Werner Baufeld, Erasmus Behm, Karl-Christian Bergmann, Gisela Bock, Helmut Dude, Günther Geserick, Hans-Joachim Graubaum, Gerd Haller, Hilko Jakobi, Thomas Krohn, Peter Linneke, Heide Matthes, Wolf-Henning Peters, Thomas Postmann, Roland Rogos, Marlis Schröter, Michael Seyfarth, Gottfried Töpfer, Albrecht Trübsbach, Anneli Uhlemann, Peter Voss, Otto Wallbraun, Erwin Walraph, Renate Ziegenbein

EIWEISSE

PATHOBIOCHEMIE
KLINISCHE BEDEUTUNG
LABORDIAGNOSTIK

Mit 28 Abbildungen und 58 Tabellen

Herausgegeben
von Peter Linneke

Akademie-Verlag · Berlin
1983

Erschienen im Akademie-Verlag, 1086 Berlin, Leipziger Straße 3—4
Lektor: Christiane Grunow

Lizenznummer: 202 · 100/472/83
Gesamtherstellung: VEB Druckerei „Thomas Müntzer“, 5820 Bad Langensalza
Einbandgestaltung: Eckhard Steiner
Bestellnummer: 763 125 6 (6716) · LSV 2075
Printed in GDR
DDR 45,00 M

Vorwort

Die Arbeitsgemeinschaft „Eiweißanalytik" der Gesellschaft für Klinische Chemie und Laboratoriumsdiagnostik der DDR befaßt sich mit Eiweißen, wie sie in den verschiedensten Körperflüssigkeiten auftreten und diagnostischen Maßnahmen zugänglich sind.

Unter der Zielstellung, die Betreuung der Patienten zu verbessern, werden Probleme der Forschung, Analytik, Diagnostik und Organisation in dem Spezialgebiet „Eiweißanalytik" berührt. Im Laufe der letzten Jahre haben sich hier wesentliche Veränderungen vollzogen. Zu länger bekannten Proteinen wurden neue Erkenntnisse gewonnen, die deren diagnostische Bedeutung in einem anderen Licht erscheinen lassen. Neue Proteine wurden entdeckt. Die in der klinisch-chemischen Routine anwendbaren Analyseverfahren zeigen neue Entwicklungen. Trotz aller Bemühungen kann die tägliche Praxis im klinisch-chemischen Routinelabor nur mit einer gewissen Verzögerung diesen Entwicklungen folgen und neue Erkenntnisse in eine betreuungswirksame Form umsetzen. Hinzu kommt, daß die Trennung der ärztlichen Tätigkeit unmittelbar am Patienten von der spezialisierten „patientenfernen" Laboranalytik und -diagnostik zusätzliche Probleme aufwirft. Schließlich ist das Arbeitsgebiet so umfangreich geworden, daß eine Einzelperson kaum in der Lage sein dürfte, einen umfassenden Überblick zu erlangen und darzustellen. Deshalb scheint es notwendig, von Zeit zu Zeit eine Bestandsaufnahme des Arbeitsgebietes vorzunehmen.

In ihrem langfristigen Arbeitsprogramm setzt sich die Arbeitsgemeinschaft das Ziel, in Zusammenarbeit mit einer Reihe interessierter Mitarbeiter begründete Standpunkte und Empfehlungen in der diagnostischen Anwendung von Proteinparametern zu erarbeiten. Diese sollen auf dem derzeitigen biochemischen und pathobiochemischen — aber auch empirisch gewonnenen — Erkenntnisstand beruhen und die Erfordernisse für die Patientenbetreuung, wie die aus unserer Sicht vorhandenen Möglichkeiten der Realisierung beinhalten. Die erarbeiteten Zusammenfassungen sollen in didaktisch guter Form den diagnostischen Partnern am Krankenbett oder am Labortisch zugänglich gemacht werden.

Die Standpunkte fußen auf einer Literaturübersicht, wenn möglich wurden persönliche praktische Erfahrungen genutzt. In kollektiver Beratung im Mitarbeiterkreis und darüber hinaus sind die Auffassungen aufeinander abgestimmt. Als Leitlinie dient uns das Bemühen, die feste Beziehung zwischen pathobiochemischer Grundlage und diagnostischer Anwendung herauszustellen. Dort, wo sich diese Beziehungen begründet darstellen lassen und klinisch relevant erscheinen, leiten sich Konsequenzen für Empfehlungen von Analysenprogrammen ab. Vollständigkeit in der Bearbeitung der proteindiagnostischen Parameterpalette ist vorerst nicht erreichbar.

Der Arbeitsgegenstand sind diagnostisch relevante extrazellulär vorkommende Eiweiße der verschiedensten Körperflüssigkeiten. Im Plasma vorkommende Proteine werden traditionell — und nicht zuletzt weil sie leicht verfügbar sind — vorrangig betrachtet. Das Arbeitsgebiet ist bezüglich der Parameter und möglichen Analysenverfahren weit gefaßt. Letztlich gelten pragmatische Gesichtspunkte, gegebenenfalls diktiert durch jeweilig vorhandene konkrete Bedingungen, in welchem Speziallabor und von welchem Spezialisten die Analytik nützlicherweise durchzuführen ist.

Wenn auch die Analytik den augenscheinlichsten Anteil der Beschäftigung mit den Eiweißen darstellt und auch die Arbeitsgemeinschaft die Bezeichnung „Eiweißanalytik" trägt, so muß ausdrücklich betont werden, daß die Analytik nicht Selbstzweck ist, sondern Mittel („Handwerkszeug") im diagnostischen Prozeß darstellt. Ihr Erfolg ist auch nur daran zu messen, wie sie geeignet ist, diagnostische Fragestellungen zu beantworten. In dem Maße, wie die theoretische Durchdringung des Arbeitsgebietes erfolgt, diagnostische Fragestellungen erkannt bzw. formuliert werden können, eine ggf. kreative analytische Leistung erbracht wird und die Fähigkeit erreicht wird, die erstellten Befunde auf die Fragestellung zu interpretieren, wird die „Eiweißanalytik" zur „Eiweißdiagnostik".

Der Text der Monografie wurde vorwiegend nach traditionellen Gesichtspunkten gegliedert. Auf eine durchgehende Einteilung nach funktionellen Gesichtspunkten wurde deshalb verzichtet, weil einige Proteine verschiedenen Gruppen zuzuordnen wären. Ausführungen zur diagnostischen Anwendung sind vorangestellt.

Peter LINNEKE

Inhalt

1. Klinische Anwendung der Eiweißanalytik (P. LINNEKE) ... 1
2. Proteinparameter des Liquor cerebrospinalis (Th. KROHN) ... 10
3. Präalbumin (PA) (H.-J. GRAUBAUM) ... 15
4. Albumin (Alb) (G. HALLER, R. ROGOS) ... 24
5. Saures α-1-Glykoprotein (sα-1-GP) (M. SCHRÖTER) ... 34
6. Alpha-1-Antitrypsin (α-1-Proteinaseinhibitor, α-1-PI) (W.-H. PETERS) ... 40
7. α-1-Antichymotrypsin (α-1-AChT) (H. JAKOBI) ... 65
8. α-2-Makroglobulin (α-2-M) (A. UHLEMANN) 69
9. Haptoglobin (Hp) (P. LINNEKE) ... 83
10. Hämopexin (Hpx) (G. TÖPFER) ... 95
11. Coeruloplasmin (Cpl) (G. BOCK) ... 106
12. Transferrin (Tf) (R. AHRENS) ... 112
13. Lipoproteine des Blutes (H. DUDE, A. TRÜBSBACH) ... 122
14. Komplementsystem (C-System) (H. MATTHES) ... 140
15. Fibrinogen (Fbg) (O. WALLBRAUN) ... 151
16. Immunglobuline (Ig) (M. SEYFARTH) ... 165
17. Immunglobulin A (IgA) (M. SEYFARTH) ... 168
18. Immunglobulin G (IgG) (E. WALRAPH) ... 172
19. Immunglobulin M (IgM) (W. BAUFELD) ... 175
20. Immunglobulin D (IgD) (E. BEHM) ... 178
21. Immunglobulin E (IgE) (K.Chr. BERGMANN) ... 181
22. Monoklonale Immunglobuline (Paraproteine) (E. BEHM) ... 184
23. Alpha-Fetoprotein (AFP) (R. ZIEGENBEIN) 191
24. Carcinoembryonales Antigen (CEA) (R. ZIEGENBEIN) ... 203
25. Schwangerschafts-assoziiertes α-2-Glykoprotein (PAAG) (T. PORSTMANN) ... 215
26. Thyroxinbindendes Globulin (TBG) (P. VOSS) ... 225
27. Sexhormonbindendes Globulin (SHBG) (P. VOSS) ... 236
28. Corticosteroidbindendes Globulin (CBG, Transcortin) (P. VOSS) ... 245
29. Hepatitis-B-Virus-assoziierte Antigene (HB-Ag) (G. GESERICK) ... 252

Autorenverzeichnis ... 266
Sachregister ... 267

Verwendete Abkürzungen

AE	Agargelelektrophorese
AFP	Alpha-Fetoprotein
Alb	Albumin
α-1-AChT	α-1-Antichymotrypsin
α-2-M	α-2-Makroglobulin
α-1-PI	α-1-Proteinaseinhibitor (α-1-Antitrypsin)
BSG	Blutkörperchensenkungsgeschwindigkeit
C	Komplementfaktor, näher bestimmt z. B. als C3
CBG	Corticosteroidbindendes Globulin (Transcortin)
CEA	Carcinoembryonales Antigen
CLBA	Kompetitiver Ligandbindungsassay
Cpl	Coeruloplasmin
DRID	doppelte radiale Immunodiffusion (Ouchterlony)
EDTA	Ethylendiamintetraazetat
EEG	Elektroenzephalogramm
EIA	Enzymimmunoassay
EID	Elektroimmunodiffusion
EP	Elektrophorese
ERIA	Elektroradioimmunoassay
ETR	effective thyroxine ratio
Fbg(e)	Fibrinogen(e)
G	Gammopathien
g	Gramm
Hb	Hämoglobin
HB-Ag	Hepatitis-B-Antigen
HBV	Hepatitis-B-Virus
HCD	heavy chain disease
HCG	humanes Choriongonadotropin
HLA	Human Leukozyte Antigen
Hp	Haptoglobin
Hpx	Hämopexin
HTS	human thyroid stimulator
IE	Immunelektrophorese
IEF	Isoelektrofokussierung
IEP	isoelektrischer Punkt
Ig	Immunglobulin(e)
IgA	Immunglobulin A
IgD	Immunglobulin D
IgE	Immunglobulin E
IgG	Immunglobulin G
IgM	Immunglobulin M
IP	Immunpräzipitation
IPM	immunchemische photometrische Proteinbestimmung
KBR	Komplementbindungsreaktion
l	Liter
LAT	Latex-Agglutinationstest
LATS	long acting thyroid stimulator
LBA	Ligandbindungsassay
LID	lineare Immunodiffusion
MLR	gemischte Lymphozytenreaktion
MW	Molekulargewicht
PA	Präalbumin
PAAG	Schwangerschafts-assoziiertes α-2-Glykoprotein
PADE	Polyakrylamiddiskelektrophorese
PE	Papierelektrophorese
PEG	Pneumenzephalogramm
PKU	Phenylketonurie
RIA	Radioimmunoassay
RID	radiale Immunodiffusion (Mancini)
RNA	Ribonucleinsäure
SAB	Subarachnoidalblutung
Sα-1-Gp	saures α-1-Glykoprotein (Orosomukoid)
s	Standardabweichung
SDS	Natriumdodecylsulfat
SER	glattes endoplasmatisches Reticulum
SGE	Stärkegelelelektrophorese
SHBG	Sexhormonbindendes Globulin
SSW	Schwangerschaftswoche
TBG	Thyroxinbindendes Globulin
TEBK	totale Eisenbindungskapazität
Tf	Transferrin
TPE	Trypsin-Protein-Esterase
VK	Variationskoeffizient (s%)
ZAF	Zelluloseazetatfolie
ZAFE	Zelluloseazetatfolienelektrophorese
ZIE	zweidimensionale Immunelektrophorese
ZNS	Zentralnervensystem

1. Klinische Anwendung der Eiweißanalytik

von Peter LINNEKE

1.1. Defektproteinämien
1.2. Hypoproteinämie
1.3. Akute-Phase-Reaktion
1.4. Plasmaproteinveränderungen bei Lebererkrankungen
1.5. Monoklonale Immunglobuline (sogenannte Paraproteine)
1.6. Diagnostik von Fettstoffwechselstörungen
1.7. Spezielle Fragestellungen
1.8. Zusammenfassung der Parameterauswahl
1.9. Methodische Trends und organisatorische Hinweise
Literatur

In den klinisch-chemischen Routinelaboratorien können heute die analytischen Möglichkeiten der Blutsenkungsreaktion, der Zelluloseazetatfolienelektrophorese, der Gesamteiweißbestimmung, des Thymoltrübungstestes u. a. Serumlabilitätsproben sowie, jedoch nicht allgemein verbreitet, auch Bestimmungen von Einzelproteinen als vorhanden vorausgesetzt werden.

Die Erfahrung lehrt, daß gegenwärtig eine spezialisiertere und ausgedehntere Eiweißanalytik mit nicht unbedeutenden materiellen und personellen Kapazitäten betrieben werden muß. Unter Abwägung der Wichtigkeit weiterer traditioneller sowie sich entwickelnder Spezialrichtungen der Klinischen Chemie und der dafür notwendigen Kapazitäten muß eingeschätzt werden, daß auch in der Eiweißanalytik nicht auf eine Maximalvariante orientiert werden kann. Der wissenschaftliche Vorlauf erlaubt sowohl hinsichtlich der Analytik als auch der diagnostischen Anwendung weitergehende Möglichkeiten, gezielte und spezielle Informationen zu erlangen. Das Problem ist, diese Möglichkeiten weitgehend, aber im Rahmen der vorhandenen Kapazitäten zu nutzen.

An dieser Stelle werden nur die in der medizinischen Betreuung als am häufigsten vorkommenden Fragestellungen einbezogen. Bei erweiterten oder spezialisierten diagnostischen Aufgabenstellungen können sich durchaus bedeutende Abweichungen bezüglich der anzuwendenden Parameterpalette ergeben. Die klinischen Fragestellungen, welche sich mit Hilfe eiweißanalytischer Parameter beantworten lassen, sind entscheidend dafür, welche Parameter bzw. Methoden anzuwenden sind. Bei den weiteren Betrachtungen werden die klinischen Fragestellungen in diagnostischen Problemgruppen zusammengefaßt, in Anlehnung an bewährte Reaktionskonstellationstypen (WUHRMANN, KAWAI) der Elektrophorese.

Eine Elektrophorese muß auch heute noch als Basismethode für proteinanalytische Laboratorien gelten. Einerseits, weil gewisse qualitative Informationen (z. B. Poly-, Oligo- oder Monoklonalität) des elektrophoretischen Nachweises bedürfen, andererseits, weil in der Übersicht eine Reihe ausreichender, auch semiquantitativer Informationen, erhältlich sind.

Das hier mitgeteilte Konzept zur klinischen Anwendung der Eiweißanalytik geht davon aus, daß im allgemeinen eine gut auflösende Elektrophorese, hier am Beispiel der Agarosegelelektrophorese (3, 4, 6, 7, 9, 10, 16) als Übersichtsmethode die Basis für die einzelnen Analysenprogramme bildet (Abb. 1). Eine solche Elektrophorese ist relativ einfach und schnell durchführbar. Sie gestattet eine hinreichende Gesamtübersicht und bei erweiterter Untersuchungs-

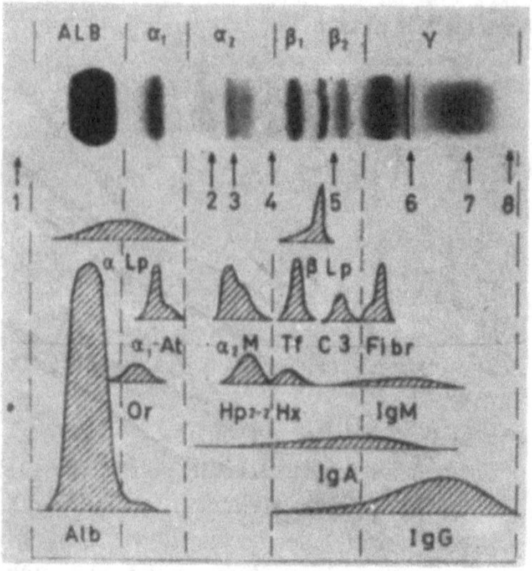

Abb. 1

Elektrophoretische Verteilung und relative Konzentration von Plasmaproteinen (nach (6))

1 = Präalbumin, 2 = Antichymotrypsin, Inter-α-Trypsininhibitor, Gc-Komponenten, 3 = Coeruloplasmin, 4 = cold insoluble globulin, 5 = C4, 6 = Auftrageschlitz, 7 = CRP

Abkürzungen: Lp = Lipoprotein, At = Antitrypsin, M = Makroglobulin, Tf = Transferrin, Or = Orosomucoid (= s-α-1-Glykoprotein), Hp = Haptoglobin, Hx = Hämopexin.

palette eine Plausibilitätskontrolle erhobener qualitativer oder quantitativer Befunde. Für klinische Belange ist eine semiquantitative (visuelle) Abschätzung von Banden dargestellter Proteine häufig ausreichend und stellt gegenüber einer umfassenderen und aufwendigen Bestimmung von Proteinen eine echte Alternative dar. Wird diese Basisuntersuchungsmethode entsprechend der klinischen Fragestellung gezielt ergänzt, z. B. durch Bestimmung von Proteinen (8, 14, 15), die in der Elektrophorese nicht hinreichend gut dargestellt werden, ist mit einem deutlichen Informationsgewinn bei vertretbarem Aufwand zu rechnen. Dieses Konzept wird anhand der einzelnen Problemgruppen im folgenden diskutiert.

1.1. Defektproteinämien

Von den klinischen Fragestellungen, die durch die Analytik zu berücksichtigen sind, ist zunächst die Gruppe der Fragen nach dem Vorliegen von Defektproteinämien abzugrenzen. Es handelt sich hier um die Suche bzw. dem Ausschluß von Krankheitsbildern, die bis auf das Immunmangelsyndrom infolge Hypoimmunglobulinämien bei Kindern relativ selten vorkommen. Sie sind recht gut definiert durch den genetisch bedingten oder erworbenen Mangel an folgenden Proteinen: Präalbumin, Albumin, α-1-Lipoprotein, α-1-Antitrypsin, Haptoglobin, Transferrin, β-Lipoprotein, Coeruloplasmin, C3, Fibrinogen, Immunglobuline G, A und M. Die betreffenden diagnostischen Probleme sind bei den einzelnen Parametern besprochen und bedürfen hier keiner weiteren Erörterung.

Mit Hilfe der Agarosegelelektrophorese ist das Vorliegen einer Defektproteinämie in den meisten Fällen durch die visuelle Auswertung des Elektrophoresebildes feststellbar. Für Defekte bzw. Verminderungen des Coeruloplasmins, Haptoglobins sowie der Immunglobuline A, G und M ist primär eine quantitative Bestimmung angezeigt.

Für besondere Fälle kann die immunelektrophoretische Analyse zur Hilfe genommen werden. Sie steht aber wegen ihres größeren Aufwandes nicht in der ersten Reihe möglicher Methoden.

1.2. Hypoproteinämie

Diese Gruppe wird nach Hitzig in die exogen bedingte (alimentäre) und die endogen bedingte Hypoproteinämie unterteilt. Die exogen bedingte Hypoproteinämie dürfte in Entwicklungsländern diagnostisch von weit größerer Bedeutung sein, als bei uns. Dennoch ist gelegentlich infolge bestimmter Erkrankungen die alimentäre Eiweißzufuhr reduziert (z. B. Erkrankungen des oberen Verdauungstraktes, Anorexie) wodurch es zu Verminderungen im Proteinpool kommt. Von entsprechender Auswirkung sind die

infolge Malabsorption entstehenden endogen bedingten Hypoproteinämien, sowie jene, die auf erhöhtem Proteinkatabolismus beruhen (Tumorpatienten).
Praktisch bedeutsam wird die Feststellung des Proteinmangels z. B. für den Chirurgen, der bei erniedrigtem Plasmaprotein- bzw. Albuminkonzentrationen mit verschlechterten Wundheilungen zu rechnen hat. Als gute Indikatoren für eine Hypoproteinämie gelten die Proteine Präalbumin, Albumin und/oder Transferrin. Präalbumin und Transferrin können in der Agarosegelelektrophorese hinreichend beurteilt werden.
Hypoproteinämien sind vorwiegend durch Albuminverminderungen bedingt (2, 13). Die Hypoproteinämie kann deshalb quantitativ durch eine Albuminbestimmung recht gut charakterisiert werden. Eine zusätzliche Information ist durch die Gesamteiweißbestimmung nicht zu erwarten.
Da die Indikationen für die Gesamteiweißbestimmung wie für die Albuminbestimmung als gleich anzusehen sind und die Albuminbestimmung eine leichter zu beurteilende Information darstellt (11), ist die Gesamteiweißbestimmung entbehrlich. Mit Hilfe einer gleichzeitig durchzuführenden Agarosegelelektrophorese kann über die Genese einer Hypoalbuminämie zusätzliche Information erhalten werden, wenn charakteristische Verteilungsstörungen z. B. wie sie bei akute-Phase-Konstellationen oder nephrotischem Syndrom vorliegen. Auch als Übersichtselektrophorese gestattet die Agarosegelelektrophorese tiefere Einsichten in die evtl. vorliegenden Störungen als die Folienelektrophorese (1, 6).
Der Proteinverlust (renal, enteral, kutan, exsudativ) muß nicht in jedem Falle auch in einen Proteinmangel einmünden. Art und Ausmaß des Proteinverlustes werden z. B. bei Nierenerkrankungen zur Diagnostik und Verlaufskontrolle genutzt. Für die Diagnostik genügt, falls nicht spezielle Interessen bestehen, die Bestimmung des relativ niedermolekularen Albumins, einerseits im Serum bzw. Plasma, andererseits in der betreffenden Körperflüssigkeit, um Lokalisation und Ausmaß des Proteinverlustes festzustellen. Die Proteinverluste erfolgen meist differenziert über eine semipermeable Membran (z. B. glomeruläre Membran). Bei dem Proteinverlust über eine solche Membran werden die Proteine mit niedrigem Molekulargewicht zunächst betroffen. Werden weitere Proteine mit abgestufter Molekülgröße in die Betrachtung einbezogen, sind differenziertere Aussagen über die Durchlässigkeit der Membran erhältlich. Die notwendigen Aussagen sind für klinische Zwecke ausreichend mittels Elektrophorese zu führen. Das Erscheinen von Proteinen höheren Molekulargewichts in der Körperflüssigkeit jenseits der semipermeablen Membran spricht z. B. für eine tiefergreifende Schädigung. Verlaufskontrollen sind möglich. Die Typisierung von Proteinurien in glomeruläre und tubuläre Formen kann erfolgen.
Zur Klärung der Fragestellung zur Hypoproteinämie unterschiedlicher Genese ist demnach angezeigt, die Albuminbestimmung und die Agarosegelelektrophorese durchzuführen. Gelegentlich wird die Transferrinbestimmung als weiterer Parameter zur Charakterisierung des Ernährungszustandes hinzuzuziehen sein.

1.3. Akute-Phase-Reaktion

Unter den Proteinen der „akuten Phase" hat man die Proteine zusammengefaßt, die nach akuten Schädigungen verschiedenster Ätiologie (z. B. Entzündung; Trauma; im Zusammenhang mit malignen Neoplasien) auftreten bzw. in ihrer Konzentration z. T. beträchtlich zunehmen. Plasmaproteinveränderungen der akuten Phase haben diagnostisch deshalb ein besonderes Gewicht, weil Erkrankungen mit akute-Phase-Reaktion sehr häufig auftreten und über die entsprechenden Proteine, deren Vorliegen gut erkennbar ist, der Verlauf kontrolliert werden kann. Auf Grund der relativ uniformen Reaktion sind keine sehr differenzierten Aussagen über die Ätiologie erhältlich. Das trifft auch für die praktisch wichtige Differenzierung zwischen einem malignen und benignen Geschehen zu, für die z. B. durch die Verlaufskontrolle ein zusätzlicher Anhalt entstehen kann.

Es bestehen differierende Ansichten darüber, welche der akuten-Phase-Proteine für die Diagnostik heranzuziehen wären. Es gibt bei der akuten Phase unterschiedliche Reaktionsverläufe einzelner Proteine. Die Proteine unterliegen wiederum weiteren Regelmechanismen sowie einem unterschiedlichem Abbau. Damit sind die einzelnen akute-Phase-Proteine differenziert zu betrachten. Im Prinzip werden weitgefächerte Einsatzmöglichkeiten in der akute-Phase-Diagnostik zugelassen. Eine Darstellung darüber findet sich bei den einzelnen Proteinen (vgl. S. 53). Für die Routinediagnostik dürften das α-1-Antitrypsin, das saure α-1-Glykoprotein, das Haptoglobin und das Fibrinogen als akute-Phase-Parameter für die Charakterisierung der Reaktion, Intensität, Verlaufsbestimmung genügen. Gleichzeitig müssen C3 für einen stattgehabten Komplementverbrauch sowie IgG, IgA und IgM als Parameter für den Verlauf und Erkennung immunologischer Abläufe der zugrundeliegenden Erkrankung herangezogen werden. Da das saure α-1-Glykoprotein und das Haptoglobin wie die Immunglobuline in der Agarosegelelektrophorese quantitativ ungenügend beurteilbar sind, ist zur Beurteilung der akute-Phase-Reaktion zusätzlich ihre quantitative Bestimmung angezeigt. Auch das oben nicht genannte CRP, ein klassisches und inzwischen wieder mehr gebrauchtes akute-Phase-Protein, ist bei entsprechender Erhöhung visuell durch die Agarosegelelektrophorese hinreichend beurteilbar. Ebenso wird eine Oligoklonalität in der Immunglobulinregion sicher erfaßbar, die bei längerem Bestehen auf einen malignen Prozeß hinweist (11).

Im allgemeinen ist bei akute-Phase-Reaktionen ein harmonisches (9), d. h. gleichlaufendes Verhalten der sogenannten akute-Phase-Proteine vorhanden. Abweichungen davon sprechen für zusätzliche pathologische Einflüsse, die die Proteine je nach ihrer spezifischen Pathobiochemie betreffen. Eine Interpretationsfähigkeit setzt insbesondere hier spezielle Kenntnisse in der Pathobiochemie, jedoch nicht weniger wichtig auch des klinischen Hintergrundes (Diagnose) und der klinischen Fragestellung voraus. Analytisch ist die akute-Phase-Reaktion durch die Agarosegelelektrophorese sowie die Bestimmung des sauren α-1-Glykoproteins, des Haptoglobins und der Immunglobuline G, A und M zu charakterisieren.

1.4. Plasmaproteinveränderungen bei Lebererkrankungen

Plasmaproteinveränderung bei Lebererkrankungen treten infolge entzündlicher oder immunologischer Reaktionen sowie als Folge verminderter Proteinsyntheseleistung auf. Eine für Lebererkrankungen spezifische Dysproteinämie ist deswegen kaum zu erwarten. Entsprechend hat bisher die Proteindiagnostik als Diagnosehilfe für Lebererkrankungen eine geringere Rolle gespielt, während der Einsatz in der Verlaufskontrolle von größerer Bedeutung ist. Entgegen einer im allgemeinen „harmonischen“, d. h. gleichlaufenden Reaktion akuter-Phase-Proteine bei sonstigen entzündlichen Erkrankungen tritt bei entzündlichen Lebererkrankungen eine charakteristische „Dysharmonie“ auf, nämlich eine Erhöhung der α-1-Antitrypsin-Konzentration, normale oder erniedrigte saure α-1-Glykoproteinwerte und ein erniedrigtes Haptoglobin (9). Diese „Leberkonstellation“ ist diagnostisch nutzbar. Die Immunglobulinerhöhungen sind bei den einzelnen Krankheitsformen sehr verschieden und wenig charakteristisch. Mit einigen Ausnahmen (z. B. IgM-Erhöhung bei primär-biliärer Zirrhose) ist das Verhalten der Immunglobuline im wesentlichen für die Verlaufskontrolle der mesenchymalen Reaktion von Wert.

Die Konzentration des α-1-Lipoproteins kann ein wichtiger zusätzlicher Indikator bei akuten Hepatitiden oder bei alkoholischen Leberschäden sein. Die Kontrolle der AFP-Konzentration kann bei der Diagnostik und Verlaufskontrolle primärer Leberzellkarzinome eine wichtige Rolle spielen, wird jedoch in ihrem praktischen Wert im Rahmen von Lebererkrankungen häufig überschätzt. Schließlich bleibt zu erwähnen, daß bei progredienten destruierenden Leberprozessen das Abnehmen der Hepatozytenmasse empfindlicher durch die Präalbuminkonzentration widergespiegelt wird als durch das Albumin. Albumin ist mehr von prognostischer Bedeutung. Die Bestimmung hepatitisassoziierter Antigene ist von unbestrittenem Wert für die Diagnostik infektiöser Hepatitiden sowie für epidemiologische Belange.

Für die Analytik leitet sich die Indikation für die Bestimmung des sauren α-1-Glykoproteins, des Haptoglobins, der Immunglobuline A, G und M sowie des HBsAg sowie (untergeordnet) des Albumins ab. Die übrigen zu bewertenden Proteine (Präalbumin, α-1-Antitrypsin, α-1-Lipoprotein) werden ausreichend durch die gleichzeitig durchzuführende Agarosegelelektrophorese beurteilbar. Bestimmungsmethoden für HBsAg und AFP müssen sehr niedrige Konzentrationen erfassen können (z. B. RIA, EIA), wenn mit ihnen klinische und epidemiologische Probleme befriedigend gelöst werden sollen.

1.5. Monoklonale Immunglobuline (sogenannte Paraproteine)

Monoklonale Immunglobuline bzw. Untereinheiten von Immunglobulinen zu erfassen, ist deshalb wichtig, weil dieses Symptom für eine Reihe hämatologischer Erkrankungen (u. a. Plasmozytom) charakteristisch ist und es als gewisses Malignitätskriterium gilt. Letzteres trifft insbesondere im Zusammenhang mit dem Konzentrationsverhalten der monoklonalen Komponente (M-Komponente) zu, da die Konzentration als Maß für die produzierende Zellmasse benutzt wird. Immunchemische Klassifizierung und Typisierung von M-Komponenten treten in der klinischen Bedeutung gegenüber der quantitativen Bestimmung zurück. Es ist immer wieder erwähnenswert, daß die Nachweisführung von M-Komponenten sowohl das Blut als auch den Harn als Probenmaterial umfassen sollten. Die Nachweisführung bzw. der Ausschluß für eine M-Komponente gelingt sehr gut mittels Agarosegelelektrophorese.

Die klinisch wichtige Quantifizierung von M-Komponenten ist grundsätzlich problematisch. Der immunchemischen Bestimmung sollte die densitometrische Bestimmung oder gar die visuelle Schätzung der M-Komponente vorgezogen werden. Die visuelle Beurteilung des M-Gradienten in der Agarosegelelektrophorese kann klinisch ausreichen. Für Klassifizierung und Typisierung der M-Komponenten sind Immunelektrophorese oder Immunofixation (12) gut geeignet.

Im allgemeinen könnte wegen der Häufigkeit des Vorkommens das analytische Repertoire in den klinischen Laboratorien auf die Klassifizierung und Typisierung der Immunglobuline A, G und M beschränkt sein. Zur Diagnostik darüber hinausgehender M-Komponenten wäre aus verschiedenen Gründen eine weitere Zentralisierung sinnvoll.

1.6. Diagnostik von Fettstoffwechselstörungen

Die Diagnostik von Fettstoffwechselstörungen hat sich traditionell und mit Orientierung auf die Lipidkomponente der Lipoproteine außerhalb der Eiweißlaboratorien entwickelt. Gegenwärtig findet in der Lipoproteinanalytik eine verstärkte Zuwendung zur Proteinkomponente (Apoproteine) statt. Eine weitere Annäherung im analytischen Konzept beider Spezialgebiete könnte (über die Diagnostik der Defekte von Lipoproteinen hinaus) erfolgen. Derzeit stellt die Lipiddiagnostik ein praktisch bedeutsames und in sich weitgehend geschlossenes diagnostisches Konzept vor. Dieses ist im Kapitel Lipoproteine dargestellt und bleibt hier aus der weiteren Betrachtung ausgeschlossen.

1.7. Spezielle Fragestellungen

Neben den genannten Gruppen klinischer Fragestellungen existieren noch spezielle Probleme klinischer Relevanz, die vorwiegend bestimmten Fachrichtungen vorbehalten sind (z. B. IgE-Bestimmung in der Allergiediagnostik, z. B. AFP-Bestimmung in der Überwachung der Schwangerschaft) oder spezifische Funktionen eines Proteins erfassen (z. B. Transferrin- und Haptoglobinbestimmung in der Anämiediagnostik). Solche Proteine sind analytisch gemäß der spezifischen Anforderungen an die einschlägigen Laboratorien im Rahmen der allgemeinen Möglichkeiten zu berücksichtigen. Diese nicht allgemein benötigten Proteinparameter sind über den üblichen Rahmen hinaus zentralisierungsfähig.

1.8. Zusammenfassung der Parameterauswahl

Faßt man die Analyse nach den diagnostischen Problemgruppen tabellarisch zusammen, erhält man folgendes Bild (Tab. 1). Der jeweiligen Problemgruppe sind die ausgewählten Parameter und Methoden zugeordnet. Eine Elektrophorese als Übersichtsmethode sowie als globale Plausibilitätskontrolle für erhobene Befunde sollte bei der Bewertung niemals fehlen. Sie stellt eine Basismethode dar. Bei Verwendung der Agarosegelelektrophorese ist es für die mit einem Stern bezeichneten Parameter im allgemeinen ausreichend, lediglich eine visuelle Beurteilung und Abschätzung vorzunehmen. Dort, wo dieses Symbol fehlt, scheint die quantitative Bestimmung unerläßlich. Aus dieser Tabelle läßt sich zusammenfassend entnehmen, welche Parameter und Methoden in einem mit Eiweißdiagnostik beauftragten Routinelabor in einem Standardprogramm als Grundausrüstung vorhanden sein sollten. Es leitet sich ab, daß neben der Agarosegelelektrophorese als Basismethode für die Plasmaproteindiagnostik erforderlich ist, die Proteine Albumin, saures α-1-Glykoprotein, Haptoglobin, Transferrin, IgG, IgA, IgM quantitativ zu bestimmen. Darüber hinaus sollte an ausgewählten Stellen z. B. die Bestimmung des IgE, HBsAg, AFP, Cpl möglich sein. Im eiweißdiagnostischen Routinelabor ist daneben die Immunelektrophorese bzw. Immunofixation erforderlich.

1.9. Methodische Trends und organisatorische Hinweise

Für die quantitative Bestimmung einer Reihe von Plasmaproteinen dürfte zunehmend das Verfahren der immunchemischen photometrischen Bestimmung nach dem fixed-time-Prinzip an Bedeutung gewinnen. Einige Proteine in sehr geringer Konzentration bedürfen für ihre Bestimmung empfindlicherer Verfahren (z. B. EIA). Die Agarosegelelektrophorese scheint von den verfügbaren Elektrophoreseverfahren für die klinische Diagnostik derzeit die günstigste Variante darzustellen. Für die immunchemischen Identifizierungsreaktionen setzen sich aus arbeitsorganisatorischen Gründen zunehmend weniger zeitaufwendige Verfahren (z. B. Immunofixation) durch. Die Anwendung dieser Verfahren und viel mehr die problemgerechte Anwendung verschiedener Modifikationen und die Interpretation z. T. sehr spezieller Bilder und Daten ist an die Betreuung durch naturwissenschaftliche oder medizinische Hochschulkader des Labors gebunden. Diese wären auch in der Lage, über den eingegrenzten Rahmen hinaus spezielle Fragestellungen mit den vorhandenen Möglichkeiten zu bearbeiten und einer Lösung zuzuführen. Eine fachgerechte Anwendung der Analytik ist nur über die diagnostische Fragestellung[1]) möglich. Eine

---

[1]) Die „diagnostische Fragestellung" ist nicht mit der Diagnose identisch. Mit der diagnostischen Fragestellung ist das spezifische diagnostische Anliegen zu formulieren, das mit der Eiweißanalytik gelöst werden soll. Dabei hat der Anforderer pathobiochemische Grundkenntnisse anzuwenden, die für eine fachgerechte Betreuung des Patienten und die Verarbeitung der in Erwartung stehenden Befunde ohnehin vorauszusetzen sind.

Tabelle 1
Zusammenstellung der Parameter und Methoden, die zur Lösung der klinischen Fragestellung entsprechend den Problemgruppen erforderlich sind

Parameter bzw. Methode	Klinische Problemgruppe						
	Defekt-patho-protein-ämien	Hypo-protein-ämien (exogen)	Protein-verlust	akute Phase	Leber-erkran-kungen	monoklo-nale Immun-globuline	Spezielles (Beispiele)
Präalbumin	+*	+*			+*		
Albumin	+*	+	+		(+)		
α-1-Lipoprotein	+*				+*		
α-1-Antitrypsin	+*			+*	+*		
s-α-1-Glykoprotein				+	+		
Haptoglobin	+			+	+		+
Coeruloplasmin	+						
β-Lipoprotein	+*						
Transferrin	+*	+*					+
C3	+*			+*			
Fibrinogen	+*			+*			
IgG	+			+	+	+**	
IgA	+			+	+	+**	
IgM	+			+	+	+**	
IgE							+
HBsAg					+		
AFP					(+)		+
Agarosegelektrophorese	+*	+*	+*	+*	+*	+*	
Immunelektrophorese bzw. Immunofixation						+*	

* Visuelle Bewertung (mittels Agarosegelelektrophorese) möglich
** Quantifizierung durch Densitometrie bevorzugt

Analytik ohne diese Fragestellung ist abzulehnen. Neben der Erhebung der qualitativen und quantitativen Befunde ist eine pathobiochemische Interpretation bezogen auf die Fragestellung vom Labor zu geben. Um Fehlinterpretationen zu vermeiden, sind Geschlecht, Alter des Patienten, bei Frauen vorliegende Gravidität bzw. Einnahme von Kontrazeptiva dem Labor mitzuteilen. Eine Mitteilung relevanter klinischer Parameter sowie der BSG an das Labor sollte zusätzlich erfolgen. Ein standardisierter Anforderungsbeleg (Abb. 2) kann empfohlen werden.

Auch in der Eiweißanalytik kommt die Zentralisierungsfähigkeit einer rationellen Anwendung sehr entgegen. Im Interesse einer weitgehenden Ausschöpfung der vorhandenen Möglichkeiten sollte einer Zentralisierung der Eiweißanalytik soweit gefolgt werden, als nicht zwingende objektive Gründe dagegenstehen.

Abb. 2
Anforderungsbeleg Eiweißanalytik

______________	______________	______________
Tages.Nr.	Anforderer-Nr.	Anschrift d. Einsenders
______________	______________	______________
Patienten-Name	Vorname	Arztunterschrift
______________	______________	
Geburtsdatum	Aufnahme-Nr.	
______________	______________	
Art d. Untersuchungsgutes	Std.	

BSG | Fieber? ja/nein | Kontrazeptiva? ja/nein

Diagnose:

diagnostische Fragestellung:

Befunde:

1. Agarosegelelektrophorese:
2. Albumin .... [g/l] [1])
   sα-1-Glykoprotein
   Haptoglobin
   Transferrin
   IgA
   IgG
   IgM
   ....

   ....
3. Kommentar

....
Laborunterschrift

[1]) Referenzbereiche

Literatur

1. ABEL-TELKES, B. et al.: Med. Labor. **33** (1980) 29—41.
2. HITZIG, W. H.: Plasmaproteine. Pathophysiologie und Klinik. Springer-Verlag, Berlin—Heidelberg—New York, 1977.
3. JEPPSSON, J. O. et al.: Clin. Chem. **25** (1979) 629—638.
4. JOHANNSSON, B. G.: Scand. J. Clin. Lab. Invest. **29** (1972) 7—20.
5. KAWAI, T.: Clinical aspects of the plasma proteins. Igaku Shoin Ltd., Tokyo, 1973.
6. LAURELL, C.-B.: Scand. J. Clin. Lab. Invest. **29** (1972) 71—82.
7. LAURELL, C.-B.: Clin. Chem. **19** (1973) 99—102.
8. LAURELL, C.-B.: J. clin. Path. **28** (1974) 22—26.
9. LAURELL, C.-B. et al.: Plasma protein analysis. Millipore Corporation, Bedford, 1975.
10. LAURELL, C.-B.: Austr. Fam. Physician. **5** (1976) 36—41.
11. LAURELL, C.-B., B. LUNDH, B. NOSSLIN: Angewandte klinische Chemie. Bratt-Institut für Neues Lernen 1980.
12. RITCHIE, R. F., R. SMITH: Clin. Chem. **22** (1976) 497—499.
13. RITZMANN, S. E., J. C. DANIELS: Serum protein abnormalities. Diagnostic and clinical aspects. Little, Brown and Company. Boston, 1975.
14. SCHWICK, H. G.: Naturwissenschaften **61** (1974) 484—490.
15. STÖRIKO, K.: Laboratoriumsblätter **25** (1975) 141—149.
16. SUN, T. et al.: Annals Clin. Lab. Sci. **8** (1978) 219—227.
17. WUHRMANN, R., H. H. MÄRKI: Dysproteinämien und Paraproteinämien. Schwabe-Verlag, Basel—Stuttgart, 1963.

2. Proteinparameter des Liquor cerebrospinalis

von Thomas KROHN

2.1. Einleitung
2.2. Pathophysiologie der Eiweißbestandteile des Liquors
2.3. Proteindiagnostische Fragestellung
2.4. Proteindiagnostisches Vorgehen
2.5. Zusammenfassung
Literatur

2.1. Einleitung

Die Nutzung der verschiedenen qualitativen und quantitativen eiweißanalytischen Methoden des Liquors erlaubt uns heute bei einer gezielten Fragestellung des Klinikers eine Aussage über die ablaufenden pathophysiologischen Prozesse zu treffen. Die somit wahrscheinlich gemachten oder bewiesenen Zustände bzw. Vorgänge im Bereich der Liquorproteine kann man nur im Zusammenhang mit anderen Befunden, Hinweisen oder Meßergebnissen (z. B. Anamnese, klinisch-neurologischer Befund, Hirnszintigramm, EEG, PEG, Angiographie und den übrigen Liquorparametern) als einen Baustein in den Prozeß der Diagnosefindung werten.

Bei unserer Einschätzung über den Nutzen der verschiedenen Liquorproteinparameter beschränken wir uns auf heute feststehende praxisrelevante Ergebnisse und gehen nicht auf zahlreiche weitere spezifische Proteine ein (z. B. α-2-Makroglobulin, β-Lipoprotein, IgM usw.), da hinsichtlich des Aussagewertes jener in der Literatur differente Meinungen bestehen (2, 3, 4, 6, 15, 29).

2.2. Pathophysiologie der Eiweißbestandteile des Liquors

Der normale Liquor cerebrospinalis stellt im Vergleich zum Blut als Produkt des Plexus chorioideus eine eiweißarme Körperflüssigkeit dar, wobei der Eiweißgehalt im Serum etwa 300mal größer als im Liquor ist (3, 6, 29).

Die relative Zusammensetzung der Liquorproteine widerspiegelt unter Einschränkungen (z. B. deutliche Erhöhung des Präalbumins, IgG erheblich vermindert) das Proteinmuster des Plasmas, wobei die Regulation über das sog. funktionelle System der Bluthirnschranke erfolgt (3, 4, 11, 14, 19, 28). An der Schrankenfunktion, einer ektomesodermalen Barriere, sind verschiedene Strukturen gemeinsam beteiligt (Kapillarendothel, Basalmembran, Gliazellen). Bei einer Störung in der Sperrfunktion der Schranke kann man im Liquor Stoffe, einschließlich Proteine finden, die normalerweise nicht bzw. in weitaus geringerer Konzentration dort auftreten (28, 27, 29). Um Fehlbeurteilungen zu vermeiden, ist dieser Zusammenhang bei jeder proteinanalytischen Liquoruntersuchung zu berücksichtigen, da sich Proteinveränderungen im Blut jenseits der Blut-Hirnschranke im Liquorproteinmuster widerspiegeln können (3, 6, 9, 17).

So wird man gamma-Globulinerhöhungen im Liquor bei chronischen Entzündungen bzw. α-1-, α-2-Globulinerhöhungen bei akuten Entzündungen im Rahmen von Organerkrankungen außerhalb des ZNS-Bereiches finden. Daraus erhebt sich die Forderung, bei jeder proteinanalytischen Diagnostik des Liquors die Proteinverteilung — und Konzentrationsverhältnisse im Blut zu berücksichtigen (3, 4, 15, 17).

$$\frac{\text{Liquor-IgG}}{\text{Serum-IgG}} : \frac{\text{Liquor-Albumin}}{\text{Serum-Albumin}} = < 0{,}5$$

$< 0{,}5 \mathrel{\widehat{=}}$ Schrankenstörung

$> 0{,}5 \mathrel{\widehat{=}}$ cerebrale IgG $\uparrow$

Abb. 1
IgG-Index

Da das funktionelle Schrankensystem für keinen Stoff des Blutes absolut dicht ist, können alle Bestandteile, die pathologisch angereichert sind (z. B. Bilirubin, Glukose, Proteine) auch im Liquor in höherer Konzentration gefunden werden, wobei keine wesentliche Schrankenstörung vorliegen muß (3, 17). Zeigen sich andererseits abweichend von dem Verhalten der Proteine im Blut Veränderungen im Liquor, so gibt es ursächlich die Möglichkeit:

a) einer Störung im Schrankensystem mit Eiweißübertritt und
b) eine lokale Produktion liquoreigener Proteine im ZNS-Bereich.

Für die quantitative Beurteilung der Liquorproteinkonzentration läßt sich dabei eine Differenzierung treffen. Entsprechend der Zunahme der Labilität des Schrankensystems gelangen Proteine des Serums gemäß einer Art „Siebvorgang" in den Liquorraum und es kommt je nach Schwere der Schrankenstörung zu einer Veränderung im Liquorproteinmuster (22, 27, 28).

Als Beispiele kennen wir aus der Klinik metabolisch-toxische Prozesse, traumatische Schäden des ZNS sowie Hirntumoren (27, 29). Als Prototyp wäre der spinale raumfordernde Prozeß zu nennen. So kommt es dabei zu einer Druckwirkung auf nervöse Elemente einschließlich der spinalen Gefäße mit entsprechenden Zirkulationsstörungen. Die Veränderungen im Proteinspektrum resultieren hier weniger aus Störungen der Resorption im Sinne einer Eindickung des Liquors als vielmehr auf einer Transsudation aus den Blutgefäßen mit Übertritt großmolekularer Serumproteine in den Liquor.

So kann die Betrachtung der Verhältnisse zweier Proteine mit niedrigerem Molekulargewicht (z. B. Albumin) und höherem Molekulargewicht (z. B. IgG) Aufschluß darüber bringen, ob Liquorproteine durch einen Transsudationsvorgang oder andererseits durch lokale Produktion im ZNS-Bereich vermehrt auftreten (3, 12).

Für die Praxis hat sich der sogenannte IgG-Index (7) bewährt, ausgedrückt durch den Quotienten Liquor-IgG/Serum-IgG durch Liquor-Albumin/Serum-Albumin (Abb. 1), welcher normalerweise unter 0,5 liegt. Bei einer Schrankenstörung nähert sich der relative IgG-Anteil des Gesamteiweißes im Liquor den entsprechenden Serumwerten, so daß der Index innerhalb des Normbereiches verbleibt. Ist dieser Index über 0,5 erhöht, so zeigt er eine Liquor-IgG-Erhöhung unabhängig vom Serum-IgG an, was wiederum bedeutet, daß hier eine autochthone, also cerebral lokal entstandene Liquor-IgG-Erhöhung vorliegt, (entsprechender Albuminübertritt aus dem Serum fehlt) (3, 4, 7, 10). Ein Krankheitsbild mit einer isolierten IgG-Erhöhung im piasubarachnoidalen Raum ohne wesentliche Beeinträchtigung des Schrankensystems stellt die MS dar (8, 21). Die IgG-Produktion erfolgt durch die Infiltratzellen des ZNS, seiner Hüllen und Liquorplasmazellen. Dabei kann die IgG-Produktion monoklonal oder oligoklonal sein, d. h. durch selektive Stimulierung bestimmter Klone immunkompetenter Zellen erfolgen (3, 14, 20).

Bei einigen neuroimmunologischen Erkrankungen, dabei sei wiederum die MS genannt, kann es zu einer Verschiebung der Kappa-Lambda-Relation kommen, die man neben den Nachweis der Mono- bzw. Oligoklonalität für die Diagnostik heranziehen kann (1, 20). Obgleich es sich bei den nachweisbaren Liquorimmunglobulinveränderungen um einen unspezifischen Befund handelt, der pathognostisch keinem bestimmten Krankheitsprozeß zugeordnet werden kann, erlaubt er doch eine wesentliche differentialdiagnostische Einengung (10, 23). Die Beurteilung der Kombination von Schrankenstörungen und humoraler Immunreaktion, wie wir sie im Verlauf der Meningoencephalitis bzw. Virusencephalitis finden, muß besonders subtil erfolgen, wobei uns hier andere Parameter, wie das Klinische Bild bzw. die Liquorzytologie, erhebliche Hilfestellungen leisten (26, 29).

2.3. Proteindiagnostische Fragestellung

Entsprechend der pathophysiologischen Grundlagen ergeben sich für den Kliniker folgende Fragestellungen:

1. Ist die Liquordysproteinose als Ausdruck einer Schrankenfunktionsstörung anzusehen (klinisches Beispiel — spinaler Tumor)?
2. Besteht die Liquordysproteinose als Ausdruck einer Immunreaktion des ZNS (z. B. MS, chronisch-entz. Erkrankungen, erregerbedingte Erkrankungen)?
3. Liegt eine Liquordysproteinose als Ausdruck einer Kombination vor (z. B. Meningoencephalitis)?
4. Besteht die Liquordysproteinose als Ausdruck einer Dysproteinämie im Serum (z. B. chronische Lebercirrhose)? (Abb. 2)

2.4. Proteindiagnostisches Vorgehen

Zur Lösung dieser Fragestellungen stehen dem Labordiagnostiker eine große Zahl von Untersuchungsmethoden zur Verfügung, wobei es sein Ziel sein muß, entsprechend der begründeten Fragestellung des Klinikers eine optimale Auswahl von Analyseverfahren zu treffen (4, 6, 13, 14). Wir würden den diagnostischen Fragestellungen folgende Nachweis- und Bestimmungsmethoden zuordnen:

Fragestellungen	**Nachweis bzw. Bestimmungsmethoden**
Liegt eine Störung der Schrankenfunktion vor?	IgG-Index (quantitative Bestimmung von Albumin u. IgG im Serum und Liquor)
Immunreaktive Erkrankung des ZNS?	IgG-Index Gutauflösende Elektrophorese (z. B. Agarosegel-Elektrophorese). Nachweis der Mono- bzw. Oligoklonalität, eventuell Bestimmung der Kappa-Lambda-Relation.
Liquordysproteinose bei Serumproteinveränderungen?	Gutauflösende Elektrophorese parallel im Liquor und Serum. IgG-Index.

Bei den o. g. Fragestellungen erlaubt die Agarosegelelektrophorese die günstigsten Aussagemöglichkeiten (12, 13) bedingt durch ihre gute Auflösung der γ-Globulinfraktion mit der Erfassung der γ-Zonierung bzw. einer oligoklonalen Produktion autochthoner Liquorimmunglobuline, wie auch hinsichtlich der Beurteilung einer Begleitdysproteinose bei Erkrankungen des Organismus, die außerhalb des ZNS lokalisiert sind (1, 2, 14, 22).

Außer diesen aufgezeigten Untersuchungen mit einer spezifischen Aussage benötigen wir derzeitig noch weitere traditionelle Methoden, welche aus Gründen der Praktikabilität

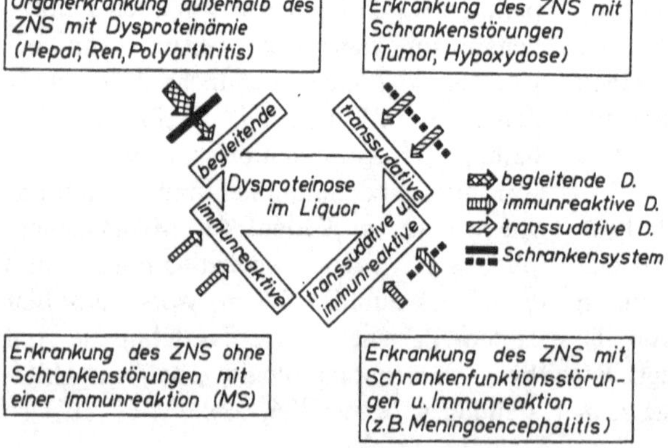

Abb. 2
Ursachen einer Dysproteinose im Liquor

und Aktualität ihre Berechtigung haben (orientierende Aussage).

1. Der Gesamteiweißwert ist ein feiner Indikator für eine organische Läsion im ZNS-Bereich und besitzt seine Bedeutung bei Verlaufsuntersuchungen von ZNS-Erkrankungen.
2. Die Pandyreaktion, eine qualitative einfache Nachweismethode, besitzt ihren orientierenden Wert als aktuelle Information oder im Sinne einer Bed-side Methode.
3. Die Normomastixkurve, eine sogenannte Labilitätsreaktion, kann nach dem heutigen Erkenntnisstand in Einrichtungen, wo regelmäßig eine Elektrophoresebestimmung, gleich welcher Art, durchgeführt wird, unterbleiben (16) (Abb. 3).

Die Bedeutung der verschiedenen Proteinparameter bei der Diagnosefindung soll am Beispiel der Differentialdiagnose spinaler

	Untersuchungsmethode	Aufschluß über
spezifisch	im Serum – Liquor: Albumin/IgG ↔ Albumin/IgG Index	transsudative Dysproteinose immunreaktive Dysproteinose
spezifisch	Serumelektrophorese / Liquorelektrophorese: Vergleich	Begleitdysproteinose
spezifisch	gut auflösende Liquorelektrophorese (Agargel)	immunreaktive Dysproteinose oligoklonale IgG Produktion
orientierend	GE	Hyper/Hypoproteinose
orientierend	Pandy	aktuelle Information (bed side)
orientierend	NMK (nur bei fehlender Elektrophorese)	Links-Mittel-Rechtsfällung (unspezifisch)

Abb. 3
Proteindiagnostisches Vorgehen

		spinaler Prozeß		
		Gefäßprozeß (vaskulär)	MS (neuroimmunol.)	Tumor (raumfordernd)
Proteinparameter	Pandy	Ø – +	Ø – ± – + +	Ø – + – + + – +++
Proteinparameter	GE	normal-leicht erhöht	normal-leicht erhöht	normal-stark erhöht
Proteinparameter	Elektrophorese	normal-leichte Schrankenstör.	normal-γ-Globulin ↑	normal-massive Schrankenstör.
Proteinparameter	IgG	normal-leicht erhöht	normal-deutlich erhöht	normal-erhöht
Proteinparameter	IgG-Index	<0,5	<0,5 – >>0,5	<0,5
Proteinparameter	oligoklonale γ-Fraktion.	fehlend	deutlich ausgeprägt	fehlend
Proteinparameter	Kappa/Lambda-Kettenrelation	regelrecht	regelrecht-Verschiebung	regelrecht

Abb. 4
Aussagemöglichkeit verschiedener Proteinparameter bei der Differentialdiagnostik spinaler Prozesse (charakteristischer Befund unterstrichen)

Prozesse in der Abb. 4 deutlich gemacht werden. Obwohl einerseits bei Vorliegen weiterer Untersuchungsbefunde (z. B. klinisch neurologischer Befund, Myelographie usw.) bereits die orientierenden Eiweißparameter zur Klärung ausreichen können, erlauben andererseits erst die spezifischen Eiweißparameter (z. B. IgG-Index, Oligoklonalität) eine endgültige Absicherung und zeigen uns damit den Wert für die Praxis.

2.5. Zusammenfassung

Entsprechend dem derzeitigen Kenntnisstand über die Physiologie und Pathophysiologie der Liquorproteine wird versucht, auf der Grundlage einer gezielten klinischen Fragestellung und einer funktional-genetischen Betrachtungsweise eine möglichst optimale Auswahl von Analyseverfahren für die Bestimmung einzelner Proteinparameter im Liquor zu treffen, womit sich einerseits ein praxisrelevantes Ergebnis erzielen läßt, anderseits das Optimum zwischen dem Aufwand der Methode und dem Nutzen der Aussage gewahrt bleibt. Um dieses Ziel zu erreichen, sollte bei entsprechender Voraussetzung des Labors neben dem Gesamteiweiß und einer gut auflösenden Elektrophorese die Bestimmung des IgG-Indexes zur Parameterpalette gehören. Der Nachweis von Mono- bzw. Oligoklonalität sowie die Kappa-Lambda-Relation kann ebenso wie die Bestimmung von alpha-2-Makroglobulinen, beta-Lipoproteinen, IgM sowie weiteren spezifischen Proteinen besonderen Fragestellungen vorbehalten bleiben.

Auch in der nächsten Zeit wird das Interesse der Suche nach geeigneten Parametern für Störungen der Blut/Liquor-Schranke (z. B. IgG-Index, Albumin, alpha-2-Makroglobulin, beta-Lipoprotein usw.) gelten, wobei Differenzierungen im Bereich der Steigerung der Permeabilität von Schrankenfunktionen bzw. eine Reduzierung des Flüssigkeitsturnovers interessant sind. Außerdem wird das Forschungsinteresse dem Nachweis hirn- und myelinspezifischer Proteine gelten (alpha-2-Glykoprotein, basisches Myelinprotein, S100-Protein usw.) besonders bei Parenchym destruierenden — und Entmarkungsprozessen, wobei dies für die Praxis derzeitig von untergeordneter Rolle ist.

Literatur

1. BADER, R. et al.: Z. Neurol. **206** (1973) 25—38.
2. BAUER, H. J., A. GOTTESLEBEN, K. WARECKA: Quantitative Immunchemie der Liquorproteine in Zukunft der Neurologie. Georg-Thieme-Verlag, Stuttgart (1967) 200—213.
3. DELANK, H. W.: Laboratoriumsblätter H. 4 (1975) 150—156.
4. DELANK, H. W.: Nervenarzt **43** (1972) 57—68.
5. DELANK, H. W.: Nervenarzt **42** (1971) 483—490.
6. DELANK, H. W.: Das Eiweißbild des Liquor cerebrospinalis. Dr. D. Steinkopf-Verlag, Darmstadt (1965).
7. DELPECH, B., E. LICHTBLAU: Clin. Chim. Acta **37** (1972) 15—23.
8. EICKHOFF, K. et al.: J. Neurol. **214** (1977) 207—215.
9. FELGENHAUER, R.: Klin. Wschr. **52** (1974) 1158 bis 1164.
10. FRICK, E.: Klin. Wschr. **37** (1959) 645—651.
11. FRICK, E., L. SCHEIT-SEYDEL: Klin. Wschr. **38** (1960) 1240—1243.
12. GANROT, K., C.-B. LAURELL: Clin. Chem. **20** (1974) 571—573.
13. GERSON, B.: Clin. Chem. **26** (1980) 343.
14. GLASNER, H.: Dtsch. med. Wschr. **100** (1975) 1630—1633.
15. GLASNER, H.: Nervenarzt **45** (1974) 323—325.
16. GLASNER, H., E. MÜLLER: Nervenarzt **42** (1971) 155—157.
17. HITZIG, W. H.: Plasmaproteine, Pathophysiologie und Klinik. Springer-Verlag, Berlin—Heidelberg—New York (1977) 199—201.
18. KOL AR, O. J. et al.: Z. Neurol. **203** (1972) 133—145.
19. LATERRE, E. CHR.: Laboratoriumsblätter H. 3 (1975) 125—130.
20. LATERRE, E. CHR.: Laboratoriumsblätter H. 4 (1975) 157—165.
21. LATERRE, E. CHR. et al.: Neurology **20** (1970) 982—990.
22. LAURELL, C.-B., LUNDH, B. NOSSLIN: Angewandte klinische Chemie. Bratt-Institut für Neues Lernen (1980) 65—72.
23. LINK, H. et al.: Z. Neurol. **203** (1972) 119—132.
24. MEYER-RIENECKER, H. J.: Psychiat. Neurol. med. Psychol. **24** (1972) 256—264.
25. QUADBECK, G., H. HELMCHEN: Dtsch. med. Wschr. **82** (1957) 1377.
26. SAYK, J.: Zytologie der Cerebrospinalflüssigkeit. VEB Gustav-Fischer-Verlag, Jena (1960).
27. SCHLIEP, G., K. FELGENHAUER: J. Neurol. **218** (1978) 77—96.
28. SCHLIEP, G. et al.: Z. Klin. Chem. **12** (1974) 367—369.
29. SCHMIDT, R. M.: Der Liquor cerebrospinalis. VEB Verlag Volk und Gesundheit, Berlin (1968).

3. Präalbumin (PA)

von Hans-Joachim GRAUBAUM

3.1. Bezeichnung
3.2. Allgemeine Charakterisierung
3.3. Physikochemische Charakterisierung
3.3.1. Molekulare Eigenschaften und Struktur
3.3.2. Physikochemische Konstanten
3.3.3. Löslichkeit
3.4. Biochemische Charakterisierung
3.4.1. Syntheseort und Verteilung
3.4.2. Umsatz
3.4.3. Funktion
3.4.4. Regulation/Einflußfaktoren
3.5. Pathobiochemische Charakterisierung
3.6. Diagnostische Wertigkeit
3.7. Analytik
3.8. Referenzbereiche
3.9. Präanalytische Faktoren
3.10. Zusammenfassung
Literatur

3.1. Bezeichnung

„Unter Präalbumin versteht man eine Eiweißfraktion des *Serums* oder des *Liquor cerebrospinalis*, welche bei pH 8,6 eine größere elektrophoretische Wanderungsgeschwindigkeit als das Albumin besitzt" (62). Es stellt eine von 2—3 Präalbuminfraktionen dar.

Synonyma: tryptophanreiches Präalbumin
Präalbumin I (Präalbumin II = thyroxinbindendes Präalbumin saures α-1-Glykoprotein)
ϱ_1-Protein

Als Abkürzung kann „PA" empfohlen werden.

3.2. Allgemeine Charakterisierung

PA ist einbezogen in den Transport der Thyreoidhormone und des Vitamins A (über retinolbindendes Protein) im Plasma. Eine spezifische biologische Aktivität ist nicht nachweisbar (62), die physiologische Bedeutung des PA ist nicht genügend aufgeklärt (16). Immunchemisch ist PA nicht mit dem Albumin verwandt (50, 62). Die meist untersuchten Körperflüssigkeiten sind Serum und Liquor. Im Normalliquor hat PA einen 10fach höheren Anteil am Liquoreiweiß als im Serum. Bei Erkrankungen werden im Serum überwiegend Verminderungen, im Liquor sowohl Verminderungen als auch Vermehrungen des PA-Anteils beobachtet. Präparativ ist PA bisher aus Serum durch Salzfällung, Gelfiltration und Ionenaustauschchromatographie gewonnen worden (54, 57, 59, 62). Ratten- (43) und Rinder-PA (15) konnten durch Affinitätschromatographie von Serum an mit menschlichem retinolbindenden Protein substituierter Sepharose 4B hoch gereinigt werden. Als Nachschlagwerke können empfohlen werden: DITTMER (13), NEURATH und HILL (45), SCHULTZE und HEREMANS (65).

3.3. Physikochemische Charakterisierung

3.3.1. Molekulare Eigenschaften und Struktur

PA ist ein Tetramer. Es besteht aus 4 identischen oder sehr ähnlichen Untereinheiten, die durch nichtkovalente Bindungen verbunden sind (10, 11, 19, 30, 57). Jede Untereinheit besteht aus 124—128 (10), nach KANDA (30) aus 127 Aminosäuren; ihr Molekulargewicht wird mit 13745 (30), 14000 (19), 15500 (57) angegeben.
Für das PA wurden bisher folgende Mole-

kulargewichte mitgeteilt: 50000 (59), 54000 (10, 11), 54980 (30), 56000 (19), 61000 (21, 62, 64), 62500 ± 2200 (57), 73000 ± 2000 (50). PA enthält 14,9 (64) bis 16% Stickstoff (3), 0,6—1,1% Hexosen (62, 63, 64), 0,15 bis 0,2% N-Acetylhexosamin (63, 64). Nicht enthalten sind Fette, Neuraminsäure, Uronsäuren und Fucose (3, 21, 62, 63). Ein genetischer Polymorphismus für PA ist beim Menschen bisher nicht beobachtet worden (30). Beim Rhesus-Affen wurden jedoch 2—3 genetische Varianten nachgewiesen (2, 28).

3.3.2. Physikochemische Konstanten

Extinktionskoeffizient: $E^{1\%}_{1\,cm,\,280\,nm}$ 13,6 (50), 14,4 (62, 64)
molarer $\varepsilon_{280\,nm}$ 85800 (54)

Sedimentationskonstante: $S^{1,5}_{20,w}$ 4,0—4,2 S (3, 62, 63, 64)
$S^{0}_{20,w}$ 4,6 (54)

Elektrophoretische Beweglichkeit:
bei Elektrophorese nach Tiselius (Veronalpuffer pH 8,6, $\mu = 0{,}1$) (62)
$-\ 9{,}0 \times 10^{-5}$ cm$^2 \times$ V$^{-1} \times$ s^{-1} absteigend
$-10{,}3 \times 10^{-5}$ cm$^2 \times$ V$^{-1} \times$ s^{-1} aufsteigend
Die Beweglichkeit wird durch die Bindung von Thyroxin positiv beeinflußt (50).

Isoelektrischer Punkt: 4,7 [entnommen (65), S. 184]

Partielles spezifisches Volumen: 0,74 ml $\times$ g^{-1} (54)

Diffusionskoeffizient: D^{0}_{20} $5{,}64 \times 10^{-7}$ cm^2 $\times$ s^{-1} (50)
$D_{20,w}$ $6{,}6 \times 10^{-7}$ cm^2 $\times$ s^{-1} (54)

3.3.3. Löslichkeit [entnommen (65), S. 185]

PA ist fällbar in: 18%ig. Alkohol, 2,6 M Ammoniumsulfat, 0,0065 M Rivanol, 0,6 M Perchlorsäure, 0,15 M Trichloressigsäure.

3.4. Biochemische Charakterisierung

3.4.1. Syntheseort und Verteilung

PA ist im fötalen Serum ab der 8. Woche nachweisbar (6). Als Syntheseort wird die Leber angesehen (66). In den verschiedenen Bezirken des normalen menschlichen Gehirns schwankt der PA-Anteil am löslichen Eiweiß zwischen 9 und 32% (31, 37). Herz, Milz und Muskulatur enthalten auch PA (70). Die Verteilung des PA zwischen vaskulärem und extravaskulärem Raum ist etwa gleich (51). Im Serum macht PA etwa 0,5%, im Liquor etwa 5% des Eiweißgehaltes aus. PA ist einer der Eiweißbestandteile von Normalurin (9). In sehr geringer Menge ist es in Muttermilch, Colostrum und Intestinalsaft enthalten [entnommen (65), S. 791 und 837].

In Rattenorganen besteht folgende Abstufung in der PA-Konzentration: Schilddrüse $\gg$ Lunge $>$ Leber $>$ Niere $>$ Herz $>$ Dünndarm $\approx$ Milz $>$ Speicheldrüse $>$ Fettgewebe $>$ Hoden $\approx$ Thymus $\approx$ Muskel $\approx$ Nebenniere $\approx$ Auge $\gg$ Gehirn $\approx$ Erythrozyten. 60% des Leber-PA sind in der Mikrosomenfraktion lokalisiert (44).

3.4.2. Umsatz

PA besitzt mit $t_{1/2} = 1{,}9$—$2{,}7$ Tage (51, 70) eine kurze Halbwertzeit im Plasma. Es werden somit 36 bzw. 27% des Körperpools täglich umgesetzt (in vivo-Untersuchungen mit ^{131}J-PA). Die Ausscheidung von ^{131}J im Urin macht 77,6 ± 11,1% der Gesamtausscheidung aus (70).

3.4.3. Funktion

PA gehört zu den Transportproteinen (16). Es ist gemeinsam mit Albumin und thyroxinbindendem Globulin eines der 3 Proteine, die für den Transport von Thyroxin im Blutstrom verantwortlich sind (25). Dadurch beträgt die Konzentration an freiem (= physiologisch aktiver Form des Hormons) Thyroxin im Blut $1{,}3 \times 10^{-10}$ M, im Gegensatz zur Gesamtkonzentration von 10^{-7} M (72). Unter physiologischen Bedingungen betragen die Bindungskonstanten für:

Thyroxin:	$1{,}1 - 23 \times 10^{7}$ M^{-1}	(14, 46, 47, 53, 59, 75)
Trijodthyronin:	$1{,}3 - 12 \times 10^{6}$ M^{-1}	(46, 47, 53)
Dijodthyronin:	$6{,}2 \times 10^{4}$ M^{-1}	(46)

PA hat 2 scheinbar identische, symmetrisch angeordnete Bindungsstellen für Thyroxin (auch für Trijodthyronin) (10), die aber — wahrscheinlich durch Wechselwirkung der Liganden (negative Kooperation) — 2 verschiedene Bindungskonstanten aufweisen ($k_1 = 1{,}0 \times 10^8$, $k_2 = 9{,}5 \times 10^5$ M^{-1}) (14). Die Bindungskonstante für Thyroxin ist temperatur-, milieu- und im besonderen Maße pH-abhängig (25, 46, 59). Die Bindung von Thyroxin wird nicht beeinflußt von der Wechselwirkung des PA mit retinolbindendem Protein (46, 59), aber sie wird gehemmt durch Aspirin (36), Barbiturat, Salicylate (10, 25) und Trypanblau (25).

Im Plasma liegt ein 1:1-Komplex zwischen PA und Thyroxin vor (50, 59). Normalerweise sind trotz 4fach höherer Bindungskapazität (24) nur etwa 15% des Thyroxins an PA (75), die Hauptmenge auf Grund der Bindungskonstante von 10^{10} M^{-1} (75) an thyroxinbindendem Globulin gebunden. Weniger als 1% des gesamten PA im Plasma zirkuliert als Thyroxin-PA-Komplex, so daß die Bezeichnung „thyroxinbindendes PA" nicht für die passendste gehalten wird (30, 75). Dem PA wird deshalb nur eine kleine Rolle im Transport und Stoffwechsel von Thyreoidhormonen beim Menschen zuerkannt (30).

PA besitzt 4 Bindungsstellen für retinolbindendes Protein (27, 47), jede hat eine Bindungskonstante von etwa $1{,}2 \times 10^6$ M^{-1} bei 25 °C und pH 7,4 (27). Die Bindungsstellen sind komplett unabhängig von denen des Tyroxins (27, 59). Die Bindung ist abhängig von der Salzkonzentration (Dissoziation bei $\mu = 0{,}002$), weniger von pH (pH 3—8) (54, 55, 60) und Temperatur (4—42,5 °C) (60). Die Komplexbildung verändert die Konformation von retinolbindendem Protein und PA nur minimal (58). Antikörper gegen PA präzipitieren komplett den Komplex, während Antikörper gegen retinolbindendes Protein nur dieses Protein präzipitieren (55). Die Bildung des Komplexes mit retinolbindendem Protein scheint die Bindung zwischen Retinol und retinolbindendem Protein zu stabilisieren (55).

Im Plasma zirkuliert normalerweise ein 1:1-Komplex zwischen PA und retinolbindendem Protein (29, 59, 66) mit einem Molekulargewicht von 85000 (54). Das retinolbindende Protein (mit gebundenem Retinol) liegt fast vollständig als Komplex mit PA vor und beansprucht etwa 40% des PA im Plasma (25, 29, 30, 54). Die Komplexbildung erfüllt die wichtige physiologische Funktion einer beträchtlichen Einschränkung der glomerulären Filtration des relativ kleinen retinolbindenden Protein-Moleküls (Molgewicht 21000) und folglich der renalen Ausscheidung und des Verlustes von retinolbindendem Protein und Retinol (29, 30, 66).

3.4.4. Regulation/Einflußfaktoren

Die PA-Konzentration im Serum wird durch die Ernährung beeinflußt, insbesondere durch die Eiweißernährung. Beim Fasten kommt es bereits nach 2 Tagen zu einem signifikanten Konzentrationsabfall, er beträgt nach 5 Tagen ca. 50%, bei nachfolgender kompletter Ernährung wird die Ausgangskonzentration wieder erreicht. Bei alleiniger Gabe von essentiellen Aminosäuren und Kohlenhydrat ist der Abfall geringer (17). Somit stellt PA einen sehr empfindlichen Parameter für ein Eiweißdefizit dar (26). Die hohe Empfindlichkeit (z. B. im Vergleich mit Gesamteiweiß, Albumin und Immunglobulinen) steht offensichtlich in Beziehung zur schnellen Umsatzrate und dem ungewöhnlich hohen Gehalt an Tryptophan, das bekanntlich eine Schlüsselrolle bei der Kontrolle der Eiweißsynthese spielt (17, 26).

Adipöse mit 19—81% Übergewicht, die nach 4wöchigem Fasten einen 11,6—17,5%igen Gewichtsverlust aufwiesen, zeigen nach 1 Woche Fasten einen 34%igen Abfall, aber in den restlichen 3 Wochen keine weiteren Veränderungen der PA-Konzentration im Plasma (15a).

Ernährungsversuche bei Ratten zeigen, daß ein experimentell erzeugtes Defizit oder Überangebot von Retinol einen signifikanten Einfluß auf die Konzentration von retinolbindendem Protein, aber nicht von PA im Serum und Leber haben. Daraus folgt, daß die Sekretion dieser beiden Eiweiße voneinander unabhängig regulierte Prozesse darstellen, und die Komplexbildung erst nach der Sekretion aus der Leberzelle erfolgt (44). Im menschlichen Serum wurde dagegen bei Kwashiorkor und dessen diätetischer Behandlung stets eine hoch signifikante Korrelation zwischen den beiden Eiweißen gefunden (68, 69).

3.5. Pathobiochemische Charakterisierung

Gleichgroße Synthese- und Abbauraten führen zu steady state-Konzentrationen von Eiweißen. Kommt es bei pathologischen Prozessen zu quantitativen Eiweißveränderungen in den Körperflüssigkeiten, ist es schwer zu entscheiden, ob Synthese oder Abbau, beides oder eventuell die Verteilung die Ursache dafür sind.

Überwiegend wird bei Erkrankungen der verschiedensten Art eine Abnahme der PA-Konzentration im Serum beobachtet, die sich durch direkte PA-Bestimmung oder über die verminderte Thyroxinbindungskapazität in vitro nachweisen läßt (8, 49, 52, 61, 70, 73). Bei einigen Patienten (nach akutem Stress, bei chronischen Erkrankungen) wurde eine erniedrigte PA-Synthese nachgewiesen (70), bei Lebererkrankungen angenommen (66), bei anderen Patienten (mit Tuberkulose, Zirrhose, Magen- und Lungen-Carcinom, Herzerkrankung) ein erhöhter Umsatz beobachtet (51). Da mitunter die Abnahme des PA mit einem Anstieg des freien Thyroxins im Serum einhergeht (8, 73), der zu einer verstärkten Zellaufnahme von Thyroxin führt (61), liegt die Vermutung nahe, daß dadurch Anabolismus und Katabolismus beeinflußt werden (49, 73).

3.6. Diagnostische Wertigkeit

Lebererkrankungen

Es wird grundsätzlich ein Absinken der PA-Konzentration im Serum gefunden bei Virushepatitis (4, 5, 23, 52, 66), Ikterus (4), chronisch aggressiver Hepatitis (66), Zirrhose (1, 51, 52, 66, 70) und Carcinom (8), wahrscheinlich infolge verminderter PA-Synthese. Die Präalbumine sind bei chronisch persistierender Hepatitis im Serum erhöht und können dadurch zur Differenzierung zwischen der persistierenden und aggressiven Form der chronischen Hepatitis beitragen (20).

ZNS-Erkrankungen

Folgende Veränderungen des PA-Anteils im Liquor werden beobachtet: Anstieg bei Myelitis des N. opticus (31), okulomotorischer Paralyse (31), Anstieg [(38), referiert in (65), S. 751] oder keine Veränderung (39) bei multipler Sklerose, keine Veränderung bei Neurosyphilis und subakuter sklerosierender Leukoenzephalitis (39), Abfall bei Enzephalitis (31) und afrikanischer Schlafkrankheit (39). Ober- und unterhalb obstruktiver Läsionen kommt es zu prozentualen PA-Veränderungen im Liquor. Bei intravaskulärer Obstruktion wird PA vermehrt in der ventrikulären und vermindert in der Lumbalflüssigkeit, bei partieller oder kompletter spinaler Obstruktion zunehmend vermindert in der Lumbalflüssigkeit gefunden (22). In Einzelfällen war PA bei Hirntumor im Liquor abwesend (31) und im Serum vermindert (8).

Bluterkrankungen

Im Serum wird grundsätzlich ein Absinken der PA-Konzentration gefunden, bei Agranulozytose, fortgeschrittener Myelose, chronischer Myelose, Lymphadenose, Lymphogranulomatosen, Lymphsarkosom, Retikulose (4), M. HODGKIN (4, 49), akuter Myeloblastose (4, 5), Sarkom (5) und multiplem Myelom (49). Keine Veränderungen treten bei Leukämie und M. HODGKIN auf, wenn ein mäßiger Verlauf vorliegt (8).

Herzerkrankungen

Keine PA-Veränderungen im Serum treten bei Angina pectoris (8), Hypertension (4, 8) und Infarkt (49), Verminderungen bei Herzklappenfehler und Herzinsuffizienz mit Leberstauung (4, 51) auf.

Nierenerkrankungen

Bei chronischen Nierenerkrankungen verschiedener Ätiologie bleibt PA im Serum unverändert (8, 66). Unveränderte (5) oder erhöhte PA-Konzentrationen (4) werden im Serum bei nephrotischem Syndrom beobachtet. Signifikant, aber unterschiedlich erhöhte PA-Werte haben Patienten mit chronischer Niereninsuffizienz (40, 76), Dialysepatienten und Nierentransplantatträger (40). Die PA-Erhöhung scheint nicht mit der Nierenfunktion zusammenzuhängen (40). Bei chronischer Niereninsuffizienz liegen die PA-Werte auch bei niedriger Proteindiät höher und steigen nach Zulage von essentiellen Aminosäuren weiter an (76).

Lungenerkrankungen

Im Serum werden unveränderte oder verminderte PA-Werte bei Tuberkulose (8, 51) und Bronchial-Carcinom (5, 8), verminderte Werte bei Lungen-Carcinom (8, 49, 51) gefunden. In aktiven Tuberkuloseherden kommt es zu einem beträchtlichen PA-Anstieg, wahrscheinlich durch gestörte vaskuläre Permeabilität (56).

Magen-/Darmerkrankungen

Bei Magen- (49, 51) und Colon-Carcinom (8) sind verminderte, bei Duodenalulcus unveränderte PA-Konzentrationen (8, 49) im Serum vorhanden.

Schilddrüsenerkrankungen

Bei Hypothyreose kommt es zu keiner Veränderung (66, 74), bei Hyperthyreose (66) und Thyreotoxikose (74) zu Abnahmen der PA-Konzentration im Serum.

Unterernährung

Bei proteinkalorischer Unterernährung fällt die PA-Konzentration im Serum signifikant stark ab (18, 26, 48, 68, 69). Das konnte bei marastischen Kindern und Kwashiorkor (26, 48, 68, 69), bei Kwashiorkor in Abhängigkeit vom Schweregrad (48), und bei unterernährten Geriatrie-Patienten (18) beobachtet werden. Bei Zulage von essentiellen Aminosäuren, Oligopeptiden, Protein, Milch, Retinol näherten sich die PA-Werte nach kurzer Zeit dem Normalbereich, was auf die PA-Syntheseverminderung infolge Substratmangels bei Unterernährung hinweist.

Sonstiges

Die PA-Konzentration im Serum ist vermindert bei zystischer Fibrose (67), Prostata- (70) und Mamma-Carcinom (8), bei Lupus erythematodes (5), ferner nach akutem Streß, z. B. nach Operationen (32, 70, 73), und mitunter bei rheumatischen Erkrankungen (4). PA ist nicht nachweisbar bei gestörter γ-Globulinsynthese (Agammaglobulinämie, Plasmozytom, Makroglobulinämie) (63). Im Schwangerenserum sind am Ende des 9. Monats erhöhte PA-Werte vorhanden (4, 63) die sich z. T. 1 Woche nach der Geburt normalisieren (4).

Insbesondere bei Lebererkrankungen (akute Hepatitis, Zirrhose) (5, 8, 66) und Tumorerkrankungen verschiedener Organe (8), aber auch bei Myeloblastosen und Lymphogranulomatosen, sowie bei Unterernährung (48), konnte eine reziproke Beziehung zwischen Schwere der Erkrankung und dem PA-Spiegel im Serum nachgewiesen werden. Bei Genesung oder Besserung des Krankheitsbildes steigen die PA-Werte wieder an (5, 66), so daß Verlaufsbeobachtungen der PA-Konzentration im Serum für wichtiger als Einzelbestimmungen von PA gehalten werden (5).

Ein analoges Verhalten trat postoperativ auf. Die PA-Konzentration im Serum sank bereits am Tag der Operation, erreichte am 2.—5. Tag ihr Minimum und am 8.—28. Tag nach der Operation wieder ihr präoperatives Niveau (32, 73). Keine Beziehung war bei Thyreotoxikose zwischen ihrer Schwere und der PA-Konzentration im Serum nachweisbar, jedoch kehrten die PA-Werte nach antithyreoidaler Behandlung zum Normalbereich zurück (74). Bei Lebererkrankungen (Hepatitis, Zirrhose) korreliert der Abfall von PA im Serum mit dem Abfall von Albumin (1), retinolbindendem Protein und Retinol (66). Die Normalisierungen der PA-Konzentration laufen denen der Albuminkonzentration zeitlich um Tage voraus (5). Ebenfalls positiv korreliert ist PA mit retinolbindendem Protein (17, 18, 68, 69), mit Retinol (68, 69), mit Carotinoiden, Albumin und Gesamteiweiß (68) bei Unterernährung und deren diätetischer Behandlung sowie bei zystischer Fibrose (67) mit retinolbindendem Protein, Albumin und Retinol. Eine negative Korrelation zwischen der Konzentration von PA und freiem Thyroxin im Serum konnte nur bei Erkrankungen mäßiger Schwere, aber nicht bei schweren Erkrankungen (Tumorerkrankungen) nachgewiesen werden, während eine solche Korrelation zwischen freiem Thyroxin und thyroxinbindendem Globulin in jedem Fall bestand (8).

Die PA-Konzentrationsveränderungen bei den verschiedensten Erkrankungen lassen keine diagnostische Spezifität des PA erkennen. Die diagnostische Empfindlichkeit scheint gesichert (16), ihre Größe läßt sich aber auf Grund des bisher ungenügenden Vergleichs mit anderen Parametern schlecht beurteilen.

PA-Bestimmungen scheinen nur bei Leber- und ZNS-Erkrankungen sowie bei Unterernährung sinnvoll zu sein. Bei Lebererkrankungen können Schwere und Verlauf einer bestimmten Erkrankung und der Funktionszustand der Leber (66) beurteilt werden. Bei ZNS-Erkrankungen kommen differentialdiagnostische Aspekte (z. B. bei Obstruktionen) in Betracht. Im Falle der Ernährung ist eine sichere Beurteilung des Proteinstatus möglich (17, 26, 42), auch bei Patienten, die sich einer Gewichtsreduktion unterziehen (15a, 17). Allerdings läßt sich durch mangelnden Parameter- und Methodenvergleich die Praxisrelevanz in allen Fällen nicht einschätzen.

3.7. Analytik

Für die Elektrophorese wurden folgende Trägermaterialien eingesetzt:
Papier (4)
Zelluloseazetatfolie (33, 41, 71)
Agargel (5, 37)
Agarosegel (2)
Stärkegel (6, 55, 57)
Polyacrylamidgel (11, 19, 29, 35, 57)

Zur Eiweißfärbung können Amidoschwarz 10B, Bromphenolblau und Ponceau S benutzt werden. Es ergeben sich jedoch gewisse Unterschiede, beim Liquor stellt die Art der Konzentrierung eine zusätzliche Einflußgröße dar (33). Folgende immunchemische Arbeitsmethoden zur PA-Bestimmung sind bisher mitgeteilt worden: einfache lineare Immundiffusion nach Oudin (7)
radiale Immundiffusion (7, 57, 66)
Doppeldiffusion (50, 57, 59, 62)
Trübungsmessung nach Immunpräzipitation (7, 63), Probleme bei Verwendung von Polyäthylenglykol (48)
Elektroimmundiffusion (7, 15a)
Immunelektrophorese (9, 37, 50, 63)
Radioimmunoassay (44)

Für einige Methoden ist die analytische Präzision ausgewiesen: (Tabelle 1).

Die geringste meßbare PA-Menge wird für die lineare Immundiffusion nach Oudin mit 4 mg PA/l Serum (7), für die Trübungsmessung mit präzipitierenden Antiseren von Kaninchen bei 450 nm mit 1—4 µg PA (63), für den Radioimmunoassay mit 0,5 ng PA angegeben (44).

Ein spezieller analytischer Trend ist für PA nicht zu verzeichnen. Die hohe biolo-

Tabelle 1
Angaben zur analytischen Präzision für einige Methoden

Methode	Probeart	Variationskoeffizient (%)		Bezugs-$\bar{x}$	Literatur
		Serie	Tag zu Tag		
PE	Serum	7	—	210 mg/l	(4)
AE	Serum	12	11	170 mg/l	(5)
ZAFE	konz. Liquor	6,6	23,5	2,13%	(41)
ZAFE	konz. Liquor	15,7	16,4	5,3%	(33)
RID	Plasma	6,4 ± 7,4*	9,0 ± 5,8	—	(66)
RIA	Serum, Gewebsextrakt, Standard	3,1 ± 3,0*	6	—	(44)

* prozentuale Abweichung jedes Einzelwertes vom Mittelwert des Wertepaares

gische Varianz bei pathologischen Prozessen läßt den Einsatz von elektrophoretischen Methoden (Folien- oder Agargelelektrophorese) oder einfacher immunchemischer Bestimmung (radiale Immundiffusion) als geeignet erscheinen.

3.8. Referenzbereiche

(Tabelle 2).

Vom Neugeborenen- bis zum Erwachsenenalter kommt es zu einem fortschreitenden Ansteigen der PA-Konzentration im Serum (71). Im Plasma/Serum bestehen für die PA-Konzentration signifikante Geschlechtsunterschiede zwischen geschlechtsreifen/schwangeren Frauen und Männern (66, 71), die nach den Wechseljahren verschwinden (71). Diese Befunde korrelieren sehr gut mit denen über den Einfluß von Alter und Geschlecht auf die maximale Thyroxinbindungskapazität (12). Keine Geschlechtsabhängigkeit bei Erwachsenen, aber eine signifikante positive Korrelation zwischen PA im Serum und dem Alter fand SMITH (67). Alter (bei Kindern) und Geschlecht scheinen

Tabelle 2
Angaben zu Normal-/Referenzbereichen

Probeart	Geschlecht	Alter (J)	*n*	PA-Konz. $\bar{x}$	PA-Konz. $\bar{x} \pm 2s$	Best.-Meth.	Literatur
P	m	17—73	61	263	249—277	RID	(66)
P	w	17—73	57	238	226—250	RID	(66)
P	m + w	—	93	201	186—216	RID	(67)
S	m + w	15—64	150	250	100—400*	RID	(7)
S	m	—	4	337	230—364**	SGE	(51)
S	m + w	20—50	25	300	100—500**	IP	(63)
S	m + w	—	14	270	190—330	PE	(4)
S	m + w	—	32	221	130—310	AE	(5)
S	m + w	20—45	84	266	186—346	RID	(74)
S	m	—	113 (für die folgenden 7 Zeilen)	215	170—260	ZAFE (für die folgenden 7 Zeilen)	(71) (für die folgenden 7 Zeilen)
S	w	14—45		182	111—253		
S	w	>45		197	99—295		
S	w	Schwang.		162	111—213		
S	—	2— 9		136	85—187		
S	—	1. Woche		87	37—137		
S	Nabelschnurblut			103	59—147		
S	—	1,5—2,5	30	224	148—300	RID	(26)
L	—	—	21		2,0— 7,2	PE	(22)
L	m	16—74	80	4,9	2,8— 7,1	ZAFE	(41)
L	w	16—74	60	5,5	2,4— 8,7	ZAFE	(41)
L	—	0—0,5	16	7,1	0,8—13,3	ZAFE (für die folgenden 8 Zeilen)	(34) (für die folgenden 8 Zeilen)
L	—	0,5—2,0	14	8,4	3,4—13,3		
L	—	2— 4	17	8,4	4,9—12,0		
L	—	4— 6	14	8,8	4,8—12,9		
L	—	6— 8	18	8,5	3,5—13,5		
L	—	8—10	17	7,4	3,4—11,4		
L	—	10—13	13	7,3	4,9— 9,8		
L	—	0—13	109	8,0	3,5—12,5		
L	—	—	23	6,6	3,8— 9,4	AG	(31)

Konzentrationsangaben in Plasma (P) und Serum (S) in mg/l, in Liquor (L) in %-Anteil am Gesamteiweiß
* 5. und 95 Perzentile, ** range, m männlich, w weiblich

auf die PA-Konzentration des Liquors keinen signifikanten Einfluß zu haben (34, 41).

3.9. Präanalytische Faktoren

Die PA-Bestimmung sollte kurzfristig nach der Probeentnahme ausgeführt werden (7). Die Lagerung von Seren bei 4 °C ist über 4—7 Tage möglich (4, 7), danach ist eine „kontinuierliche PA-Zunahme" zu verzeichnen, die vom 20.—30. Tag noch ausgeprägter wird und das Mehrfache der Norm beträgt (4). Die Ursache für diese Zunahme ist unbekannt. Bei eingefrorenen Seren (—15 bis —20 °C) ist über längere Zeit kein Lagerungseinfluß feststellbar (5, 7). Das trifft auch für Liquor zu, der nach 6monatiger Lagerung bei —20 °C keine eindeutigen Veränderungen aufwies (33). Hämoglobin (Hämolyse) beeinflußt die PA-Bestimmung nicht. Seren können über 24 Std. bei 4 °C gegen isotone Kochsalzlösung (pH 7,0) dialysiert werden (4).

3.10. Zusammenfassung

- PA zählt zu den Transport-Proteinen
- die physiologische Bedeutung des PA ist bisher ungenügend geklärt
- PA ist ausreichend gut qualitativ und quantitativ bestimmbar (mit einfachen elektrophoretischen und immunchemischen Methoden)
- PA besitzt keine diagnostische Spezifität
- die diagnostische Empfindlichkeit von PA ist allgemein gegeben, ihre spezielle Beurteilung ist auf Grund fehlenden Materials sowie des ungenügenden Vergleichs mit anderen Parametern z. Z. unmöglich
- PA-Bestimmungen scheinen nur bei Leber- und ZNS-Erkrankungen sinnvoll zu sein:
  bei Lebererkrankungen lassen sich über die PA-Konzentration im Serum Schwere und Verlauf angeben,
  bei ZNS-Erkrankungen ergeben sich über den PA-Anteil im Liquor in Ergänzung/Kombination zu/mit anderen Methoden (z. B. Röntgenologie) differentialdiagnostische Möglichkeiten (z. B. in der Lokalisationsdiagnostik von Obstruktionen)
- PA-Bestimmungen im Serum spiegeln gut den Ernährungs-, besonders den Eiweißernährungszustand wider.

Literatur

1. Agostoni, A. et al.: Lancet **1** (1968) 926—927.
2. Alper, C. A. et al.: Proc. Nat. Acad. Sci., U.S.A. **63** (1969) 775—781.
3. Aly, F. W.: Biochem. Z. **325** (1954) 505—514.
4. Aly, F. W., K. H. Niederhellmann: Klin. Wochenschr. **36** (1958) 954—959.
5. Aly, F. W., H. Schaupp: Clin. Chim. Acta **4** (1959) 88—95.
6. Andreoli, M., J. Robbins: J. Clin. Invest. **41** (1962) 1070—1077.
7. Becker, W. et al.: Z. klin. Chem. u. klin. Biochem. **6** (1968) 113—122.
8. Bellabarba, D. et al.: J. Clin. Endocr. **28** (1968) 1023—1030.
9. Berggård, I.: Clin. Chim. Acta **6** (1961) 413 bis 429.
10. Blake, C. C. F. et al.: J. Mol. Biol. **88** (1974) 1—12.
11. Branch, W. T. et al.: J. Biol. Chem. **246** (1971) 6011—6018.
12. Braverman, L. E. et al.: J. Clin. Invest. **45** (1966) 1273—1279.
13. Dittmer, A.: Plasmaeiweiß und Elektrophorese, 3. Auflage VEB Gustav Fischer Verlag Jena (1965) 28—29.
14. Ferguson, R. N. et al.: Biochemistry **14** (1975) 282—289.
15. Fex, G., R. Lindgren: Biochim. Biophys. Acta **493** (1977) 410—417.

15a. Frey, B. M. et al.: Metabolism **28** (1979) 363 to 368.

16. Geisow, M. J., A. H. Gordon: Trends in Biochemical Sciences **3** (1978) 169—171.
17. Gofferje, H., V. Kozlik: Infusionstherapie **4** (1977) 320—324.
18. Gofferje, H.: Infusionstherapie **4** (1977) 360 to 362.
19. Gonzalez, G., R. E. Offord: Biochem. J. 125 (1971) 309—317.
20. Gróza, S.: Med. Klin. **71** (1976) 378—379.
21. Heimburger, N. et al.: Clin. Chim. Acta **10** (1964) 293—307.
22. Hill, N. C. et al.: Brain **82** (1959) 581—593.

23. Hoch, H., A. Chanutin: J. Biol. Chem. **200** (1953) 241—249.
24. Ingbar, S. H.: Endocrinology **63** (1958) 256 to 259.
25. Ingbar, S. H.: J. Clin. Invest. **42** (1963) 143 to 160.
26. Ingenbleek, Y. et al.: Clin. Chim. Acta **63** (1975) 61—67.
27. Jaarsveld, P. P. van, et al.: J. Biol. Chem. **248** (1973) 4698—4705.
28. Jaarsveld, P. P. van, et al.: J. Biol. Chem. **248** (1973) 7898—7903.
29. Kanai, M. et al.: J. Clin. Invest. **47** (1968) 2025—2044.
30. Kanda, Y. et al.: J. Biol. Chem. **249** (1974) 6796—6805.
31. Karcher, D. et al.: J. Neurochem. **4** (1959) 135—140.
32. Kasper, H. et al.: Acta Hepato-Gastroenterol. **22** (1975) 403—408.
33. Krause, H.-D. et al.: Z. Klin. Chem. Klin. Biochem. **13** (1975) 79—84.
34. Krause, H.-D., H. Wisser: Z. Klin. Chem. Klin. Biochem. **13** (1975) 137—142.
35. Kržalić, L. J., L. J. Mihailović: Clin. Chim. Acta **33** (1971) 91—94.
36. Larsen, P. R.: J. Clin. Invest. **51** (1972) 1125 to 1134.
37. Laterre, E. C. et al.: Clin. Chim. Acta **10** (1964) 197—209.
38. Laterre, E. C.: Arscia, Brussels (1964) in (65) S. 750—751.
39. Lowenthal, A. et al.: J. Neurochem. **6** (1960) 51—56.
40. Marone, C. et al.: Schweiz. med. Wschr. **107** (1977) 1066—1072.
41. Mertin, J. et al.: Z. Klin. Chem. Klin. Biochem. **9** (1971) 337—340.
42. Milford Ward, A. et al.: Brit. J. Cancer **35** (1977) 170—178.
43. Navab, M. et al.: J. Biol. Chem. **252** (1977) 5100—5106.
44. Navab, M. et al.: J. Biol. Chem. **252** (1977) 5107—5114.
45. Neurath, H., R. L. Hill: The proteins, third edition Academic press New York, San Francisko, London (1975).
46. Nilsson, S. F., P. A. Peterson: J. Biol. Chem. **246** (1971) 6098—6105.
47. Nilsson, S. F. et al.: J. Biol. Chem. **250** (1975) 8554—8563.
48. Olusi, S. O. et al.: Clin. Chim. Acta **62** (1975) 107—116.
49. Oppenheimer, J. H. et al.: J. Clin. Invest. **42** (1963) 1769—1782.
50. Oppenheimer, J. H. et al.: J. Biol. Chem. **240** (1965) 173—180.
51. Oppenheimer, J. H. et al.: Science **149** (1965) 748—751.
52. Oppenheimer, J. H. et al.: J. Clin. Invest. **46** (1967) 762—777.
53. Pages, R. A. et al.: Biochemistry **12** (1973) 2773—2779.
54. Peterson, P. A.: J. Biol. Chem. **246** (1971) 34—43.
55. Peterson, P. A.: J. Biol. Chem. **246** (1971) 44—49.
56. Popova, E. M., A. P. Ilyinykh: Probl. Tuberk. **55** (1977) 68—72.
57. Rask, L. et al.: J. Biol. Chem. 246 (1971) 6087—6097.
58. Rask, L. et al.: Biochemistry **11** (1975) 264—268.
59. Raz, A., De W. S. Goodman: J. Biol. Chem. **244** (1969) 3230—3237.
60. Raz, A. et al.: J. Biol. Chem. **245** (1970) 1903 to 1912.
61. Richards, J. B. et al.: J. Clin. Invest. **38** (1959) 1035.
62. Schultze, H. E. et al.: Biochem. Z. **328** (1956) 267—284.
63. Schultze, H. E., G. Schwick: Clin. Chim. Acta **4** (1959) 15—25.
64. Schultze, H. E. et al.: Biochem. Z. **336** (1962) 388—396.
65. Schultze, H. E., J. F. Heremans: Molecular biology of human Proteins. Elsevier Publishing Company, Amsterdam—London—New York (1966).
66. Smith, F. R., De W. S. Goodman: J. Clin. Invest. **50** (1971) 2426—2436.
67. Smith, F. R. et al.: J. Lab. Clin. Med. **80** (1972) 423—433.
68. Smith, F. R. et al.: Am. J. clin. Nutr. **26** (1973) 973—981.
69. Smith, F. R. et al.: Am. J. clin. Nutr. **26** (1973) 982—987.
70. Socolow, E. L. et al.: J. Clin. Invest. **44** (1965) 1600—1609.
71. Stabilini, R. et al.: Clin. Chim. Acta **20** (1968) 358—359.
72. Sterling, K., A. Hegedus: J. Clin. Invest. **41** (1962) 1031—1040.
73. Surks, M. J., J. H. Oppenheimer: J. Clin. Endocr. **24** (1964) 794—802.
74. Vergani, C. et al.: Clin. Chem. **15** (1969) 216—218.
75. Woeber, K. A., S. H. Ingbar: J. Clin. Invest. **47** (1968) 1710—1721.
76. Young, G. A. et al.: Clin. Chim. Acta **61** (1975) 205—213.

4. Albumin (Alb)

von Gerd Haller und Roland Rogos

4.1. Bezeichnung
4.2 Allgemeine Charakterisierung
4.3. Physikochemische Charakterisierung
4.3.1. Molekulare Eigenschaften und Struktur
4.3.2. Physikochemische Konstanten
4.3.3. Löslichkeit
4.3.4. Präparation
4.3.5. Physikalische Eigenschaften
4.4. Biochemische Charakterisierung
4.4.1. Synthese
4.4.2. Verteilung des Albumins im Körper
4.4.3. Abbau
4.4.4. Funktion
4.4.4.1. Kolloidosmotischer Druck
4.4.4.2. Transport
4.4.4.3. Reservefunktion
4.4.5. Physiologische Einflußfaktoren
4.5. Pathobiochemische Charakterisierung
4.6. Diagnostische Wertigkeit
4.7. Analytik
4.7.1. Elektrophorese
4.7.2. Bindung von Farbstoffen
4.7.3. Immunchemische Verfahren
4.8. Referenzbereiche
4.9. Präanalytische Faktoren
4.10. Zusammenfassung
Literatur

4.1. Bezeichnung

Neben der Bezeichnung Albumin sind folgende Namen in der Literatur zu finden: Serumalbumin, Humanserumalbumin (HSA). Empfohlene Abkürzung: Alb.

4.2. Allgemeine Charakterisierung

Albumin ist das Protein, das im Plasma quantitativ an erster Stelle steht. Mehr als die Hälfte des Proteingehaltes im menschlichen Plasma ist Albumin. Albumin ist der wichtigste Vertreter der Gruppe der sogenannten Transportproteine. Es wird in der Leberzelle synthetisiert und ist in allen Körperflüssigkeiten des Menschen nachgewiesen worden. Als Hauptfunktion des Albumins werden die Erhaltung des kalloidosmotischen Druckes im Blut und der Transport zahlreicher Substanzen angesehen. Außerdem ist es ein leicht zugängliches Reserveprotein, durch dessen Abbau dem Organismus Aminosäuren zugeführt werden können.

4.3. Physikochemische Charakterisierung

4.3.1. Molekulare Eigenschaften und Struktur

Albumin hat ein niedrigeres Molekulargewicht als die meisten Proteine des Plasmas. Die Angaben schwanken zwischen 66000 und 69000. In den neuesten Arbeiten wird das Molekulargewicht mit etwa 66000 angegeben (37, 47). Es besteht aus einer einfachen langen Polypeptidkette, die durch 17 intramolekulare Disulfidbrücken stabilisiert ist (1, 69). Das Molekül hat eine ellipsoide Form mit größtem Durchmesser von $1{,}4 \times 10^{-12}$ cm und kleinsten Durchmesser von $0{,}4 \times 10^{-12}$ cm (71). Etwa 50% des Albuminmoleküls zeigen Alpha-Helix-Konfiguration (29).
Im Human-Serumalbumin bildet Asparaginsäure das N-terminale Ende, am C-terminalen Ende befindet sich Leucin. Obwohl Albumin zu den meist untersuchten Proteinen

gehört, wurde die Aminosäuresequenz erst vor einigen Jahren von BROWN et al. (13) und MELOUN et al. (37) unabhängig voneinander aufgeklärt. Aus der Sequenz geht hervor, daß man das Albuminmolekül in drei Teile aufteilen kann. Diese „Untereinheiten" haben sehr ähnliche Strukturen. Die Aminosäurezusammensetzung ist charakterisiert durch eine große Zahl polarer Aminosäuren, wobei die Zahl der sauren Aminosäuren überwiegt, was sich im isoelektrischen Punkt von 4,9 widerspiegelt. Asparaginsäure, Glutaminsäure, Alanin, Leucin und Lysin machen zusammen mehr als 50% aller am Strukturaufbau beteiligten Aminosäuren aus. Dagegen existieren nur 1 Tryptophan- und 6 Methioninbausteine (2) pro Molekül. Die Gesamtzahl der Aminosäuren je Molekül Albumin wird nach Aufklärung der Struktur von BROWN (13) mit 581 angegeben. Der Stickstoffgehalt beträgt 16,5% (4). Im Gegensatz zur Mehrzahl der Plasmaproteine enthält Albumin kein Kohlenhydrat. Geringe Mengen Hexose und Hexosamine (0,08%) sind wahrscheinlich auf Spuren anderer Proteine in den Albuminpräparationen zurückzuführen (29). Der Lipidgehalt wird mit 0,2% angegeben (29, 69) und besteht hauptsächlich aus Palmitin-, Olein- und Stearinsäure. Da nur ca. $^2/_3$ der Albuminmoleküle eine SH-Gruppe besitzen, unterscheidet man, bezogen auf den SH-Gehalt, zwei Typen von Albumin. Es gibt demzufolge Albuminmoleküle mit und ohne freie SH-Gruppe (2, 64). Das Albumin mit freier Mercaptogruppe hat in Gegenwart von Quecksilberionen (Hg^{++}) die Tendenz zu dimerisieren und wird darum auch als Mercaptalbumin bezeichnet. Eine hereditäre Heterogenität von Albumin wurde bei Mitgliedern mehrerer Familien in verschiedenen Ländern der Erde beschrieben (9, 18, 31, 36, 38, 45, 78). Merkmal dieser Heterogenität ist die Spaltung von Albumin in 2—3 Fraktionen, wobei die Allotypen entweder schneller oder langsamer wandern als normales Albumin (Alb. A). Von BENNHOLD (5) wurde erstmals in einer Familie ein Defekt der Proteinbildung nachgewiesen, der zur Analbuminämie führte. Diese Erscheinung tritt sehr selten auf und ist damit praktisch ohne Bedeutung.

4.3.2. Physikochemische Konstanten

— Molekulargewicht:	66210 (37, 47)
— Sedimentationskoeffizient:	4,5—4,6 S (2, 29)
— Molarer Extinktionskoeffizient:	(E_{280} nm) 5,4—5,8 (29, 54)
— Isoelektrischer Punkt:	4,7—5,5 (2, 29)
— Partielles spezifisches Volumen:	0,734 cm^3/g (2)
— Diffusionskoeffizient: ($D_{20,w}$):	5,9—6,1 · 10^{-7} $cm^2 \cdot s^{-1}$ (2,29)
— elektrophoretische Wanderungsgeschwindigkeit in Veronalpuffer, pH 8,6:	5,92 · 10^{-5} $cm^2 \cdot V^{-1} \cdot s^{-1}$ (2)

4.3.3. Löslichkeit (29, 69)

Albumin präzipitiert unter folgenden Bedingungen:
- 40% Äthanol (pH 5,2, Ionenstärke 0,01, 2,5% Protein)
- 2,6—3,0 M Ammoniumsulfat (pH 7,0, 1% Protein)
- 0,0065 M Rivanol (pH 8,0, 1% Protein)
- 0,6 M Perchlorsäure (1% Protein)
- 0,15 M Trichloressigsäure (1% Protein)
- Erhitzen (pH 5,0, 0,1 M Azetatpuffer, 1% Protein)

Albumin ist ein leichtlösliches Protein, es können wäßrige Lösungen bis zu 30% Albumingehalt hergestellt werden. Die große Zahl polarer Gruppen ist für die gute Löslichkeit verantwortlich. Das Molekül enthält ca. 200 geladene Gruppen bei neutralem pH. Im Gegensatz zu den Globulinen, die mit Ammoniumsulfat schon bei Halbsättigung ausgefällt werden, präzipitiert Albumin erst bei ca. 70%iger Sättigung..

4.3.4. Präparation

Albumin kann hergestellt werden durch Ausfällung der Globuline mit Ammoniumsulfat bei 50%iger Sättigung mit anschließender Fällung des Albumins bei 70%iger Sättigung und Dialyse gegen Wasser.

Das gebräuchlichste Verfahren ist jedoch die Cohn-Methode, das Alb. wird bei pH 5 und —5 °C mit Äthanol zu 40% gefällt (2).

4.3.5. Physikalische Eigenschaften

Albumin wandert im alkalischen Milieu elektrophoretisch bei der Trennung der Serumproteine mit am schnellsten zur anodischen Seite. Es erscheint im Elektropherogramm als scharf begrenzte Fraktion, wenn die Trennung bei einem pH oberhalb des isoelektrischen Punktes durchgeführt wird. Obwohl Albumin allgemein als homogenes Protein beschrieben wird, trennt es sich elektrophoretisch bei pH 3,5—4,5 in zwei Fraktionen. Die Ursache dieser Heterogenität sind Isomerisationserscheinungen. FORSTER (16) bezeichnet diese Erscheinung als N-F-Transformation:

$$N + 3\,H^+ \rightleftarrows F$$

Die F-Form hat eine größere Beweglichkeit als die N-Form (normale Form). Diese N-F-Transformation ist reversibel. Die N- und F-Form unterscheiden sich in ihrer Beweglichkeit sowie in Veränderungen der Bindungskapazität (29).

4.4. Biochemische Charakterisierung

4.4.1. Synthese

MILLER et al. (39, 40) und auch andere Untersucher haben bewiesen, daß Albumin ausschließlich in der Leber synthetisiert wird. Im Tierexperiment konnte gezeigt werden, daß nach Hepatektomie kein Albumin neu gebildet wurde (26, 39). Die Synthese des Albumins in dem Hepatocyten aus den freien Aminosäuren läuft nach dem gleichen Mechanismus der Proteinsynthese ab wie in anderen Zelltypen (46, 70).
Das in den Leberzellen gebildete Albumin kann innerhalb von 30 Minuten in das Plasma abgegeben werden. Der Weg des neugebildeten Albumins wurde nach der Injektion von ^{14}C-Leucin verfolgt. Nach 1 bis 2 Minuten wird das an den membrangebundenen Polysomen gebildete Albumin in die Hohlräume der angrenzenden Membranen sezerniert und von hier relativ schnell (3 bis 4 Minuten später) zum SER transportiert. 15—20 Minuten nach der Injektion der markierten Aminosäure ist die höchste Aktivität des Albumins in den Vesikeln des Golgi-Apparates nachweisbar. Vom Golgi-Apparat gelangt Albumin durch Diffusion oder aktiven Transport in den Disse'schen Raum und damit ins Blut (63).
Die Leber produziert relativ konstant 10 bis 20 g Albumin täglich, das entspricht 120 bis 250 mg/kg Körpergewicht und Tag (2, 17, 37, 69). Die Reservekapazität der Leber des Menschen läßt eine Steigerung der Albuminsynthese auf das 2- bis 3fache zu (77). Der gesamte Albumingehalt einer gesunden Leber beträgt weniger als 1 g.

4.4.2. Verteilung des Albumins im Körper

Das Albumin ist über den ganzen Körper verteilt, mit großer Wahrscheinlichkeit ist es in jeder Körperflüssigkeit enthalten (25). Der gesamte Albuminpool wird mit ca. 300 g angegeben und verteilt sich folgendermaßen: extravaskulärer Pool ca. 180 g, intravaskulärer Pool ca. 120 g. Das Verhältnis beider Poolgrößen beträgt dementsprechend 40 zu 60% (2, 6, 44, 63, 73, 77). Angaben über die Verteilung im Extravaskulärraum und Intravaskulärraum in den einzelnen Organen differieren stark. Besonders hoch ist der Anteil in der Haut, im Magen-Darm-Trakt und in der Muskulatur. Geringere Mengen sind lokalisiert in Leber, Milz, Lunge, Niere und Pankreas (26, 58, 77). Der extravaskuläre Leberraum enthält weniger als 1% des totalen Albuminpools (58). Albumin ist auch in Tränenflüssigkeit, Schweiß, Speichel, Magensaft, Pleuraergüssen, Aszites und Ödemflüssigkeit nachgewiesen worden (62).

4.4.3. Abbau

Einzelne Faktoren, die den Abbau beeinflussen und der Abbauort sind noch nicht endgültig geklärt. Die fraktionierte Abbaurate (täglicher prozentualer Abbau des intravasalen Pools) wird mit ca. 10%, die absolute Abbaurate (tägliche prozentuale Abbaurate des Gesamtalbuminpools) mit ca. 4,5% angegeben. Die Halbwertzeit beträgt 19—20 Tage (2, 29, 63, 69, 73, 79). Einigkeit besteht bei den Untersuchern, daß der Magen-Darm-Trakt, die Leber und auch die Nieren beim Abbau des Albumins eine wesentliche Rolle spielen. Über den Anteil der Organe am Abbau besteht keine einheitliche Meinung (2, 15, 65, 77, 79). Unter normalen Bedingungen wird im Magen-Darm-Trakt ein großer Teil des Albumins abgebaut. Der Übertritt von Albumin in die Sekrete von Magen und Pankreas und die Gegenwart proteolytischer Enzyme stellen einen geeigneten Ort für den Abbau von Proteinen dar. Auf Grund von Untersuchungen in der isolierten perfundierten Leber wurde auf einen Anteil der Leber am Albuminabbau in vivo von 10—15% geschlossen (77).

4.4.4. Funktion

4.4.4.1. Kolloidosmotischer Druck

Durch das relativ kleine Molekulargewicht und die beträchtlich höhere Konzentration als die anderen Plasmaproteine werden vom Albumin 75—80% des kolloidosmotischen Druckes im Blut bestimmt (2, 29, 68). Daneben spielt es eine bedeutende Rolle für die Regulation des interstitiellen Flüssigkeitsvolumens (2).

4.4.4.2. Transport

Albumin ist das wichtigste Transportprotein im Plasma. Es bindet Fettsäuren, die aus dem Fettgewebe stammen und bringt sie in gelöster Form ins Plasma (3). Eine Hyperlipidämie bei Patienten mit Hypoalbuminämie spricht für diese Zusammmenhänge. Es transportiert ausscheidungspflichtige und andere Stoffe (z. B. Bilirubin, Schwermetallionen, Arzneien) zu Nieren und Leber und wirkt so auch im Sinne einer Detoxikation (2, 5, 29). Für einige Hormone, die ein spezifisches Transportprotein haben, übernimmt Albumin bei deren Sättigung oder Verminderung die Transportfunktion (5). Serumalbumin hat pharmakologische Bedeutung. Sehr viele Arzneien werden an Albumin gebunden bzw. Albumin verbessert die Löslichkeit der Substanzen. Von der Bindungsstärke zu Albumin wird die Wirkung der Arzneien beeinflußt.

4.4.4.3. Reservefunktion

Von einigen Autoren wird Serumalbumin als leicht zugängliches Reserveprotein als Quelle für essentielle Aminosäuren angesehen. Albumin ist schnell in größerer Menge verfügbar, durch den Abbau können dem Organismus nach Reabsorbtion Aminosäuren zugeführt werden (2, 6, 69).

4.4.5. Physiologische Einflußfaktoren

Der Albuminmetabolismus ist von verschiederen Faktoren abhängig. Von Bedeutung sind die Ernährung, der kolloidosmotische Druck und hormonelle Einflüsse. Eine ungenügende Aufnahme von Aminosäuren mit der Nahrung kann Ursache für eine mangelhafte Synthese von Albumin sein. Proteinarme oder proteinfreie Diät bzw. Fasten führte im Tierversuch zu einem starken Abfall der Albuminsynthese (28, 48).

Zwischen der Albuminsynthese und der Kolloidosmose besteht ein Zusammenhang. Der Mechanismus dieser Beziehung wird unterschiedlich definiert. Primär soll nach den Angaben einiger Autoren nicht der osmotische Druck, sondern die extravaskuläre Albuminkonzentration der regulierende Faktor sein (60, 71). Zwischen Albuminsynthese und extravaskulärer Albuminkonzentration besteht eine inverse Beziehung. Veränderung des onkotischen Druckes führen zu veränderter Albuminsynthese in entgegengesetzter Richtung. Diese Änderung beeinflußt die extravaskuläre Albuminkonzentration. Bjorneboe et al. haben nach Infusion von Dextran und Gammaglobulin sowie durch Hyperimmunisierung eine Abnahme der Albuminkonzentration festgestellt, was für eine Beziehung zwischen kolloidosmotischen Druck und Albuminsynthese spricht (10).

Verschiedene Hormone haben einen unterschiedlichen Einfluß auf das Albumin. Von Bedeutung sind Schilddrüsenhormone, sie beeinflussen die Synthese der gesamten Leberproteine. Schilddrüsenhormone stimulieren die r-RNA-Synthese, verstärken die Bindung der r-RNA zum endoplasmatischen Retikulum und stimulieren ebenfalls die Synthese von m-RNA (17, 59, 62, 64). Sie beeinflussen sowohl die Synthese wie auch den Abbau von Albumin.

Ähnlich wie die Schilddrüsenhormone wirken die Nebennierenhormone. Kortisongaben führten zu einer Erhöhung des Albuminkatabolismus. Die Synthesesteigerung wird durch einen erhöhten Abbau ausgeglichen (62, 64, 72). Beim Cushing-Syndrom und bei Streß kommt es infolge erhöhter endogener Kortisolproduktion zur Steigerung der Syntheseleistung der Leber und des Albuminabbaus (72).

Analbolika, wie z. B. auch Testosterongaben führen zu einem Anstieg der Albuminkonzentration im Plasma (74). Bei Anwendung von Kontrazeptiva bei Frauen ist eine Veränderung der Albumin-Serumkonzentration nicht signifikant (23, 30).

4.5. Pathobiochemische Charakterisierung

Die Ursachen für eine veränderte Albuminkonzentration sind meist komplexer Art. Von Bedeutung sind ausschließlich Veränderungen im Sinne einer Hypoalbuminämie. Als Ursachen kommen eine reduzierte Synthese, ein erhöhter Abbau, eine pathologische Verteilung oder abnorme Verluste in Frage.

Hypoalbuminämie

Als Folge einer Syntheseverminderung bei Leberschäden unterschiedlichster Ursache kommt es zur Abnahme des Gesamtproteins und besonders ausgeprägt beim Albumin (46). Die verminderte Syntheseleistung der Parenchym-Zellen tritt aber erst relativ spät auf, da eine große Reservekapazität vorhanden ist. An der Aufrechterhaltung des normalen Albuminspiegels sind bei einer gesunden Leber nur ein Teil der Zellen beteiligt. Eine weitere Ursache, die über einer verminderten Synthese zu Hypoalbuminämie führen kann, ist die Malnutrition. Ungenügende Zufuhr von Aminosäuren erniedrigt die Syntheserate und führt langsam zu Albuminerniedrigung im Plasma. Bei normaler Nierenfunktion tritt Albumin nur in Spuren im Harn auf, die mit üblichen Methoden nicht erfaßbar sind. Unter pathologischen Bedingungen, z. B. beim nephrotischen Syndrom ändern sich die Verhältnisse und es ist mit hohen Albuminverlusten zu rechnen (2, 61, 69). Bei der auftretenden Proteinurie findet man im Harn das „Spiegelbild" der Proteine des Serums mit besonders hohem Albuminanteil. Erhöhte Albuminverluste können auch über den Gastrointestinal-Trakt eintreten. Im oberen Teil des Magen-Darm-Traktes kann es zu einem erhöhten Abbau zu Aminosäuren kommen, während ein erhöhter Albuminverlust distal zu direkter Ausscheidung des Albumins über die Fäzes führt (2). Wenn Albumin im Gastrointestinal-Trakt vermehrt abgebaut wird, kann sich eine Hypoalbuminämie nur dann ausbilden, wenn die Synthesekapazität der Leber geringer ist als der Verlust, da die Aminosäuren reabsorbiert werden und der Leber zur Albuminsynthese wieder zugeführt werden (76).

Bei Dermatosen und Verbrennungen treten große Albuminverluste durch die zerstörte Haut ein (10, 52). Im Bereich der verbrannten Haut ist die Albuminkonzentration gegenüber gesunder Haut bis zu 7mal höher (21). Durch den vermehrten Übertritt von Albumin in den extravaskulären Pool kommt es dabei zu Verteilungsstörungen, die in der Regel sehr schnell zu einer Hypoalbuminämie führen.

Ein erhöhter Albuminkatabolismus tritt bei Infektionen, Traumen und einigen endokrinen Erkrankungen (Hyperkortizismus, Cushing-Syndrom, Thyreotoxikose) auf. Externe Albuminverluste treten ferner über

Trachealbronchialsekrete, Schweiß, Tränenflüssigkeit, Genitalsekrete und auch durch Muttermilch auf, sie spielen jedoch eine sehr untergeordnete Rolle.

Hyperalbuminämie

Eine erhöhte Albuminkonzentration ist selten. Nur bei einer Austrocknung (Exsikkose) sind pathologisch hohe Albuminwerte zu finden. Außerdem sind mäßig erhöhte Werte bei Rekonvaleszenz nach akuter Hepatitis gemessen worden (2). Die Hyperalbuminämie ist praktisch ohne Bedeutung.

4.6. Diagnostische Wertigkeit

Für eine diagnostische Aussage hat lediglich die Hypoalbuminämie eine Bedeutung. Der Albuminspiegel im Plasma kann etwas aussagen über den derzeitigen Zustand, den Grad und den Verlauf einer Anzahl verschiedener Erkrankungen. Eine Serumalbuminkonzentration unter 30 g/l ist ein Anzeichen für eine krankhafte Entwicklung. Die Verminderung des Albumins im Serum hat prognostische Bedeutung. Werte unter 30 g/l zeigen eine deutlich schlechtere Prognose an. Serumkonzentrationen unter 15 g/l sind extrem und haben meist eine schwergradige Erkrankung zur Ursache.

Erkrankung der Leber

Eine Verminderung des Albuminanteils im Serum kann nur bedingt als Folge einer Leberfunktionsstörung angesehen werden. Da ungefähr $^1/_3$ des Lebergewebes für eine normale Funktion ausreicht, muß die Schädigung schon massiv sein, wenn sich diese in Form eines erniedrigten Albuminspiegels zeigt.
Bei einer dekompensierten Leberzirrhose kann ein Abfall beobachtet werden. Auch hier ist in den meisten Fällen eine Verteilungsstörung die Ursache. Die Albuminverminderung bei der Zirrhose ist zum größten Teil Folge einer Regulation der gleichzeitig bestehenden Hypergammaglobulinämie. Bei Patienten mit Aszites ist ein großer Teil des Albuminpools in der Aszitesflüssigkeit und geht so verloren. Kommt eine Infektion hinzu, so führt sie meist zu einer reduzierten Synthese, was die Hypoalbuminämie zusätzlich verstärkt. Bei der Beurteilung der Leberfunktion kann Albumin, wie die meisten Laborparameter, nur eine Ergänzung des klinischen Bildes darstellen. Lediglich für die Verlaufskontrolle schwerer Lebererkrankungen ist es geeignet.

Malnutrition

Eine Erniedrigung der Albuminkonzentration kann als Folge einer mangelhaften Ernährung eintreten. Eine ungenügende Aufnahme von Aminosäuren ist hier die Ursache für eine mangelhafte Synthese. Für eine beginnende Malnutrition ist das Albumin im Serum allerdings kein guter Indikator. Anfänglich werden Muskelproteine als Proteinquelle genutzt, es kommt zu einer gestörten Verteilung, da Albumin vom extravaskulären in den intravaskulären Pool übertritt und so die Serumalbuminkonzentration noch relativ hoch ist, obwohl im Gesamtorganismus ein Albuminmangel vorhanden ist. Von großer Bedeutung ist dieser Zustand der Unterernährung in den Ländern der Erde, in denen Eiweißmangel besteht. Besonders Kinder erkranken in diesen Regionen am sogenannten Kwashiorkor (14). Ein Albuminspiegel, der nur die Hälfte der normalen Konzentration zeigt, ist für dieses Krankheitsbild typisch.
In diesem Zusammenhang muß erwähnt werden, daß Albumin als Eiweißquelle bei katabolen Zuständen, z. B. postoperativ, therapeutisch genutzt wird. Durch Infusion von Albuminlösungen kann der Mangel beseitigt werden.

Exsudative Gastroenteropathie

Das Wesen der exsudativen Gastroenteropathie besteht darin, daß bei normaler oder vermehrter Eiweißsynthese Proteine, insbesondere Albumin, in großer Menge durch die Magen- oder Darmschleimhaut in den Verdauungskanal ausgeschieden und nur zum geringen Teil rückresorbiert werden. Die dadurch entstehende Hypoalbuminämie ist meist mit Ödemen, Aszites und auch anderen Sekundärschädigungen verknüpft. Die Ursache für den Proteinverlust ist eine erhöhte Durchlässigkeit der Schleimhaut für Proteine durch Entzündung (Gastritis, Enteritis) oder durch Erkrankung des abdominalen Lymphsystems.

Nierenerkrankungen

Das nephrotische Syndrom ist u. a. charakterisiert durch massive Proteinurie, Ödeme und Hypoproteinämie. Als maßgeblicher Faktor in der Pathogenese des nephrotischen Ödems gilt die Hypoalbuminämie, die dadurch verursachte Herabsetzung des kolloidosmotischen Druckes ist der Ödemfaktor.
Die Beziehung zwischen Proteinausscheidung in den Urin und einer Hypoalbuminämie ist von Fall zu Fall unterschiedlich, weil die Nierenfunktion nicht der einzige entscheidende Faktor ist. Eine reduzierte Halbwertzeit, ein niedriger austauschbarer Albuminpool und die Syntheseleistung der Leber beeinflussen zusätzlich den Plasmaalbuminspiegel. Beim nephrotischen Syndrom tritt gewöhnlich eine Hypoalbuminämie auf, in individuellen Fällen korreliert sie allerdings nicht gut mit dem Grad der Proteinurie (53).

Verbrennungen

Neben den angeführten Erkrankungen mit Albuminverlust werden niedrige Albuminkonzentrationen im Serum besonders infolge exsudativer Prozesse an der Körperoberfläche beobachtet. Besonders bei ausgedehnten Verbrennungen tritt ein sehr großer Albuminverlust durch die geschädigte Haut auf. Große Mengen Albumin gehen vom intravaskulären in den extravaskulären Raum. Die Stressituation beeinflußt zusätzlich den Albuminmetabolismus, meist durch Verminderung der Synthese und Beschleunigung der Abbaurate.

Sonstige diagnostische Wertigkeit

Der präoperative Albumin- oder Gesamt-Protein-Spiegel im Plasma kann ein bedeutender Faktor zur Entscheidung der Operationseignung des Patienten sein. Zum Beispiel ist das Albumin im Serum ein wichtiger Parameter für die Operabilität bei der geplanten Anlage eines portocavalen Shunts. Über das Albumin kann man Aussagen zum Ernährungszustand machen (47) und zielstrebig einen Therapieplan aufstellen um das Operationsrisiko zu verringern. Werte unter 25 g/l Plasmaalbumin weisen nachdrücklich auf eine Operationsgefährdung durch Wundheilstörung, Ödementwicklung oder erhöhte Schockgefahr hin.

4.7. Analytik

Bei den verschiedenen Methoden zur Albuminbestimmung werden derzeit folgende Eigenschaften des Albumins ausgenutzt: a) seine elektrophoretische Mobilität, b) seine Fähigkeit, Farbstoffe zu binden und c) seine immunogenen Eigenschaften. Früher angewandte Präzipitationstechniken sind nicht mehr praxisrelevant und werden deshalb nicht weiter erläutert.

4.7.1. Elektrophorese

Mit Hilfe der klassischen Zonenelektrophorese auf Papier, Zelluloseazetat oder im Agar- bzw. Agarosegel werden die Proteine getrennt. Die Albuminfraktion ist gut von den übrigen Proteinen zu unterscheiden und kann densitometrisch oder mit anderen Verfahren erfaßt werden. Diese Methode hat sich in der Routinepraxis bewährt. Zusammen mit der Bestimmung des gesamten Proteingehaltes sind auch quantitative Aussagen möglich.

4.7.2. Bindung von Farbstoffen

Verschiedene Techniken, die die Bindungseigenschaften des Albumins zu verschiedenen Farbstoffen ausnutzen, haben in jüngster Zeit als Routineverfahren einen Aufschwung erlebt. Diese Methoden haben den Vorteil, daß sie relativ leicht automatisierbar sind. Als Farbkomponenten werden 2-(4-Hydroxyazobenzin)-benzolsäure (HABA), Bromphenolblau, Bromkresolgrün und Bromkresolpurpur verwendet (19, 20, 27, 33, 34, 43, 49, 50, 51, 66, 67). Am häufigsten wird Bromkresolgrün angewendet, insbesondere für automatisierte Verfahren. Für manuelle Methoden ist das Bromkresolgrün ungeeignet, da bei Reaktionszeiten über 30 sec. unspezifische Reaktionen mit Globulinen eintreten können, so daß eine kurze Reaktionszeit exakt eingehalten werden muß. PINNEL und NORTHAM (49) haben Bromkresolgrün durch Bromkresolpurpur ersetzt und fanden, daß bei dieser Farbreaktion diese unspezifischen Erscheinungen nicht auftreten.

4.7.3. Immunchemische Verfahren

Als immunchemische Verfahren, die auch bei der Bestimmung von Albumin Anwendung finden, sind die einfache radiale Immunodiffusion (RID) und die Elektroimmunodiffusion (EID) zu nennen. Diese Verfahren besitzen gute Spezifität und Präzision, haben aber den Nachteil, daß sie im Vergleich zu Farbstoffbindungsmethoden aufwendiger sind. Modernste immunchemische Methoden wie RIA, EIA, TELISA (Thermometric Enzyme-linked Immunosorbent Assay) und Fluoroimmunoassay sind auch zur Albuminbestimmung einsetzbar (12, 41, 42). Diese Verfahren finden nur Anwendung, wenn extrem große Ansprüche an die Empfindlichkeit gestellt werden.
In letzter Zeit wurden auch für die Albuminbestimmung nephelometrische bzw. turbidimetrische Verfahren entwickelt (11, 22). Die in der Regel teuren Antiseren sowie die geräte- und zeitaufwendige Durchführung der immunchemischen Untersuchungsmethoden begrenzen zur Zeit noch den Einsatz im klinisch-chemischen Routinelabor.

4.8. Referenzbereiche

Albuminkonzentration im Plasma: 35 bis 50 g/l (DAB 7 (D.L.) DDR) (3, 27, 33). Die Plasmaalbuminkonzentration wird einheitlich nicht geschlechtsabhängig angegeben.
In der Schwangerschaft ist der Albuminspiegel um ca. 10 g/l niedriger als bei nichtgraviden Frauen (24, 27). Als Ursache ist die Zunahme des Plasmavolumens bei unverändertem Albuminpool anzusehen. Im Senium ist in der Regel ebenfalls ein verminderter Albuminspiegel feststellbar (21).

4.9. Präanalytische Faktoren

Die Gesamtproteinkonzentration und damit auch die Albuminkonzentration nimmt bei aufrechter Körperhaltung als Folge veränderter hydrodynamischer Verhältnisse bis zu 10 % zu. Daraus resultiert, daß besonders auch für Albuminbestimmungen standardisierte Blutabnahmebedingungen erforderlich sind. Ein geringer Einfluß der Hämolyse, Lipolyse und des Bilirubins auf die Ergebnisse bei den Farbstoffbindungsmethoden ist wahrscheinlich (50).

4.10. Zusammenfassung

- Albumin ist das Protein, das im Organismus quantitativ an erster Stelle steht. Es wird ausschließlich in der Leberzelle synthetisiert und ist unter normalen Bedingungen ein homologes Molekül, dessen Struktur bekannt ist.
- Albumin ordnet man in die Gruppe der Transportproteine ein. Neben der Transportfunktion hat es noch eine zweite Hauptfunktion, die Erhaltung des kolloidosmotischen Druckes.
- Die Serumkonzentration ist abhängig von Synthese, Abbau, Verteilung und Verlust. Diagnostische Bedeutung hat nur eine Veränderung im Sinne einer Hypoalbuminämie, die meist komplexe Ursachen in Form von Störungen der oben genannten 4 Faktoren hat.
- Albuminerniedrigungen, die parallel verlaufen mit erniedrigter Gesamtproteinkonzentration, können bei Erkrankungen der Leber, der Nieren, des Magen-Darm-Traktes sowie bei Dermatosen und Verbrennungen auftreten. Endokrine Erkrankungen, Infektionen, Fie-

ber oder Stress können ebenfalls den Albuminspiegel senken. Der Parameter Albumin ist demzufolge in seiner diagnostischen Aussage sehr unspezifisch.

— Neben der eingeschränkten diagnostischen Bedeutung hat das Albumin therapeutische Bedeutung. Bei akuten Zuständen, bei denen ein niedriger intravaskulärer Pool vorliegt (z. B. Verbrennungen), ist eine Albuminzufuhr angebracht.

— Die Albuminbestimmung im Serum ist relativ einfach durchzuführen, da mit den Farbstoffbindungsmethoden simple Verfahren zur Verfügung stehen. Bei geringeren Albuminkonzentrationen im Harn oder Liquor cerebrospinalis sollten immunchemische Bestimmungsverfahren angewendet werden.

Literatur

1. ALLISON, M. A.: London, New York, Plenum Press 1974.
2. ANDERSON, L.-O.: Serumalbumin. In: Plasmaproteine. Ed. by B. BLOMBÄCK and L. A. HANSON, KABI, Stockholm 1974.
3. BEATHARD, G.-A.: Albumin abnormalities. In: S. E. RITZMANN, J. C. DANIELS, Protein abnormalities.
Little Brown and Company, Boston 1975.
4. BEHRENS, P. Q. et al.: Fed. Proc. Fed. Am. Soc. Exp. Biol. **34** (1975) 591. Abstract 2106.
5. BENNHOLD, H.: Überblick über die Transportfunktion der Plasmaeiweißkörper. In: Protides of the biological fluids. 9th Colloqu., pp 58—69. Elservier Publ., Amsterdam—London—New York 1966.
6. BIRKE, G.: Proc. 10th Congr. int. Soc. Blood Transf. Stockholm 1964, pp. 1082—1088.
7. BIRKE, G.: Regulation of protein metabolism in burns. In: M. A. ROTHSCHILD and T. A. WALDMANN. Plasma protein metabolism. New York: Academic 1970.
8. BIRKE, G. et al.: In: Plasmaproteine, Ed. by B. BLOMBÄCK and L. A. HANSON KABI, Stockholm 1974.
9. BJORKHANG, A., E. D. AERES: Nordisk Medicin **83** (1970) 331—333.
10. BJORNEBOE, M.: Acta pathol. microbiol. scand. **22** (1945) 323—334.
11. BORG, N. et al.: Clin. Chim. Acta **64** (1975) 247.
12. BORREBAECK, C. et al.: Clin. chim. Acta **86** (1978) 267—278.
13. BROWN, J. R.: Fed. Proc. Fed. Am. Soc. Exp. Biol. **34** (1975) 595. Abstract 2105.
14. COHEN, S., J. D. L. HANSEN: Clin. Sci. **23** (1962) 351—359.
15. EMMRICH, R.: Z. inn. Med. **27** (1972) 369—374.
16. FOSTER, J. F.: Plasma albumin. In: The Plasma protein. (Ed. by F. W. PUTNAM) Vol. I, pp. 179 to 239. Academic Press, New York—London 1960.
17. GEROK, W.: Med. Klinik **66** (1971) 1720—1727.
18. GITLIN, D. et al.: Amer. J. Dis. Child. **100** (1960) 593.
19. GROTH, J. et al.: Dt. Gesundh.-wesen **34** (1979) 467—469.
20. GUSTAFSSON, J. E., H. R. UZQUEDA: Clin. chim. Acta **90** (1978) 241—248.
21. HITZIG, W. H.: Plasmaproteine, Pathophysiologie und Klinik. Springer Verlag, Berlin—Heidelberg—New York 1977.
22. HEMMINGSEN, L. et al.: Acta med. scand. **199** (1976) 311.
23. HORNE, C. H. W. et al.: J. clin. Pathol. **24** (1971) 464—466.
24. HUCHZERMEYER, K.: Leber und Schwangerschaft. Verlag Hans Huber, Bern—Stuttgart—Wien 1978.
25. HAMPHREY, J.-H. et al.: Biochem. J. **66** (1957) 390—399.
26. HUTTERER, F.: Recent progress in clinical enzymology for the diagnosis of liver diseases. In: The liver and its diseases (Ed. by F. SCHAFFNER, SH. SHERLOCK, C. M. LEEVY). Thieme Verlag, Stuttgart 1974.
27. INGWERSEN, ST., E. RAABO: Clin. chim. Acta **88** (1978) 545—550.
28. JAMES, W. P. T., A. M. HAY: J. clin. Invest. **47** (1968) 1958—1972.
29. KAWAI, T.: Clinical aspects of the plasma proteins. Igaku Shoin LTD, Tokyo Springer-Verlag, Berlin—Heidelberg—New York 1973.
30. KLINGER, G. et al.: Dt. Gesundh.-wesen **32** (1977) 2418—2423.
31. KNEDEL, M.: Blut III (1957) 129—134.
32. LANG, K.: Der intermediäre Stoffwechsel. Springer-Verlag, Berlin—Göttingen—Heidelberg 1952.
33. LEHANE, D. F. et al.: Ann. Clin. and lab. Sci. **8** (1978) 122—126.
34. LEVER, M., T. A. WAHNSLEY: Clin. chim. Acta **83** (1978) 279—285.
35. MCDONALD, W. C. et al.: Diseases of the liver.

In: Gastroenterology (ed. by A. BOGOCH) p. 722, McGraw-Hill Bock Co. 1973.
36. MEIERS, H. G. et al.: Dt. med. Wochenschr. **98** (1973) 210—213.
37. MELOUN, B. et al.: FEBS Lett. **58** (1975) 134.
38. MIESCHER, F.: Schweiz. med. Wochenschr. **90** (1960) 1273—1274.
39. MILLER, L. L., W. F. BALE: J. exp. Med. **99** (1954) 125—131.
40. MILLER, L. L. et al.: J. exp. Med. **94** (1951) 931—953.
41. NORGESSI, R. D. et al.: Clin. chim. Acta **89** (1978) 455—460.
42. NORGESSI, R. D. et al.: Clin. chim. Acta **89** (1978) 461—467.
43. NESS, A. T. et al.: J. clin. Invest. **33** (1954) 211.
44. OEFF, K. et al.: Verh. dtsch. Ges. Inn. Med. **66** (1960) 703—707.
45. OTT, H., B. FEINAUER: Dt. med. Wochenschr. **98** (1973) 1941—1946.
46. PETERS, T. JR.: Adv. clin. Chem. **13** (1970) 37.
47. PETERS, T. JR.: Clin. Chem. **23** (1977) 5—12.
48. PETERS, T. JR., J. C. PETERS: J. biol. Chem. **247** (1972) 3858—3868.
49. PINNEL, A. E.: Clin. Chem. **24** (1978) 80—86.
50. PLESHER, CH. J.: Clin. Chem. **24** (1978) 2036 to 2039.
51. PÖGE, A. W., H. WOLF: Zbl. Pharm. **114** (1975) 815—821.
52. PIETSCH, G., D. SAUER: Z. ärztl. Fortbildung **73** (1979) 718.
53. RAUTENSTRAUCH, H.: J. clin. Chem. clin. Biochem. **15** (1977) 333—337.
54. RICHTERICH, R.: Klinische Chemie, Theorie und Praxis. 3. Auflage, S. KARGER, Basel—München—Paris—London—New York—Sydney 1971.
55. ROGOS, R.: Z. Ges. inn. Med. **33** (1978) 388—394.
56. ROGOS, R.: Z. Ges. inn. Med. **33** (1978) 423 bis 427.
57. ROGOS, R.: Z. Ges. inn. Med. **33** (1978) 506 bis 512.
58. ROTHSCHILD, M. A. et al.: J. clin. Invest. **34** (1955) 1354—1358.
59. ROTHSCHILD, M. A. et al.: J. clin. Invest. **36** (1957) 422—428.
60. ROTHSCHILD, M. A. et al.: J. Lab. clin. Med. **66** (1965) 733.
61. ROTHSCHILD, M. A. et al.: Albumin Metabolism. In: M. A. ROTHSCHILD and T. WALDMANN, Plasma Protein Metabolism. New York, Academic 1966.
62. ROTHSCHILD, M. A. et al.: Gastroenterology **58** (1970) 402—408.
63. ROTHSCHILD, M. A. et al.: Albumin metabolism. In: Progress in liver diseases (Ed. by H. POPPER, F. SCHAFFNER) Vol. IV., pp. 19—29. Grune and Stratton New York—London 1972.
64. ROTHSCHILD, M. A. et al.: New Eng. J. Med. **286** (1972) 748—757.
65. ROTHSCHILD, M. A. et al.: New Eng. J. Med. **286** (1972) 816—821.
66. RUSTON, D. R. et al.: Clin. chim. Acta **12** (1965) 532.
67. SAVORY, J. et al.: Clin. Chem. **22** (1976) 1102 to 1104.
68. SCATCHARD, G. et al.: J. clin. Invest. **23** (1944) 458.
69. SCHULTZE, H. E., J. P. HEREMANS: Molecular biology of human proteins. Vol. 1. Elsevier Publ. Co., Amsterdam—London—New York 1966.
70. SCHULTZE, H. E., J. F. HEREMANS: Physiology and Pathology of Plasma Proteins. Vol. 2. Amsterdam: Elsevier 1970.
71. SQUIRE, P. G. et al.: Biochemistry **7** (1968) 4261.
72. STERLING, K.: J. clin. Invest. **39** (1960) 1900 to 1908.
73. TAKEDA, Y., E. B. REEVE: J. Lab. clin. Med. **61** (1969) 183.
74. TORIZUKA, K. et al.: Cancer Res. **33** (1973) 2579—2583.
75. URBAN, J. et al.: Biochem. biophys. Res. Common. **61** (1974) 494.
76. WALDMANN, TH. A. et al.: Amer. J. Med. **96** (1969) 275.
77. WETTERFORS, J.: Acta Med. Scand. (Suppl. 430) **177** (1965) 1—72.
78. WUHRMANN, F.: Schweiz. med. Wochenschr. **89** (1959) 150—155.
79. WUHRMANN, R., CH. WUNDERLY: Die Bluteiweißkörper des Menschen. B. Schwabe, Basel—Stuttgart 1963.

5. Saures α-1-Glykoprotein (sα-1-GP)

von Marlis SCHRÖTER

5.1. Bezeichnung
5.2. Allgemeine Charakterisierung
5.3. Physikochemische Charakterisierung
5.3.1. Molekulare Eigenschaften und Struktur
5.3.2. Physikochemische Konstanten
5.3.3. Löslichkeit und Fällungseigenschaften
5.3.4. Darstellung des sα-1-GP
5.3.5. Polymorphismus und genetische Varianten
5.4. Biochemische Charakterisierung
5.4.1. Syntheseort und Synthese
5.4.2. Verteilungsräume
5.4.3. Abbau
5.4.4. Halbwertzeit
5.4.5. Funktion
5.5. Pathobiochemie
5.5.1. Synthesestörungen
5.5.2. Abbaustörungen
5.5.3. Pathophysiologische Einflußfaktoren
5.6. Diagnostische Wertigkeit
5.7. Analytik
5.8. Referenzbereiche
5.9. Präanalytische Faktoren
5.10. Zusammenfassung
Literatur

5.1. Bezeichnung

Das saure α-1-Glykoprotein (sα-1-GP) gehört zur Gruppe der „Akute-Phase-Proteine". Es hat eine Reihe von Synonyma, deren bekannteste Orosomukoid, α-1-Seromukoid, α-0-Globulin, α-1-niedermolekulares Säureprotein, PS-1A, Präalbumin 2, Zone b, X-Component sind.

5.2. Allgemeine Charakterisierung

Während über die physikochemische Eigenschaft des sα-1-GP sehr viel bekannt ist, besteht über seine biologische Funktion und die klinische Bedeutung keine Klarheit. Es wird in der Leber gebildet und ist ein globuläres Protein. Von anderen Plasmaproteinen unterscheidet es sich vor allem durch das Auftreten von polymorphen Formen und eine auffällige Übereinstimmung im Bauplan mit den Immunglobulinen (21).

5.3. Physikochemische Charakterisierung

5.3.1. Molekulare Eigenschaften und Struktur

Das sα-1-GP ist ein Glykoprotein. Seine Struktur und Topographie wurden von SCHMID, K. u. a. (25, 26) aufgeklärt. Es besteht aus einer einzigen Polypeptidkette, an welcher 5 Oligosaccharidketten N-glykosidisch mit dem Asparagin verknüpft sind.

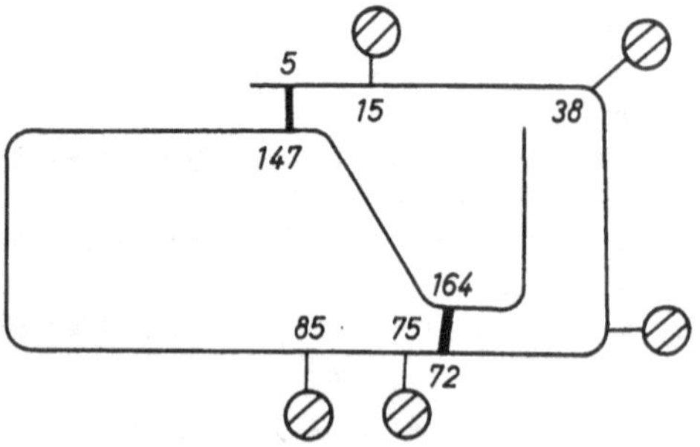

Abb. 1 (aus 21)
—⊘ Oligosaccharidkette
5 ⊢⊣ 147 Disulfidbrücke
72 ⊢⊣ 164 Disulfidbrücke
C-terminale Aminosäure: Serin
N-terminale Aminosäure: Glutaminsäure

Die Polypeptidkette ist durch 2 Disulfidbrücken miteinander verbunden. Sie zeigt große Ähnlichkeit mit dem IgG und Haptoglobin (Abb. 1).

Der Kohlenhydratgehalt beträgt 41,4%, wobei 12,1% auf Sialinsäure, 14,7% auf neutrale Hexosen (Galaktose und Mannose), 13,9% auf Hexosamine und 0,7% auf Fukose entfallen. An allen freien Enden der Oligosaccharidketten sitzt immer die Sialinsäure (= Neuraminsäure).

5.3.2. Physikochemische Konstanten

Das Molekulargewicht des sα-1-GP liegt zwischen 39000 und 44000 (21, 27, 13). Es wandert elektrophoretisch als α-1-Globulin.

Isoionischer Punkt	3,5	(21)
Isoelektrischer Punkt	2,7	(21, 27)
Elektroph. Mobilität (bei pH 8,6 J 0,1)	$5{,}7 \times 10^{-5}$ $cm^2\ V^{-1}\ sec^{-1}$	(21)
Sedimentationskoeffizient	$3{,}11—3{,}85 \times 10^{-13}$ $cm \times sec^{-1}\ dyn^{-1}$	(21, 25, 27, 29)
Diffusionskoeffizient D	$5{,}27 \times 10^{-7}$ $cm^2\ sec^{-1}$	(21, 27)
molarer Extinktionskoeffizient (bei 278 nm) $E^{1\%}_{1\,cm}$	8,93	(21)
partielles spez. Volumen	0,675—0,704	(21, 27)
Viskosität (η)	0,069	

5.3.3. Löslichkeit und Fällungseigenschaften

Wegen seines hohen Kohlenhydratgehaltes hat das sα-1-GP eine ungewöhnliche Stabilität und Löslichkeit. Sie ist am isoelektrischen Punkt am größten. Sie wird durch Zugabe folgender Ionen in der angegebenen Reihenfolge herabgesetzt: Zn^{2+}, Ba^{2+}, Cd^{2+}, Pb^{2+} Ionen.
Sα-1-GP ist löslich in Perchlorsäure, Trichloressigsäure, Sulfosalizylsäure, dest. Wasser bei 100 °C; sα-1-GP ist unlöslich in Ammoniumsulfat (2%ig-gesättigt), Phosphorwolframsäure (5% in 2 n HCl), Natriumphosphat (pH 3—7, gesättigt) und Äthanol 70%, pH 6, —5 °C.

5.3.4. Darstellung des sα-1-GP

Die Isolierung und Reinigung des sα-1-GP geschieht durch Elektrophorese und Ionenaustauschchromatographie oder durch Ausnutzung seiner hohen Löslichkeit in der Nähe des Neutralpunktes (21). Für die Herstellung von Antisieren gegen sα-1-GP wird empfohlen, von dem isolierten, gereinigten Protein die Sialinsäure mittels Neuramidase abzuspalten.

5.3.5. Polymorphismus und genetische Varianten

Das sα-1-GP des menschlichen Plasma zeigt beim pH 2,9 (nahe seinem isoelektrischen Punkt) in der Stärkegelelektrophorese 7 Banden, was als Polymorphismus bezeichnet wird (24). Er wird hervorgerufen durch unterschiedliche Verknüpfungen der Sialinsäure mit den C-Atomen der Galaktose (nach Abspaltung der Sialinsäurereste erscheint das Protein in der Stärkegelelektrophorese homogen). Die isoelektrischen Punkte der polymorphen Formen liegen von 3,3—3,54. Die genetischen Varianten wurden ebenfalls durch die Stärkegelelektrophorese entdeckt. Während die polymorphen Formen nur durch Veränderungen im Kohlenhydratanteil des Moleküls charakterisiert werden, sind genetische Varianten durch unterschiedliche Aminosäuresequenz gekennzeichnet. Im Gegensatz zu den polymorphen Formen (pH um 3) trennen sich die genetischen Varianten erst beim pH = 5 (hier keine Trennung mehr der polymorphen Formen). Es sind 3 genetische Varianten bekannt (SS, FS, FF) (21).

5.4. Biochemische Charakterisierung

5.4.1. Syntheseort und Synthese

Das sα-1-GP wird in der Leber synthetisiert (19).

Die Synthese vollzieht sich bei allen Glykoproteinen in ähnlicher Form in mehreren Stufen. Sie wird eingeleitet durch den Aufbau des Proteinanteils im rauhen endoplasmatischen Retikulum. Die Anlagerung der aktivierten Zuckerreste (Nukleotidzucker) an die noch im Wachsen begriffene Peptidkette geschieht im glatten endoplasmatischen Retikulum durch Glykosyltransferasen. Dabei wird der 1. Zuckerrest stets mit der Asparaginsäure der Peptidkette verknüpft (Asparagin-N-Acetylglucosamin-Typ). Während des Transportes des gerade entstandenen Glykoproteins durch die Kanäle des endoplasmatischen Retikulums werden weitere Monosaccharide angelagert. Die Vervollständigung der Kohlenhydrateinheiten findet im Golgi-Apparat statt — durch Übertragung von Sialyl-Resten. Beim sα-1-GP ist die endständige Sialinsäure stets am C-Atom 3, 4 oder 6 der präterminalen Galaktose gebunden. Anschließend erfolgt durch einen aktiven Sekretionsvorgang die Sekretion des α-1-GP durch die Plasmamembran in den Blutkreislauf (15, 30).

5.4.2. Verteilungsräume

Das sα-1-GP ist entsprechend seiner Syntheserate im menschlichen Serum zu finden. Außerdem kann man es in vielen Körperflüssigkeiten zum Teil in sehr geringen Mengen nachweisen. Wir finden es im Urin, Liquor, Gallensaft, Speichel und Magensaft (17), in der Samenflüssigkeit und im Glaskörper des Auges (mit einem geringeren Sialinsäuregehalt), sowie in pleuralen und peritonealen Ergüssen (23). Die Konzentrationen sind sehr unterschiedlich:

Plasma	0,55—1,40	g/l	(21)
Urin	0,0004	g/l	(21)
Liquor	0,0040	g/l	(27)
Magensaft	0,0010	g/l	(17)

5.4.3. Abbau

Über den Abbau des sα-1-GP sind keine speziellen Angaben zu finden. Wahrscheinlich geht er, wie bei den meisten im Plasma zirkulierenden Glykoproteinen, in der Leber vonstatten. Nach Abspaltung der endständigen Sialinsäure wird das Molekül an die Leberzellmembran absorbiert. Der weitere Abbau erfolgt dann durch Enzyme der Lysosomen (subzelluläre Organellen). Es handelt sich um Glykosidasen für den Glykoproteinabbau (z. B. Neuramidase, β-Galaktosidase, α-N-Acetylgalaktosaminidase, α-Fukosidase und α-Mannosidase). Die Enzyme lösen die terminalen Zucker von den Kohlenhydrateinheiten. Desgleichen finden sich Enzyme in den Lysosomen, die die Glykopeptidbindung spalten (z. B. β-Aspartyl-N-acetylglucosaminamidohydrolase) (30).

5.4.4. Halbwertzeit

Die terminalen Kohlenhydratreste zirkulierender Glykoproteine bestimmen deren in-vivo-Halbwertzeit. Seit 1965 ist durch Untersuchungen von Winzler (19) die Halbwertzeit des sα-1-GP bekannt. Sie beträgt 5,5 Tage (5,2 Tage nach (1)), was durch Markierung mit ^{131}J festgestellt wurde. Wird die endständige Sialinsäure vom Molekül entfernt, verringert sich die Halbwertzeit auf wenige Minuten (18).

5.4.5. Funktion

Die physiologischen Funktionen des sα-1-GP sind weitgehend unbekannt. Es werden folgende Möglichkeiten in Betracht gezogen:

- Aufgaben in der Progesteron-Bindung
  Das sα-1-GP bindet Progesteron fünfmal stärker als Albumin, aber geringer als das corticosteroidbindende Globulin (6, 10, 33).
- Beeinflussung des Blutgerinnungsmechanismus (10, 20, 21)
- Bindung von Vit. B_{12} (4)
- Hemmung der mitogenbedingten Lymphoblastenbildung (4).

5.5. Pathobiochemie

5.5.1. Synthesestörungen

Pathologische Prozesse im menschlichen Organismus, bei denen das sα-1-GP beteiligt ist, gehen meist mit einer Erhöhung desselben einher, was durch eine verstärkte Synthese in der Leber hervorgerufen wird. Es konnte die Ursache für die verstärkte Synthese bisher noch nicht geklärt werden. Veränderung der Plasmawerte des sα-1-GP wurden bei folgenden Erkrankungen betrachtet:

- Lebererkrankungen (meist erniedrigte Werte wegen Schädigung des Leberparenchyms)
- Entzündungen (akute und chronische Entzündung im weiteren Sinne, auch maligne Prozesse)
- traumatische Ereignisse (Operationen, Verletzungen)

Bei einigen Krankheitsbildern ist das sα-1-GP in seiner Zusammensetzung verändert. Ein sα-1-GP mit Sialinsäure-Defizit wurde im Serum von Patienten mit HODGKINscher Krankheit, psoriatischer Arthritis, Diabetes, neoplastischen Erkrankungen und chronischer und myeloischer Leukämie beobachtet (11). In pleuralen und peritonealen Ergüssen von Patienten mit malignen Erkrankungen wurden diese Ergebnisse bestätigt (23). Hier hatte das sα-1-GP einen geringeren Gehalt an Sialinsäure und Hexose aber z. T. einen abnorm hohen Gehalt an Hexosaminen.

5.5.2. Abbaustörungen

Abbaustörungen liegen vor, wenn die Halbwertzeit des sα-1-GP verändert ist, da diese vom 1. Abbauschritt (der Abspaltung der endständigen Sialinsäure) abhängig ist. Bei Verbrennungen sinkt die Halbwertzeit des sα-1-GP auf 2 Tage und steigt allmählich während der Heilung wieder an (35). Man könnte annehmen, daß in diesem Falle die Moleküle schneller „altern" (z. B. durch vermehrte Ausscheidung von Neuramidasen), in diesem Zustand von den Plasmamembranrezeptoren der Leber erkannt und dem weiteren Abbau zugeführt werden.

5.5.3. Pathophysiologische Einflußfaktoren

Einen starken Einfluß auf die Serumkonzentration des sα-1-GP haben folgende Pharmaka:

— Steroide (3) — so bewirkt eine Östrogen-Therapie ein Absinken des sα-1-GP, während eine Behandlung mit Androgenen zu einem Anstieg im Serum führt. In der Schwangerschaft wird demzufolge eine Erniedrigung der Serumwerte des sα-1-GP festgestellt
— Antibiotika (1) — Actinomycin blockiert die RNA-Synthese, Puromycin verhindert die Bildung der Peptidkette.

5.6. Diagnostische Wertigkeit

Die diagnostische Bedeutung des sα-1-GP leitet sich von seiner biologischen Funktion ab. Als „Akute-Phase-Protein" ist es ein

Tabelle 1

Entzündliche Prozesse	s α-1-GP	α-1-PI	Coerul.	Haptogl.
Akute Entzündung	+ +	+ +	+	+ +
chron. Entzündung	+	+	+	+
gastrointest. entzündl. Syndrom	+	+	·	+ +
bronchopulmon. entzündl. Syndrom	+	·	+	+
Infektionen	+	·	+	·
postoperatives Syndrom	+	+	·	+
Herzinfarkt	+	+	·	+
Lebererkrankungen				
Akute Hepatitis	+	+		
Chron. Hepatitis	—	—		—
Alkohol. Zirrhose	—	+		—
Leberparenchymverletzung	—	—	·	—
Krebserkrankungen	+ +	+ +	+	+
Glomerulonephritis	+	·	·	·
progress. chron. Polyarthritis	+	+	+	

+ + stark erhöht
+ erhöht
— erniedrigt (2, 8, 9, 12, 22, 34)
· unverändert

Indikator für akute Entzündungen. Bei folgenden Erkrankungen treten im vgl. zu anderen akute-Phase-Parametern Veränderungen der Serumkonzentration auf (nach 28): Tabelle 1.

Das sα-1-GP steigt bis zum 5. Tag nach Erkrankungsbeginn bis zu seinem Maximum an (um ca. 100%) und bleibt bei unverändertem Krankheitszustand auf dieser Höhe. Während des Heilungsprozesses sinkt es innerhalb 3 Wochen auf seinen normalen Wert ab. Diese Erhöhung des sα-1-GP ist für die unter 5.1. genannten Prozesse sehr spezifisch und ermöglicht eine Aussage über den Beginn und den Verlauf der Krankheit (Therapieerfolg kann beobachtet werden). Da die erniedrigten Werte des sα-1-GP (bei Lebererkrankungen) nur selten um mehr als 30% unter dem Normalwert liegen, ist es empfehlenswert, bei der Bestimmung dieses Proteins nur die stark erhöhten Werte (mindestens 50% über dem Normalwert) zur Diagnostik heranzuziehen. Für die Verlaufsbeobachtungen sind auch kleinere Abweichungen aussagekräftig. Gleichzeitig mit dem sα-1-GP steigen bei den entzündlichen Prozessen auch andere „akute-Phase-Proteine" an, aus deren Zusammenwirken mit dem sα-1-GP auch noch diagnostische Hinweise entnommen werden können (11). Von diesen Proteinen reagiert das sα-1-GP konsequent bei entzündlichen Prozessen mit einer Erhöhung seines Plasmawertes (s. Tab. 1). Das sα-1-GP ist damit zur Diagnostik und Verlaufsbeobachtung von entzündlichen Prozessen zu empfehlen. Aber man kann aus seinen Veränderungen im Plasma nicht auf eine bestimmte Erkrankung schließen (Prozeßspezifität — nicht Krankheitsspezifität). Durch seine Bestimmung kann die klinische Fragestellung, ob eine Entzündung (im weitesten Sinne) vorliegt oder nicht, beantwortet werden.

5.7. Analytik

Der Nachweis und die Bestimmung des sα-1-GP können prinzipiell wie bei jedem anderen Plasmaprotein erfolgen. Zum Nachweis (qualit.) ist die IE mit monospezifischen Antiserum am geeignetsten, deren diagnostische Aussagekraft aber speziell beim sα-1-GP nur unbedeutend ist. Zur quantitativen Bestimmung werden folgende Verfahren angewandt: Tabelle 2.

Im DAB 7 wurde die Bestimmung des sα-1-GP bisher noch nicht beschrieben.

5.8. Referenzbereiche (in g/l)

Erwachsene	Ref.
0,48—1,26	(31)
0,50—1,62	(5)
0,55—1,40	(21)
0,75—1,00	(27)

Der mittlere Wert im Plasma von Erwachsenen liegt etwa bei 0,90 g/l. Es wurden außer bei Hitzig (10) und Ganrot (7) keine signifikanten alters- und geschlechtsabhängigen Unterschiede bei den untersuchten Populationen festgestellt. Im Laufe des 1. Lebensjahres erreicht das sα-1-GP seine normale Konzentration.

Tabelle 2

Verfahren	Nachweisgrenze [µg/l]	Ref.
1. einfache radiale Immunodiffusion (RID)	10000	(5, 23)
2. Elektroimmunodiffusion (EID)	5000	(2, 7, 8, 10, 14, 32)
3. zweidimensionale Immunelektrophorese (ZIE)		(9)
4. Elektroradioimmunoassay (ERIA)	10—400	(17)
5. Enzymimmunoassay (EIA)	ab 4	(31)

5.9. Präanalytische Faktoren

Das Blut ist nach der Entnahme sofort zu verarbeiten oder einzufrieren. Das Serum ist in tiefgefrorenem Zustand (—18 °C) mindenstens 2 Jahre haltbar. Es sollten zur Bestimmung keine hämolytischen und lipämischen Seren verwendet werden, da diese zu fehlerhaften Ergebnissen führen können.

5.10. Zusammenfassung

Das sα-1-GP ist ein Glykoprotein mit einem hohen Kohlenhydratanteil (41,4%). Seine Struktur wurde 1973 aufgeklärt, seine physikochemischen Eigenschaften sind weitgehend bekannt. Synthese und Abbau finden in der Leber statt. Es gehört zu den „Akute-Phase-Proteinen" und ist bei allen entzündlichen Prozessen, sowie traumatischen Ereignissen stark erhöht. Wegen seiner diesbezüglichen Spezifität ist seine Bestimmung für die Diagnose und Verlaufsbeobachtung entsprechender Krankheiten empfehlenswert. Zur Bestimmung des sα-1-GP wird meist die einfache radiale Immunodiffusion oder die Elektroimmunodiffusion herangezogen. Die Normalwerte im Serum gesunder Erwachsener liegen zwischen 0,55 und 1,40 g/l.

Literatur

1. ALLISON, A. C.: Structure and Funktion of Plasma Proteine Plenung Press, London and New York, 1974.
2. ARONSEN, K.-P. et al.: Scand. J. Lab. Invest. **29** (1972) 127.
3. BARBOSA, J. et al.: J. clin. Endocrin. **33** (1971) 388.
4. CHIU, K. M. et al.: Immunology **32** (1977) 997.
5. CLEVE, H., STROHMEYER, G.: Klin. Wschr. **45** (1967) 1051—1054.
6. GANGULY, M., U. WESTPHAL: J. biol. Chem. **243** (1968) 6130.
7. GANROT, P. O.: Scand. J. clin. Lab. Invest. **29** (1972) 83.
8. HÄLLÈN, J., C.-B. LAURELL: Scand. J. clin. Lab. Invest. **29** (1972) 97.
9. HAXTHAUSEN, E. v., L. MYNNGHEE: Ärztl. Lab. **24** (1978) 316.
10. HITZIG, W. H.: Plasmaproteine. Springer-Verlag, Berlin—Heidelberg—Göttingen (1977).
11. HOROWITZ, M., W. PIGMAN: The Glycoconjugates. Vol. I. Academic Press, New York—San Francisco—London, (1977).
12. JOHANNSSON, B. G. et al.: Scand. J. clin. Lab. Invest. **29** (1972) 117.
13. KAWAHARA, K. et al.: Biochim. biophys. Acta **295** (1975) 505.
14. KINDMARK, C.-O., C.-B. LAURELL: Scand. J. clin. Lab. Invest. **29** (1972) 105.
15. KÖTTGEN, E. et al.: Klin. Wschr. **57** (1979) 151 u. 199.
16. LAURELL, C.-B.: Scand. J. clin. Lab. Invest. **25** (1968) 136.
17. LUDWIG, R. et al.: Clin. chim. Acta **64** (1975) 253.
18. MORELL, A. G. et al.: J. biol. Chem. **246** (1971) 1461.
19. MUSIL, J.: Glycoproteins and their relationship to connective tissue. University Karlova, Praha, 1975.
20. NILSSON, I. M., I. YAMASHINA: Nature **181** (1958) 711.
21. PUTNAM, F. W.: The Plasma Proteins, 2nd. Ed. Academic Press, New York, 1975.
22. ROHNE, H. P., R. FRICKE: Z. Rheumaforschg. **30** (1971) 281.
23. RUDMAN, P. et al.: J. clin. Invest. **54** (1974) 147.
24. SCHMID, K., J. P. BINETTE: Nature **190** (1961) 630.
25. SCHMID, K. et al.: Biochemistry **12** (1973) 2711.
26. SCHMID, K. et al.: Biochemistry **15** (1976) 2245.
27. SCHULTZE, H. E., J. F. HEREMANS: Molecular Biology of Human Proteins. Vol. I. Elsevier Publishing Company, Amsterdam—London—New York, 1966.
28. SCHWICK, H. G., K. HEIDE: Trends Biochem. Sci. **2** (1977) 125.
29. SHIBATA, K. et al.: Biochem. Med. **13** (1975) 251.
30. SPIRO, R.-G.: Ann. Rev. Biochem. **39** (1970) 599.
31. WANG, H.-P., Y.-T.-CHU, C.: Clin. Chem. **25** (1979) 546.
32. WEEKE, B., P. A. KRASILNIKOFF: Acta med. scand. **192** (1972) 149.
33. WESTPHAL, U.: Klin. Wschr. **55** (1977) 877.
34. WIPPLER, M. et al.: Ärztl. Lab. **18** (1972) 289.
35. ZEINEH, R. A. et al.: J. Trauma **10** (1970) 493.

6. Alpha-1-Antitrypsin (α-1-Proteinaseinhibitor, α-1-PI)

von W.-Henning PETERS

6.1. Allgemeine Charakterisierung und Zielstellung
6.2. Proteinaseinhibitoren im Humanserum
6.3. Struktur und Funktion des α-1-Proteinaseinhibitors
6.3.1. Isolierung des α-1-Proteinaseinhibitors
6.3.2. Molekulare und physikochemische Eigenschaften
6.3.3. Primärstruktur der Polypeptidkette und der Kohlenhydratseitenkette
6.3.4. Synthese
6.3.5. Regulation der Plasmakonzentration und Umsatz
6.3.6. Funktion und Wirkungsmechanismus des α-1-Proteinaseinhibitors
6.4. Genetische Varianten des α-1-Proteinaseinhibitors
6.4.1. Mikroheterogenität des α-1-Proteinaseinhibitors
6.4.2. Das Pi-System
6.4.2.1. Pi^{M}-Subtypen
6.4.2.2. Pi-Varianten mit erniedrigter Plasmakonzentration des α-1-Antitrypsins
6.5. Pathobiochemie des hereditären α-1-Antitrypsinmangels PiZZ
6.6. Diagnostische Wertigkeit des α-1-Antitrypsins
6.6.1.1. Lungenerkrankungen beim hereditären α-1-Antitrypsinmangel
6.6.1.2. Hepatopathie bei α-1-Antitrypsinmangel
6.6.1.3. Glomerulonephritis und α-1-Antitrypsinmangel im Kindesalter
6.6.1.4. α-1-Antitrypsinmangel und Rheumatoidarthritis
6.6.2. Nicht genetischer α-1-Antitrypsinmangel
6.6.3. α-1-Antitrypsin als „Akute-Phase-Protein“
6.7. Analytik des α-1-Antitrypsins
6.8. Screening und Epidemiologie des α-1-Antitrypsinmangels
6.9. Referenzbereiche
6.10. Präanalytische Faktoren
6.11. Zusammenfassung
Literatur

6.1. Allgemeine Charakterisierung und Zielstellung

Das Vorkommen antiproteolytischer Aktivitäten im Blut ist keine Erkenntnis der modernen Proteinforschung. Bereits aus dem vergangenen Jahrhundert liegen umfangreiche Darstellungen vor, die die Hemmwirkung von Human- und Tierseren auf Proteinasen speziell deren antitryptische Aktivität, beschreiben (113, 161).

Schon damals existierte ein interessantes klinisches Beobachtungsmaterial über die Erhöhung der antiproteolytischen Aktivität des Blutserums im Krankheitsverlauf bei croupöser Pneumonie (22) sowie anderen Infektionskrankheiten (278, 279). Bemerkenswert ist hier bereits die Postulierung einer Schutzfunktion des „Antitrypsins“ gegenüber aus polymorphkernigen Leukozyten freigesetzten Proteinasen in das pathogenetische Konzept (9). Die Zuordnung der antiproteolytischen Aktivität des Blutes zu einem definierten Plasmaprotein gelang erst nach systematischer Arbeit über Methoden zur Proteinfraktionierung und -identifizierung, wie sie von der Arbeitsgruppe um SCHULTZE (247) in den 50er bis 60er Jahren durchgeführt wurden. Als weiteres bedeutsames Regulationssystem rückten die Proteinasen und Proteinaseinhibitoren in das besondere Interesse der Forschung. Hormonstoffwechsel (262), Gen-Derepression (195), Blutgerinnung und Fibrinolyse (213), Komplementsystem (207) sind nur einige Beispiele fundamentaler, lebenswichtiger Prozesse, die eng mit Proteolysevorgängen verknüpft sind. In diese Regelsysteme greifen auch Proteinaseinhibitoren ein. In der Pathogenese entzündlicher Reaktionen wird die Bedeutung von Proteinaseinhibitoren durch die Inhibierung lysosomaler Proteinasen augenscheinlich (107). Hinsichtlich des α-1-Antitrypsins, des wohl bedeutsamsten Vertreters extrazellulärer Proteinaseinhibitoren und seiner klinischen, physiologischen und seiner biochemischen Bedeutung liegt inzwischen ein sehr umfangreiches Schrifttum vor (63, 70, 93, 104, 155, 205, 220, 234, 272, 275).

6.2. Proteinaseinhibitoren im Humanserum

In der Tab. 1 sind übersichtsmäßig die wichtigsten Proteinaseinhibitoren des menschlichen Serums zusammengestellt.

Neben physikochemischen Unterschieden werden die Proteinaseinhibitoren durch ihre Hemmspezifitäten weiter charakterisiert. Die Bezeichnung Proteinaseinhibitoren vereinigt strukturelle bzw. elektrophoretische Merkmale mit der angenommenen biologischen Funktion. Hinsichtlich des α-1-Antitrypsins sollte der von JOHNSON et al. (136) vorgeschlagene Begriff „humaner α-1-Proteinaseinhibitor", abgekürzt α-1-PI, vorgezogen werden, da in vivo dieser Inhibitor kaum mit dem sekretorischen Pankreasenzym in Kontakt kommt. Außerdem entspricht die Abkürzung α-1-PI dem Klassifikationssystem der genetischen Varianten (Pi-System, FAGERHOL u. LAURELL (82).

6.3. Struktur und Funktion des α-1-Proteinaseinhibitors

6.3.1. Isolierung des α-1-Proteinaseinhibitors

1955 beschrieben SCHULTZE et al. (249) ein α-1-3,5-Glykoprotein als Trypsininhibitor. Auf Grund der Identität mit dem bereits von BUNDY u. MEHL (30) beschriebenen α-1-Inhibitor wurde für dieses Plasmaprotein die Bezeichnung α-1-Antitrypsin vorgeschlagen (248). Seine teilweise Isolierung aus Serum bzw. Cohnfraktionen wurde durch verschiedene Fällungs- und Adsorptionsschritte erreicht (117, 198).

Seit Beginn der 70er Jahre werden moderne Präparationsverfahren mit Ammoniumsulfatfällung, Gelfiltration und Ionenaustauschchromatographie an DEAE-Cellulose oder QAE-Sephadex publiziert (16, 35, 56, 125, 151). Die Kombination mit einer präparativen Polyakrylamid-Elektrophorese führt trotz niedriger Ausbeuten zu immunologisch reinen Endprodukten, die für die physikochemische Charakterisierung ausreichten (11, 44, 226). Gegenwärtig beginnen moderne affinitätschromatographische Methoden klassische Präparationsverfahren zu ersetzen (179, 208, 209, 210).

Tabelle 1
Übersicht über Proteaseinhibitoren des menschlichen Blutplasmas

Nr.	Bezeichnung	Abk.	MW	Plasma-konzentration g/l	In-vivo-Hemmung
1.	α-1-Antitrypsin (α-1-Proteinaseinhibitor)	α-1-AT α-1-PI	50000	1,3—2,0	Serinproteasen
2.	Inter-α-Trypsininhibitor	|α|	180000	0,2—0,4	Proteolytische Transformation zu HI-30
	Humaner-Inhibitor 30	HI-30	30000	0,09	Serinproteasen
3.	α-2-Makroglobulin	α-2-M	725000	2	Endopeptidasen (breite Substratspezifität)
4.	Antichymotrypsin	AChT	69000	0,4	
5.	α-2-Plasmininhibitor	α-2-PI	67000	0,06	Plasmin (breite Substratspezifität)
6.	Antithrombin III		65000	0,3	Thrombin
7.	C-Ī-Inhibitor	C-Ī-I	104000	0,25	C-1-Esterase, aktivierter Faktor XII

Das gereinigte Endprodukt kann über mehrere Monate stabil in 0,1 M Glycin, 0,01 M EDTA und 0,003 M NaN_3 (pH-Wert 6,0 bis 8,0) bei —20 °C aufbewahrt werden (130). Zur Verhinderung von Aggregationen hält MILLER den Zusatz von 2-Mercaptoäthanol zu allen Puffern für notwendig (196).

6.3.2. Molekulare und physikochemische Eigenschaften

Der α-1-Proteinaseinhibitor ist eine singuläre Polypeptidkette mit einem Proteinanteil von 85% und einem Kohlenhydratgehalt von ca. 15%.

Die Aminosäurezusammensetzung des Proteins ist in relativ guter Übereinstimmung von verschiedenen Arbeitsgruppen ermittelt worden (35, 56, 130, 196, 239).

Das Molekulargewicht wurde von CRAWFORD (56) in guter Übereinstimmung von Sedimentationsgleichgewichtsanalyse und SDS-Polyacrylamidgelelektrophorese mit ca. 50000 angegeben.

Das α-1-Antitrypsin ist ein gut lösliches Glykoprotein, weist jedoch eine gewöhnlich hohe Empfindlichkeit gegenüber organischen Lösungsmitteln auf. Es ist hitzestabil und verliert bei einem pH-Wert unter 5 schnell seine Hemmaktivität.

Nachfolgend sind die ermittelten physikochemischen Konstanten zusammengestellt:

Parameter		(Ref.)
Molekulargewicht		
Sedimentationsgleichgewicht	49500	(56)
SDS-PAGE	50300	
Sedimentationsgleichgewicht	53000	(227)
SDS-PAGE	52000	
Sedimentationsgleichgewicht	47500	(239)
Sedimentationskoeffizient, $S^{\circ}_{20,w}$	3,6 s	(227)
Partielles spezif. Volumen (berechnet)	0,728 ml/g	(56)
	0,743 ml/g	(227)
Apparenter Diffusionskoeffizient, $D_{20,w}$	$5,2 \times 10^{-7}$ cm²/sec.	(30)
Reibungsverhältnis, f/fo	1,63 bzw. 1,37	(24)
Achsenverhältnis a/b	9:1 bzw. 6:1	
Stokes'scher Molekülradius, r_s	—	
Mittlere molare Elliptizität (222 nm)	-5×10^3 deg × cm²/dmol	
Elektrophoretische Mobilität (pH 8,6)	$-5,42 \times 10^{-5}$ cm² · V⁻¹ · sec⁻¹	(248)
„Intrinsic"-Viskosität	0,068	(249)
$E^{1\%}_{280\,nm,\,1\,cm}$	5,3	(227)
	5,0	(118)
	5,8	(362)
Isoelektrischer Punkt, pH	4,59 (MM)	(130)
	5,25 (Asialoprotein)	

6.3.3. Primärstruktur der Polypeptidkette und der Kohlenhydratseitenkette

Die vollständige Aufklärung der Primärstruktur des α-1-Proteinaseinhibitors sowie eine Analyse höherer Strukturebenen liegt zum gegenwärtigen Zeitpunkt noch nicht vor.

1978 berichteten 2 Arbeitsgruppen unabhängig voneinander die übereinstimmende Aminosäuresequenz eines CNBr-Fragments von 109 Aminosäuren (225, 255). Hinsichtlich der Kohlenhydratzusammensetzung verschiedener Pi-Typen wurden unterschiedliche Ergebnisse publiziert, die in weiten Grenzen streuen. Ursächlich sind dafür verschiedene Präparationsverfahren sowie analytische Faktoren zu nennen. Erst kürzlich publizierten HODGES, LAINE u. CHAN (122) eine detaillierte Analyse der mittels Pronasedigestion erhaltenen 2 Glykopeptide des α-1-Antitrypsins und stellten eine nahezu vollständige Übereinstimmung mit bekannten Oligosaccharidstrukturen anderer Plasmaproteine fest. Es wurde eine unvollständige Sialylierung nachgewiesen, die kein Artefakt, sondern entweder spezifisch für bestimmte Glykosylierungsstellen oder ein Zufallsprozeß ist und im multiplen Bandenmuster in der Isoelektrofokussierung zum Ausdruck kommt. Diese Studie bietet erste definitive Erkenntnisse über die biochemische Heterogenität des α-1-Antitrypsins. Untersuchungen zur Sekundärstruktur weisen auf einen relativ niedrigen Helixgehalt von ca. 20% hin, während Angaben über den Anteil von β-Strukturen stark variieren (84, 86).

6.3.4. Synthese

Die Leber ist nach Abschluß neonataler Differenzierungsvorgänge sicher auch der einzige Ort der α-1-Antitrypsinsynthese. Die Synthese des α-1-Antitrypsins ist neben in vivo Untersuchungen am Ganztier auch in isolierten Hepatozyten (73, 105) und in der isoliert-perfundierten Leber (148) studiert worden.

Im Hinblick auf die Pathobiochemie des hereditären α-1-Antitrypsinmangels müssen beim Phänotyp PiZZ zwei Befunde erwähnt werden, die im Zusammenhang mit einer gestörten Glykosylierung des Antitrypsinproteins stehen. Charakteristisch für diesen Phänotyp sind Ablagerungen von Antitrypsinmaterial vorrangig im rauhen und auch im glatten endoplasmatischen Retikulum. Damit ist die Annahme einer gestörten Glykosylierung als Ursache der fehlenden Sekretion ins Blutplasma naheliegend. HERCZ et al. (120) isolierten den Kohlenhydratanteil der Z-Variante aus Lebermaterial und fanden einen erheblichen Überschuß an Mannose, während Galaktose und Sialinsäure fehlten.
Somit könnte ein Defekt im Processing der Oligosaccharid-Kernregion den nachfolgenden Transfer der terminalen Zuckersequenzen beeinträchtigen. Aus Untersuchungen von AGUANNO et al. (2) geht hervor, daß die Aktivität von Sialyltransferasen sowohl durch die Polypeptiddomäne unmittelbar im Bereich der Anknüpfung der Kernregion als auch durch die terminale Oligosaccharidakzeptorstelle beeinflußt wird. Somit kann eine Aminosäure-Substitution in der betreffenden Peptiddomäne deren Akzeptorkapazität und die Reaktionsgeschwindigkeit des Glykosyltransfers erheblich alterieren.

6.3.5. Regulation der Plasmakonzentration und Umsatz

Über die Regulation der Plasmakonzentration des α-1-Antitrypsins als Ergebnis von Synthese, Verteilung und Abbau existieren praktisch keine umfassenden experimentellen Arbeiten. Untersuchungen an kultivierten fetalen Leberzellen weisen auf einen „feed back"-Mechanismus der Regulation der α-1-Antitrypsinsynthese hin. Die Experimente zeigen aber auch, daß nur durch eine Erhöhung der α-1-Antitrypsinkonzentration im Kulturmedium die weitere Synthese spezifisch gehemmt wird (73).

Drastische Erhöhungen der Plasmakonzentration des α-1-Antitrypsins als Ausdruck einer Synthesesteigerung findet man im Verlaufe von akuten Entzündungen. Gewebszerstörungen, Entzündungsreize und Neoplasien führen zu einer komplexen Veränderung des Plasmaproteinmusters, die durch einen Konzentrationsanstieg einer Gruppe von Glykoproteinen, den sog. „akute-Phase-Proteinen" gekennzeichnet ist (48, 146, 147, 148).

KUEPPERS (153) führte ein bemerkenswertes in vivo Experiment am Menschen durch, indem er 0,2 ml Typhoidvakzine bei Probanden mit unterschiedlichen Pi-Phänotypen injizierte und den Plasmaspiegel des α-1-Antitrypsins über 14 Tage verfolgte. Probanden mit normalen Phänotyp (MM) zeigten einen 100%igen Konzentrationsanstieg. Patienten mit hereditärem α-1-Antitrypsinmangel (ZZ) bzw. Heterozygote wiesen keine oder intermediäre Veränderungen auf. Bakterielle Endotoxine erhöhen die Plasmakonzentration „akuter-Phase-Proteine" bei der Ratte (108), jedoch bleibt eine direkte Wirkung auf die Proteinbiosynthese noch zu beweisen.

Hormonelle Einflußfaktoren wurden klinisch (Östrogene 171, 173) und im Tierversuch (Steroide 229) bestätigt. Physiologische und erhöhte Glukokortikoidspiegel, wie sie im Gefolge einer Streßreaktion und anderen Insulten auftreten, stimulieren spezifisch die Synthese „akuter-Phase-Proteine" (Fibrinogen) in serumfreien Hepatozytenkulturen (110).

Es ist daher durchaus wahrscheinlich, daß die Synthese und Sekretion bestimmter Gruppen von Plasmaproteinen einem gemeinsamen Regulationsmechanismus unterliegt (284). Der Anstieg der Lebersynthese der „akute-Phase-Proteine" wird durch einen Abfall der Albuminsynthese kompensiert (Abb. 1). So kann die Leberzelle den Entzündungsreiz kurzzeitig mit der gesteigerten Bildung dieser Plasmaeiweiße beantworten, ohne den intrazellulären Acyl-tRNS-Pool zu erschöpfen (Adaptor-Rolle des Albumins, SCHREIBER) (246).

Neben der Synthese wird die Konzentration eines Plasmaproteins durch seine Abbaurate beeinflußt. Endozytose und lysosomaler Abbau von Glykoproteinen werden durch Entfernung der endständigen Sialinsäurereste eingeleitet (10). Asialoglykoproteine

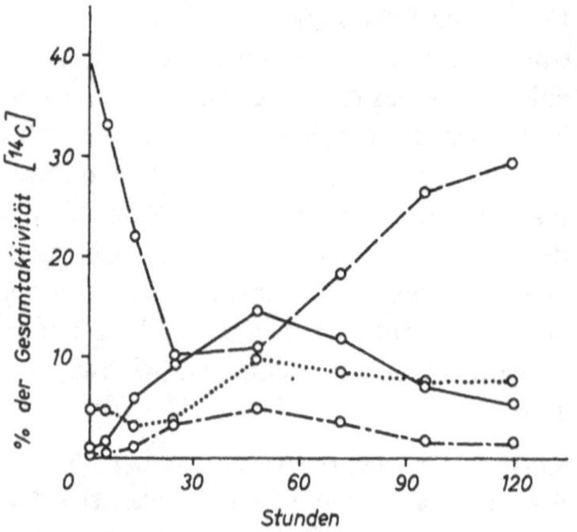

Abb. 1 .
Anteile der inkorporierten Radioaktivität in Albumin (∘— — —∘), α-1-Proteinaseinhibitor (∘———∘), Transferrin (∘· · · · ·∘) und α-1-saures Glykoprotein (∘—·—·—∘) nach experimentellem Entzündungsreiz bei der Ratte (100% Radioaktivität = Gesamtheit der Plasmaproteine). Die Versuchstiere erhielten 2 Std. vor Versuchsbeginn eine einmalige Injektion von markiertem L-[1-^{14}C] Leucin. Nach dem Entzündungsreiz wurde in bestimmten Zeitintervallen die Radioaktivitätsverteilung in den einzelnen Plasmaproteinen gemessen (nach SCHREIBER et al., 1979, Ref. 246).

werden sehr schnell von der Leber aufgenommen (38, 233). Nach Bindung an einen membranständigen Rezeptor erfolgt der Transport zu den Lysosomen mittels eines Asialoglykoprotein-Bindungsproteins (261, 263). Zum Metabolismus des α-1-Antitrypsins wurden verschiedene Untersuchungen mit gereinigtem und radioaktiv markiertem Antitrypsinprotein beim Menschen und am Tier durchgeführt. Auf Unterschiede in den ermittelten Halbwertszeiten, die in Abhängigkeit von der Art der Markierung und der verwendeten Tierspezies im Vergleich zum Menschen variieren (31, 196, 206, 288), soll hier aufmerksam gemacht werden.

Die umfassendste Studie zum Metabolismus des intakten und desialylierten α-1-Antitrypsins wurde kürzlich von JONES et al. (137) publiziert. Sie ermittelten für den normalen Phänotyp MM einen intravaskulären Pool von 116 mg/kg, eine prozentuale Abbaurate von 33% des intravaskulären Pools/Tag und eine Halbwertzeit von 4,6 Tagen. Der Quotient extravaskulärer/intravaskulärer Pool (E/P-Quotient) beträgt 1,07. Aus den Daten errechnet sich eine Syntheserate von ca. 34 mg kg^{-1} Tag^{-1}. Die Plasmaverschwinderate und Leberaufnahme an Radioaktivität koinzidieren. Erwartungsgemäß zeigt das desialylierte α-1-Antitrypsin extrem kurze Halbwertzeiten (ca. 5 Min.). Desialylierung erhöht ebenfalls den E/P-Quotient.

Demgegenüber weisen intakte α-1-Antitrypsinvarianten in den gemessenen Halbwertszeiten und berechneten Abbauraten nur geringfügige Differenzen auf (131, 172, 196, 206).

6.3.6. Funktion und Wirkungsmechanismus des α-1-Proteinaseinhibitors

Die biologische Bedeutung des α-1-Antitrypsins als Proteinaseninhibitor im Blutplasma und in der Extrazellulärflüssigkeit ist im engen Zusammenhang mit der Inaktivierung beim Zellzerfall freiwerdender lysosomaler Proteinasen zu sehen (23, 38, 39, 40). Obwohl Trypsin und Chymotrypsin nicht als physiologisches Hemmsubstrat des α-1-Antitrypsins betrachtet werden können, sind deren Wechselwirkung mit diesem Proteinaseinhibitor eingehend untersucht worden. Notwendige Voraussetzung war die genaue Kenntnis der molekularen Struktur und des Wirkungsmechanismus pankreatischer Serinproteinasen (26, 256).

In Analogie zum Wirkungsmechanismus niedermoleckularer Trypsininhibitoren konnte die Bildung stabiler stoichiometrischer 1:1-Komplexe von α-1-Antitrypsin mit Trypsin, Chymotrypsin und Elastase nachgewiesen werden (13, 24, 45, 126, 135, 202, 271). Die feste Bindung des α-1-Antitrypsins an das aktive Zentrum der Proteinase wird durch die Beobachtung gestützt, daß diisopropylfluorophosphat-inaktiviertes Trypsin nicht mit α-1-Antitrypsin reagiert (180). α-1-Antitrypsin inhibiert Kallikrein (94, 95), Acrosin (96), Urokinase (40), Thrombin (65, 181, 190) und Plasmin (215, 236). Durch die Anwesenheit spezifischer Inhibitoren für Thrombin (86, 240) und Plasmin (280, 281) erscheint die Hemmung durch α-1-Antitrypsin von untergeordneter physiologischer Bedeutung. α-1-Antitrypsin bzw. der isolierte Kohlenhydratanteil des α-1-Antitrypsins binden an die Komplement-Rezeptorstelle der C_3-Komponente (59). Eine Wechselwirkung mit Renin (231, 243) und die Hemmung des Plasma-Thromboplastin-

Antecedents (116) wurde ebenfalls beobachtet. Zahlreiche klinische Studien beschäftigen sich mit der Assoziation von Leukämien bzw. Septikämien und Gerinnungsstörungen und diskutieren die protektive Rolle der Plasma-Proteinaseinhibitoren (66, 118). Thiolproteinasen werden durch den α-1-Proteinaseinhibitor nicht gehemmt (189, 259).

Eine wesentliche biologische Funktion des α-1-Antitrypsins ist die Hemmung der sog. Granulozytenelastase aus neutrophilen Leukozyten (83, 220, 221, 260).

JANOFF u. CARP (127) konnten in vitro durch Zigarettenrauch und Oxidation mit H-Chloramin T die Elastasehemmkapazität von Humanplasma und α-1-Proteinaseinhibitor blockieren. So kann die infolge oxidativer Inaktivierung verminderte Elastasehemmaktivität unter in vivo Verhältnissen eine große Rolle bei der Entwicklung eines Lungenemphysems spielen (43).
Eine in neutrophilen Granulozyten vorkommende Myeloperoxidase (141) inaktiviert ebenfalls in Gegenwart von H_2O_2 den humanen α-1-Proteinaseinhibitor durch Met-Oxidation. Dieses System hat allerdings keinen Einfluß auf α-2-Makroglobulin und α-1-Antichymotrypsin.

6.4. Genetische Varianten des α-1-Proteinaseinhibitors

6.4.1. Mikroheterogenität des α-1-Proteinaseinhibitors

Wie es für fast alle Glykoproteine charakteristisch ist, zeichnet sich auch das α-1-Antitrypsin durch eine sogenannte Mikroheterogenität, d. h. durch multiple, elektrophoretisch trennbare Fraktionen, aus. Die biochemische Basis dieser Mikroheterogenität kann sowohl in der Polypeptidkette als auch in der Variabilität des Kohlenhydratanteils begründet sein. Wenn wir den Proteinanteil betrachten, so können echte „Isoproteine" (hier in Anlehnung an Isoenzyme verwendet) oder proteolytische Modifizierungsprodukte vorliegen.

Während die durch den Kohlenhydratanteil bedingte Mikroheterogenität bisher lediglich als Zufallsergebnis einer unvollständigen Glykosylierung bzw. Sialylierung gedeutet wurde, bestehen seit kurzem Hinweise für eine differenzierungs- bzw. reifungsabhängige Mikroheterogenität. Weiterhin ist auch eine extrazelluläre Modifizierung, z. B. eine partielle Desialylierung, möglich (122).

In Abhängigkeit von den verwendeten Methoden und dem pH-Wert in den Trägermedien können in der Regel bis zu 5 (optimal 8) Banden sichtbar gemacht werden. Nach schrittweiser Desialylierung des α-1-Antitrypsins ist in der Isoelektrofokussierung nur noch eine Hauptbande mit geringer elektrophoretischer Mobilität nachweisbar (49, 50). In einer partiellen Sialylierung sieht HODGES et al. (122) die biochemische Ursache der Mikroheterogenität des α-1-Antitrypsins.
Genetisch determinierte Varianten des α-1-Antitrypsins mit Krankheitswert wurden schon 1963 von LAURELL u. ERIKSSON (170) beobachtet und von FAGERHOL et al. (78, 82) als Polymorphismus der „Präalbuminbanden" in der sauren Stärkegelelektrophorese beschrieben.
Bereits in der Erstbeschreibung hereditärer Varianten des α-1-Antitrypsins (170) fielen Probanden mit sehr niedrigen Serumkonzentrationen (etwa 10% des Normalwertes) auf. Familienuntersuchungen in einer nachfolgenden klinischen Studie (68) wiesen bereits einen klassischen MENDELschen Erbgang nach.

Technisch einwandfreie Trennungen des Proteinmusters zeigen auch bei den Probanden mit sehr niedriger α-1-Antitrypsinkonzentration die gleiche Mikroheterogenität, nur ist das gesamte Bandenmuster in Richtung Kathode verschoben. Aus modernen Sequenzuntersuchungen von Probanden mit Pi-Varianten wissen wir, daß diese Differenzen der Nettoladung, die zur Verschiebung des gesamten Proteinmusters (Polymorphismus) führen, auf Aminosäuresubstitutionen zurückzuführen sind.

6.4.2. Das Pi-System

Das grundlegende Klassifikationssystem genetisch-determinierter α-1-Antitrypsinvarianten wurde 1968 von FAGERHOL (77) inauguriert und ist im Prinzip beibehalten worden. Mit fortschreitender Verfeinerung der Elektrophoresetechniken konnte man es ständig erweitern, so daß heute bereits mehr als 30 elektrophoretische Phänotypen und die entsprechende Anzahl von Allelen bekannt sind. Nach einem Vorschlag von FAGERHOL und LAURELL (81) werden alle hereditären α-1-Antitrypsinvarianten im Pi (Protease inhibitor)-System zusammengefaßt, die von einem Genlocus durch multiple Allele autosomal kodominant gesteuert werden (79).

Der Genlocus wird als Pi und die Allele werden durch hochgestellte Großbuchstaben gekennzeichnet: Pi^M, Pi^S, Pi^Z usw. Seine wahrscheinliche Lokalisation auf dem langen Arm des Chromosom Nr. 6 wurde aus Kopplungsstudien ermittelt (18, 100). Resultierende Phänotypen erhalten einfach Großbuchstaben (z. B. MS, MZ usw. für heterozygote Phänotypen). In der Abb. 2 sind die häufigsten Phänotypen schematisch dargestellt.
Diese Kennzeichnung in der Reihenfolge des Alphabets widerspiegelt die angenäherte elektrophoretische Mobilität von der Kathode zur Anode. Von besonderem Interesse sind die sogenannten „Defektallele" I, P, S, W, Z und 0 (null), die phänotypisch mit Erniedrigungen des Genproduktes von 20 bis 100% einhergehen. Bei Heterozygoten mit intermediärer α-1-Antitrypsinkonzentration sieht man sowohl das normale als auch das verminderte Genprodukt mit den charakteristischen Bandenmustern. Schon mit der konventionellen Agarosegelelektrophorese (134), insbesondere aber seit Einführung der Isoelektrofokussierung konnten weitere polymorphe Formen bereits definierter Pi-Typen beschrieben werden.

Zu Nomenklaturfragen seltener Varianten sowie zum Stand der Pi-Subtypen sei auf die Literatur (51) bzw. auf 4.2.1. verwiesen. PiM ist das weitaus häufigste Allel.

Andere Allelfrequenzen weisen Differenzen bzw. einige typische Besonderheiten der untersuchten Populationen auf. Auffällig ist die Häufigkeit von Pi^S auf der iberischen Halbinsel sowie z. B. in der französischen Languedoc-Region (237). Die Pi^S-Frequenz (0,092) bei kanadischen Neugeborenen französischer Abstammung ist weitaus höher als in anderen Populationsstudien. Pi^Z wird bei Eskimos, einigen asiatischen und finnischen Populationen nicht gefunden. Ursächlich können Gendrift oder auch Selektionsfaktoren für die Defektallele in der rauhen arktischen Umwelt diskutiert werden (55). Ebenso bemerkenswert ist die Abwesenheit von Pi^Z in den getesteten afrikanischen Populationen. Trotz relativ geringen Stichprobenumfangs kommt auch ein weiteres Defektallel, Pi^S, in Japan und in Afrika in sehr geringer Frequenz vor. Auf Differenzen in der Pi-Typisierung von Populationen und deren mögliche Ursachen weist ARNAUD (5) hin.

6.4.2.1. Pi^M-Subtypen

1976 beschrieb JOHNSON mittels alkalischer Agaroseelektrophorese zwei Pi^M-Varianten ($Pi^M_{Baldwin}$ und Pi^M_{Lamb}), die in der Stärkegelelektrophorese nicht (Lamb) bzw. gering kathodisch (Baldwin) zu differenzieren sind. Beide Varianten wiesen etwa 70—80% der normalen immunologisch bestimmten Serumkonzentration des α-1-Antitrypsins auf und zeigten eine typische akute-Phase-Reaktion (134).

In der Folgezeit konnte durch die schnelle Verbreitung diffiziler Elektrophoresetechniken ein weiterer Polymorphismus der Pi^M-Phänotypen nachgewiesen werden, so daß wir heute verschiedene Pi^M-Subtypen differenzieren müssen, die von 3 Allelen ebenfalls

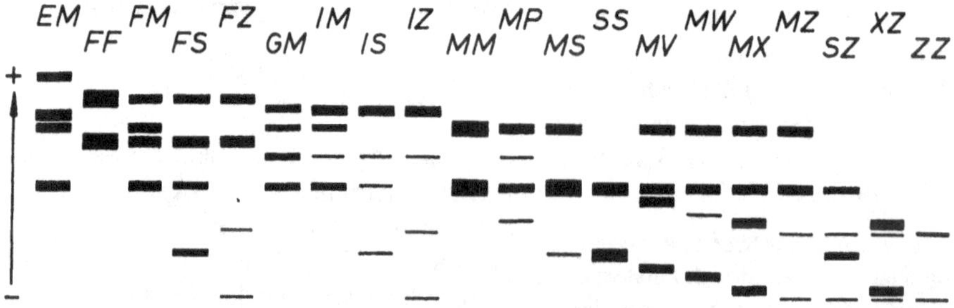

Abb. 2
Schematische Darstellung der α-1-Antitrypsinphänotypen (in Anlehnung an FAGERHOL)

kodominant gesteuert werden. Ein sprunghaftes Ansteigen von Publikationen über Pi^{M}-Subtypen ist in den letzten 3 Jahren zu verzeichnen (zur Übersicht s. 42, 47, 89, 102, 121, 273, 286). In Übereinstimmung mit den jüngsten Empfehlungen zur Pi-Nomenklatur (51) wurden von FRANTS und ERIKSSON (89, 90) die 3 Pi^{M}-Subtypen mit numerischen Subskripten versehen, so daß $Pi^{M}1$ die anodische Variante und folgerichtig $Pi^{M}2$ und $Pi^{M}3$ kathodische Varianten bezeichnen. Hinsichtlich der Häufigkeit der Pi^{M}-Subtypen sei an dieser Stelle auf umfangreiche Studien von GENTZ et al. (102), FRANTS u. ERIKSSON (88) und MIYAKE et al. (197) verwiesen.

6.4.2.2. Pi-Varianten mit erniedrigter Plasmakonzentration des α-1-Antitrypsins

In diesem Abschnitt sollen zusammenfassend einige Pi-Typen besprochen werden, deren Allele eine erniedrigte Plasmakonzentration des α-1-Antitrypsins („Defektallele") determinieren bzw. kein nachweisbares Genprodukt haben („silent allel"). Davon ausgenommen bleibt das Z-Protein, dem ein gesonderter Abschnitt unter Abhandlung des derzeitigen Kenntnisstandes der Pathobiochemie des hereditären α-1-Antitrypsinmangels gewidmet ist. Neben dem Pi^{S}, das nach dem Pi^{M} eine der häufigsten Varianten mit sehr variabler Genfrequenz (0,01—0,1) darstellt, sind diese anderen Varianten sehr selten. Trotzdem können sie über ihre populationsgenetische Bedeutung hinaus von klinischer Relevanz sein, wenn sie im heterozygoten Zustand zusammen mit dem Pi^{Z}-Allel vorkommen.

Pi^{S}

Homozygote Träger dieses Allels weisen etwa 50% der normalen Plasmakonzentration (Pi^{M} = 100%) des α-1-Antitrypsins auf. MS-Heterozygote haben erwartungsgemäß ca. 80% des Normalwertes. Zur Identifizierung des Pi^{S}-Allels reichen konventionelle Techniken (Stärkegelelektrophorese, Isoelektrofokussierung ohne zweidimensionale Immunelektrophorese) aus. Als biochemischer Basisdefekt konnte nach Sequenzaufklärung ein singulärer Aminosäurenaustausch nachgewiesen werden (223, 224, 225, 287). Es besteht ein kausaler Zusammenhang zwischen Aminosäuresubstitution und erhöhter Aggregationsneigung mit konsekutiv beschleunigter Abbaurate als entscheidendem Pathomechanismus der erniedrigten α-1-Antitrypsinkonzentration im Blutplasma.

Pi^{I}

ARNAUD u. Mitarb. (4) berichteten, daß das I-Allel ebenfalls mit einem signifikant verminderten Serumspiegel (68% des Normalwertes) assoziiert ist, also in gleichem Ausmaß wie die S-Variante. Es konnten weiterhin zwei Subtypen des Pi^{I}-Allels, $^{I}1$ und $^{I}2$ — abgegrenzt werden. Typisch für das I-Allel ist die ungleiche Expression der Banden 4 und 6.

Pi^{-} (PiNull)

Eine weitere Variante mit einem anscheinend vollständigen Mangel an zirkulierendem α-1-Antitrypsin im Serum wurde von TALAMO u. Mitarb. (269) beschrieben. Klinisch imponierten bei dem 24jährigen Patienten ein fortgeschrittenes Emphysem. Familienuntersuchungen über 4 Generationen ergaben, daß neben zu erwartenden obligatorischen Heterozygoten (Eltern, Kinder) der Patient homozygoter Träger eines „stummen" Allels (Pi^{-}) ohne nachweisbares Genprodukt ist. Weitere Fallberichte wurden in der Folgezeit publiziert (3, 163, 173, 178, 185, 186). Pi^{-}-Homozygote sind bislang sehr selten gefunden worden (185, 269). Interessanterweise gelang in einem Fall der Nachweis geringsten Antigenmaterials mittels radioaktiv markierten Antikörpern (187, 188). Nach Ergebnissen von BLUNDELL (25) und HOFFMANN et al. (123) kann eine Häufigkeit des klinisch bedeutsamen Phänotyps Pi^{--} von ca. 1 zu 22000—44000 erwartet werden.

Pi^{M}-„ähnliche" Varianten

Neben den klar definierten „Defektallelen" sind in der Literatur mehrfach Varianten des α-1-Antitrypsins beschrieben worden, die sich hinsichtlich elektrophoretischer Mobilität und quantitativer immunologischer Bestimmung keinen bekannten Allelen eindeutig zuordnen lassen bzw. andere Besonderheiten aufweisen. Dazu gehören die sogenannten Pi^{M}-„ähnlichen" Varianten (Pi^{M}-Malton, Pi^{M}-Duarte (177) mit variabel erniedrigten Serumkonzentrationen des M-Proteinmaterials.

6.5. Pathobiochemie des hereditären α-1-Antitrypsinmangels PiZZ

Bereits in den vorangehenden Abschnitten 3.4. und 4.1. wurde auf das α-1-Antitrypsin PiZZ als Variante mit sehr niedriger Plasmakonzentration aufmerksam gemacht und die pathobiochemische und klinische Bedeutung hervorgehoben. Homozygote Träger des Z-Allels weisen etwa 10—15%, heterozygote MZ-Merkmalsträger durchschnittlich 50 bis 60% der Plasmakonzentration normaler MM-Phänotypen auf (68, 152) (SZ-Phänotyp ca. 40%). Unter Bedingungen einer entzündlichen Reaktion steigt die Plasmakonzentration bei heterozygoten MZ-Phänotypen an („akute-Phase-Reaktion") und kann im Normbereich liegen. Demgegenüber bleibt die Plasmakonzentration des Z-Antitrypsins unbeeinflußt (103).

Nach früheren Spekulationen (15) wurde ein Defekt im Sialyltransfer als biochemische Basis des hereditären α-1-Antitrypsinmangels vermutet, der eine Leberakkumulation und verminderte Plasmakonzentration zur Folge haben sollte. Während verschiedene in vitro Experimente diese Hypothese stützen (49, 50), erbrachte die Messung der Sialyltransferaseaktivität im Serum keinen diagnostischen Gewinn (72, 158).
In der Tat wurden Unterschiede im Sialinsäuregehalt der getrennten Antitrypsinfraktionen nachgewiesen, die zwar für das multiple Bandenmuster in der Isoelektrofokussierung verantwortlich sind, jedoch keine pathogenetische Bedeutung haben (130). Markierte und reinfundierte ZZ-Proteine zeigen eine normale Umsatzzeit (172, 196). Somit kann der niedrige Plasmaspiegel beim Antitrypsinmangel Pi^Z nicht auf eine beschleunigte Clearance (Leberaufnahme und -abbau) zurückgeführt werden.

Es erhebt sich die Frage, ob die formale Pathogenese klinischer Erscheinungen des α-1-Antitrypsinmangels hinreichend durch einen Mangel an Inhibitorpotential im Blutplasma bzw. in anderen Körperflüssigkeiten erklärt werden kann. Gestützt wird diese Hypothese durch klinische Untersuchungsergebnisse von Trägern des stummen Allels Pi^- (null). Homozygote Träger (Pi^{--}) und heterozygote Personen (PiM^-) erkranken ebenfalls frühzeitig an einem Lungenemphysem (163, 178, 269). Neben der Assoziation von Lungenemphysem und α-1-Antitrypsinmangel verdient die 1969 erstmals von SHARP et al. (254) beschriebene juvenile Hapatopathie als ein weiteres klinisches Korrelat besondere Beachtung. Die Autoren beobachteten in 10 Fällen von kindlicher Zirrhose bei α-1-Antitrypsinmangel globuläre zytoplasmatische Einschlußkörperchen innerhalb des endoplasmatischen Retikulums (252, 254). Die Ablagerung eines Glykoproteinmaterials mit α-1-Antitrypsinantigenität in diesen Einschlüssen wurde später als ein regelmäßig vorkommendes Charakteristikum beim homozygoten PiZZ-Phänotyp erkannt (109, 176, 217). Darüber hinaus kommen klinische und morphologische Leberveränderungen auch bei heterozygoten Phänotypen FZ, SZ und MZ vor. Das Genprodukt des Pi^Z-Allels scheint eine Voraussetzung für das Auftreten morphologischer Veränderungen in den Hepatozyten zu sein (33, 84, 87, 109, 176).

Die hepatischen Einschlüsse haben folgende morphologische Charakteristik: Sie erscheinen als globuläre Ablagerungen fast ausschließlich in den Parenchymzellen des periportalen Lebergewebes (109, 176) und können als diastaseresistente PAS-positive Globuli nachgewiesen werden (1, 57). Elektronenoptisch imponieren sie als amorphe Masse im oft dilatierten rauhen und glatten endoplasmatischen Retikulum, jedoch nicht im Golgi-Apparat (252).

Eine Lokalisation im Zytoplasma oder in anderen Zellorganellen wurde nicht beobachtet (eine Ausnahme: lysosomale Ablagerung in einem Fall mit Leberzirrhose (33). Diese Befunde wurden bei allen morphologischen Studien immer wieder reproduziert (s. Übersicht bei FELDMANN et al.) (85) und stehen so im augenfälligen Gegensatz zu den bekannten lysosomalen Speicherkrankheiten.

DE LELLIS et al. (57) gelang erstmals der immunfluoreszenzmikroskopische Nachweis, daß das in den Globuli abgelagerte Material α-1-Antitrypsin ist. ERIKSSON u. Mitarb. (71, 129) unternahmen den Versuch, aus den PAS-positiven Einschlußkörperchen Antitrypsinmaterial zu isolieren und näher zu charakterisieren. Das schwerlösliche Proteinmaterial wies eine ausgesprochene Tendenz zur Aggregation während aller präparativen Schritte auf. Immunologisch war es mit α-1-Antitrypsin des Blutplasmas identisch. Mittels SDS-Polyacrylamid-Elektrophorese wurde ein niedrigeres Molekulargewicht (56000 → 50000) erhalten. In der analytischen Isoelektrofokussierung hatte das Proteinmaterial ein ähnliches Bandenmuster vom PiZZ-Typ des Serumantitrypsins. Neben einigen Diskrepanzen in der Aminosäurezusammensetzung (Arg, Gly, Leu, Phe) wurden deutliche Differenzen im Kohlenhydratanteil gefunden.

Im Gegensatz zu dem in der Leber abgelagerten Z-Protein unterscheidet sich das im Serum befindliche Antitrypsin bei Pi^{Z}-Individuen in seinen physikochemischen (Ausnahme: elektrophoretische Mobilität) und funktionellen Parametern (Trypsinhemmkapazität) nicht vom normalen M-Protein (120, 130). Ebenso weist die Kohlenhydratzusammensetzung und wahrscheinlich auch -struktur des normalen α-1-Antitrypsins (PiMM) sowie verschiedener Varianten inclusive des PiZ-Proteins keinerlei Differenzen auf (239, 285).

Zusammenfassend kann folgendes Konzept für die Akkumulation von Antitrypsinmaterial in den Hepatozyten sowie die erheblich reduzierte Plasmakonzentration von α-1-Antitrypsin bei Individuen mit dem Genotyp Pi^{Z} aufgestellt werden: Die Variante PiZ stellt einen genetischen Defekt eines Plasmaproteins mit einer singulären Aminosäuresubstitution (Punktmutation: Glu → Lys) dar. Es resultiert ein Protein mit veränderten physikalischen Eigenschaften, das durch eine gesteigerte Aggregationsneigung charakterisiert ist und bereits unmittelbar nach der Synthese am Translationsapparat der Leberzelle im endoplasmatischen Retikulum abgelagert wird.

Derzeit liegen noch keine Daten über lokale Strukturveränderungen beim Antitrypsin Z vor. Diese Strukturveränderungen können sekundär die posttranslationale Glykosylierung der Polypeptidkette beeinflussen. In der Leber abgelagertes Antitrypsin Z weist einen vollständigen Mangel an terminalen Sialinsäureresten auf. Es liegen erste Hinweise vor (2), daß eine proteolytische Modifizierung der Polypeptiddomänen im Akzeptorbereich der Kohlenhydratseitenketten den Glykosyltransfer in vitro beeinträchtigt. Der verzögerte Transport des Antitrypsins Z innerhalb des endoplasmatischen Retikulums sowie die fast völlig fehlende Sekretion ins Blutplasma können auf die Aminosäuresubstitution als primären Defekt zurückgeführt werden.

6.6. Diagnostische Wertigkeit des α-1-Antitrypsins

Soweit Veränderungen der Plasmakonzentration des α-1-Antitrypsins mit den verschiedenen Krankheitszuständen in einem kausal-genetischen Zusammenhang stehen oder sekundär pathobiochemische Prozesse im Organismus widerspiegeln, kann eine Gliederung nach folgendem Schema vorgenommen werden:

1. Genetisch-bedingter α-1-Antitrypsinmangel. Die pathobiochemischen Folgezustände werden entsprechend üblicher klinischer Einteilung nach Organen abgehandelt.
2. Nicht-genetischer α-1-Antitrypsinmangel als Ausdruck eines Verbrauchssyndroms.
3. Erhöhungen des α-1-Antitrypsins als „akuter-Phase-Parameter", die zwar keinem speziellen Organ zugeordnet werden können, aber als uniforme Reaktion der Leberzelle bei verschiedenen entzündlichen Prozessen im Organismus beobachtet werden.

6.6.1.1. Lungenerkrankungen beim hereditären α-1-Antitrypsinmangel

Stark erniedrigte α-1-Antitrypsinkonzentrationen im Blutplasma (ca. 10—20% des Normalwertes), wie sie praktisch nur auf genetischer Grundlage (Genotyp Pi^{ZZ}) gefunden werden, sind mit dem frühen Auftreten eines primären Lungenemphysems assoziiert (68, 69, 170). Die charakteristischen Merkmale wurden in einer klinischen Studie von Eriksson (69) publiziert. 70% der Homozygoten (23/33 Fälle) wiesen Befunde für eine chronisch-obstruktive pulmonale Erkrankung („chronic obstructive pulmonary disease", COPD) auf. Die frühe Manifestation (erste Symptome vor dem 40. Lebensjahr in (0% und vor dem 50. Lebensjahr in 90% der Indexfälle) und das typische Fehlen vorangehender Atemwegsinfektionen führten bereits zur Schlußfolgerung, daß das Lungenemphysem beim Antitrypsinmangel als Endresultat eines ausgedehnten proteolytischen Gewebeabbaus angesehen werden kann. Inzwischen finden sich mehrere Berichte über das Auftreten eines Lungenemphysems im frühen Kindesalter (155, 222). Die klinische Relevanz des Antitrypsinmangels sowie die Erforschung der Rolle weiterer Proteinaseinhibitoren (Inter-α-

Trypsininhibitor) gestatten die Formulierung eines geschlossenen pathobiochemischen Konzeptes der kausalen und formalen Genese eines Lungenemphysems (70), das sowohl eine Berücksichtigung endogener und exogener Faktoren fordert. So wird z. B. verständlich, daß Nikotinkonsum einen schwerwiegenden Risikofaktor für die Entwicklung und Manifestation eines Lungenemphysems bei genetischer Belastung des Proteinaseinhibitorsystems darstellt, wie durch die Ergebnisse klinischer und experimenteller Forschungen belegt wird (23, 97, 128). Klinische Symptome (Dyspnoe), abnorme Ergebnisse von Lungenfunktionstests und röntgenologische Zeichen eines Emphysems finden sich bei Rauchern mit dem PiZZ-Phänotyp schon in der 3. Lebensdekade. Die klinisch-epidemiologische Analyse konnte bislang noch keinen Beweis erbringen, ob Heterozygotie für das Z-Allel (Pi^{MZ}, Pi^{SZ}, evtl. Pi^{M-}) als signifikanter Risikofaktor für die Entwicklung chronisch-obstruktiver Lungenerkrankungen einzuschätzen ist (Diskussion in 155, 205). In einer Longitudinalstudie konnten nur Heterozygote unter 40 Jahren untersucht werden (29). Vereinzelte Befunde über gehäuftes Auftreten von PiZ-Heterozygoten bei schwerem Asthma bronchiale bedürfen einer weiteren Bestätigung (29, 80, 142). Heterozygote weisen etwa 50—60% der α-1-Antitrypsinkonzentration des homozygoten PiMM-Phänotyps auf, zeigen aber eine typische „akute-Phase-Reaktion". So können Heterozygote während einer Atemwegsinfektion „normale" Antitrypsinwerte aufweisen und dem diagnostischen Nachweis entgehen, wenn der Pi-Typ unbekannt ist.

Ungeklärt ist bisher die Frage, welchen Anteil α-1-Antitrypsin und Inter-α-Trypsininhibitor bzw. der aus diesem Proinhibitor freigesetzte „physiologische Bronchialschleimhautinhibitor" im lokalen Abwehrgeschehen bakterieller Infektionen in der Lunge einnehmen (150, 232). Bislang konnte im Sputum nur der inaktivierte α-1-Proteinaseinhibitor nachgewiesen werden (31). Artiovenöse Konzentrationsdifferenzen des α-1-Antitrypsins als Ausdruck einer Verbrauchsreaktion bei pulmonalen Erkrankungen lassen sich immunchemisch nicht nachweisen bzw. sind ohne diagnostische Bedeutung (154).

6.6.1.2. Hepatopathie bei α-1-Antitrypsinmangel

Ein weiteres klinisches Korrelat des hereditären Antitrypsinmangels, das in der Pädiatrie eine vornehmliche Rolle spielt, stellt die juvenile Hepatopathie bei homozygoten Trägern des Pi^{Z}-Allels dar (252, 253). Auf Grund des variablen Erscheinungsbildes und der oftmaligen Diskordanz von klinischen und laborchemischen Befunden werden diagnostische Fragestellungen hauptsächlich zur Abgrenzung von „akute-Phase-Reaktionen" bei Leberentzündungen unterschiedlichster Genese von hereditären Defektzuständen zu erwarten sein.
Die Leberbeteiligung beim α-1-Antitrypsinmangel äußert sich klinisch als sogenannte „neonatale Hepatitis" mit einem Ikterus prolongatus und Hepatosplenomegalie. Erhöhte Werte von Bilirubin, Transaminasen und alkalischer Phosphatase können noch lange nach Abklingen klinischer Erscheinungen persistieren. Neben homozygoten Defektträgern (253, 254) sind unter Neugeborenen mit Ikterus prolongatus heterozygote Merkmalsträger (MZ, SZ, MS) deutlich überrepräsentiert (139). Die α-1-Antitrypsinkonzentrationen liegen im Heterozygotenbereich, überlappen aber mit dem unteren Normbereich gesunder MM-Phänotypen (139). Während der Ausgang der Leberaffektion in den Erstbeschreibungen als durchweg schlecht angesehen wurde, müssen sowohl Manifestation und Prognose als äußerst variabel eingeschätzt werden (140, 217).

Moroz et al. (204) berichteten über den Verlauf von 18 PiZ-Säuglingen mit neonataler Hepatitis. 4 Kinder verstarben an den Komplikationen eines Leberversagens, 8 hatten eine Hepato- bzw. Hepatosplenomegalie, in einem Fall fanden sich nur erhöhte Transaminasen und 5 Kinder blieben ohne manifeste Lebererkrankung. Auf der Basis eines Massenscreenings fand Sveger (169) unter 200000 Neugeborenen 125 PiZ, 48 PiSZ, 1 PiS- und 2 PiZ-Fälle. 11% der PiZ-Kinder hatten eine neonatale Cholestase, davon entwickelten 3 Kinder im Verlaufszeitraum von 2 Jahren eine Lebercirrhose. Beachtung verdient auch die Tatsache, daß 50% der asymptomatischen PiZ-Fälle pathobiochemische Abweichungen

(Transaminasenerhöhungen) als Anzeichen einer Schädigung der Hepatozyten bzw. des Gallengangssystems aufwiesen.

Der Mechanismus der Leberschädigung beim hereditären α-1-Antitrypsinmangel ist unklar. Aagenaes et al. (1) weisen darauf hin, daß das Ausmaß der Leberakkumulation von Antitrypsinmaterial vom Alter und Phänotyp der Defektträger abhängt. So zeigen Homozygote bereits in der Neonatalperiode die typischen Leberbefunde, während PAS-positive Globuli bei Heterozygoten erst im späten Kindes- und Erwachsenenalter auftreten. Zumindest ist die Vermutung naheliegend, daß die Ablagerung von aggregierten Antitrypsinmaterial zusammen mit Gallenpigmenten und anderen noch nicht identifizierten Substanzen (129) für die Leberzelle eine metabolische Belastung darstellt, die ihre Suszeptibilität gegenüber anderen pathogenen Faktoren erhöht. Negative Ergebnisse von Pi-Typisierungen bei Patienten mit Leberzirrhose (201) sprechen nicht unbedingt dagegen, daß Heterozygote eine Leberzirrhose und -fibrose relativ symptomfrei im späteren Lebensalter entwickeln können. So verdienen besondere Verlaufsformen mit dem Übergang in eine Leberzirrhose und der Entwicklung eines primären Lebercarcinoms weitere ständige Beachtung (19, 37), zusammenfassende Literatur in (37). Umgekehrt ist jeder unerwartete Laborbefund eines erniedrigten α-1-Antitrypsinwertes dem Kliniker zur besonderen Kenntnis zu geben.

6.6.1.3. Glomerulonephritis und α-1-Antitrypsinmangel im Kindesalter

Als eine weitere Organmanifestation wurden Glomerulonephritiden bei Erwachsenen und Kindern beschrieben (203, 238, 253). Bei Kindern trat die glomeruläre Beteiligung typischerweise im Finalstadium der Entwicklung einer schweren Leberzirrhose hinzu (203, 238). Alle Kinder hatten eine „neonatale Hepatitis", die sich progredient zu einer Zirrhose weiterentwickelte. Immunfluoreszenzmikroskopische und elektronenmikroskopische Untersuchungen zeigen subendotheliale Ablagerungen von α-1-Antitrypsin, C3 und Immunglobulin entlang der Basalmembran, so daß an eine Immunkomplexbildung als Reaktion auf freigesetztes Z-Protein aus nekrotisierenden Hepatozyten gedacht wurde (203). Der genetisch bedingte Antitrypsinmangel bei Kindern mit Nierenerkrankung verdient Beachtung.

6.6.1.4. α-1-Antitrypsinmangel und Rheumatoidarthritis

Ein bedeutender pathogenetischer Faktor für die Ausbildung einer Rheumatoidarthritis ist der Abbau von Gelenkknorpel durch Proteasen, die von der Synovia synthetisiert und freigesetzt werden bzw. aus Granulozyten stammen (76, 115). Die Kollagenasen der Synovialflüssigkeit sowie andere nachweisbare Proteinasen (Metallproteinasen, Cathepsin D, weitere neutrale Proteinasen, PZ-Peptidasen) gewinnen zunehmendes biochemisches Interesse (212, 241). Obwohl kollagenolytische Aktivitäten in der Synovialflüssigkeit in unterschiedlicher Höhe nachweisbar sind (115), kann die Synthese unter entzündlichen Reaktionen erheblich gesteigert werden. Es wurde ein Makrophagen-Faktor postuliert, der in vitro und möglicherweise in vivo die Synthese von Proteasen in Chondrozyten stimuliert (230). In Analogie zur Proteolyse-Hypothese des Lungenemphysems läßt sich zwangslos postulieren, daß Träger des Pi^Z-Allels signifikant häufiger und schwerwiegender von chronisch-degenerativen Gelenkerkrankungen betroffen sind als Normalpersonen. Auf diese Assoziation von Rheumatoidarthritis und Antitrypsinmangel wurde erstmals von Cox (52) aufmerksam gemacht und in einer kürzlichen Mitteilung bekräftigt (53). Allerdings wurde diese Beziehung nur für Heterozygote des Z-Allels und eigenartigerweise in größerer Häufigkeit bei Frauen gefunden. Ebenso müssen zahlreiche gegenteilige Mitteilungen erwähnt werden (53, 141, 205). Es kann durchaus ein lokales intraartikuläres Defizit an Proteinaseinhibitorkapazität vorliegen, ohne daß verminderte Serumkonzentrationen des α-1-Antitrypsins nachweisbar sind. Oftmals sind die Serumkonzentrationen bei Z-Heterozygoten nicht proportional vermindert (53). Auf Grund der „akute-Phase-Reaktion“ wird bei Rheumatoidarthritis ein erhöhter α-1-Antitrypsinspiegel im Serum gefunden (58). Somit wird die diagnostische und prognostische Wertigkeit des α-1-Antitrypsins bei rheumatischen Erkrankungen vorerst in Frage zu stellen sein.

6.6.2. Nichtgenetischer α-1-Antitrypsinmangel

Wird Versuchstieren radioaktiv markiertes Chymotrypsin infundiert (219), beobachtet man einen sukzessiven Abfall der Plasmakonzentrationen von Proteinaseinhibitoren (α-1-Antitrypsin, α-2-Makroglobulin). Somit kann auch im Gefolge einer entzündlichen Reaktion mit gesteigerter proteolytischer Aktivität ein Verbrauchssyndrom von Proteinaseinhibitoren entstehen. Engmaschige Messungen der α-1-Antitrypsinkonzentration nach einem operativen Trauma zeigten, daß der typischen „akute-Phase-Reaktion“ ein kurzfristiger Abfall der Serumkonzentration vorangeht (160). Ein erworbener α-1-Antitrypsinmangel kann auch bei Patienten mit monoklonaler Gammopathie, wahrscheinlich infolge Komplexbildung zwischen Antitrypsinprotein und monoklonalen Immunglobulinen, beobachtet werden (266). Die größte diagnostische Bedeutung haben allerdings nichtgenetisch determinierte Erniedrigungen des α-1-Antitrypsins im Blut beim idiopathischen Atemnotsyndrom der Neugeborenen.

EVANS u. Mitarb. (75) beschrieben erstmals bei 12 von 14 Neugeborenen mit Atemnotsyndrom eine erniedrigte Trypsinhemmkapazität im Serum. Diese Befunde wurden durch spätere immunchemische Bestimmung des α-1-Antitrypsins im Nabelschnurblut bzw. im Blutserum in den ersten 2 Lebenstagen bestätigt (39, 149, 214, 257, 264). Es wurde geschlußfolgert, daß der Konzentrationsabfall im Blut auf eine Adsorption des α-1-Antitrypsins an die hyalinen Membranen zurückzuführen ist (67). MATHIS u. Mitarb. (192) untersuchten 34 Neugeborene mit idopathischem Atemnotsyndrom und fanden im Blutserum bis 24 Stunden postnatal abfallende α-1-Antitrypsinwerte und danach eine schnelle Normalisierung bei überlebenden Neugeborenen.

Histologische Untersuchungen bestätigen die Ablagerung von Antitrypsinmaterial in den hyalinen Membranen der Lunge. Somit spiegeln die erniedrigten α-1-Antitrypsinkonzentrationen beim idiopathischen Atemnotsyndrom ein typisches Verbrauchssyndrom wider und müssen vom genetischdeterminierten Antitrypsinmangel (Verlaufsuntersuchung, Pi-Typisierung) differentialdiagnostisch abgegrenzt werden. Bei Frühgeborenen werden ebenfalls erniedrigte Konzentrationen des α-1-Antitrypsins im Nabelschnurblut gefunden (228), wiederum ohne Beziehungen zum genetisch-determinierten Phänotyp.
Für die pränatale Diagnostik und Prophylaxe des idiopathischen Atemnotsyndroms spielt die Beurteilung der Lungenreife die größte Rolle (159), so daß die Bestimmung der α-1-Antitrypsinkonzentration im Nabelschnurblut keine zusätzliche diagnostische Aussage bringen wird. Ebenso dürfte die prognostische Wertigkeit extrem niedriger α-1-Antitrypsinwerte derzeit keinen Einfluß auf das therapeutische Vorgehen beim Atemnotsyndrom haben.

6.6.3. α-1-Antitrypsin als „Akute-Phase-Protein“

Unspezifische Entzündungen, die mit Leukozytenzerfall, Phagozytose und Gewebsnekrosen einhergehen, führen zu einer gesteigerten Lebersynthese „akuter-Phase-Proteine“ mit nachfolgender Konzentrationserhöhung im Blut. Unabhängig von der Lokalisation im Organismus ist ihr Konzentrationsanstieg dem Ausmaß und der Intensität des Entzündungsprozesses proportional. Verlaufsbeobachtungen (276) sowie klinisch-experimentelle Studien mit definierten Entzündungsmodellen, wie chirurgisches Trauma und Operationen (8, 277), akute Virusinfekte (144) oder Herzinfarkt (7, 133) ergaben ein charakteristisches zeitlich-differenziertes Verhalten der Plasma-

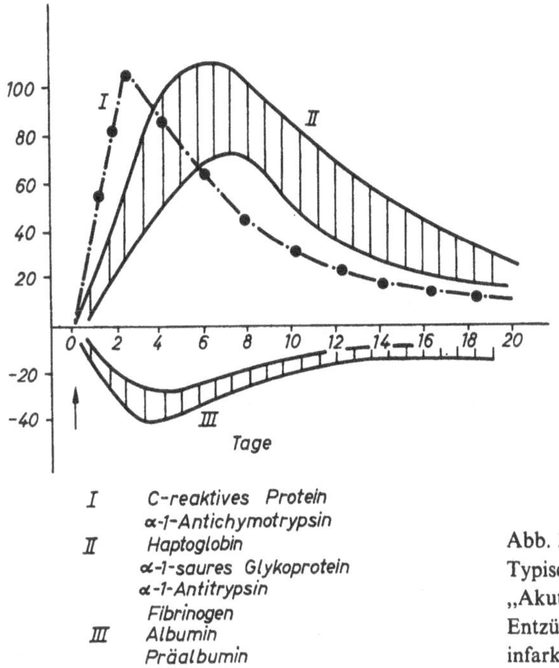

Abb. 3
Typischer Verlauf der Plasmakonzentrationen von „Akute-Phase-Proteinen“ nach einem definierten Entzündungsreiz (chirurgischer Eingriff, Herzinfarkt).

konzentrationen einzelner Proteine (Abb. 3, vgl. Abb. 1).
Für die Beurteilung der diagnostischen Wertigkeit des α-1-Antitrypsins und der anderen „akute-Phase-Proteine“ stellt sich die Frage, ob durch eine quantitative Bestimmung von Einzelproteinen bzw. geeigneter Parameterkombinationen eine höhere diagnostische Spezifität erreicht werden kann. Für die Klassifizierung bestimmter Entzündungstypen wurde von der Arbeitsgruppe LAURELL (34, 144) die Kombination α-1-Antitrypsin, Orosomukoid (sα-1-Gp) und Haptoglobin empfohlen.
Unspezifische Entzündungen und Traumen (Herzinfarkt) führen zu einer allgemeinen Erhöhung aller „akuter-Phase-Proteine“, wobei die quantitativen Veränderungen des α-1-Antitrypsins oftmals geringer ausgeprägt sind. Demgegenüber führen akute und chronische Parenchymerkrankungen der Leber zu einem inversen Muster der Plasmakonzentrationen. α-1-Antitrypsin korreliert positiv mit dem Ausmaß der Leberzellschädigung und der Aktivität des Entzündungsprozesses. Während Orosomukoid und auch Fibrinogen relativ unbeeinflußt bleiben, korreliert Haptoglobin negativ mit den o. g. Krankheitsparametern. Dieses Muster der drei „akute-Phase-Proteine“ wird bei Virushepatitis und chronisch aktiver Hepatitis gefunden (34, 258), ist allerdings nicht so ausgeprägt bei Leberzirrhose (114, 258) oder alkoholischer Lebererkrankung (34). Besonders ausgeprägte Erhöhungen des α-1-Antitrypsins findet man beim Lebercarcinom (121). Obwohl die Differenzierung entzündungs- und tumorbedingter Reaktionen große klinische Bedeutung besitzt, kann diese Fragestellung sicher nur durch Einbeziehung tumorassoziierter Proteine (α-Fetoprotein, carcinoembryonales Antigen) beantwortet werden. Auf die hohe diagnostische Empfindlichkeit einiger „akute-Phase-Proteine“ für die Krebsdiagnostik (α-1-Antichymotrypsin, 283) soll an dieser Stelle aufmerksam gemacht werden.
Von der Erhöhung des α-1-Antitrypsins und anderer Entzündungsproteine im Blutplasma sind umgekehrt Defektzustände des α-1-Antitrypsins (PiZZ) abzugrenzen, bei denen der Antitrypsinmangel kausalgenetisch zur Leberzirrhose oder zum primären Lebercarcinom führen kann. Erste Untersuchungs-

ergebnisse zu diesem Problem erfordern jedoch noch weitere Beobachtungen (235).

6.7. Analytik des α-1-Antitrypsins

Für die qualitative und quantitative Bestimmung des α-1-Antitrypsins in Körperflüssigkeiten, vor allem im Blutserum oder -plasma, stehen bewährte elektrophoretische und immunochemische Methoden zur Verfügung, die breiten Eingang in die klinisch-chemische Diagnostik gefunden haben (Tab. 2).

An dieser Stelle soll hervorgehoben werden, daß mit der Orientierung auf das Verfahren der Agarosegelelektrophorese in der Routine-Proteinanalytik dem Screening-Effekt dieser Trennmethode (180) auch hinsichtlich des α-1-Antitrypsins mit seinen genetischen Varianten voll Rechnung getragen wird. Die Aussagekraft der Agarosegelelektrophorese in der Durchführung nach JOHANSSON (132) wurde von LAURELL (169) ausführlich interpretiert und demonstriert. Bei entsprechender klinischer Fragestellung können in der Agarosegelelektrophorese z. B. Patienten mit dem PiZZ-Phänotyp (fehlende α-1-Bande) bzw. Heterozygote (reduzierte Intensität und elektrophoretische Mobilität der α-1-Bande) sicher erkannt und einer spezialisierten Diagnostik zugeführt werden.

Quantitative immunochemische Bestimmungen werden mit der einfachen radialen Immunodiffusion (182) oder der Elektroimmunodiffusion nach LAURELL (164, 168) durchgeführt. Die Elektroimmunodiffusion ist der radialen Immunodiffusion hinsichtlich Analysenzeit, Reproduzierbarkeit (VK $< 5\%$) sowie der Möglichkeit der gleichzeitigen Analyse von Parameterkombinationen (z. B. zwei akute-Phase-Parameter, α-1-Antitrypsin und Transferrin im Screening (167) überlegen. Für methodische Einzelheiten sei auf die Originalarbeiten bzw. einschlägigen Monographien (92) verwiesen. Eine jüngste Darstellung methodischer Probleme findet sich bei STAUD et al. (261). MANILDI (183) publizierte eine Technik zur immunologischen Bestimmung von α-1-Antitrypsin auf Zelluloseazetatfolien. Zum Einsatz von empfindlichen Enzym-Immunoassays in der α-1-Antitrypsin-Diagnostik besteht zur Zeit keine Notwendigkeit (218, 250).

Neuerdings gewinnen automatisierbare Immunpräzipitationsanalysen von Serum- oder Plasmaproteinen an Bedeutung (282); erste Erfahrungen liegen auch für α-1-Antitrypsin vor (184). Die methodischen Vorteile turbidimetrischer Meßverfahren lassen den Ein-

Tabelle 2
Methodenspektrum zur Analytik des α-1-Antitrypsins (α-1-Proteinaseinhibitor)

1.	Qualitativ
1.1.	Zelluloseazetatfolien-Elektrophorese
1.2.	Agarosegel-Elektrophorese
2.	Quantitative Bestimmung
2.1.	Bestimmung der Trypsinhemmkapazität des Serums
2.2.	Immunchemische Bestimmung
2.2.1.	Einfache radiale Immunodiffusion nach MANCINI (RID)
2.2.2.	Elektroimmunodiffusion nach LAURELL (EID)
2.2.3.	Automatisierbare Immunpräzipitation (Turbidimetrie)
3.	Pi-Typisierung
3.1.	Stärkegel-Elektrophorese mit zweidimensionaler Immunelektrophorese nach FAGERHOL
3.2.	Immunofixation nach prolongierter Agarosegel-Elektrophorese
3.3.	Agarosegel-Polyacrylamid-Elektrophorese
3.4.	Isoelektrofokussierung

satz für die α-1-Antitrypsinbestimmung an einer zentralisierten Stelle für die gesamte DDR gerechtfertigt erscheinen. Zur funktionellen Charakterisierung des α-1-Antitrypsins bestimmt man die Trypsinhemmaktivität des Gesamtserums, die zu 90% durch die Hemmkapazität des α-1-Proteinaseinhibitors repräsentiert wird. Die restlichen 10% entfallen auf andere Proteinaseinhibitoren, wie α-2-Makroglobulin und Inter-α-Trypsininhibitor. Die Trypsinhemmaktivität wird unter Verwendung synthetischer Substrate des Trypsins, wie mit Nα Benzoyl-L Arginin-p-Nitroanilin (62) bzw. Benzoyl-L-Arginin-Äthylester (124) spektrophotometrisch bestimmt, indem das durch Trypsin freigesetzte Hydrolyseprodukt ohne und mit Zusatz der entsprechenden Serumprobe gemessen wird. Eine Arbeitsvorschrift wurde von DIETZ et al. (61) publiziert. Die spektrophotometrische und auch automatisierbare Messung der Gesamt-Trypsinhemmkapazität des Serums gestattet eine hinreichend genaue Konzentrationsbestimmung des α-1-Antitrypsins. Allerdings ist die Methode neben der immunchemischen Bestimmung entbehrlich, wenn nicht besondere Fragestellungen zur Charakterisierung der Hemmfunktion von Körperflüssigkeiten oder α-1-Antitrypsinvarianten bestehen. Neuerdings wird von BILLINGSLEY u. COX (21) ein Funktionstest des α-1-Antitrypsins im Serum mit einem natürlichen Substrat (Gelatineplatten) empfohlen.
Zur Pi-Typisierung sind die betreffenden Originalarbeiten bereits in Abschnitt 4.2. zitiert worden.

Die saure Stärkegel-Elektrophorese (mit zweidimensionaler Immunelektrophorese) und die Isoelektrofokussierung sind für die Erkennung der meisten Pi-Typen gleichwertig (274), trotzdem haben beide Methoden ihre Spezifika und werden vom Internationalen Pi-Komitee für die Typisierung bestimmter α-1-Antitrypsinvarianten gefordert (51, 54). Insbesondere für die Klassifizierung der PiM-Subtypen ist die Isoelektrofokussierung geeignet, stellt aber auch erhebliche analytische Anforderungen (17). Über den Einsatz der Immunfixierungstechniken (6, 134) kann man, außer zur Erkennung bestimmter Pi-Subtypen, geteilter Meinung sein.

Zusammenfassend muß zur Wahl der analytischen Technik für die α-1-Antitrypsinbestimmung im Routine-Proteinlabor nach organisatorisch-technischen Kriterien entschieden werden, ob man sich auf die qualitative Bewertung der Agarosegel-phorese beschränkt oder eine quantitative immunologische Bestimmung (Elektroimmunodiffusion, Turbidimetrie) in die Parameterpalette einbezieht. Übereinstimmend wird empfohlen, die aufwendige Pi-Typisierung nur nach vorangehender quantitativer Messung der α-1-Antitrypsinkonzentration (<40% des Normalwertes) durchzuführen. Als Richtzahl wird ein Einzugsbereich von 5—10 Millionen Einwohner angegeben (54), so daß für die DDR eine zentrale Einrichtung, vorzugsweise im Bereich der Medizingenetik, ausreicht. Außer wissenschaftlichen Fragestellungen (Screening, Populationsstudien) wird somit das Programm zur Pi-Typisierung nur bei begründeter diagnostischer Fragestellung in Abhängigkeit vom Befund der Agarosegelelektrophorese abgefordert.

6.8. Screening und Epidemiologie des α-1-Antitrypsinmangels

Die klinische Bedeutung des α-1-Antitrypsinmangels als genetische Ursache eines frühen Auftretens von Lungenemphysem im Erwachsenenalter (170), insbesondere aber der Hepatopathie im Kindesalter (254) mit ihrem variablen Erscheinungsbild (1, 87) lassen Screeninguntersuchungen als Basis für prospektive Verlaufsstudien gerechtfertigt erscheinen.

Repräsentative Untersuchungen von Neugeborenenpopulationen, die in Verbindung mit dem Massenscreening auf Phenylketonurie durchgeführt wurden, liegen für Schweden (268), die USA (216) und die Niederlande (60) vor. Zur Analytik eignet sich die Elektroimmunodiffusion nach LAURELL (164, 168). Das zur PKU-Testung eingesandte Blut wird aus dem Filterpapier eluiert und auf die antikörperhaltigen Testplatten aufgetragen. Für die Standardisierung hat sich der Bezug des α-1-Antitrypsins auf die Höhe des Transferrinpeaks bewährt (167). Von

Merry u. Davies (194) wurde ein Tüpfeltest zur Bestimmung der Trypsinhemmkapazität publiziert. O'Brien et al. (216) adaptierten ebenfalls erfolgreich die Messung der Trypsinhemmkapazität an Screeningbedingungen mit auf Filterpapier getrockneten Blutproben.

In seiner umfangreichen Stichprobe (200000 Neugeborene, >95% der Population) fand Sveger in Schweden (267) 190 Fälle mit einem α-1-Antitrypsinwert unter 40% des Referenzstandards (0,095%). In den Nachuntersuchungen erwiesen sich 120 Neugeborene (6:10000) als homozygote Träger des Pi^Z-Allels. Insgesamt errechnete sich aus dieser Studie eine Frequenz des Pi^Z-Allels von 0,026. In einer nachfolgenden Testung von 11128 sich gesund fühlenden Erwachsenen wurde die Häufigkeit des Pi^Z-Allels praktisch bestätigt. O'Brien u. Mitarb. (216) ermittelten in den USA unter Neugeborenen eine Häufigkeit des homozygoten PiZZ-Antitrypsinmangels von 2:10000 (abnorme Ergebnisse in 0,082%), also eine nicht unerhebliche Diskrepanz zu den Ergebnissen aus Schweden. Dijkman et al. (60) testeten über 3 Jahre parallel zum PKU-Screeningprogramm 97,5% der Neugeborenenpopulation in einigen Regionen der Niederlande und fanden in 0,43% abnorm erniedrigte Antitrypsinwerte. Insgesamt wurden in 8 auf 10000 Fällen Defektvarianten (Z-, S-, „Nicht-M"-Phänotypen) nachgewiesen. Aus dieser Studie resultiert eine Inzidenz des ZZ-Phänotyps von 2—3:10000 und des SS-Phänotyps von 4:10000, was auch die bekannten regionalen Differenzen der Defektallele widerspiegelt. Vergleichbare Daten zur Epidemiologie des α-1-Antitrypsinmangels liegen für die DDR nicht vor; die Untersuchungsergebnisse einer sehr kleinen Stichprobe im Raum Halle (193) werden durch fehlende Nachuntersuchungen (quantitative Bestimmung, Pi-Typisierung) eingeschränkt. Allerdings können zuverlässige Rückschlüsse auf die Häufigkeit in der Gesamtpopulation aus den Daten der Pi-Typisierung mitteleuropäischer Länder entnommen werden (s. auch 244). Einzelfälle aus der DDR wurden publiziert (27, 28, 245).

Wenn man die Ergebnisse dieser Screeningstudien zusammenfaßt, so ist der α-1-Antitrypsinmangel im Vergleich zu anderen hereditären Stoffwechselstörungen wie Phenylketonurie oder Mukoviszidose durchaus eine der häufigsten Erbkrankheiten. Die klinische Problematik wurde von Sveger (268) anhand einer zweijährigen Verlaufsuntersuchung diskutiert. Etwa 30% der PiZ-Merkmalsträger und 6% der PiSZ-Kinder wiesen klinisch signifikante Krankheitszustände auf, so daß eine frühzeitige Erfassung dieser Kinder durchaus wichtig ist. Klinische Langzeituntersuchungen an Erwachsenen bestätigen das frühzeitige Auftreten eines primären Lungenemphysems, gehäuftes Auftreten von Leberzirrhose und in 15% Anziehen einer glomerulären Nierenschädigung (162). Hervorzuheben ist die erstmals verifizierte erheblich reduzierte Lebenserwartung von PiZ-Individuen. Die Aufnahme einer Massensiebtestung für den α-1-Antitrypsinmangel wird in der DDR zur Zeit kaum durchführbar sein. Trotzdem muß auf die Möglichkeit hingewiesen werden, die sich aus dem breiten Einsatz der Agarosegelelektrophorese in der Routine-Proteindiagnostik ergibt, verstärkt Risikogruppen im Säuglings- und Kindesalter sowie Erwachsene gezielt auf diese Defektproteinämie hin zu untersuchen.

Folgende Krankheitszustände begründen die Fragestellung nach einem α-1-Antitrypsindefekt im Säuglings- und Kindesalter:

— Ikterus prolongatus
— Hepatosplenomegalie
— persistierende Erhöhung der Aminotransferasen
— juvenile Zirrhose
— chronische bronchopulmonale Erkrankungen.

6.9. Referenzbereiche

Aus der Familie der Proteinase-Inhibitoren ist α-1-Antitrypsin neben dem α-2-Makroglobulin ein Plasmaprotein mit einer relativ hohen Konzentration im Blut (251). In den Tabellen 3 und 4 sind aus Literaturmitteilungen Normbereiche für Erwachsene und Neugeborene zusammengestellt. Die Konzentration liegt zwischen 2—3 g/l und läßt bei dem zumeist begrenzten Umfang der Stichproben keine Abhängigkeit von der Bestimmungsmethode (RID oder EID) erkennen. Im Gegensatz zu den meisten Literaturangaben ermittelten Jeppsson et al. (130) für einen Plasmapool von 500 Blutspendern mit der Elektroimmunodiffusion mit einem gereinigten kalibrierten Standard

5*

Tabelle 3

Normalwerte der α-1-Antitrypsinkonzentration im Blutserum Erwachsener (Literaturzusammenstellung)

Autor (Ref.)	Normalkollektiv	Alter (Jahre)	Geschlecht	n	Methode	$\bar{x} \pm s$ (g/l)	VK (%)
Mondorf u. Kollmar, 1969 (200)	Klinisch gesunde Probanden (Klinikpersonal)	24—28	männl. u. weibl.	17	RID	1,98 ± 0,28	14,1
Kueppers, 1967 (152)	gesunde Blutspender	—	—	21	RID	2,12 ± 0,32	15,1
Kaufmann, 1971 (143)	gesunde Blutspender	—	—	200	RID	2,26 ± 0,35	15,5
Saris et al.	Medizinstudenten	—	männl.	32	RID	2,53 ± 0,32	12,5
1972 (242)	Blutspender	—	männl.	664	RID	2,70 ± 0,55	20,2
Dotchev et al. (1973) (64)	klinisch gesunde Probanden	25—50	männl.	37	RID	2,86 ± 0,73	25,6
		17—50	weibl. (—)	33		3,41 ± 0,86	25,1
			weibl. (+)	17		3,78 ± 1,21	32,0
Jeppsson et al. 1978 (130)	Plasmopool von 500 Blutspendern	—	—	500	EID	1,32 ± 0,07	5,3
Lellouch et al. 1979 (174)	gesunde Normalpersonen	18—50	männl.	1296	RID	2,68 ± 0,76	28,4
Beckman u. Beckman, 1980 (14)	Normalpersonen,						
	homozygote M-Subtypen	—	—	96	EID	2,57 ± 0,53	21,5
	heterozygote M-Subtypen	—	—	129		2,83 ± 0,33	11,7

weibl. (—): Frauen ohne bzw. mit (+) Einnahme oraler Kontrazeptiva

keine Angaben

Tabelle 4
Normalwerte der α-1-Antitrypsinkonzentration im Blut von Neugeborenen in der ersten Lebenswoche (Literaturzusammenstellung)

Autor (Ref.)	*n*	Methode	$x \pm s$ (g/l)	Vk %
GEIGER u. HOFFMANN 1970 (101)	20	LID	2,45 ± 0,55	22,4
NOHL et al. 1972 (214)	47	LID	3,57 ± 1,31	36,7
KARITZKY 1974 (138)	115	RID	2,93	—
STUART u. KELLY 1975 (264)	1564	EID	2,49	—
GÖBEL et al. 1978 (106)	62	RID	1,97 ± 0,44	22,3

einen Mittelwert von 1,32 ± 0,07 g/l. Bis zur allgemeinen Verfügbarkeit eines anerkannten Referenzstandards empfehlen die Autoren (130) zur Eichung immunchemischer Methoden die Konzentrationsbestimmung in einem Plasmapool, dessen Mittelwert auf 100% = 1,3 g/l festgelegt wird. Es ist eine kritische Bewertung der Normbereiche zu fordern und die besondere Problematik der genetischen Steuerung polymorpher Plasmaproteine zu berücksichtigen.

Normalwertstudien mit ausreichend großen, sich gesund fühlenden Probandengruppen zeigen eine unimodale Gauss-Verteilung (112, 174, 242) mit einem Variationskoeffizienten von ca. 20% um das arithmetische Mittel. Exogene Einflußfaktoren, die zu einer deutlichen Rechtschiefe der Verteilung führen können (41), wie zum Beispiel leichte Infekte oder Rauchgewohnheiten (ca. 20% höhere Werte bei Rauchern (99)), lassen sich kaum vermeiden.
Longitudinalstudien bei Erwachsenen verschiedener Altersklassen erbrachten keinen signifikanten Einfluß des Lebensalters (39, 112). LELLOUCH et al. (174) führen die signifikante Altersabnahme der α-1-Antitrypsinkonzentration in ihrer umfangreichen Stichprobe auf die unterschiedlichen Rauchgewohnheiten zurück.

Signifikante Schwankungen der α-1-Antitrypsinkonzentration während des Ovarialzyklus wurden nicht beobachtet.
GULVIK und FAGERHOL (112) konnten bei Frauen im Alter von 16—39 Jahren durchschnittlich 10% höhere α-1-Antitrypsinwerte gegenüber Männern einer identischen Altersgruppe nachweisen.

Pragmatische Bedeutung für die Erarbeitung von Normalwerten hat die Tatsache, daß auch bei reifen Neugeborenen und im Kindesalter eine bemerkenswerte Konstanz der α-1-Antitrypsinkonzentration auf der Höhe des Erwachsenenniveaus besteht (101, 138, 214). Diese Feststellung trifft auch auf Nabelschnurblut zu (157, 165, 264, 265). Geringe Erhöhungen in den ersten Lebenstagen (67) sind, soweit signifikant, auf den Geburtsstreß zurückzuführen. Während der Schwangerschaft steigt die α-1-Antitrypsinkonzentration im Blutserum kontinuierlich an (99). Im 10. Monat bis zur Geburtstermin werden die höchsten Werte erreicht, die sich erst 6 Wochen post partum auf das Ausgangsniveau senken. Vergleicht man die α-1-Antitrypsinkonzentration im mütterlichen Serum und im Nabelschnurblut zum Zeitpunkt der Geburt, so liegen die Werte im Serum der Mutter um ca. 100% höher (12, 99, 265).
Quantitative Bestimmungen des α-1-Antitrypsins im Fruchtwasser erbrachten teilweise sehr breit gestreute Ergebnisse (76, 199) bzw. konstante Werte von der 12.—30. Schwangerschaftswoche und danach einen kontinuierlichen Abfall (111, 257). Es werden Konzentrationen von 0,1—1 g/l gemessen. Die antitryptische und antichymotryptische Aktivität des Fruchtwassers (Hemmung der kaseinolytischen Aktivität der beiden Proteinasen) steigen parallel von der 12. bis zur 30. Woche an und sind bereits unmittelbar vor der Geburt stark abgefallen (20). Im Liquor cerebrospinalis beträgt die immunchemisch bestimmte α-1-Antitrypsinkonzentration 7 ± 3 mg/l (98).

6.10. Präanalytische Faktoren

Auf Unterschiede in der α-1-Antitrypsinkonzentration zwischen Serum und Plasma unabhängig von den verwendeten Antikoagulantien wiesen einige Autoren hin (165). Die Bedeutung thrombozytärer Proteinaseinhibitoren wurde in diesem Zusammenhang diskutiert (211). Für die Praxis empfiehlt

sich, frisch gewonnenes hämolysefreies Serum bei −20 °C einzufrieren oder beim Versand an ein Speziallabor mit bakterizid wirkenden Natriumazid (Endkonzentration 0,2 g/l) zu versetzen (54).
Heparin in hohen Konzentrationen macht eine Pi-Typisierung im Plasma mittels Isoelektrofokussierung unmöglich und eine Nachbehandlung mit Heparinantagonisten zwingend (145). Die Pi-Typisierung in postmortalen Blutproben ist möglich (46) und sollte bei entsprechender klinischen Fragestellung durch den Pathologen ausgeschöpft werden.

6.11. Zusammenfassung

1. α-1-Antitrypsin (α-1-PI) ist ein Proteinaseinhibitor, der in der Elektrophorese im α-1-Globulinbereich wandert.
2. Der Syntheseort für α-1-PI ist die Leber.
3. Die α-1-PI-Plasmakonzentration wird durch Synthese, Abbau, Verbrauch und genetische Determination beeinflußt.
4. Genetisch bedingte α-1-PI-Varianten haben klinische Bedeutung für die Entstehung von Lungenemphysem und juveniler Leberzirrhose. Die mögliche Rolle des α-1-PI bei der Glomerulonephritis im Kindesalter und der Rheumatoidarthritis verdient Beachtung.
5. α-1-PI ist ein brauchbarer akute-Phase-Parameter.
6. Die Analytik des α-1-PI erfolgt vorwiegend mit herkömmlichen immunchemischen Methoden. Bei der Analytik sind genetische Varianten zu beachten. Die genetische Typisierung erfolgt vorwiegend mittels Isoelektrofokussierung.
7. Eine Typisierung sollte nur in wenigen Zentren durchgeführt werden.

Literatur

1. Aagenaes, O. et al.: Acta paediat. scand. **61** (1972) 632.
2. Aguanno, J. J. et al.: J. biol. Chem. **253** (1978) 6997.
3. Altay, C. et al.: New Engl. J. Med. **289** (1973) 754.
4. Arnaud, P. et al.: J. Lab. clin. Med. **92** (1978) 177.
5. Arnaud, P. et al.: Scand. J. clin. Lab. Invest. **37** (1977) 339.
6. Arnaud, P. et al.: J. immunol. Meth. **16** (1977) 221.
7. Arnesen, H., M. K. Fagerhol: Scand. J. clin. Lab. Invest. **29** (1972) 259.
8. Aronson, K.-F.: Scand. J. clin. Lab. Invest. **29** (Suppl. 124) (1972) 127.
9. Ascoli, M., C. Bezzola: Berl. Klin. Wschr. **40** (1903) 391.
10. Ashwell, G., A. G. Morell: Adv. Enymol. **41** (1974) 99.
11. Barbosa, J. et al.: Clin. chim. Acta **37** (1972) 105.
12. Bardos, P. et al.: Clin. chim. Acta **66** (1976) 353.
13. Baugh, R., J. Travis: Biochemistry **15** (1976) 836.
14. Beckman, G., L. Beckman: Hum. Hered. **30** (1980) 81.
15. Bell, O. F., R. W. Carrell: Nature **243** (1973) 410.
16. Bellet, H., B. M. de Bornier: Clin. chim. Acta **61** (1975) 107.
17. Bencze, K., L. Sabatke: J. clin. Chem. clin. Biochem. **18** (1980) 13.
18. Bender, K. et al.: Hum. Genet. **49** (1979) 159.
19. Berg, N. O., S. Eriksson: New Engl. J. Med. **287** (1972) 1264.
20. Bhat, A. R. et al.: Brit. J. Obstet. Gynecol. **86** (1979) 222.
21. Billingsley, G. D., D. W. Cox: Am. Rev. resp. Dis. **121** (1980) 161.
22. Bittorf, A.: Dtsch. Arch. klin. Med. **91** (1907) 212.
23. Black, L. F. F. Kuessers: Am. Rev. resp. Dis. **117** (1978) 421.
24. Bloom, J. W., M. J. Hunter: J. biol. Chem. **253** (1978) 547.
25. Blundell, G. et al.: Ann. hum. Genet. **38** (1975) 289.
26. Bode, W.: Naturwissenschaften **66** (1979) 251.
27. Böhme, B.: Kinderärztl. Prax. **47** (1979) 57.
28. Böhme, B. et al.: Dt. Gesundh.-Wesen **30** (1975) 2131.
29. Buist, A. S. et al.: Am. Rev. resp. Dis. **120** (1979) 759.
30. Bundy, H. F., J. W. Mehl: J. biol. Chem. **234** (1959) 1124.

31. BURNETT, D., R. A. STOCKLEY: Hoppe-Seyler's Z. Physiol. Chem. **361** (1980) 781.
32. BUSBY, T. F. et al.: Arch. Biochem. Biophys. **184** (1977) 267.
33. CAMPRA, J. L. et al.: Ann. Intern. Med. **78** (1973) 235.
34. CARLSON, J., S. ERIKSSON: Acta med. Scand. **207** (1980) 79.
35. CHAN, S. K. et al.: FEBS Letters **35** (1973) 79.
36. CHAN, S. K. et al.: J. biol. Chem. **251** (1976) 471.
37. CHAN, C. H. et al.: Am. J. Med. **65** (1978) 978.
38. CHARLWOOD, P. A. et al.: Biochim. Biophys. Acta **585** (1979) 61.
39. CHASE, T., E. SHAW: Biochem. Biophys. Res. Commun. **29** (1967) 508.
40. CLEMMENSEN, J., F. CHRISTENSEN: Biochim. Biophys. Acta **429** (1976) 591.
41. CLEVE, H.: Klin. Wschr. **44** (1966) 1256.
42. CLEVE, H. et al.: Hum. Hered. **29** (1979) 351.
43. COHEN, A. B.: Am. Rev. resp. Dis. **119** (1979) 953.
44. COHEN, A. B., R. FALLAT: Biochim. Biophys. Acta **336** (1974) 399.
45. COHEN, A. B. et al.: Biochemistry **17** (1978) 392.
46. CONRAD, S. A. et al.: Am. J. clin. Pathol. **71** (1979) 549.
47. CONSTANS, J., M. VIAU: C. r. hebd. Séanc. Acad. Sci., Paris **281** (1975) 1361.
48. COOPER, E. H., A. M. WARD: Invest. Cell. Pathol. **2** (1979) 293.
49. COX, D. W.: Lancet II (1973) 844.
50. COX, D. W.: Am. J. hum. Genet. **27** (1975) 165.
50a. COX, D. W.: Protides Biol. Fluids **23** (1976) 367.
51. COX, D. W.: Am. J. hum. Genet. **30** (1978) 660.
52. COX, D. W., O. HUBER: Lancet **I** (1976) 1216.
53. COX, D. W., O. HUBER: Clin. Genet. **17** (1980) 153.
54. COX, D. W. et al.: Hum. Genet. **53** (1980) 429.
55. COX, D. W. et al.: Hum. Hered. **28** (1978) 341.
56. CRAWFORD, J. P.: Arch. Biochem. Biophys. **156** (1973) 215.
57. DELELLIS, E. J. et al.: Arch. Pathol. **94** (1972) 308.
58. DENKO, C. W., P. GABRIEL: J. Rheumatol. **6** (1979) 663.
59. DIERICH, M. P. et al.: Immunbiol. **156** (1979) 153.
60. DIJKMAN, J. H. et al.: Hum. Genet. **53** (1980) 409.
61. DIETZ, A. A. et al.: Clin. Chem. **20** (1974) 396.
62. DIETZ, A. A. et al.: Clin. Chem. **22** (1976) 1754.
63. DONALDSON, V. H., R. R. EVANS: Am. J. Med. **35** (1963) 37.
64. DOTCHEV, D. et al.: Clin. chim. Acta **44** (1973) 431.
65. DOWNING, M. R. et al.: Biochemistry **17** (1978) 2649.
66. EGBRING, R. et al.: Blood **49** (1977) 219.
67. EL-BARDEESY, M. W. et al.: J. Pediat. **81** (1972) 579.
68. ERIKSSON, S.: Acta med. scand. **175** (1964) 197.
69. ERIKSSON, S.: Acta med. scand. **117** (Suppl. 432) (1965) 1.
70. ERIKSSON, S.: Acta med. scand. **203** (1978) 449.
71. ERIKSSON, S., C. LARSSON: New Engl. J. Med. **292** (1975) 176.
72. ERIKSSON, S., C. LARSSON: Biochim. Biophys. Acta **445** (1976) 67.
73. ERIKSSON, S. et al.: Biochim. Biophys. Acta **542** (1978) 496.
74. EVANS, H. E. et al.: Biol. Neonate **27** (1975) 232.
75. EVANS, H. E. et al.: Am. Rev. resp. Dis. **101** (1970) 359.
76. EVANSON, J. M. et al.: Science **158** (1967) 499.
77. FAGERHOL, M. K.: Ser. Haematol. **1** (1968) 153.
78. FAGERHOL, M. K., M. BRAEND: Science **149** (1965) 986.
79. FAGERHOL, M. K., T. GEDDE-DAHL: Hum. Hered. **19** (1969) 354.
80. FAGERHOL, M. K., H. E. HAUGE: Acta Allergol. **24** (1969) 107.
81. FAGERHOL, M. K., C.-B. LAURELL: Progr. Med. Genet. **7** (1970) 96.
82. FAGERHOL, M. K., C.-B. LAURELL: Clin. chim. Acta **16** (1967) 199.
83. FEINSTEIN, G. et al.: Biochim. Biophys. Acta **429** (1976) 925.
84. FELDMANN, G. et al.: Lancet I (1973) 1515.
85. FELDMANN, G. et al.: Digestion **10** (1974) 162.
86. FISH, W. W., J. BJÖRK: Eur. J. Biochem. **101** (1979) 31.
87. FISHER, R. L. et al.: Gastroenterology **71** (1976) 646.
88. FRANTS, R. R., A. W. ERIKSSON: Hum. Hered. **26** (1976) 435.

89. FRANTS, R. R., A. W. ERIKSSON: Hum. Hered. **28** (1978) 201.
90. FRANTS, R. R. et al.: Scand. J. clin. Lab. Invest. **38** (1978) 457.
91. FRETZ, J. C., J. C. GAN: Biochim. Biophys. Acta **537** (1978) 226.
92. FRIEMEL, H. (Hrsg.): Immunologische Arbeitsmethoden. 2. Aufl., VEB Gustav Fischer Verlag, Jena 1980.
93. FRITZ, H., H. TSCHESCHE (Hrsg.): Proceedings of the International Research Conference on Proteinase Inhibitors, München 1970. De Gruyter, Berlin u. New York 1971.
94. FRITZ, H. et al.: Feder. Proc. **38** (1979) 2753.
95. FRITZ, H. et al.: Hoppe-Seyler's Z. Physiol. Chem. **350** (1969) 1551.
96. FRITZ, H. et al.: Hoppe-Seyler's Z. Physiol. Chem. **353** (1972) 1953.
97. GADEK, J. E. et al.: Science **206** (1979) 1315.
98. GALVEZ, S. et al.: Clin. chim. Acta **91** (1979) 191.
99. GANROT, P. O., B. BJERRE: Acta Obstet. Gynecol. Scand. **46** (1967) 126.
100. GEDDE-DAHL, T. et al.: Ann. Hum. Genet. **39** (1975) 43.
101. GEIGER, H., P. HOFFMANN: Z. Kinderheilk. **109** (1970) 22.
102. GENTZ, T. et al.: Hum. Genet. **38** (1977) 325.
103. GEOKAS, M. C. et al.: J. biol. Chem. **252** (1977) 61.
104. GIROUD, J. P., D. A. WILLOUGHBY, G. P. VELO (Hrsg.): Future Trends in Inflammation. 2. Proceedings of an International Meeting on Inflammation. Birkhäuser Verlag, Basel und Stuttgart 1975.
105. GITLIN, D., A. BIASUCCI: J. clin. Invest. **48** (1969) 1433.
106. GOEBEL, U. et al.: Eur. J. Pediat. **129** (1978) 117.
107. GOLDSTEIN, I. M.: In: Mediators of Inflammation. G. WEISSMANN (Hrsg.). Plenum Press, New York u. London 1974, 51—74.
108. GORDON, A. H., E. A. LIMAOS: Brit. J. exp. Path. **60** (1979) 434.
109. GORDON, H. W. et al.: Human Path. **3** (1972) 361.
110. GRIENINGER, G. et al.: Proc. Natl. Acad. Sci. USA **75** (1978) 5506.
111. GUIBAUD, S. et al.: Lancet II (1973) 379.
112. GULAVIK, A., M. K. FAGERHOL: Scand. J. resp. Dis. **60** (1979) 267.
113. HAHN, M.: Berl. Klin. Wschr. **34** (1897) 499.
114. HÄLLEN, J., C.-B. LAURELL: Scand. J. clin. Lab. Invest. **29** (Suppl. 124) (1972) 97.
115. HARRIS, E. D. et al.: J. clin. Invest. **48** (1969) 2104.
116. HECK, L. W., A. P. KAPLAN: Fed. Proc. **33** (1974) 642.
117. HEIMBURGER, N., H. HAUPT, H. G. SCHWICK: In: Proceedings of the International Research Conference on Proteinase Inhibitors, München 1970, Hrsg. H. FRITZ, H. TSCHESCHE. De Gruyter, Berlin u. New York 1971, 1—22.
118. HENRIKSSON, P., I. M. NILSSON: Thromb. Res. **16** (1979) 301.
119. HERCZ, A.: Eur. J. Biochem. **49** (1974) 287.
120. HERCZ, A., M. BARTON: Eur. J. Biochem. **74** (1977) 603.
121. HIRAMATSU, S. et al.: Acta Hepato-Gastroenterol. **23** (1976) 177.
122. HODGES, L. G. et al.: J. biol. Chem. **254** (1979) 8202.
123. HOFFMANN, J. J. M. L., W. G. M. VAN DEN BROEK: Hum. Genet. **32** (1976) 43.
124. HOMER, G. M. et al.: Clin. Chem. **9** (1963) 428.
125. HORNG, W. J., J. C. GAN: Texas Rep. Biol. Med. **32** (1974) 389.
126. JAMES, H. L., A. B. COHEN: J. clin. Invest. **62** (1978) 1344.
127. JANOFF, A., H. CARP: Am. Rev. resp. Dis. **116** (1977) 55.
128. JANOFF, A. et al.: Science **206** (1979) 1313.
129. JEPPSSON, J.-C. et al.: New Engl. J. Med. **293** (1975) 576.
130. JEPPSSON, J.-C. et al.: Eur. J. Biochem. **83** (1978) 143.
131. JEPPSSON, J.-C. et al.: Clin. Sci. Molec. Med. **55** (1978) 103.
132. JOHANSSON, B. G.: Scand. J. clin. Lab. Invest. **29** (Suppl. 124) (1972) 7.
133. JOHANSSON, B. G. et al.: Scand. J. clin. Lab. Invest. **29** (Suppl. 124) (1972) 117.
134. JOHNSON, A. M.: J. Lab. clin. Med. **87** (1976) 152.
135. JOHNSON, D. A., J. TRAVIS: Biochem. Biophys. Res. Commun. **72** (1976) 33.
136. JOHNSON, D. et al.: Biochem. Biophys. Res. Commun. **57** (1974) 584.
137. JONES, E. A. et al.: Clin. Sci. Molec. Med. **55** (1978) 139.
138. KARITZKY, D.: Z. Kinherheilk. **117** (1974) 281.
139. KARITZKY, D., J. P. MARTIN: Mschr. Kinderheilk. **128** (1980) 344.
140. KARITZKY, D. et al.: Dtsch. med. Wschr. **103** (1978) 161.
141. KARSH, J. et al.: Arthr. Rheum. **22** (1979) 111.

142. KATZ, R. M. et al.: J. All. clin. Immunol. **57** (1976) 41.
143. KAUFFMANN, J. C.: Schweiz med. Wschr. **101** (1971) 1437.
144. KINDMARK, C.-O., C.-B. LAURELL: Scand. J. clin. Lab. Invest. **29** (Suppl. 124) (1972) 105.
145. KLASEN, E. C., R.-J. BRIJ: Clin. chim. Acta 95 (1979) 391.
146. KOJ, A.: In: Structure and function of plasma protein. Vol. 1, A. C. ALLISON (Hrsg.). Plenum Press, London und New York 1974, 73—131.
147. KOJ, A., E. REGOECZI: Brit. J. exp. Path. **59** (1978) 473.
148. KOJ, A. et al.: Biochim. Biophys. Acta **539** (1978) 496.
149. KOTAS, R. V. et al.: J. Pediat. **81** (1972) 593.
150. KOWALSKI, J. et al.: Klin. Wschr. **57** (1979) 521.
151. KRESS, L. F., M. LASKOWSKI: Prep. Biochem. 3 (1973) 541.
152. KUEPPERS, F.: Humangenetik **5** (1967) 54.
153. KUEPPERS, F.: Humangenetik **6** (1968) 207.
154. KUEPPERS, F.: Am. Res. resp. Dis. **111** (1975) 877.
155. KUEPPERS, F.: In: Lung Biology in Health and Diseases. **11** C. LENFANT (Hrsg.). Marcel Dekker, New York und Basel 1978, 23—74.
156. KUEPPERS, F., M. J. CHRISTOPHERSON: Am. J. hum. Genet. **30** (1978) 359.
157. KUEPPERS, F., K. P. OFFORD: J. Lab. clin. Med. **94** (1979) 475.
158. KUHLENSCHMIDT, M. S. et al.: Lab. Invest. **31** (1974) 413.
159. LACHMANN, R., R. R. WAUER: Dt. Gesundh.-Wesen **32** (1977) 289.
160. LAMY, Y. et al.: Clin. chim. Acta **89** (1978) 387.
161. LANDSTEINER, K.: Zbl. Bakt. 1. Abt. **27** (1900) 357.
162. LARSSON, C.: Acta med. scand. **204** (1978) 345.
163. LARSSON, C.: Acta med. scand. **204** (1978) 353.
164. LAURELL, C.-B.: Anal. Biochem. **15** (1966) 45.
165. LAURELL, C.-B.: Scand. J. clin. Lab. Invest. **21** (1968) 136.
166. LAURELL, C.-B.: Immunochemistry **7** (1970) 461.
167. LAURELL, C.-B.: Scand. J. clin. Lab. Invest. **29** (1972) 247.
168. LAURELL, C.-B.: Scand. J. clin. Lab. Invest. **29** (Suppl. 124) (1972) 21.
169. LAURELL, C.-B.: Scand. J. clin. Lab. Invest. **29** (Suppl. 124) (1972) 71.
170. LAURELL, C.-B., S. ERIKSSON: Scand. J. clin. Lab. Invest. **15** (1965) 132.
171. LAURELL, C.-B. et al.: Scand. J. clin. Lab. Invest. **21** (1968) 337.
172. LAURELL, C.-B. et al.: Clin. Sci. Molec. Med. **52** (1977) 457.
173. LAURELL, C.-B. et al.: Acta paediat. Scand. **63** (1974) 855.
174. LELLOUCH, J. et al.: Clin. chim. Acta **95** (1979) 337.
175. LIEBERMAN, J. et al.: JAMA **217** (1971) 1198.
176. LIEBERMAN, J. et al.: Science **175** (1972) 63.
177. LIEBERMAN, J. et al.: Am. Rev. resp. Dis. **113** (1976) 31.
178. LIEBERMAN, J. et al.: Chest **70** (1976) 532.
179. LIENER, I. E. et al.: Biochem. Biophys. Res. Commun. **51** (1975) 436.
180. LINNEKE, P. et al.: Ber. Ges. inn. Med. **9** (1975) 139.
181. MACHOVICH, R. et al.: Biochem. J. **167** (1977) 393.
182. MANCINI, G. et al.: Immunochemistry **2** (1963) 235.
183. MANILDI, E. R.: Clin. Chem. **18** (1972) 1019.
184. MARCROFT, J., I. M. NEWLANDS: Clin. chim. Acta **46** (1973) 399.
185. MARTIN, J.-P.: Pathol. Biol. **23** (1975) 521.
186. MARTIN, J.-P. et al.: Lancet **II** (1973) 845.
187. MARTIN, J.-P. et al.: Protides Biol. Fluids **23** (1976) 371.
188. MARTIN, J.-P. et al.: Humangenetik **30** (1975) 121.
189. MARTORANA, P. A., N. N. SHARE: Am. Rev. resp. Dis. **113** (1976) 607.
190. MATHESON, N. R., J. TRAVIS: Biochem. J. **159** (1976) 495.
191. MATHESON, N. R. et al.: Biochem. Biophys. Res. Commun. **88** (1979) 402.
192. MATHIS, R. K. et al.: New Engl. J. Med. **288** (1973) 59.
193. MATZEL, W. et al.: Dt. Gesundh.-Wesen **28** (1973) 344.
194. MERRY, A. H., D. R. DAVIES: Clin. chim. Acta **56** (1974) 249.
195. MEYN, M. S. et al.: Proc. Nat. Acad. Sci. USA **74** (1977) 1152.
196. MILLER, R. R. et al.: J. biol. Chem. **251** (1976) 4751.
197. MIYAKE, K. et al.: Jap. J. hum. Genet. **24** (1979) 55.
198. MOLL, F. C. et al.: J. biol. Chem. **233** (1958) 121.
199. MONAGHAN, J. et al.: Lancet. II (1973) 619.
200. MONDORF, W., M. KOLLMAR: Klin. Wschr. **47** (1969) 1055.

201. MORIN, T. et al.: Lancet I (1975) 250.
202. MOROI, M., M. YAMASAKI: Biochim. Biophys. Acta **359** (1974) 130.
203. MOROZ, S. P. et al.: Pediatrics **57** (1976) 232.
204. MOROZ, S. P. et al.: J. Pediat. **88** (1976) 19.
205. MORSE, J. O.: New Engl. J. Med. **299** (1978) 1045, 1099.
206. MOSER, K. M. et al.: J. Lab. clin. Med. **91** (1978) 214.
207. MÜLLER-Eberhard, H. J.: In: The Plasma Proteins. Structure, Function, and Genetic Control. **1**, F. W. PUTNAM (Hrsg.). 2. Aufl. Academic Press New York, San Francisco und London 1975, 393—432.
208. MURTHY, R. J., A. HERCZ: FEBS Letters **32** (1973) 243.
209. MUSIANI, P. et al.: Clin. chim. Acta **73** (1976) 56.
210. MYEROWITZ, R. L. et al.: Clin. chim. Acta **39** (1972) 307.
211. NACHMAN, R. L., P. C. HARPEL: J. biol. Chem. **251** (1976) 4514.
212. NAGELSCHMIDT, M. et al.: Biochim. Biophys. Acta **571** (1979) 105.
213. NEURATH, H.: In: Proteases and Biological Control. E. REICH, D. B. RIFKIN, E. SHEW (Hrsg.). Cold Spring Harbor Laboratory. Cold Spring Harbor, New York 1975, 51—64.
214. NOHL, M. et al.: Z. Kinderheilk. **113** (1972) 145.
215. NORMAN, P. S.: J. exp. Med. **108** (1958) 31.
216. P'BRIEN, M. L. et al.: J. Pediat. **92** (1978) 1006.
217. ODIÉVRE, M. et al.: Pediatrics **57** (1976) 226.
218. OELLERICH, M.: J. clin. Chem. clin. Biochem. **18** (1980) 197.
219. OHLSSON, K.: Scand. J. clin. Lab. Invest. **28** (1971) 13.
220. OHLSSON, K.: In: Neutral Proteases of Human Polymorphnuclear Leucocytes. Biochemistry, Physiology and Clinical Significance. K. HAVEMANN, A. JANOFF (Hrsg.). Urban & Schwarzenberg, Baltimore 1978, 167.
221. OHLSSON, K., I. OLSSON: Eur. J. Biochem. **42** (1974) 519.
222. OSSWALD, P. et al.: Mschr. Kinderheilk. **126** (1978) 659.
223. OWEN, M. C., R. W. CARRELL: Brit. Med. J. **1** (1976) 130.
224. OWEN, M. C. et al.: Biochim. Biophys. Acta **453** (1976) 257.
225. OWEN, M. C. et al.: FEBS Letters **88** (1978) 234.
226. PAJDAK, W., J. SZNAJD: Clin. chim. Acta **77** (1977) 98.
227. PANNELL, R. et al.: Biochemistry **13** (1974) 5439.
228. PIANTELLI, M. et al.: Eur. J. Pediat. **127** (1978) 101.
229. PITT, E., D. A. LEWIS: Brit. J. Pharmacol. **66** (1979) 454.
230. PHADKE, K. et al.: Biochem. Pharmacol. **28** (1979) 3671.
231. POULSEN, K. et al.: Biochim. Biophys. Acta **577** (1979) 1.
232. RASCHE, B., C. MIETENS: Atemwegs- und Lungenerkr. **4** (1978) 117.
233. REGOECZI, E. et al.: Biochem. J. **184** (1979) 399.
234. REICH, E., D. B. RIFKIN, E. SHAW (Hrsg.): Proteases and Biological Control. Cold Spring Harbor Laboratory. Cold Spring Harbor, New York 1975.
235. REINTOFT, I., I. E. HÄGERSTRAND: Human Path. **10** (1979) 419.
236. RIMON, A. et al.: J. biol. Chem. **241** (1966) 5102.
237. ROBINET-LÉVY, M., M. RIEUNIER: Rev. franc. Transfus. **15** (1972) 61.
238. RODRIGUEZ-SORIANO, J. et al.: Acta paediat. scand. **67** (1973) 793.
239. ROLL, D. et al.: Biochim. Biophys. Acta **532** (1978) 171.
240. ROSENBERG, R. D.: Fed. Proc. **36** (1972) 10.
241. SAPOLSKY, A. J. et al.: J. clin. Invest. **58** (1976) 1030.
242. SARIS, N.-E. et al.: Scand. J. clin. Lab. Invest. **29** (1972) 249.
243. SCHARPÉ, S. et al.: Biochem. J. **153** (1976) 505.
244. SCHMECHTA, H., G. GESERICK: Dt. Gesundh.-Wesen **27** (1972) 1089.
245. SCHMUTZLER, S. et al.: Dt. Gesundh.-Wesen **34** (1979) 457.
246. SCHREIBER, G.: In: Biological Functions of Proteinases. H. HOLZER und H. TSCHESCHE (Hrsg.). Springer Verlag, Berlin u. Heidelberg 1979, 150.
247. SCHULTZE, H. E., J. F. HEREMANS: Molecular Biology of Human Proteins with Special Reference to Plasma Proteins. 1. Elsevier Publishing Company, Amsterdam, London und New York 1966.
248. SCHULTZE, H. E. et al.: Klin. Wschr. **40** (1962) 427.
249. SCHULTZE, H. E. et al.: Z. Naturforsch. **10b** (1955) 463.
250. SCHUURS, A. H. W. M., B. K. VAN WEEMEN: Clin. chim. Acta **81** (1977) 1.
251. SCHWICK, H.-G., H. HAUPT: Angew. Chem. **92** (1980) 83.
252. SHARP, H. L.: Hosp. Pract. **6** (1971) 83.

253. SHARP, H.: Gastroenterol. **70** (1976) 611.
254. SHARP, H. L. et al.: J. Lab. clin. Med. **73** (1969) 934.
255. SHOCHAT, D. et al.: J. biol. Chem. **253** (1978) 5630.
256. SHOTTON, D.: In: Proteinase Inhibitors. H. FRITZ und H. TSCHESCHE (Hrsg.). De Gruyter, Berlin und New York 1971, 47.
257. SINGER, A. D. et al.: J. Pediat. **88** (1976) 87.
258. SKREDE, S. et al.: Scand. J. clin. Lab. Invest. **35** (1975) 399.
259. STARKEY, P. M., A. J. BARRETT: Biochem. J. **131** (1973) 823.
260. STARKEY, P. M., A. J. BARRETT: Biochem. J. **155** (1976) 265.
261. STAUD, R. D. et al.: Atemwegs- u. Lungenkrankh. **6** (1980) 23.
262. STEINER, D. F., W. KEMMLER, H. S. TAGER, A. H. RUBENSTEIN, A. LERNMARK, H. ZÜHLKE: In: D. B. RIFKIN und E. SHAW (Hrsg.). Cold Spring Harbor Laboratory. Cold Spring Harbor, New York 1975, 531—549.
263. STOCKERT, R. J. et al.: Science **186** (1974) 365.
264. STUART, J. F., A. M. KELLY: Clin. Chem. **21** (1975) 949.
265. STUDD, J. W. W. et al.: J. Obstet. Gynecol. **114** (1972) 582.
266. SUN, T. et al.: Ann. Clin. Lab. Sci. **10** (1980) 149.
267. SVEGER, T.: New Engl. J. Med. **294** (1976) 1316.
268. SVEGER, T.: Pediatrics **62** (1978) 22.
269. TALAMO, R. C. et al.: Science **181** (1973) 70.
270. TANABE, T. et al.: J. biol. Chem. **254** (1979) 1038.
271. TRAVIS, J. et al.: Fed. Proc. **33** (1974) 1917.
272. TSCHESCHE, H.: Angew. Chem. **13** (1974) 10.
273. VAN DEN BROEK, W. G. M. et al.: Hum. Genet. **34** (1976) 17.
274. WARD, A. M. et al.: Hum. Hered. **27** (1977) 292.
275. WEISSMANN, S. (Hrsg.): Mediators of Inflammation. Plenum Press, New York und London 1974.
276. WERNER, M.: Clin. Chim. Acta **25** (1969) 299.
277. WERNER, M., G. COHNEN: Clin. Sci. **36** (1969) 173.
278. WIENS: Münch. med. Wschr. **54** (1907) 2637.
279. WIENS: Dtsch. Arch. klin. Med. **91** (1907) 456.
280. WIMAN, B., D. COLLEN: J. biol. Chem. **254** (1979) 9291.
281. WIMAN, B. et al.: Eur. J. Biochem. **87** (1978) 143.
282. WINKELMANN, U., H. STORM: Z. med. Labor.-Diagn. **21** (1980) 89.
283. WINTZER, G. et al.: Lab. Med. **4** (1980) 134.
284. WUHRMANN, R., CH. WUNDERLY: Die Bluteiweißkörper des Menschen. Schwabe & Co-Verlag, Basel und Stuttgart, 1957.
285. YOSHIDA, A., T. MEGA: Arch. Biochem. Biophys. **195** (1979).
286. YOSHIDA, A. et al.: Am. J. hum. Genet. **31** (1979) 564.
287. YOSHIDA, A. et al.: Am. J. hum. Genet. **29** (1977) 233.
288. YU, S.-D., J. C. GAN: Int. J. Biochem. **9** (1978) 107.

7. α-1-Antichymotrypsin (α-1-AChT)

von Hilko JAKOBI

7.1. Bezeichnung
7.2. Allgemeine Charakterisierung
7.3. Physikochemische Charakterisierung
7.4. Biochemische Charakterisierung
7.4.1. Verteilungsräume, Verteilungscharakteristik
7.4.2. Funktion
7.4.3. Physiologische Einflußfaktoren
7.5. Pathobiochemie
7.6. Diagnostische Wertigkeit
7.6.1. Gegenüberstellung von α-1-Antichymotrypsin mit Parametern vergleichbarer Aussage
7.7. Analytik
7.8. Referenzbereiche
7.9. Präanalytische Faktoren
7.10. Zusammenfassung
Literatur

7.1. Bezeichnung

Die Bezeichnung α-1-Antichymotrypsin wurde von HEINBURGER und HAUPT 1965 vorgeschlagen (6). Die ältere Bezeichnung ist α-1-X-Glykoprotein (SCHULTZE, HEIDE und HAUPT 1962).
Empfohlene Abkürzung: α-1-AChT.

7.2. Allgemeine Charakterisierung

α-1-Antichymotrypsin gehört in die Gruppe der sogenannten „akute-Phase-Proteine". Es ist ein Glykoprotein und vermag Enzyme zu hemmen. Neben dem α-1-Antichymotrypsin, das spezifisch gegen Chymotrypsin gerichtet ist, enthält das menschliche Plasma noch α-1-Antitrypsin und α-2-Makroglobulin, die Trypsin und Chymotrypsin inhibieren (Protease-Inhibitoren).

7.3. Physikochemische Charakterisierung

α-1-Antichymotrypsin ist ein ungewöhnlich kohlenhydratreiches Protein. Der Kohlenhydratanteil beträgt 26,8 %. Es handelt sich hierbei hauptsächlich um Hexosen 11 %, Acetylhexosamin 8 %, Acetylneuraminsäure 7 % und Fucose 0,8 % (6). Das Molekulargewicht wurde mit 68000 bestimmt (6, 7). In der Elektrophorese wandert das α-1-Antichymotrypsin in der α-1-Fraktion (7). Besonders auffällig ist, daß dieses Glykoprotein kein Cystin enthält, womit die stabilisierenden Schwefelbrücken wegfallen (6). Es ist instabil im sauren Milieu (pH 5) und bei höheren Temperaturen (30 min bei 56 °C) (6). Sedimentationskonstante $S_{20,w}^{1\%} = 3{,}9$ (6).

7.4. Biochemische Charakterisierung

7.4.1. Verteilungsräume, Verteilungscharakteristik

Der Syntheseort für α-1-AChT ist unbekannt. α-1-Antichymotrypsin ist im Serum (6, 7), Speichel (14), Nabelschnurblut (19), Tränenflüssigkeit (22), Bronchialsekret (11) und im Harn (2) nachweisbar. Im Speichel und in der Tränenflüssigkeit werden die Konzentrationen wie im Serum gefunden. Das Nabelschnurblut enthält signifikant weniger α-1-Antichymotrypsin als das Blut der Mutter (19). Im Fetus beträgt der Gehalt nur 2 % der Norm des Erwachsenen (16). Die Erwachsenenwerte werden innerhalb einer Woche nach der Geburt erreicht (10).

7.4.2. Funktion

Die biologische Funktion des α-1-Antichymotrypsins ist unbekannt. Es reagiert bei akuten Phasen und ist im Sinne von HITZIG

als Akute-Phase-Protein einzuteilen (7, 10, 11). α-1-Antichymotrypsin ist ein Enzyminhibitor (11). Seine Aufgabe besteht wahrscheinlich in einem Schutz der Schleimhäute (11). So vermag das α-1-Antichymotrypsin basische Proteine der Granulozyten zu binden, die extrazellulär während der Phagozytose freigesetzt werden (11). Es ist in vivo wahrscheinlich kein primärer Chymotrypsininhibitor. OHLSSON konnte nachweisen, daß eine Komplexbildung zwischen Rinderchymotrypsin und Human-α-1-Antichymotrypsin erst eintritt, wenn die Sättigung des Serums mit Chymotrypsin mehr als 60% erreicht (12). α-1-Antichymotrypsin hemmt nur chymotrypsin-ähnliche und nicht elastaseähnliche Proteasen (17). So ist es im Gegensatz zu α-2-Makroglobulin nicht befähigt, bakterielle Proteinasen von *Pseudomonas aeroginosa*, die bei der proteolytischen Spaltung von Immunglobulinen eine Rolle spielen (im Zusammenhang mit Mittelohrerkrankungen untersucht), zu hemmen (8).
Über die Funktion des Akute-Phase-Proteins α-1-Antichymotrypsin im Tumorgewebe besteht noch keine Klarheit. Es ist denkbar, daß Proteaseinhibitoren wie α-1-Antichymotrypsin die Proteolyse auf den Herd des malignen Geschehens begrenzen und vor einem unkontrollierten Einbruch proteolytischer Prozesse in die Gefäße mit systematischer Ausbreitung bewahren (21). α-1-Antichymotrypsin kann möglicherweise zu den DNS-bindenden Proteinen gehören (9).

7.4.3. Physiologische Einflußfaktoren

Die α-1-Antichymotrypsinkonzentration hängt wahrscheinlich auch mit dem Ernährungsstand zusammen. So wurde nachgewiesen, daß Kinder, die eine proteinreiche Nahrung aufnehmen, signifikant höhere Werte haben als Kinder, die wenig Proteine erhalten (15).

7.5. Pathobiochemie

Als Folge pathologischer Veränderungen bzw. im Zusammenhang mit Krankheiten lassen sich wesentliche Verschiebungen der Konzentration von α-1-Antichymotrypsin feststellen. So ist in der „akut entzündlichen Phase“ ein hoher und schneller Anstieg nachweisbar. Bereits in den ersten 8 Stunden nach Krankheitsbeginn steigt die Konzentration im Serum auf das Doppelte bis Dreifache der Norm an. Der Anstieg geht parallel mit der vermehrten Granulozytenbildung (11). Aus malignen Tumoren konnte mit Perchlorsäure ein Protein eluiert werden, das immunchemisch als α-1-Antichymotrypsin identifiziert wurde (13). Leukämiezelleluate enthalten α-1-Antichymotrypsin, während normale Leukozyteneluate dieses Protein nicht enthalten (3).

7.6. Diagnostische Wertigkeit

Die Bestimmung des α-1-Antichymotrypsin ist heute noch wenig verbreitet, so daß nur geringe Fakten zur diagnostischen Wertigkeit bekannt sind. Bei akuter und chronischer Bronchitis werden erhöhte Werte von α-1-Antichymotrypsin gefunden (4, 11). Bei diesen Erkrankungen ist das Bronchialsekret besonders reich an Granulozytenproteasen. Damit einher geht ein hoher Anstieg des Proteaseinhibitors.
Patienten mit rheumatoider Arthritis zeigen einen signifikanten Anstieg von α-1-Antichymotrypsin (2). Auch bei der zystischen Fibrose liegt eine Erhöhung vor (20). α-1-Antichymotrypsin ist ein Indikator für den Grad der Entzündung bei akuter Salpingitis und ist geeignet als Parameter bei der Beurteilung entzündlicher Reaktionen, deren Ausbreitung und Intensität (10). Bei Patienten mit Verbrennungen findet man je nach Schweregrad eine Erhöhung der Konzentration von α-1-Antichymotrypsin im Harn. Die vermehrte Ausscheidung ist bei leichten Verbrennungen bis zu 7 Tagen und bei schweren Verbrennungen über 7 Tage hinaus nachweisbar. In Fällen mit schweren Verbrennungen ist auffällig, daß das α-1-Antichymotrypsin in der zweidimensionalen Elektrophorese als Doppelpeak erscheint (2). Steigende Bedeutung erlangt die Be-

stimmung des α-1-Antichymotrypsin in der Verlaufskontrolle neoplastischer Erkrankungen. Bei radikal operativ entfernten Karzinomen und Malignomen deutet ein Wiederanstieg des α-1-Antichymotrypsin auf ein Rezidiv- oder Metastasenwachstum hin (21).
Signifikant erniedrigte Werte von α-1-Antichymotrypsin wurden bei chronischer Urticaria und beim angioneurotischen Ödem nachgewiesen (5). Im Speichel von Patienten mit chronisch obstruktiver Bronchitis wurden niedrige Werte gefunden (14). Neugeborene mit idiopatischem Atemnotsyndrom haben am 1. Lebenstag eine erniedrigte Konzentration von α-1-Antichymotrypsin, während sich ab 2. Tag die Werte bereits der Norm des Erwachsenen nähern (16).

7.6.1. Gegenüberstellung von α-1-Antichymotrypsin und Parametern vergleichbarer Aussage

Die Proteine der akuten Phase reagieren unterschiedlich schnell nach Krankheitsbeginn mit einer Konzentrationssteigerung. Empfindlichster Parameter ist das C-reaktive Protein. Wenig später steigt bereits das α-1-Antichymotrypsin an, welches gut mit dem sauren α-1-Glykoprotein korreliert (10). Die Reaktion von α-1-Antitrypsin während der akut entzündlichen Phase ist langsamer als die von α-1-Antichymotrypsin. Bei der chronisch obstruktiven Lungenerkrankung korreliert der Anstieg von α-1-Antichymotrypsin gut mit dem Anstieg von α-1-Antitrypsin. Ein Mangel an α-1-Antichymotrypsin wurde hier im Serum nicht gefunden (4). Die Unabhängigkeit im Konzentrationsverhalten in Folge genetischer Varianten könnte das α-1-Antichymotrypsin als zuverlässigeren Akute-Phase-Parameter erscheinen lassen. Darüber liegen jedoch noch keine ausreichenden Kenntnisse vor.

7.7. Analytik

α-1-Antichymotrypsin wurde bisher immunchemisch bestimmt durch:

— radiale Immunodiffusion (18)
— Elektroimmunodiffusion (10)

7.8. Referenzbereich

Im Serum des Erwachsenen werden normalerweise 0,3—0,6 g/l α-1-Antichymotrypsin nachgewiesen (7).

7.9. Präanalytische Faktoren

In der zugänglichen Literatur fanden sich keine Angaben zu präanalytischen Faktoren.

7.10. Zusammenfassung

— α-1-Antichymotrypsin ist ein Glykoprotein der α-1-Fraktion.
— Es gehört zur Gruppe der „akute-Phase"-Proteine und ist ein Enzyminhibitor.
— α-1-Antichymotrypsin läßt sich als Parameter bei der Beurteilung entzündlicher Reaktionen, deren Ausbreitung und Intensität, einsetzen.
— Als Bestimmungsmethode sollte möglichst ein wenig zeitkonsumierendes Verfahren, wie z. B. die Elektroimmunodiffusion eingesetzt werden, damit das Ergebnis zur Beurteilung der akuten Phase innerhalb kurzer Zeit vorliegt.

Literatur

1. Brackertz, D. et al.: Ann. Rheum. Dis. **34** (1975) 225—230.
2. Coombes, E. J. et al.: Clin. chim. Acta **95** (1979) 201—209.
3. Cotropia, J. P. et al.: Ann. N.Y. Acad. Sci. Vol. **276** (1976) 146—164.
4. Cox, W. D. et al.: Amer. Rev. Resp. Dis. **113** (1976) 601—606.
5. Doeglas, H. M. G., E. Bleumink: Arch. Derm. **111** (1975) 979—985.
6. Heinburger, N., H. Haupt: Clin. chim. Acta **12** (1965) 116—118.
7. Hitzig, W. H.: Plasmaproteine. Springer-Verlag, Berlin—Heidelberg—New York, 1977.

8. Kastenbauer, E. R., K. Hochstrasser: Laryng. Rhinol. Otol. Grenzgeb. **55** (1976) 36—42.
9. Kroll, J. et al.: Biochim. Biophys. Acta **434** (1976) 490—501.
10. Laurell, C.-B.: The Plasma Proteins Vol. I, Ed. by Putnam, F. Academic Press, New York, 1975.
11. Ohlsson, K., U. Akesson: Clin. Chim. Acta **73** (1976) 285—291.
12. Ohlsson, K.: Scand. J. clin. Lab. Invest. **28** (1971) 5—11.
13. Orjasaeter, H.: Acta Path. Microbiol. Scand. Sect. C. **84** (1976) 235—244.
14. Rasch, B. et al.: Respiration (Basel) **32** (1975) 340—354.
15. Schelp, F. P. et al.: Brit. J. Nutr. **35** (1976) 211—222.
16. Sveger, T., H. Ekelund: Acta Paediat. Scand. (Uppsala) **64** (1975) 763—769.
17. Schmidt, W., K. Havemann: Hoppe-Seylérs Z. Physiol. Chem. **355** (1974) 1077—1082.
18. Shioda, Y. et al.: J. Jap. Diabet. Soc. **19** (1976) 290—296.
19. Talamo, R. C. et al.: Behring Inst. Mitt. Nr. 58 (1975) 46—49.
20. Weeke, B. et al.: Dan. Med. Bull. **23** (1976) 155—160.
21. Wintzer, G. et al.: Internist **21** (1980) 181—188.
22. Zirm, M. et al.: Albrecht v. Gräfes Arch. Ophtal. **198** (1976) 89—94.

8. α-2-Makroglobulin (α-2-M)

von Anneli UHLEMANN

8.1. Bezeichnung
8.2. Allgemeine Charakterisierung
8.3. Physikochemische Charakterisierung
8.3.1. Molekulare Eigenschaften und Struktur
8.3.1.1. Zusammensetzung und Struktur
8.3.1.2. Elektrophoretische Eigenschaften
8.3.2. Physikochemische Konstanten
8.3.3. Löslichkeit
8.4. Biochemische Charakterisierung
8.4.1. Syntheseort
8.4.2. Verteilungsräume und Verteilungscharakteristik
8.4.3 Syntheserate und Halbwertzeit
8.4.4. Elimination und Abbau
8.4.5. Allgemeine Wirkung von α-2-M als Proteinaseinhibitor
8.4.5.1. α-2-M und Gerinnung
8.4.5.2. α-2-M und Fibrinolyse
8.4.5.3. Bindung von Metallen
8.4.5.4. Transport von Proteohormonen
8.4.5.5. Wirkung von α-2-M auf immunologische Prozesse
8.5. Pathobiochemie
8.5.1. Verhalten von α-2-M in der akuten Phase
8.5.2. Verhalten von α-2-M beim Diabetes mellitus
8.5.3. α-2-M und nephrotisches Syndrom
8.5.4. Verhalten von α-2-M bei Lebererkrankungen
8.5.5. Verhalten von α-2-M bei anderen Erkrankungen
8.5.6. Wirkung von Steroid-Hormonen auf die Serum-α-2-M-Konzentration
8.5.7. Verteilungsstörungen von α-2-M
8.5.8. Störungen der Proteinaseinhibitorfunktion von α-2-M
8.6. Diagnostische Wertigkeit
8.7. Analytik
8.8. Referenzbereiche
8.9. Präanalytische Faktoren
8.10. Zusammenfassung
Literatur

8.1. Bezeichnung

α-2-Makroglobulin (α-2-M) ist auch mit den folgenden Synonyma bezeichnet worden: crystallizable α-2-glycoprotein; seromucoide α-2 de Schultze; heat-labile-glycoprotein; Sα-2-globulin (114).

8.2. Allgemeine Charakterisierung

α-2-Makroglobulin ist ein Glykoprotein und das quantitativ dominierende Eiweiß der α-2-Fraktion. α-2-M-Homologe, die Antigen-verwandt sind, aber eine unterschiedliche elektrophoretische Mobilität haben, wurden in verschiedenen Mammaliern gefunden. α-2-M besitzt eine Vielzahl physiologisch wichtiger Eigenschaften. Als einzigartig kann sein breites Wirkungsspektrum als Proteinaseinhibitor angesehen werden. Es hat bei der Aufrechterhaltung des hämostatischen Gleichgewichtes durch seinen Einfluß auf Gerinnung und Fibrinolyse Bedeutung und besitzt Transportfunktionen für Hormone und Ionen.

8.3. Physikochemische Charakterisierung

8.3.1. Molekulare Eigenschaften und Struktur

8.3.1.1. Zusammensetzung und Struktur

Die Angaben über das Molekulargewicht von α-2-M schwanken zwischen 620000 bis 820000 (57, 77, 107, 177, 182). Als repräsentativ für das native Molekül wird in der neueren Literatur ein Molekulargewicht von 725000 bzw. 780000 angesehen. In denaturierenden Reagenzien kann α-2-M in Dimere vom Molekulargewicht 370000 gespalten werden (57, 107), die durch nicht-kovalente Bindungen zum nativen Molekül assoziieren. Die Dimeren bestehen aus zwei Untereinheiten mit einem Molekulargewicht von 185000 und sind durch Disulfidbrücken miteinander verbunden (80, 107). Nach neueren Untersuchungen (209) darf angenommen werden, daß alle 4 Monomere im α-2-M identisch oder zumindest sehr ähnlich sind. Obwohl α-2-M ein gut untersuchtes Protein ist, sind die Kenntnisse über die Primärstruktur gering.

SCHULTZE (185), FRÉNOY et al. (57) und RAZZAFINALAHEO et al. (168) fanden hinsichtlich der Zahl der N- bzw. C-terminalen Reste unterschiedliche Werte, woraus verschiedene Hypothesen zur chemischen Struktur der Untereinheiten abgeleitet wurden, die jedoch nicht aufrecht erhalten werden konnten. SWENSON u. HOWARD (209) fanden mit Hilfe der EDMAN-Technik die folgenden Sequenzen: NH_2-Ser-Val-Ser-Gly-Lys-Pro-Glu-Tyr-Met-Val-Leu-Val-Pro und die C-terminale Anordnung Ile-Phe-(Ala, Tyr)-(Glu, Val)-Leu-COOH.

Über die Aminosäurenzusammensetzung von menschlichem α-2-M liegen Untersuchungen von DUNN u. SPIRO (45), SOTTRUP u. JENSEN (199) und SWENSON u. HOWARD (209) vor. Für α-2-M ist ein genetisch bedingter Polymorphismus beschrieben worden, der durch autosomale Allele bestimmt wird (26, 58). Die Angaben über den Anteil der Kohlenhydrate im α-2-M schwanken zwischen 8,0 und 13,7% (46, 88, 89, 114, 182, 186). Auf die Hexosen Galaktose bzw. Mannose entfallen 1,36 bzw. 2,07%. Der Anteil an Hexosamin beträgt 3,94% und der an Neuraminsäure 1,80%. Der Anteil an Fucose liegt bei etwa 0,2% (46, 88). Die Bindung der Kohlenhydrate mit den Peptidketten erfolgt in Form größerer Oligosaccharid-Einheiten (74, zusammenfassende Darstellung). Charakteristisch ist auch für α-2-M die Bindung zwischen der reduzierenden Gruppe des N-Acetylglukosamins und der Amidgruppe des Asparagins. Je Molekül wurden 31 derartige Einheiten gefunden (46). Die Oligosaccharid-Einheiten von α-2-M müssen dem komplexen Grundtyp zugeordnet werden, der neben N-Acetylglukosamin und Mannose (einfacher Typ) noch Galaktose, Fucose und Neuraminsäure enthält (105).

8.3.1.2. Elektrophoretische Eigenschaften

Menschliches α-2-M zeigt die elektrophoretischen Eigenschaften eines α-2-Globulins. Im Gegensatz dazu haben die Homologen aus Mammaliern vorwiegend α-1-Mobilität (33, 101, 193).

Nach Elektrophorese in Agarosegel (64) bzw. Stärke oder Polyacrylamidgel-Elektrophorese (15) wurden Einzel- und auch Doppelbanden gefunden, die bei Re-Elektrophorese nachweisbar blieben. Diese unterschiedlichen Mobilitäten wurden als „S"-Form (slow) bzw. „F"-Form (fast) bezeichnet (15, 201). Bei hochgereinigtem α-2-M konnte nur die „S"-Form isoliert werden (15), die unter bestimmten Bedingungen in die „F"-Form übergeht (64). Der Übergang ist mit Strukturveränderungen verbunden (16), die zu einer Änderung im IEP von 5,1 bei freiem auf 6,0 beim α-2-M-Proteinasekomplex führen (160). BARRETT u. SALVESEN (15) diskutieren die unterschiedlichen elektrophoretischen Mobilitäten von α-2-M an einem Modell unterschiedlicher räumlicher Anordnung der Monomeren.

8.3.2. Physikochemische Konstanten

Sedimentationskonstante:
19,4—20,0 (114, 134, 182, 186)
Diffusionskoeffizient ($D^0_{20,w}$):
$2{,}4 \times 10^{-7}$ cm² sec⁻¹ (182)
Viskositätszahl (n):
0,057—0,068 (182, 186)
elektrophoretische Mobilität:
$4{,}2 \times 10^{-5}\ cm^2\ V^{-1}\ sec^{-1}$ (186)
Extinktionskoeffizient ($E_{280\ nm}$):
8,1 (114)
Reibungsverhältnis ($f:f_0$):
1,43 (114)
isoelektrischer Punkt:
5,1—5,4 (160, 182)

8.3.3. Löslichkeit

α-2-M ist unlöslich in:
— 25%igem Äthanol (pH 5,7; Ionenstärke 0,09)
— 1,2—1,8 M Ammoniumsulfat (pH 7,0)

— 0,0065 M wäßriger Rivanol-Lsg. (pH 8,0)
— 0,6 M Perchlorsäure
— 0,15 M Trichloressigsäure
— 0,2—0,4% Kalziumchloridlösung (pH 7,0).

8.4. Biochemische Charakterisierung

8.4.1. Syntheseort

α-2-M wird bei Mensch und Tier hepatisch (29, 70, 88, 114, 188) und extrahepatisch (40, 54, 70, 114, 165) gebildet.

Während einige Autoren die Leber für den einzigen Syntheseort halten, wird ihr von anderer Seite eine quantitativ untergeordnete Syntheseleistung zugesprochen (114). Erhöhte α-2-M-Werte bei Leberzirrhosen (24, 38, 54, 96, 180) — bei gestörter Proteinsynthese — sowie Versuche mit Organkulturen sind Beweis für eine extrahepatische Synthese (40. 54, 70, 114, 165).

α-2-M wird auch von Lymphozyten des peripheren Blutes gebildet (102, 175, 213, 215), und ist auf deren Oberfläche lokalisiert (102, 132, 191). Eine Vielzahl anderer Zelltypen wie Fibroblasten, Monocyten und Megakaryocyten sind ebenfalls in der Lage α-2-M zu synthetisieren (23, 97, 140, 141, 152, 216).

8.4.2. Verteilungsräume und Verteilungscharakteristik

α-2-M ist im Plasma und im interzellulären Raum im Verhältnis 3:1 (126a) enthalten. Im Fetus ist es schon nach 4 Wochen nachweisbar, wo es von der Leber und Blutzellen gebildet wird (70, 103). Unter physiologischen Bedingungen konnte α-2-M in geringen Konzentrationen in verschiedenen anderen Körperflüssigkeiten, wie in der Synovia, der Gallenflüssigkeit, in den Sekreten des Magen-Darm-Traktes und der Speicheldrüsen, im Liquor cerebrospinalis, Urin und Seminalplasma gefunden werden (114, 123, 143, 188).

8.4.3. Syntheserate und Halbwertzeit

Unter der Voraussetzung des steady state wird nach Einbeziehung des intravasalen α-2-M-Gehaltes eine Syntheserate von 437 bis 703 mg/d angegeben. Die Regulation der Synthese ist unbekannt (126a). Die Abbaurate beträgt 6,2—8,6%/d. Die Halbwertzeit soll zwischen 192—267 h liegen (51, 118).

8.4.4. Elimination und Abbau

Vorwiegend am Tier durchgeführte Untersuchungen zeigen, daß für die Entfernung aus der Zirkulation und den Abbau des α-2-M die Leberzellen und das retikuloendotheliale System verantwortlich sind. Dem Kohlenhydratanteil des α-2-M kommt dabei eine wichtige Bedeutung zu (21, 109, 115, 137).

Es wird vermutet, daß die nach Abspaltung der Neuraminsäure entstehenden Asialoglykoproteine auf der Oberfläche der Lymphozyten in die Leber gelangen (87). In dieser werden die Glykoproteine an der Oberflächenmembran der Hepatozyten an Rezeptoren gebunden (202). Ein Membranprotein, das die terminalen Galaktosylreste der Glykoproteine bindet, wurde beschrieben (98, 115, 116). Es scheint für die selektive und schnelle Entfernung der Asialoglykoproteine aus der Zirkulation verantwortlich zu sein (12).

Ein weiterer Mechanismus der Elimination und des Abbaus von α-2-M erfolgt über den α-2-M-Protease-Komplex. Es wird selektiv durch die Zellen des retikulo-endothelialen Systems aufgenommen (112, 113, 157, 159).

Die Halbwertszeit des Komplexes wird mit 6—10 Minuten angegeben (157, 159, 216). Aus Untersuchungen an Zellkulturen geht hervor, daß neben v. KUPFFER'schen Zellen auch andere Zelltypen in der Lage sind, α-2-M Protease-Komplexe aufzunehmen (44, 162, 216). Die Aufnahme erfolgt durch eine selektive Bindung des Komplexes, wobei die Konformationsänderung des gebundenen α-2-M-Komplexes eine Rolle spielt. Die Membranbindungsstellen reagieren nicht mit freiem α-2-M, und auch der Proteaseanteil hat keinen spezifischen Einfluß. Von einer Zelle werden pro Stunde $1{,}03 \times 10^6$ Mol des α-2-M-Protease-Komplexes aufgenommen. Der intrazelluläre Abbau verläuft nach einer Reaktion 1. Ordnung. Die Halbwertszeit wird mit 1,6 h angegeben (216).

8.4.5. Allgemeine Wirkung von α-2-M als Proteinaseinhibitor

α-2-M kann auf Grund seiner geringen Spezifität als einer der universellsten Proteinaseinhibitoren angesehen werden (16, 50, 61, 80, 84, 121, 127, 134, 163, 172, 187, 220). Es hemmt Carboxyl-, Thiol-, Serin- und Metallproteasen (82) und ist gegenüber Proteasen unterschiedlichster Substratspezifität aktiv (209). Exopeptidasen und nicht-proteolytische Hydrolasen werden von α-2-M nicht gehemmt (200). Die Bindung der Proteinase an α-2-M führt zum Verlust ihrer proteolytischen Aktivität gegenüber großen Proteinmolekülen. Die esterolytische- und Amidaseaktivität sowie die Aktivität gegenüber synthetischen Substraten bleibt zumindest teilweise erhalten (61, 61, 84, 124, 172, 173). Das kritische Molekulargewicht soll bei etwa 1000 liegen (172), doch wurden bei in vitro Versuchen auch verschiedene größere Proteine durch das an α-2-M gebundene Trypsin hydrolysiert. Die Zahl der pro Mol α-2-M gebundenen Enzymmoleküle wird mit 1—3 angegeben (16, 62, 100, 172). Nach neueren Untersuchungen kann angenommen werden, daß pro Mol α-2-M (MW 725000) 2 Mol Enzym gebunden werden (164, 200, 209).

Die Kenntnisse über den Mechanismus der Wechselwirkung zwischen Enzym und Inhibitor haben sich erst in den letzten Jahren verdichtet. Nach der „trap“-Theorie erfolgt die Bindung des Enzyms an α-2-M in einem Zweistufenprozeß (16):

$$E + \alpha\text{-2-M} \rightleftharpoons E\,\alpha\text{-2-M}' \qquad (1)$$

$$E\,\alpha\text{-2-M}' \rightarrow E\,\alpha\text{-2-M} \qquad (2)$$

Im 1. Teilschritt erfolgt der proteolytische Angriff des Enzyms auf α-2-M. Dieser Schritt ist reversibel und kann durch kompetitive Substrate oder Inhibitoren gehemmt werden. Das Enzym bleibt dabei aktiv. Der 2. Teilschritt ist durch eine Konformationsänderung des proteolytisch modifizierten α-2-M gekennzeichnet, in deren Folge das Enzym von α-2-M-Molekül eingeschlossen wird. Für die Bindungsrate zwischen α-2-M und Trypsin wurde ein Wert von 1,5 $(\pm 0{,}5) \times 10^{-7}$ M s^{-1} ermittelt. Er zeigt, daß diese Reaktion sehr schnell verläuft. Die Bindung des Enzyms an α-2-M führt zu einer sterischen Hinderung zwischen gebundenem Enzym und Substrat bzw. Inhibitor oder Antikörpern, obwohl das aktive Zentrum der Enzyme nicht direkt in die Bindung mit dem α-2-M einbezogen wird (153, 182).

Trotz der großen Variationen im Mechanismus und in den Substratspezifitäten kann angenommen werden, daß die Bindungsstelle im α-2-M für alle Proteasen die gleiche ist. Vorsättigung von α-2-M mit irgendeiner Protease verhindert die Bindung einer anderen (16, 176, 200). Die Bindung des Enzyms an α-2-M ist irreversibel und nur eine Denaturierung des α-2-M-Moleküls führt zur Abspaltung des Enzyms (1, 13, 122, 156, 177). Während nach der „entrappment“-Theorie (16) die Irreversibilität der Bindung von Enzymen an α-2-M mit den verschiedenen Strukturen des Inhibitors („S“- und „F“-Form, Abschn. 3.1.2.) erklärt wird und kovalente Bindungen nicht voraussetzt, wollen andere Autoren diese durch ihre Ergebnisse bestätigt sehen (80, (81).

8.4.5.1. α-2-M und Gerinnung

Als Inhibitor von Thrombin spielt α-2-M eine Rolle im Gerinnungsprozeß, wenngleich dem „Antithrombin“ quantitativ eine größere Bedeutung zugeschrieben werden muß (3, 4, 8, 9, 60, 62, 104, 124, 127, 203, 204). Im Gegensatz zur allgemein bekannten universellen Inhibitorwirkung von α-2-M werden außer Thrombin alle anderen Serin-Proteasen durch α-2-M nicht gehemmt (36, 154). Von der Gesamtinhibitoraktivität des Plasmas entfallen nach in vitro-Untersuchungen 75% auf die Aktivität des „Antithrombins“ und 25% auf die von α-2-M (3). Die Verhältnisse im menschlichen Blut sollen zugunsten des α-2-M Thrombin-Komplexes verschoben sein (194). Die proteolytische Aktivität gegenüber Substraten mit niedrigem Molekulargewicht bleibt beim α-2-M-Thrombin-Komplex erhalten. Fibrinogen soll durch den α-2-M-Thrombin-Komplex nicht umgesetzt werden (3, 120, 211). Daraus wurde verschiedentlich die Schlußfolgerung abgeleitet, daß der α-2-M-Thrombin-Komplex keine Rolle bei der Fibrinbildung der intravasalen Gerinnung spielt. Im Gegensatz dazu stehen Ergebnisse, nach denen auch der α-2-M-Thrombin-Komplex eine geringe Aktivität gegenüber Fibrinogen besitzt, was auf Grund der Größe des Fibrinogenmoleküls (MW = 340000) erstaunlich ist (172).

8.4.5.2. α-2-M und Fibrinolyse

Neben seinem Einfluß auf die Gerinnung greift α-2-M auch in die Fibrinolyse ein und damit wird seine große Wirkungsvielfalt erneut unterstrichen. Seine physiologische Rolle in diesem Prozeß ist noch in der Diskussion. Plasmin ist unter physiologischen Bedingungen nicht im zirkulierenden Blut nachweisbar (60), da es sehr schnell von Antiplasmin (41, 59, 138, 151) und wahrscheinlich α-2-M inhibiert wird (8, 9, 62, 104, 150, 187). Dem Antiplasmin wird dabei unbestritten die prädominante Rolle zugeordnet und es sind noch weitere Inhibitoren bekannt. α-2-M greift neben seiner inhibierenden Wirkung auf Plasmin als einer der Inhibitoren der Aktivität der Urokinase über den extrinsic Weg in die Fibrinolyse ein (10, 11, 59, 86, 155). Als Inhibitor des Plasmakallikreins ist es wahrscheinlich auch über den intrinsic Weg an der Regelung der Fibrinolyse beteiligt (42, 60, 167). Im Gegensatz zur allgemein bekannten irreversiblen Bindung zwischen α-2-M und Proteasen ist die Bindung mit Urokinase und Kallikrein reversibler Natur (214). Dieser Besonderheit wird eine physiologische Bedeutung zugeordnet (60). Als dissoziabler Komplex könnte hier ein natürliches fibrinolytisches Reservoir bestehen.

8.4.5.3. Bindung von Metallen

α-2-M ist neben Albumin eines der menschlichen Plasmaproteine, das Zink bindet (22, 161, 219):

Gesamtzink: 835 ± 91 μg/l
Albumin-geb. Zn: 679 ± 83 μg/l
α-2-M-geb. Zn: 156 ± 27 μg/l (180)

In Normalseren werden 73 (±3) μg Zink pro g Makroglobulin gebunden. Die Menge des an α-2-M gebundenen Zinks ist nicht konstant, sie steigt mit der Anzahl der Makroglobulinliganden an (180). Besonders unter pathologischen Bedingungen wird dem α-2-M eine große Bedeutung für den internen Zinkaustausch zugeordnet (22, 34, 180). Neben Zink soll α-2-M noch weitere Spurenelemente binden können (22, 190).

8.4.5.4. Transport von Proteohormonen

Die Bindung zwischen α-2-M und Proteohormonen galt lange als umstritten.

Bei Untersuchungen mit ^{131}J-markiertem Insulin wurde eine Fraktion isoliert, die α-2-M und insulinartige Aktivität besitzt und daraus geschlußfolgert, daß α-2-M Insulin binden kann und dessen Transportprotein ist (111, 127). Im Gegensatz dazu stehen jedoch Ergebnisse, bei denen nach Zugabe von α-2-M in insulinhaltige Lösungen in entsprechenden Testverfahren weder die biologische noch die immunologische Aktivität des Insulins verändert ist (117). Andere Autoren interpretieren aus ihren Ergebnissen, daß α-2-M und Insulin assoziieren können, aber keine spezifische Bindungen vorliegen (67, 71). Die Wechselwirkung verläuft mit einer konstanten aber geringen Geschwindigkeit. Bei steigenden Insulin- oder α-2-M-Konzentrationen wurde eine Zunahme der Bindungsgeschwindigkeit beobachtet. Bei einem Diabetikerserum mit hohem Antikörpertiter wurde beobachtet, daß die Bindung von ^{131}J-Insulin an α-2-M gehemmt ist (47). Bei fluoreszenzmikroskopischen Untersuchungen wurde nachgewiesen, daß α-2-M und Insulin zusammen in das gleiche Zellkompartiment aufgenommen werden (131).

Über die Wechselwirkung zwischen α-2-M und Wachstumshormon liegen ähnliche Ergebnisse vor, wie sie für Insulin diskutiert worden sind. Auch hier wurde über die Bindung an α-2-M berichtet (75), doch soll diese quantitativ eine untergeordnete Rolle spielen (6). Nach Ganrot (65) soll ein Zusammenhang zwischen erhöhten α-2-M-Werten und dem Transport von Wachstumshormonen bei Kindern bestehen.

Für den Nervenwachstumsfaktor aus Mäusen ist eine große Affinität zu α-2-M verschiedener Spezifität (Mensch, Pferd) beschrieben worden. Durch die Bindung des endogenen Wachstumsfaktors an α-2-M soll dessen Halbwertszeit verlängert werden (74).

8.4.5.5. Wirkung von α-2-M auf auf immunologische Prozesse

Über die Lokalisation von α-2-M auf der Oberflächenmembran von Lymphozyten hat es einen Einfluß auf die Bildung und den Umsatz von immunkompetenten Zellen. Nach Röntgenbestrahlung von Tieren wird die Regenerierung von Lymphozyten und Granulozyten durch α-2-M gefördert (198). Es erhöht das Thymuswachstum (25) und stellt die humorale Immunität dieser Tiere teilweise wieder her (10, 133, 179).

Aus einigen zum Teil gegensätzlichen Ergebnissen mit Lymphozytenkulturen ist bekannt, daß α-2-M auch die Reaktivität von immunkompetenten Zellen beeinflußt. α-2-M bindet verschiedene Mitogene (Phytohämagglutinin (139)) und Endotoxine (225). In Mitogen-stimulierten Kulturen bewirken hohe Dosen an α-2-M eine Hemmung der DNS- und RNS-Synthese (37, 83, 106), während niedrige Konzentrationen stimulierend wirken (83). Auf Lymphozytenmischkulturen wirkt α-2-M in physiologischen Konzentrationen in der Anfangsphase als Inhibitor. Man nimmt an, daß das Protein an der Zelloberfläche absorbiert ist und dadurch die Reaktion hemmt. Zwischen dem Effekt und der Enzyminhibitoraktivität besteht keine Korrelation (106). Es ist weiterhin bekannt, daß α-2-M die antigeninduzierte Freisetzung des Makrophageninhibitionsfaktors (MIF) aus sensibilisierten Lymphozyten hemmt und in der Lage ist, schon freigesetzte Mengen dieses Faktors zu binden (57).

8.5. Pathobiochemie

Eine hereditäre Defektpathoproteinämie ist für α-2-M nicht bekannt (4, 206, 212). Seine Pathobiochemie ist vorwiegend durch Synthese- und Verteilungsstörungen gekennzeichnet. In geringem Umfang sind auch α-2-M bedingte Funktionsstörungen aufgeklärt worden. Unter pathologischen Bedingungen (z. B. bei Entzündungen) kann α-2-M durch die erhöhte Permeabilität der Gefäße in die Gewebe diffundieren, in denen es in freier Form sowie im Komplex mit Proteasen vorliegt (1). Der Enzym-α-2-M-Komplex ist unter diesen Bedingungen beständiger als in der Zirkulation und er ist aktiv gegenüber niedermolekularen Verbindungen (z. B. toxische Peptide). Neben seiner Wirkung auf die extrazelluläre proteolytische Aktivität bei Gerinnung und Fibrinolyse hat es bei Entzündungen eine Bedeutung durch Inhibierung von Proteasen aus Granulozyten und anderen Zellen (200). α-2-M hemmt als einziger Plasmaproteininhibitor auch exogene Proteasen aus Schlangen (220), einigen pathogenen Bakterien und Pilzen (16, 91, 135). Dadurch werden unter anderem die Lungengewebe vor dem Angriff verschiedener Proteasen geschützt (108, 140, 169).

8.5.1. Verhalten von α-2-M in der akuten Phase

Die Zugehörigkeit von α-2-M zu den akute-Phase-Proteinen ist sehr umstritten. Bei akuten Entzündungen sind Synthese- und Verteilungsstörungen bekannt. Während die Serumkonzentration an α-2-M z. T. signifikant erhöht ist (Myokardinfarkt (22)), treten bei anderen Krankheitsbildern wie postoperatives Trauma oder Verbrennungen normale oder nur leicht veränderte Werte auf (43, 51, 114, 128, 129, 221, 222, 223). Auf Grund dieser Ergebnisse gibt es eine Reihe von Autoren, die α-2-M nicht zu den akute-Phase-Proteinen rechnen (94, 96, 103, 183, 221, 222), während eine andere Gruppe dies befürwortet (49, 51, 73, 114, 190, 191).
Die Schwierigkeit bei der Erfassung der Zusammenhänge zwischen Krankheitsbild und Serumkonzentration an α-2-M sei am Beispiel von Patienten mit thermischen Trauma gezeigt (43). Nach Eintritt der Verbrennung steigt die vaskuläre Permeabilität innerhalb weniger Stunden an, so daß α-2-M die Strombahn verläßt. Die Konzentration steigt hier um das 5fache an. Obwohl die Abbaurate schon in der Frühphase der Erkrankung um etwa 50 % steigt und eine ständige Abgabe von α-2-M durch die Wunde erfolgt, bleibt die intravasale Konzentration relativ

konstant oder zeigt sogar eine leichte Erhöhung. Die Syntheseleistung ist also wesentlich größer als der Abbau des α-2-M. Dieses Ergebnis spricht für eine Zuordnung von α-2-M zu den akute-Phase-Proteinen.

8.5.2. Verhalten von α-2-M beim Diabetes mellitus

Beim Diabetes mellitus ist eine signifikante Erhöhung der α-2-M-Konzentration im Serum zu verzeichnen (24, 38, 47, 63, 96, 103, 144, 147, 171, 191). Die Umsatzrate für Diabetiker wurde mit 22,8 mg/d bestimmt (144). Unter der Voraussetzung eines Stoffwechselgleichgewichts ist die beobachtete Konzentrationserhöhung die Folge einer gesteigerten Synthese (144). Der α-2-M-Anstieg ist auch bei juvenilen Diabetikern vorhanden und zeigt eine positive Korrelation zur Erkrankungsdauer (63). Stark erhöhte α-2-M-Werte wurden bei Patienten mit Retinopathien (38, 144) und Nephropathien (63) beobachtet. Zwischen dem Schweregrad der arteriosklerotischen Veränderungen der peripheren Gefäße und dem α-2-M-Gehalt wurde eine Beziehung gefunden (38), die aber von anderen Autoren nicht bestätigt wird (63).

8.5.3. α-2-M und nephrotisches Syndrom

Die Konzentration von α-2-M im Serum von Patienten mit nephrotischem Syndrom ist signifikant erhöht. Diese Veränderung wird von einigen Autoren nur als ein sekundärer Effekt betrachtet, der durch den chronischen renalen Verlust niedermolekularer Proteine und die selektive Retention von α-2-M durch die Niere bedingt ist (21, 39, 40, 99, 168, 189). Die Konzentrationserhöhung ist aber zu hoch, um allein durch diesen Mechanismus erklärt werden zu können (114). Verlängerte Halbwertszeiten, bzw. eine erhöhte Syntheserate sollten ebenfalls von Bedeutung sein (96, 114). α-2-M hat unter pathophysiologischen Bedingungen der Hypalbuminämie eine wichtige Bedeutung. Es kompensiert teilweise den unter diesen Bedingungen verminderten kolloidosmotischen Druck (22, 114). Bei Patienten mit nephrotischem Syndrom spielt α-2-M eine wichtige Rolle im hämostatischen Geschehen. Da Antithrombin III und α-1-Antitrypsin aus der Zirkulation verschwinden, ist α-2-M der wichtigste Thrombininhibitor (4, 127).

8.5.4. Verhalten von α-2-M bei Lebererkrankungen

Bei akuter Hepatitis und chronischen Lebererkrankungen (chronischer Hepatitis und Leberzirrhose) ist α-2-M signifikant erhöht (24, 35, 40, 49, 54, 66, 96, 142, 180, 191, 205, 206). Die Ursachen dieser Konzentrationsveränderung sind unbekannt. Bei Patienten mit dekompensierter Leberzirrhose wurde eine Beziehung zwischen α-2-M und dem Zinkstoffwechsel gefunden (69, 180). Der Gehalt an Albumin und Gesamtzink ist in Abhängigkeit vom Schweregrad der Erkrankung vermindert (110). Das gilt auch für die Menge des an Albumin gebundenen Zinks (219). Dagegen steigt der Gehalt des an α-2-M gebundenen Zinks mit der Erhöhung von α-2-M im Serum an. In Zirrhose-Seren waren 46,4% des Gesamtzinks an α-2-M gebunden, während in Normalseren nur 18% zu dieser Fraktion gehören. Da das Zink an α-2-M wesentlich fester gebunden wird als an Albumin (161, 218), wurde geschlußfolgert, daß unter den Bedingungen der Leberzirrhose die Menge des austauschbaren Zinks vermindert ist und dadurch ein Mangel für metabolische Prozesse entsteht (180, 207). Auch bei anderen Erkrankungen, die durch eine α-2-M-Erhöhung gekennzeichnet sind (nephrotisches Syndrom, Myokardinfarkt), wurde teilweise eine Zink-Defizienz nachgewiesen (22).

8.5.5. Verhalten von α-2-M bei anderen Erkrankungen

Veränderungen der Serum-α-2-M-Konzentration sind auch für einige hereditäre Stoffwechselerkrankungen bekannt geworden. Erhöhte α-2-M-Werte wurde bei Patienten mit ZOLLINGER-ELLISON-Syndrom, DOWN's-

Syndrom, Ataxia teleangiectasia gefunden. Zahlreiche chronische Erkrankungen und alle Virusinfektionen bewirken ebenfalls eine α-2-M-Vermehrung im Serum (5). Dazu zählen Agammanglobulinämie (103, 146), verschiedene Anämien (96), Agranulozytose (119), chronische Myelose (96), Lymphadenose (96), Pulmonalerkrankungen (34, 103), Ischämie (22), chronische Porphyrie (96), Hauterkrankungen (103, 130), Lupus erythematodes visc. (40). Auch einige maligne Erkrankungen, wie Morbus HODGKIN (205), primäres Lungenkarzinom (18), Bronchial- (96), Rectum- (96) und Prostatakarzinom (22) zeigen erhöhte Serum-α-2-M-Werte. Bei Nephritis (35, 221), Atheromatose (166) und Decubitalulcus (22) wurden normale Serum-α-2-M-Konzentrationen gefunden. Bei Plasmozytom (96, 103), Morbus WALDENSTRÖM (96), rheumatoider Arthritis (103, 146) und einigen malignen Erkrankungen wurden so gegensätzliche Ergebnisse publiziert, daß eine Zuordnung nicht möglich ist.

8.5.6. Wirkung von Steroid-Hormonen auf die Serum-α-2-M-Konzentration

Bei der Einnahme von oralen Hormonpräparaten (kontrazeptive Steroide) kommt es zu signifikanten Veränderungen der Plasmaproteinkonzentrationen (95, 126). Neben α-2-M sind besonders die Transport- und Lipoproteine vermehrt. Ähnlich, aber nicht identisch, wird das Plasmaproteinmuster während der Schwangerschaft verändert. Den Östrogenen wird eine dominierende Wirkung auf das Gleichgewicht des Plasmaprotein-Musters zugeschrieben (126). Im Hinblick auf die Antiplasminaktivität von α-2-M wird im Zusammenhang mit der Einnahme von oralen Kontrazeptiva eine Beziehung zur Thromboseneigung diskutiert (95).

8.5.7. Verteilungsstörungen von α-2-M

Durch den Anstieg der Gefäßpermeabilität kommt es unter pathologischen Bedingungen zu Verteilungsstörungen von α-2-M (200). Es wurde in einigen pathologischen Flüssigkeiten nachgewiesen, wie Pleura- und Peritonealergüssen (30, 31, 160, 173) und Ascites (158). α-2-M ist am Entzündungsherd angereichert und dort sowohl in freier Form als auch im Komplex mit Proteasen wirksam (30, 31, 173). Das Auftreten von α-2-M neben IgM und β-Lipoprotein im Liquor cerebrospinalis wird als echte Konstellation einer Störung der Blut-Liquor-schranke angesehen (19, 72, 184).

8.5.8. Störungen der Proteinase-inhibitorfunktion von α-2-M

Neben den beschriebenen Störungen der Synthese und Verteilung von α-2-M sind verschiedene Krankheiten durch eine veränderte Proteaseinhibierung gekennzeichnet.

Dem Trypsin-α-2-M-Komplex soll unter den Bedingungen der akuten hämorrhagischen Pankreatitis eine pathogenetische Bedeutung zukommen (172). Diese Theorie ist aus Ergebnissen von in vitro Untersuchungen abgeleitet. α-2-M bildet bevorzugt mit Trypsin Komplexe. Durch die Komplexbildung ist Trypsin vor der Inhibierung durch α-1-Antitrypsin geschützt. Da die akute hämorrhagische Pankreatitis oft mit einer disseminierten intravasculären Koagulopathie assoziiert ist, wird vermutet, daß der α-2-M-Trypsin-Komplex auch das Koagulationssystem aktiviert (172). Der Gehalt von ungebundenem α-2-M im Serum ist bei akuter Pankreatitis stark vermindert und kann sogar völlig verschwinden (48, 212).

Aus Pleuraergüssen von Patienten mit chronischer Pankreatitis konnte ein α-2-M isoliert werden, das inaktiv ist und nur mit einem „Trypsin-artigen"-Enzym einen Komplex bildet. Dieses abnormale inaktive α-2-M ist antigenisch mit normalem α-2-M identisch und entsteht während der chronischen Pankreatitis (31). In der Synovialflüssigkeit von Osteoarthritispatienten fehlte bei 60% die Inhibitoraktivität von α-2-M, obwohl es im Serum aktiv war. Es wird vermutet, daß der Krankheitsverlauf durch eine Modifizierung des α-2-M oder eine „Maskierung" der inhibierenden Eigenschaften begünstigt wird (197).

8.6. Diagnostische Wertigkeit

α-2-M wird zu den akute-Phase-Proteinen gezählt (114), obwohl es nicht das typische Verhalten der zu dieser Gruppe gehörenden Proteine zeigt. In Anbetracht der zumeist unspezifischen Erhöhungen und seiner vielseitigen Funktionen im Stoffwechsel ist α-2-M als Einzelparameter für diagnostische Zwecke nur wenig aussagefähig. In ausgewählten Fragestellungen, wie bei der Klärung der elektrophoretischen α-2-Globulinerhöhung und beim Verdacht auf gesteigerte Proteaseaktivierung, kann die α-2-M-Bestimmung eine wichtige Information liefern. In der Verlaufskontrolle des nephrotischen Syndroms widerspiegelt die α-2-M-Konzentration die Auswirkung der Proteinurie auf die Verteilung der Serumproteine (40). Erwähnenswert ist α-2-M als Parameter bei der Erkennung der Selektivität der Proteinausscheidung über die Niere (114, 178, 195).

8.7. Analytik

Die am häufigsten angewandten Methoden zur Bestimmung von α-2-M sind im folgenden zusammengestellt:

einfach radiale Immundiffusion (RID)	(7, 19, 24, 38, 40, 52, 53, 62, 66, 78, 129, 144, 166, 170, 196)
einfache lineare Immundiffusion (LID)	(14)
Elektroimmundiffusion (EID)	(63, 184, 192)
zweidimensionale Immunelektrophorese (ZIE)	(205)
Polyakrylamidelektrophorese (PADE)	(55, 93)
immunchemische photometrische Proteinbestimmung (IPM)	
— Nephelometrie	(35, 119, 183, 189)
— Lasernephelometrie	(27)
Radioimmunoassay (RIA)	(140)
enzymatische Bestimmung der Trypsin-Protein-Esterase-Aktivität (TPE)	(61, 62, 173)

Die hohen Serum-α-2-M-Konzentrationen ermöglichen die Anwendung relativ unempfindlicher Methoden. Wegen des geringen technischen Aufwandes und der guten Präzision wird α-2-M im allgemeinen mittels einfacher radialer Immunodiffusion bestimmt. Mit RID, Lasernephelometrie und der Bestimmung der TPE-Aktivität werden gut übereinstimmende Werte gefunden (27, 65). Für α-2-M-Bestimmungen im Bereich geringer Konzentrationen (z. B. im Liquor cerebrospinalis) ist neben Radioimmunassay die Anwendung der Elektroimmundiffusion zu empfehlen. Dabei werden auch ohne Konzentrierung die sehr kleinen Mengen von 3—5 mg/l erfaßt (192).

8.8. Referenzbereiche

Unter Vernachlässigung einiger extremer Literaturangaben (38, 65) wurden für Erwachsene folgende Referenzbereiche für α-2-M gefunden:

♂ 1,5 —3,5 g/l
♀ 1,75—4,2 g/l
(7, 24, 35, 40, 49, 54, 66, 73, 96, 103, 144, 180, 205, 206).

Neben dem Geschlecht sind bei der Beurteilung der α-2-M-Konzentration auch andere Einflußfaktoren wie Alter (35, 65, 129) und Rasse (196) zu berücksichtigen. Nabelschnurserum und Seren Neugeborener enthalten signifikant höhere α-2-M-Konzentrationen als Erwachsene (35, 103, 114, 181, 189, 206, 212). Auch bei Kleinkindern wurden 2,5-fach höhere Werte gefunden als bei Erwachsenen. Mit der Pubertät tritt ein Konzentrationsabfall ein, der etwa mit dem 30. Lebensjahr abgeschlossen ist (65). Die um etwa 20% höheren Werte bei weiblichen Erwachsenen steigen während der Schwangerschaft signifikant an (65, 114, 181). Über die Konzentrationsänderung von α-2-M im höheren Lebensalter liegen unterschiedliche Ergebnisse vor (76, 126a). Ethnographische Unterschiede wurden bei Vergleichsuntersuchungen zwischen weiblichen Kaukasiern und Chinesen festgestellt (103, 196). Nach körperlicher Anstrengung ist die α-2-M-Konzentration im Serum erhöht (78, 79).

8.9. Präanalytische Faktoren

Die Bestimmung von α-2-M soll möglichst aus frisch hergestellten Seren von Venenblut erfolgen (65, 196, 206). Bei einer Aufbewahrung der Seren um —20 °C bleibt der α-2-M-Gehalt über Monate konstant (65, 95).

Zu vermeiden ist:
— längeres Stehen bei Raumtemperatur, da hierbei Molekülaggregate entstehen sollen, die das Ergebnis verfälschen (206)
— Aufbewahrung bei 4 °C, da durch Umwandlung der „S"- in die „F"-Form die Proteaseinhibitoraktivität verloren geht (15)
— mehrfaches Gefrieren und Tauen, das eine Verminderung der α-2-M-Konzentration bewirkt (196)
— Lyophilisierung, die eine teilweise Unlöslichkeit hervorruft (206).

8.10. Zusammenfassung

α-2-Makroglobulin (α-2-M) ist ein Plasmaglykoprotein mit einem Molekulargewicht von 725000, das aus zwei identischen Dimeren besteht. α-2-M besitzt die elektrophoretische Eigenschaft eines α-2-Globulins. Bei der Elektrophorese wurden zwei Formen [„S" (slow) und „F" (fast)] gefunden, die funktionelle Bedeutung haben. α-2-M wird hepatisch und extrahepatisch synthetisiert. Normalseren enthalten im Mittel 2,4 (♂) bzw. 2,9 (♀) g/l.
Die Entfernung des α-2-M aus der Zirkulation und der Abbau erfolgen vorwiegend über die Zellen des retikulo-endothelialen Systems. α-2-M kann auf Grund seiner geringen Spezifität als einer der universellsten Proteinaseinhibitoren angesehen werden. Es hat durch seine unspezifische Inhibitoraktivität Einfluß auf die Gerinnung und Fibrinolyse. Ihm werden Transportfunktionen für Proteohormone zugeschrieben. α-2-M bindet einen Teil des Zinks im Plasma und führt unter bestimmten pathologischen Bedingungen auf Grund veränderter Zinkbindungsanteile zu einer Zink-Defizienz. Seine Pathochemie ist vorwiegend durch Synthese- und Verteilungsstörungen gekennzeichnet. Die Zugehörigkeit zu den akute-Phase-Proteinen ist umstritten. Bei Diabetes mellitus, nephrotischem Syndrom und Lebererkrankungen steigt die α-2-M-Serumkonzentration signifikant an. Da Erhöhungen auch bei zahlreichen anderen Krankheiten bekannt sind, kommt dem α-2-M zur Zeit keine diagnostische Wertigkeit zu.

Literatur

1. Abe, S., Y. Nagai: Biochim. Biophys. Acta **278** (1972) 125—132.
2. Abe, S., Y. Nagai: J. Biochem., Toyko, **73** (1973) 897—900.
3. Abildgaard, U.: Thromb. Diath. Haemorrh. **21** (1969) 173.
4. Abildgaard, U.: The Physiological Inhibitors of Coagulation and Fibrinolysis Hrsg. Collen, D., Wiman, B., Verstraete, M., Elservier/ North Holland (1979).
5. Acquembourg, P. C.: Immunelectrophoresis, 2nd Ed. Karger, Basel (1975).
6. Adham, N. et al.: Arch. Biophys. Biochim. **132** (1969) 175.
7. Adham, N. F. et al.: J. Lab. clin. Invest. **71** (1968) 271.
8. Aly, F. W. et al.: Klin. Wschr. **39** (1961) 610.
9 Ambrus, C. M. et al.: Amer. J. Physiol. **199** (1960) 491.
10. Aoki, N., T. Kawano: Amer. J. Physiol. **223** (1972) 1334.
11. Aoki, N. et al.: Thrombos. and Haemostasis **39** (1978) 22.
12. Aswell, G., A. G. Morell: Adv. Enzymol. **41** (1974) 99.
13. Aubry, M., J. Bieth: Biochim. Biophys. Acta **438** (1976) 221—230.
14. Bachmann, G. W. et al.: Schweiz. Med. Wschr. **100** (1970) 937.
15. Barrett, A. J., G. S. Salvesen: The Physiol. Inhibitors of Coagulation and Fibrinolysis. Hrsg. Collen, D., Wiman, B., Verstraete, M., Elsevier/North Holland (1979).
16. Barrett, A. J., P. M. Starkey: Biochem. J. **133** (1973) 709—724.
17. Barrett, A. J., P. M. Starkey, E. A. Munn: Proc. Vth Bayer Symp. Proteinase Inhibitors Hrsg. Fritz, H., Tschesche, H., Green, L. J., Truscheit, E., Springer-Verlag, Berlin—Heidelberg—New York (1974).

18. BATA, J. et al.: Ann. Biol. Clin. (Paris) **35** (1977) 297—305.
19. BAUER, H. J., A. GOTTESLEBEN, K. WARECKA: Quantitative Immunchemie der Liquorproteine, Zukunft der Neurologie. Hrsg. BAUMER, H. G., G. THIEME Verlag Stuttgart (1967) 200.
20. BAUMSTARK, J. S.: Biochim. Biophys. Acta **207** (1970) 318.
21. BAYNES, J. W., F. WOLD: J. Biol. Chem. **251** (1976) 6016.
22. BEAN Mc, L. D. et al.: Clin. Chim. Acta **50** (1974) 43.
23. BECKER, C. G., P. C. HARPEL: J. exp. Med. **144** (1976) 1.
24. BECKER, W. et al.: Z. klin. Chem. klin. Biochem. **6** (1968) 113.
25. BERENBLUM, J. M. et al.: Nature **217** (1968) 857.
26. BERG, K., A. G. BEARN: J. exp. Med. **123** (1966) 379.
27. BERGMANN, K. CH., R. WIESNER: Dt. Gesundheitswesen **33** (1978) 855.
28. BERMAN, M. B.: 7th Annual Red Cross Symp. Hrsg. A. R. LISS, Inc. N.Y. (1976) 225.
29. BERNACKI, R. J., H. B. BOSMANN: Eur. J. Biochem. **33** (1973) 49—58.
30. BIETH, J., T. KLUMPF: Biochim. Biophys. Acta **439** (1976) 363—367.
31. BIETH, J., P. METAIS: Clin. Chim. Acta **22** (1968) 639.
32. BISERTE, G. et al.: Clin. Chim. Acta **6** (1961) 833.
33. BOFFA, G. A. et al.: C. R. Soc. Biol. (Paris) **159** (1965) 1342.
34. BOYETT, J. D., J. F. SULLIVAN: metabolism **19** (1970) 148—157.
35. BROSE, K.: Diss. Univ. Göttingen (1961).
36. CHAN, J. Y. C. et al.: B. B. Res. Commun. **74** (1977) 150.
37. CHASE, P. S.: Cell Immunology **5** (1972) 544—554.
38. CLEVE, H. et al.: Diabetologia **4** (1968) 48.
39. CLEVE, H. et al.: Dtsch. Arch. klin. Med. **204** (1957) 393—408.
40. CLEVE, H., G. STROHMEYER: Klin. Wschr. **45** (1967) 1051.
41. COLLEN, D.: Eur. J. Biochem. **69** (1976) 209.
42. CONNELL, D. J.: J. Clin. Invest. **51** (1972) 1611.
43. CROCKSON, R. A. et al.: Clin. Chim. Acta **14** (1966) 435.
44. DEBANNE, M. T. et al.: Biochim. Biophys. Acta **411** (1975) 295.
45. DUNN, J. T., R. G. SPIRO: J. Biol. Chem. **242** (1967) 5549—5556.
46. DUNN, J. T., R. G. SPIRO: J. Biol. Chem. **242** (1967) 5556.
47. DARR, H. K., E. KABLEE: Z. Physiol. Chemie **352** (1971) 629.
48. DYCE, B. J., B. J. HAVERBACK: Amer. J. Gastroenterol. **34** (1960) 481.
49. EBELING, H.: Münch. Med. Wschr. **119** (1977) 1481.
50. EDDELAND, A.: Hoppe-Seyler's Z. Physiol. Chemie **360** (1979) 145—149.
51. FARROW, S. P., S. BAAR: Clin. Chim. Acta **46** (1973) 39—48.
52. FATEH-MOGHADAM, A. et al.: Klin. Wochenschr. **51** (1973) 494—505.
53. FATEH-MOGHADAM, A. et al.: Klin. Wochenschr. **48** (1970) 116.
54. FEHER, J. et al.: Z. inn. Med. **28** (1973) 418—420.
55. FELGENHAUER, K.: Clin. Chim. Acta **27** (1970) 305—312.
56. FORD, W. H. et al.: Clin. exp. Immunol. **15** (1973) 169.
57. FRÉNOY, J. P. et al.: J. Biol. Chem. **252** (1977) 1129—1133.
58. GALLANGO, M. L., O. CASTILLO: J. Immunogenetics **1** (1974) 147.
59. GALLIMORE, M. J.: Brit. J. Haematol. **31** (1975) 217.
60. GALLIMORE, M. J.: The Physiological Inhibitors of Coagulation and Fibrinolysis. Hrsg. COLLEN, D., WIMAN, B., VERSTRAETE, M., Elsevier/North Holland (1979).
61. GANROT, P. O.: Clin. Chim. Acta **14** (1966) 493.
62. GANROT, P. O.: Clin. Chim. Acta **16** (1967) 328—330.
63. GANROT, P. O. et al.: Acta endocr. **55** (1967) 537.
64. GANROT, P. O., C. B. LAURELL: Clin. Chim. Acta **14** (1966) 137.
65. GANROT, P. O., B. SCHERSTÉN: Clin. Chim. Acta **15** (1967) 113.
66. GAULT, M. H. et al.: Clin. Chem. **16** (1970) 925.
67. GEERLING, H., O. V. SIREK: Canad. J. Physiol. Pharmacol **43** (1965) 885.
68. GEOKAS, M. C. et al.: J. Biol. Chem. **252** (1977) 61—67.
69. GIROUX, E. L.: Biochem. Med. **12** (1975) 258—266.
70. GITLIN, D., A. BIASUCCI: J. Clin. Invest. **48** (1969) 1433.
71. GJEDDE, F.: Acta physiol. scand. **70** (1967) 69.

72. GLASNER, H., CH. WENIG: Klin. Wschr. **51** (1973) 806.
73. GÖTZ, H.: Serumproteine. Hrsg. ENGELHARDT, V. A. und LOMMEL, H., Verlag Chemie (1974).
74. GOTTSCHALK, A.: Glycoproteins; Their composion, structure and function, Elsevier Publ. Company, Amsterdam—London—New York 1966.
75. HADDEN, D. R., T. E. PROUT: Nature **202** (1964) 1342.
76. HAFERKAMP, O. et al.: Klin. Wschr. **44** (1966) 725.
77. HAMAGUCHI, H.: Amer. J. Hum. Genet. **21** (1969) 440—456.
78. HARALAMBIE, G.: Clin. Chim. Acta **27** (1970) 475—479.
79. HARALAMBIE, G., J. KEUL: Experientia (Basel) **26** (1970) 959.
80. HARPEL, P. C.: J. exp. Med. **138** (1973) 508—521.
81. HARPEL, P. C., M. B. HAYES: The Physiological Inhibitors of Coagulation and Fibrinolysis. Hrsg. COLLEN, D., WIMAN, B., VERSTRAETE, M., Elsevier/North Holland (1979).
82. HARTLEY, B. S.: Ann. Rev. Biochem. **29** (1960) 45—72.
83. HAVEMANN, K. et al.: Z. ges. exp. Med. **153** (1970) 297—307.
84. HAVERBACK, B. J. et al.: J. clin. Invest. **41** (1962) 972.
85. HAYES, M. B., C. P. HARPEL: The Physiological Inhibitors of Coagulation an Fibrinolysis. Hrsg. COLLEN, D., WIMAN, B., VERSTRAETE, M., Elsevier/North Holland (1979).
86. HEDNER, U., M. J. NILSON: Acta med. scand. **189** (1971) 185.
87. HEIDE, K.: BEHRING-Inst. Mitt. **55** (1974) 168—176.
88. HEIDE, K., H. G. SCHWICK: Angew. Chemie **85** (1973) 803—815.
89. HEIMBURGER, N., H. HAUPT, G. H. SCHWICK: Proc. Int. Res.-Conf. on Proteinase Inhibitors Hrsg. FRITZ, H., TSCHESCHE, H., München (1971).
90. HIGHSMITH, R. F.: The Physiological Inhibitors of Coagulation and Fibrinolysis. Hrsg. COLLEN, D., WIMAN, B., VERSTRAETE, M., Elsevier/North Holland (1979).
91. HAUSTRASSER, K. et al.: HOPPE SEYLER'S Z. Physiol. Chemie **354** (1973) 1013—1016.
92. HOERDER, M. et al.: Enzymes Health Dis., Inaug. Sci. Meet. Int. Soc. Clin. Enzymol. (1977) 160—163.
93. HOFFMEISTER, H., K. SCHÜTT: Dt. med. Wschr. **97** (1972) 1464—1466.
94. HORNE, C. H. W. et al.: BEHRING-Inst. Mitt. **58** (1975) 50—53.
95. HORNE, C. H. W. et al.: Lancet (1970/I) 49.
96. HOUSLEY, J.: J. clin. Pathol. **21** (1968) 27.
97. HOVI, T. et al.: J. exp. Med. **145** (1977) 1580.
98. HUDGIN, R. L. et al.: J. Biol. Chem. **249** (1974) 5536.
99. JACOBSON, K.: J. clin. Lab. Invest. **7** (1957) 14.
100. JAMES, K.: BEHRING-Inst. Mitt. **57** (1975) 32.
101. JAMES, K.: Immunlogy **8** (1965) 55—61.
102. JAMES, K.: Immunlogy **8** (1965) 61.
103. JAMES, K. et al.: Clin. Chim. Acta **14** (1966) 207.
104. JAMES, K. et al.: Biochim. Biophys. Acta **133** (1967) 374.
105. JAMIESON, G. A. et al.: J. Biol. Chem. **246** (1971) 3686.
106. JOHANNSEN, R. et al.: BEHRING-Inst. Mitt. **54** (1974) 33—44.
107. JONES, J. M. et al.: Biochem. J. **127** (1972) 187.
108. JUNOD, A. F., R. DEHALLER edit: Biochemical Pharmacology, Academic Press Inc. N.Y. (1975).
109. KALISH, F. et al.: J. Biol. Chem. **254** (1979) 4475.
110. KALLAI, L. et al.: Schweiz. med. Wschr. **101** (1971) 643—646.
111. KALLEE, E. et al.: Acta isotop. (Padova) **3** (1963) 239—268.
112. KATAYAMA, K., T. FUJITA: Biochim. Biophys. Acta **336** (1974) 165.
113. KATAYAMA, K., T. FUJITA: Biochim. Biophys. Acta **336** (1974) 178—190.
114. KAWAI, T.: Chemical aspects of the plasma proteins, Springer-Verlag, Berlin—Heidelberg—New York (1973).
115. KAWASAKI, T., G. ASHWELL: J. Biol. Chem. **251** (1976) 1296.
116. KEEHAN, M. S., W. ROSNER: J. Biol. Chem. **252** (1977) 1895—1900.
117. KIEHAN, M. F. et al.: Clin. Chim. Acta **16** (1967) 215.
118. KLUTHE, R. et al.: Experientia (Basel) **22** (1966) 385.
119. KOCH, F., G. SCHWICK: Klin. Wschr. **43** (1965) 335.
120. KRAMER, H. et al.: Dt. Gesundh.-wesen **33** (1978) 199.
121. KREBS, G.: Biochemie **61** (1979) 559—565.
122. KREBS, G., Y. JACQUOT-ARMAND: Biochem. Biophys. Res. Comm. **55** (1973) 929—936.
123. KÜHN, R. A.: Immunelektrophoresefibel, VEB Gustav-Fischer-Verlag, Jena (1974) 32.
124. LANCHANTIN, G. F. et al.: Proc. Soc. Exp. Biol. Med. **121** (1966) 444—449.
125. LAURELL, C.-B.: Anal. Biochem. **15** (1966) 45.

126. Laurell, C.-B. et al.: Clin. Chim. Acta **25** (1969) 294—296.

126a. Laurell, C.-B., B. Lundh, B. Nosslin: Angewandte Klinische Chemie, Bratt-Institut für Neues Lernen, Goch (1980).

127. Lebreton de Vonne, T., H. Mouray: Clin. Chim. Acta **90** (1978) 83—85.

128. Lennert, K., H. Hupe: Med. Welt **24** (1973) 912.

129. Lennert, K. A.: Mschr. Kinderheilkunde **121** (1973) 151—154.

130. Margescu, S.: Arch. klin. exp. Derm. **227** (1966) 832.

131. Maxfield, F. R. et al.: Cell **14** (1978) 805—810.

132. McCormik, J. M. et al.: Nature New Biol. **246** (1973) 77.

133. McNeill, T. A.: Immunology **18** (1970) 49—59.

134. Mehl, J. W. et al.: Science **145** (1964) 821—822.

135. Merrit, G. C. et al.: J. Comp. Path. **81** (1971) 353—358.

136. Miesch, F. et al.: Ann. Biol. clin. (Paris) **26** (1968) 939.

137. Morell, A. G. et al.: J. Biol. Chem. **246** (1971) 1461.

138. Moroi, M., N. Aoki: J. Biol. Chem. **251** (1976) 5956.

139. Morse, J. H.: Immunology **14** (1968) 713—724.

140. Mosher, D. F. et al.: J. Clin. Invest. **60** (1977) 1036.

141. Mosher, D. F., D. A. Wing: J. Exp. Med. **143** (1976) 462—467.

142. Mowat, N. A. G. et al.: Acta haematol. (Basel) **52** (1974) 289—293.

143. Mroueh, A. M., N. F. Adham: Clin. Chim. Acta **28** (1970) 259—261.

144. Müller, H. E. et al.: Klin. Wschr. **48** (1970) 1280.

145. Müller, H. E. et al.: Z. Immunforschung **133** (1967) 366.

146. Müller, H. E. et al.: Dtsch. med. Wschr. **93** (1968) 120.

147. Müller, H. E. et al.: Dtsch. med. Wschr. **93** (1968) 216.

148. Müller, H. E. et al.: Dtsch. med. Wschr. **93** (1968) 1707.

149. Müllertz, S.: Biochem. J. **143** (1974) 273—283.

150. Müllertz, S.: The Physiological Inhibitors of Blood Coagulation and Fibrinolysis. Hrsg. Collen, D., Wiman, B., Verstraete, M., Elsevier/North Holland (1979).

151. Müllertz, S., J. Clemmensen: Biochem. J. **159** (1976) 545.

152. Nachman, R. L., P. C. Harpel: J. Biol. Chem. **251** (1976) 4514.

153. Nagasawa, S. et al.: J. Biochem. (Tokyo) 67 (1970) 821—832.

154. Østerud, B. et al.: Thrombos. Haemostas. **35** (1976) 295.

155. Ogston, D. et al.: Clin. Sci. **44** (1973) 73.

156. Ohlsson, K.: Scand. J. Clin. Lab. Invest. **28** (1971) 219—223.

157. Ohlsson, K.: Acta physiol. Scand. **81** (1971)

158. Ohlsson, K., M. Delshammar: In Dynamics of connective tissue macromolecules, Hrsg. Burleigh, P. M. C., A. P. Poole, North-Holland Publishing Co. Amsterdam—London (1979) 259.

159. Ohlsson, K., C.-B. Laurell: Clin. Sci. Mol. Med. **51** (1976) 87—92.

160. Ohlsson, K., G. Skude: Clin. Chim. Acta **66** (1976) 1—7.

161. Parisi, A. F., B. L. Vallee: Biochem. **9** (1970) 2420—2426.

162. Păunescu-Podeanu, A. et al.: Med. Interna **25** (1973) 17—24.

163. Peterkofsky, A. et al.: J. Immunology **76** (1956) 237—242.

164. Pochon, F. et al.: J. Biol. Chem. **253** (1978) 7496—7499.

165. Prunier, J. H. et al.: Proc. Soc. exp. Biol. **115** (1964) 1005—1007.

166. Rabaud, M. et al.: Clin. Chim. Acta **90** (1978) 53—60.

167. Ratnoff, O. D. et al.: J. exp. Med. **129** (1969) 315.

168. Razafimahaleo, F. et al.: Compt. Rend. (Ser. D) **269** (1969) 1567—1569.

169. Reich, E., D. Rifkin, E. Shaw: Proteases and biological control, Cold Spring Harbor, N.Y. (1975).

170. Reitinger, W.: Diss. Univ. Frankfurt/Main (1970).

171. Rentsch, I.: Med. Welt **20** (1969) 1779.

172. Rinderknecht, H., M. C. Geokas: Biochim. Biophys. Acta **295** (1973) 233.

173. Rinderknecht, H. et al.: Clin. Chim. Acta **28** (1970) 239.

174. Ronne, H. et al.: Biochem. Biophys. Res. Comm. **87** (1979) 330—336.

175. Roszman, T. L. et al.: Immunology **20** (1971) 1041.

176. Sakamoto, S. et al.: Proc. Soc. exp. Biol. Med. **139** (1972) 1038—1041.

177. Saunders, R. et al.: J. clin. Invest. **50** (1971) 2376—2383.

178. Scarpioni, L.: La Ricerca Clin. Lab. (Milano) **10** (1970) 114.

179. SHANTYR, V. I.: Radiobiologiya **19** (1979) 425—429.
180. SCHECHTER, P. J.: Europ. J. Clin. Invest. **6** (1976) 147.
181. SCHLAGETTER, K., G. SCHWICK: Z. Geburtshilfe Gynäkol. **157** (1961) 225.
182. SCHÖNENBERGER, M. et al.: Z. Naturforsch. **13b** (1958) 761.
183. SCHUMACHER, G., H. D. SCHLUMBERGER: Dtsch. med. Wschr. **88** (1963) 645.
184. SCHULLER, E. et al.: Clin. Chim. Acta **30** (1970) 73.
185. SCHULTZE, H. E. et al.: Klin. Wschr. **40** (1962) 427.
186. SCHULTZE, H. E. et al.: Z. Naturforsch. **10b** (1955) 463—473.
187. SCHULTZE, H. E., N. HEIMBURGER, K. HEIDE, H. HAUPT, K. STÖRIKO, H. G. SCHWICK: Proc. 9th Congr. europ. Soc. Haem&t. (1963) S. Karger, Basel, N.Y.
188. SCHULTZE, H. E., J. F. HEREMANS: Molecular biology of human proteins, Elsevier Publ. Co., Amsterdam (1966).
189. SCHULTZE, H. E., G. SCHWICK: Clin. Chim. Acta **4** (1959) 15—25.
190. SCHWICK, H. G.: Ann. Acad. Med. **7** (1978) 68.
191. SCHWICK, H. G., K. HEIDE, H. HAUPT: The glucoconjugats **1** (1977) 280. Section 1, Acad. Press. Inc. N.Y., San Franc. Ldn.
192. SCOTT, B. J., D. BURNETT: Clin. Chim. Acta **89** (1978) 475—478.
193. SELL, S.: Int. Arch. Allergy **38** (1970) 150—157.
194. SHAPIRO, S. S.: First Florence Conference on Haemostasis and Thrombosis, Abstract S. 22 (1977).
195. SHERMAN, R. L., E. L. BECKER: Nephron **8** (1971) 255.
196. SHORTRIDGE, K. F., J. D. ROBINSON: Clin. Chim. Acta **48** (1973) 221—223.
197. SHTACHER, G. et al.: Biochim. Biophys. Acta **303** (1973) 138—147.
198. SONNTAG, J. M. et al.: Radiat. Res. **45** (1971) 511—521.
199. SOTTRUP-JENSEN, L., T. M. STEPANIK, C. M. JONES, T. E. PETERSEN, S. MAGNUSON: The Physiological Inhibitors of Blood Coagulation and Fibrinolysis, Hrsg. COLLEN, D., WIMAN, B., VERSTRAETE, M., Elsevier/North Holland (1979).
200. STARKEY, P. M.: The Physiological Inhibitors of Blood Coagulation and Fibrinolysis. Hrsg. COLLEN, D., WIMAN, B., VERSTRAETE, M., Elsevier/North Holland (1979).
201. STARKEY, P. M., A. J. BARRETT: In: Proteinase in Mamalian Cells and Tissues, BARRETT, A. J. ed., North Holland Publ. (1977) 663.
202. STEER, C. J., R. CLARENBURG: J. Biol. Chem. **254** (1979) 4457.
203. STEINBUCH, M. et al.: Nature **216** (1967) 500.
204. STEINBUCH, M., P. LAMBIN, C. GRANIER, V. KICHENIN, A. GRANIER: The Physiological Inhibitors of Coagulation and Fibrinolysis, Hrsg. COLLEN, D., WIMAN, B., VERSTRAETE, M., Elsevier/North Holland (1979).
205. STEPHAN, W.: In: Serumproteine. Hrsg. ENGELHARDT, V. A. u. LOMMEL, H., Verlag Chemie (1974).
206. STÖRIKO, K.: Blut (München) **16** (1968) 200.
207. SULLIVAN, J. F., R. P. HEANEY: Amer. J. clin. Nutr. **23** (1970) 170—177.
208. SVEHAG, S. E. et al.: Science **158** (1967) 933.
209. SWENSON, R. P., J. B. HOWARD: J. Biol. Chem. **254** (1979) 4452—4456.
210. SZCZEKLIK, A.: Clin. Chim. Acta **25** (1969) 181.
211. SZCZEKLIK, A.: Clin. Chim. Acta **27** (1970) 339—346.
212. TALAMO, R. C. et al.: BEHRING-Inst. Mitt. **58** (1975) 46—49.
213. TUNSTALL, A. M., K. JAMES: Clin. exp. Immunol. **17** (1974) 697.
214. VAHTERA, E., K. HAMBERG: Biochem. J. **171** (1978) 767—770.
215. VAN FURTH, R. et al.: Immunology **11** (1966) 69.
216. VAN LEUVEN, F. et al.: Exp. Cell. Res. **117** (1978) 273.
217. VENGE, P. et al.: Scand. J. Clin. Lab. Invest. **35** (1975) 737—744.
218. VIKBLADH, I.: Scand. J. Clin. Lab. Invest. **3** (1951) 5—73.
219. WALKER, B. E. et al.: Gut **14** (1973) 943.
220. WERB, Z., M. C. BURLEIGH: Biochem. J. **139** (1974) 359—368.

9. Haptoglobin (Hp)

von Peter LINNEKE

9.1. Bezeichnung
9.2. Allgemeine Charakterisierung
9.3. Physikochemische Charakterisierung
9.3.1. Molekulare Eigenschaften und Struktur
9.3.2. Physikochemische Konstanten
9.3.3. Löslichkeit
9.3.4. Darstellung
9.4. Biochemische Charakterisierung
9.4.1. Syntheseort
9.4.2. Syntheserate
9.4.3. Verteilungsräume, Verteilungscharakteristik
9.4.4. Abbau und Halbwertzeit
9.4.5. Funktion
9.4.5.1. Hämoglobinbindung
9.4.5.2. Antiproteasewirkung
9.4.6. Physiologische Einflußfaktoren
9.5. Pathobiochemie
9.5.1. Pathobiochemische Vorgänge mit Verminderung der Hp-Konzentration
9.5.2. Pathobiochemische Vorgänge mit Erhöhung der Hp-Konzentration
9.6. Diagnostische Wertigkeit
9.6.1. Widerspiegelung pathobiochemischer Vorgänge mit Verminderung der Hp-Konzentration
9.6.2. Widerspiegelung pathobiochemischer Vorgänge mit Erhöhung der Hp-Konzentration
9.6.3. Besonderheiten
9.6.4. Bedeutung in der forensischen Medizin
9.6.5. Vergleich mit anderen Parametern vergleichbarer oder komplementärer Aussage
9.6.6. Offene Fragen zur diagnostischen Wertigkeit
9.7. Analytik
9.7.1. Analytische Prinzipien
9.8. Referenzbereiche
9.9. Präanalytische Faktoren
9.10. Zusammenfassung
Literatur

9.1. Bezeichnung (zit. nach 54)

Die Bezeichnung Haptoglobin stammt von POLONOVSKI und JAYLE, 1940. Übrige Bezeichnungen sind Seromucoide α-2 (JAYLE und BOUSSIER, 1959), PS-2 A (SCHULTZE et al., 1962) und M-2 (MEHL et al., 1949). Empfohlene Abkürzung: Hp.

9.2. Allgemeine Charakterisierung

Als Haptoglobin (Hp) bezeichnet man eine Gruppe genetisch und strukturell eng verwandter Proteine der Globulin-Fraktion α-2. Hp kann der Gruppe der Trägerproteine sowie der Gruppe der akute-Phase-Proteine zugeordnet werden.

9.3. Physikochemische Charakterisierung

9.3.1. Molekulare Eigenschaften und Struktur (100)

Hp ist ähnlich den Immunglobulinen aus 4 Polypeptidketten, zwei leichten Ketten (α) und zwei schweren Ketten (β), aufgebaut. Die Ketten sind über Disulfidbrücken miteinander verknüpft. Die Strukturen dieser Ketten werden von separaten Chromosomenbezirken determiniert (25). Die physikochemischen wie immunchemischen Varianten sind im wesentlichen auf die α-Ketten beschränkt (102). Eine genetische Variation der β-Kette ist selten. Für die α-Kette kommen gewöhnlich drei Allele vor (1F, 1S, 2), die zu den 6 üblichen Hp-Phänotypen (Hp 1F-1F, 1F-1S, 1S-1S, 1F-2, 1S-2 und 2-2) führen. Darüber hinaus gibt es seltene Hp-Typen (4, 93), die etwa 1% ausmachen (8).

α1F und α1S unterscheiden sich nur dadurch, daß eine Glutaminsäure gegen ein Lysin ausgetauscht ist. Die Struktur spricht für die nahe Verwandtschaft mit den leichten Ig-Ketten (12, 66).

Die β-Ketten sind die Träger des Kohlenhydratanteils. Der Kohlenhydratgehalt von Hp 1-1 beträgt 19,3%, Hexose 7,8%, Hexosamin 5,3%, Sialinsäure 5,3%, Fucose 0,2% (95). Der N-Gehalt von Hp 1-1 beträgt 11,2%. Hp 1-1 hat 734 Aminosäuren, N-terminale Aminosäure: Valin (54).

Die Molekulargewichte betragen für die β-Kette 40000 für α1F und α1S 9100 und für α2 17300 (13). Die einfachsten Hp (α-2, β-2) sind die Phänotypen Hp 1-1 mit α1F und α1S. Sie haben ein definiertes Molekulargewicht von 96795 (13). Die übrigen genetischen Varianten (Hp 2-2, Hp 2-1) weisen Serien von Polymeren auf, da Hp 2 eine starke Polymerisierungstendenz hat. Das Molekulargewicht ist deswegen nicht definiert. Es beträgt im Mittel für Hp 2-1 ca. 200000 (für Hp 2-1 Monomer errechnet 116000) (13) und Hp 2-2 ca. 400000 (54). Jede ($\alpha+\beta$)-Einheit kann ein halbes Hämoglobin- (Globin-)molekül praktisch irreversibel (1) an sich binden (66). Isolierte α-Ketten können kein Hb binden (35). Es werden gleichermaßen Hb, HbO_2, HbCO, HbCN und Met-Hb gebunden (81).

Feinmechanismus der Hb-Hp-Bindung (75, 76, 99): Obwohl die Bindungskräfte zwischen Hb und Hp unbekannt sind (102), ist das Bindungsverhältnis bekannt: 1 Mol Hp 1-1 bindet 1 Mol Hb (76). Scheinbar wird dabei das tetramere α-2β-2-Hb-Molekül in die dimeren $\alpha\beta$-Formen gespalten, die dann die Bindung mit Hp eingehen. Zunächst erfolgt die Bindung an einer spezifischen Bindungsstelle mit der α-Kette. Durch die Bindung wird über einen allosterischen Mechanismus die Bindungsstelle für die β-Kette frei. Dieser Mechanismus besitzt große Ähnlichkeit mit dem Antigen-Antikörper-Bindungsmechanismus (69, 92). In diesem Zusammenhang sei auch an die Ähnlichkeit in der Struktur zwischen den leichten Ig-Ketten und den α-Ketten des Hp erinnert (12). Insgesamt ist 1 tetrameres Hb (α-2 β-2) mit einem MW 64500 mit 1 Mol Hp 1-1 mit einem MW 85000 gebunden (37). Zusätzlich zu diesem Bindungsverhältnis sind aber auch bei Hp-Überschuß 1 Dimeres Hb (α, β) mit 1 Mol Hp 1-1 möglich (37, 67, 106). Das Hb-Bindungsvermögen zwischen den einzelnen Hp-Typen ist etwa gleich (38). Wahrscheinlich werden Hb-Bindungsstellen durch den Polymerisationsvorgang besetzt. Mit steigendem Polymerisationsgrad wird weniger Hb gebunden (46). Abnorme Hämoglobine können die Bindungsfähigkeit mit Hp vermissen lassen (74). Ebenso kann ein genetisch verändertes Hp die Hämoglobinbindungsfähigkeit verlieren (48).

9.3.2. Physikochemische Konstanten (54)

- Sedimentationskoeffizient ($S_{20,w}$):
  4,4 S (Hp 1-1)
  ca. 7,5 S (Hp 2-2)
  ca. 6,4 S zusammen mit
  4,3 S (Hp 2-1)
  für die Sedimentationskonstante besteht pH-Abhängigkeit (Dissoziation) (105)
- molarer Extinktionskoeffizient ($E_{280\,nm}$):
  12,5 (Hp 1-1) (18)
  12,8 (Hp 2-1) (18)
  13,5 (Hp 2-2) (18)
- isoelektrischer Punkt: 4,1
- Diffusionskonstante ($D_{20,w}$): $4{,}7 \times 10^{-7}$ cm^2 sec^{-1}
- elektrophoretische Mobilität (Hp 1-1): α-Mobilität
  Phosphatpuffer, pH 7,6 $\mu = 0{,}2$
  $-3{,}3 \times 10^{-5}$ cm^2 V^{-1} sec^{-1} (81)

9.3.3. Löslichkeit (54)

Hp wird gefällt durch
- 40% Äthanol (pH 5,8, Ionenstärke 0,09, 1% Protein)
- 1,9–2,2 M Ammoniumsulfat (pH 7,0, 1% Protein)
- 0,0065 M wäßrige Rivanollösung (pH 8,0, 1% Protein)
- 0,5 M Trichloressigsäure (50)

Hp präzipitiert nicht in
- 0,6 M Perchlorsäure
- 0,15 M Trichloressigsäure
- 0,2 M Sulfosalizylsäure (50)

9.3.4. Darstellung

Verfahren zur Reinigung von Haptoglobin wurden u. a. angegeben von Moretti, Boussier und Jayle (70), Hamaguchi (38), Laurell (64), Krauss et al. (61), Back et al. (13), Korngold (60), Javid (46), Gordon et al. (35), Schössler et al. (94).

9.4. Biochemische Charakterisierung

9.4.1. Syntheseort

Hp wird in der Leberzelle synthetisiert (86).
Als eindrucksvoller Beweis kann das Modell einer Lebertransplantation am Menschen gelten: nach dem Eingriff war im Empfängerserum nur noch der genetische Hp-Typ des Organspenders nachweisbar (53).

Außerdem besteht die Auffassung, daß Milz und Knochenmark an der Synthese beteiligt sind (95).

9.4.2. Syntheserate

Wird mit einer Hämoglobininjektion das Hp aus dem Serum entfernt (79), so ist nach 5—7 Tagen der Serumausgangswert wieder erreicht (63). Die Syntheserate wird trotz niedriger Hp-Konzentration (26), verstärktem Hp-Abbau oder freiem Hb (26) nicht gesteigert.
Eine Synthesesteigerung ist bei Gewebsdestruktionen zu verzeichnen (26). Diese kann erheblich sein und bedeutende Einschränkungen der Leberfunktion bezüglich der Hp-Syntheseleistung kompensieren (18).

9.4.3. Verteilungsräume, Verteilungscharakteristik

Im Fetalserum ist Hp im allgemeinen nur in Spuren nachweisbar. Etwa ein halbes Jahr nach der Geburt ist die Hp-Konzentration so weit angestiegen, daß in allen Fällen die genetische Typisierung erfolgen kann (54). Ausnahmsweise findet man in fetalen Seren für eine Typisierung ausreichende Hp-Konzentrationen. Differenzen zwischen fetalen und mütterlichen Hp-Typen lassen eine diaplazentare Passage als ausgeschlossen erscheinen (41).
Hp 1-1 ist etwa zu gleichen Teilen im intra- wie extravasculären Raum verteilt. Hp 2-1 mit seinem größeren Molekulargewicht findet sich zu etwa 60% der intravasculären Konzentration im extravasculären Raum (Ergebnisse erhalten nach Injektion von radioaktiv markiertem Hp (26)).

In verschiedenen Verteilungsräumen bzw. Körperflüssigkeiten wurde Hp nachgewiesen (Harn (32), Ascites (44), Pleuratranssudat bzw. -exsudat, Synovia (97), Liquor (95), Sekrete exokriner Drüsen (54)). Die die einzelnen Verteilungsräume begrenzenden Membranen sind semipermeabel.

9.4.4. Abbau und Halbwertzeit

Messungen der Hp-Abbaurate ergaben, daß etwa nur $^1/_3$ des Hämoglobins durch Inanspruchnahme des Hp-Carriers abgebaut wird. Bei normalem Hb-Anfall dürfte deswegen Hp für den Abbau kaum in Anspruch genommen werden. Das Hp wird in diesen Fällen durch unspezifische Abbaumechanismen umgesetzt (26).
Bei Hämolysen ist eine Steigerung der Abbaurate zu verzeichnen. Dabei ist die Abbausteigerung mehr mit dem Grad einer ineffektiven Erythropoese, als mit der Verkürzung der Erythrozytenüberlebenszeit korreliert (26). Am Abbau des Haptoglobins bzw. der Hb-Hp-Komplexe sind die v. KUPFFER'schen Zellen und Milzzellen beteiligt (Immunfluoreszenzuntersuchungen am Hund) (86). Die Plasmahalbwertzeit des Hp beträgt 3,5—4 Tage (95). Die Plasmahalbwertzeit des Hb-Hp-Komplexes wurde mit 9 Minuten bestimmt (26).

9.4.5. Funktion

9.4.5.1. Hämoglobinbindung

Durch das Hämoglobinbindungsvermögen ist das Hp in der Lage, intravasculär auftretendes Hämoglobin vor dem renalen Verlust zu schützen. Letztlich werden dadurch Eisenverluste des Organismus vermieden, das Eisen steht damit für die Resynthese z. B. des Hämoglobins wieder zur Verfügung. Durch die Hämoglobinbindung wird auch das Nierenparenchym vor den möglichen schädigenden Einflüssen des Hb und seiner Abbauprodukte geschützt (20).

Erst durch die Hp-Bindung kann das abbauende Enzym (haem-α-methenyl oxygenase) angreifen (beim nativen ungebundenen Hb kann das Enzym nicht angreifen). Hp 2-2 ist in dieser Beziehung wirksamer (zit. n. 12).

9.4.5.2. Antiproteasewirkung

Eine weitere Rolle spielt das Haptoglobin als Antiprotease (100). Während Entzündungen bzw. Gewebsnekrosen kommt es zur Freisetzung von lysosomalen Enzymen. Antiproteasen wirken als Inhibitoren dieser Enzyme. Hp ordnet sich in dieser Funktion in die Reihe der akute-Phase-Proteine ein.

9.4.6. Physiologische Einflußfaktoren

Für die Verteilung der Phänotypen existieren z. T. erhebliche rassische Unterschiede (2, 20, 33, 55, 72, 83, 98, 107). In der DDR kann mit folgender Phänotyp-Verteilung gerechnet werden (72, 89).
Hp 1-1 ca. 15%
Hp 2-1 ca. 47%
Hp 2-2 ca. 38%

Das Hp 2-2 kommt in Regionen mit häufigen hämolytischen Erkrankungen verstärkt vor (z. B. Indien 80%). Die besseren Abbaubedingungen des an Hp 2-2 gebundenen Hb könnten zu dieser Selektion geführt haben (12).

Die Hp-Konzentration variiert in Abhängigkeit vom Menstrualzyklus (negative Korrelation mit dem Oestrogenspiegel) (81). Während der Ovulation (hoher Oestrogenspiegel) findet man die geringsten, während der Menstruation (Gewebsdestruktion) die höchsten Serumkonzentrationen (81). Während der Schwangerschaft soll der Hp-Spiegel unbeeinflußt bleiben, jedoch gleich nach der Geburt ansteigen. Bei 20 Schwangeren (unter der Geburt) wurden keine Abweichungen der Hp-Konzentrationen im Vgl. zu Nichtschwangeren gefunden (30).
Über die Alters- und Geschlechtsabhängigkeit s. Referenzbereiche (S. 90).

9.5. Pathobiochemie

9.5.1. Pathobiochemische Vorgänge mit Verminderung der Hp-Konzentration

Die pathobiochemischen Mechanismen, wie sie nach einer Hämolyse ablaufen und den Hb-Abbau betreffen, unterscheiden sich danach, ob die Hämolyse intra- oder extravasculär ablief. Bei der intravasculären Hämolyse wird das freiwerdende Hämoglobin sofort durch das Hp in einem Hb-Hp-Komplex gebunden und in das RES (z. B. der Leber) transportiert, hier phagozytiert und weiter abgebaut, damit das Eisen wieder zur Verfügung steht. Der Clearance-Mechanismus des Hb-Hp-Komplexes funktioniert sehr effektiv. Die meßbare Konzentration des Komplexes beträgt etwa nur 3 mg/l. Das Hp nimmt dabei in seiner Konzentration rasch ab und widerspiegelt die Hämolyserate. Wenn das Hp-Potential verbraucht ist, wird Hb im Harn ausgeschieden.
Bei extravasculärer Hämolyse wird das Hb nach Phagozytose durch Zellen des RES abgebaut. Ob der Hp-Mechanismus fehlt, gilt als nicht erwiesen. Es wird auch mitgeteilt, daß der Hp-Mechanismus auch bei extravasaler Hämolyse auftritt (zit. n. 50). In diesen Fällen wird eine Freisetzung von Hämoglobin aus dem RES in den intravasalen Raum angenommen. Bei der sog. ineffektiven Erythropoese wird der Hp-Mechanismus ebenfalls beansprucht.

Entsprechend der aufgetretenen Hämolyse kann die Hp-Konzentration leicht gegen 0 gehen. Dieser Zustand wird erreicht, wenn die scheinbare halbe Erythrozytenlebenszeit auf weniger als 17 Tage verkürzt ist bzw. wenn der Hb-Umsatz auf mindestens das zweifache der Norm ansteigt (78). Neben dem erworbenen Fehlen des Hp gibt es das congenitale Fehlen (Ahaptoglobinämie), ein seltenes Ereignis. Bei der sog. Ahaptoglobinämie sind Hp-Konzentrationen bis 30 mg/l festgestellt worden (22). Der Zustand des genetisch bedingten Fehlens meßbarer Hp-Konzentrationen im Blut wird auch als Hp 0-0 bezeichnet. Eine Hypohaptoglobinämie kann ebenfalls durch Lebererkrankungen (Beeinträchtigung des Syntheseortes) bedingt sein (77).

9.5.2. Pathobiochemische Vorgänge mit Erhöhung der Hp-Konzentration

Eine ansteigende Hp-Konzentration ist infolge des Verhaltens des Hp als akute-Phase-Parameter festzustellen. Das Hp hat eine antiproteolytische Wirkung auf Kathepsin B (101). Aus diesem Umstand ist eine Schutzwirkung ableitbar. Ein z. T. beträchtlicher Anstieg der Serumkonzentration ist bei einer Gewebsschädigung bzw. -reparation (z. B. Infektionen, Neoplasien, Traumen, Entzündungen) zu verzeichnen.

Es wurde festgestellt, daß die Hyperhaptoglobinämie dabei durch eine Steigerung der hepatischen Syntheseleistung bei unveränderter Abbaurate bedingt ist (25). Die Faktoren, die die Synthesesteigerung hervorrufen, sind unbekannt. Es wurde ein spezieller Serumfaktor („Seromucopoeitin") postuliert, der bei Affektionen des Bindegewebes in Freiheit gesetzt wird und eine Synthesestimulation des Hp in der Leber bewirkt (16). Der sichere Beweis dafür ist noch nicht erbracht. Interessant ist, daß der durch Hämolyse entstehende Hb-Hp-Komplex nicht zur Synthesesteigerung führt. Der erhöhte Hp-Verbrauch wird nicht durch Synthesesteigerung kompensiert (26). Es ist weiterhin bekannt, daß Stress, Corticosteroide und Androgene die Hp-Konzentration im Serum steigern (81).

9.6. Diagnostische Wertigkeit

9.6.1. Widerspiegelung pathobiochemischer Vorgänge mit Verminderung der Hp-Konzentration

Erniedrigte Hp-Konzentrationen im Serum treten infolge Syntheseverminderung durch Leberzellschädigung, infolge erhöhter Konsumtion durch Erythrozytendestruktion und erhöhtem Hb-Umsatz und — jedoch selbst bei schweren Nierenschäden selten — infolge Verlust über die Niere, sowie genetisch bedingt auf. Diese pathobiochemisch erklärbaren Zusammenhänge werden durch verschiedene klinische Untersuchungen gestützt. Die verminderte Hp-Konzentration wird bei chronischen Lebererkrankungen, insbesondere Leberzirrhose, als Ergebnis einer Synthesestörung interpretiert (52, 87, 109). Dabei soll der Hp-Spiegel ein Maß für die Schwere des Leberschadens sein (11).
Bei allen Zuständen mit intravasculärer Hämolyse, z. B. autoimmunologisch bedingten hämolytischen Anämien (h. A.), arzneimittelinduzierten h. A., large vessel h. A., h. A. durch mechanische Erythrozytenschädigung durch z. B. implantierte Herzklappen, prolongierte Märsche, small vessel h. A., disseminierter intravasculärer Gerinnung, Malaria, paroxysmaler nächtlicher Hämoglobinurie, Hämoglobinopathien, G-6-PDH-Mangel, hereditärer Sphärozytose und Thalassämien treten entsprechend dem Hb-Bindungs- und Eliminationsmechanismus Hp-Konzentrationsverminderungen bis zum völligen Fehlen auf. Bei Polycythämia vera ist der Hp-Abbau gesteigert, wie Messungen der Halbwertzeit ergaben (62). Anstiege der ineffektiven Erythropoese, wie sie bei Vitamin B_{12}- und Folsäuremängeln gesehen werden, resultieren ebenfalls aus einer Verminderung der Hp-Konzentration (65).

Die Messung der Abbaurate des Hp bei hämolytischen Anämien ergab, daß diese nach Behandlung erheblich absank. Die Hp-Konzentration ist ein leichter erhältliches Maß für die Erythrozytenüberlebenszeit oder den Hp-Umsatz als deren direkte Messung. Eine Therapiekontrolle ist dadurch leicht möglich (26).

9.6.2. Widerspiegelung pathobiochemischer Vorgänge mit Erhöhung der Hp-Konzentration

Erhöhte Hp-Konzentrationen im Serum treten infolge Synthesesteigerungen unter pathologischen Bedingungen wie Gewebsnekrosen, Entzündungsreaktionen und Gewebsproliferationen auf, wie sie z. B. bei Infektionen, rheumatischen Erkrankungen, Immunreaktionen, malignen Erkrankungen, aseptischen Gewebsschäden (Operationen) zu sehen sind. Die erhöhten Hp-Konzentrationen sind unspezifisch. *Ein erhöhter Hp-Wert sagt immer aus, daß der Patient krank ist oder kürzlich krank war* (81) (nach

10—14 Tagen wird der Normalwert z. B. nach einer Operation wieder erreicht). Die Höhe des Hp-Wertes soll als Aussage für die Ausdehnung des Prozesses nicht zuverlässig sein. Für Verlaufskontrollen ist das Hp gut geeignet (81).

Beim M. HODGKIN wird eine hohe Serumkonzentration, die mit der Aktivität des Krankheitsprozesses einhergeht gefunden. Stoffwechselstudien scheinen hier zu bestätigen, daß ein erhöhter Plasmaspiegel das Ergebnis einer Synthesesteigerung ist (61). Beim Herzinfarkt (6, 71, 84) fand sich ein rascher Anstieg um etwa 150% mit einem Maximum am 3. Tag nach Infarkteintritt (bzw. in der 2. bis 4. Woche). Es wurde beobachtet, daß nach etwa 8 Tagen das Ausgangsniveau wieder erreicht war.
Bei posttraumatischen Entzündungen (Modell: gynäkologische Operation) wurde ein steiler Anstieg auf das 3- bis 5fache nach dem Trauma verzeichnet (96). Die Höhe des Konzentrationsanstieges ging mit der Schwere des Traumas konform.
Bei akuter Pneumonie als Modellfall der akuten Entzündung wurde der Konzentrationsgipfel nach etwa 10 Tagen gesehen (81). Der Anstieg begann nach ca. 2 Tagen.
Bei Pyrifer-Injektion wurde der Anstieg nach 14 bis 16 Stunden, das Maximum nach 48 Stunden gesehen (81).
Anstiege der Hp-Konzentration wurden bei rheumatoider Arthritis festgestellt (5, 108), wobei die Höhe der Hp-Konzentration mit der Krankheitsaktivität einherging.
Bei Kollumkarzinomen wurden ebenfalls Hp-Anstiege beobachtet. Der Grad des Anstiegs korrelierte mit dem Stadium. Bei Bestrahlung nahmen die Konzentrationen wieder ab. Bei Rezidivfreiheit fand sich Normalisierung, bei Rezidiv ein Wiederanstieg (36). Bei Verschlußikterus (benigne und maligne) wurden Hp-Erhöhungen gefunden (81, 87).

9.6.3. Besonderheiten

Ein normaler Hp-Wert wird nicht nur bei Gesunden gefunden. Es muß auch an balancierte Zustände z. B. zwischen Synthesesteigerung und Abbau (Hämolyse) gedacht werden. So sind beim ZIEVE-Syndrom mit seiner Hämolysekomponente stets Werte des oberen Referenzbereiches zu finden (15). Bei akuter Hepatitis wird gewöhnlich keine Beeinflussung der Hp-Konzentration gesehen (40). Bei lokalisierten Malignomen, jedoch auch bei ausgedehnten und metastasierenden Prozessen ist mit Normalkonzentrationen zu rechnen (81).

Für wissenschaftliche Fragestellungen kann der kombinierte Einsatz von immunchemischen mit Hämoglobinbindungsmethoden sinnvoll sein, um Hämoglobinbindungsanomalien des Hp aufzudecken (18).

9.6.4. Bedeutung in der forensischen Medizin

Die Hp-Typen werden nach den Regeln der Genetik autosomal codominant vererbt. In der forensischen Medizin wird dieser Umstand z. B. für Paternitätsgutachten genutzt.

9.6.5. Vergleich mit anderen Parametern vergleichbarer oder komplementärer Aussage

Die zusätzliche Berücksichtigung des Konzentrationsverhaltens des Hämopexins (Hpx) zum Hp kann bei hämolytischen Zuständen eine zusätzliche Information geben (19). Hpx bindet Häm nach Dissoziation vom Globin. Von der Dissoziation ist Hb betroffen, das nicht an Hp gebunden ist (durch die Hb-Hp-Komplexbildung wird die Dissoziation erschwert).

So entsteht im Verlauf von Hämolysevorgängen bei stark erniedrigter Hp-Konzentration auch eine Hpx-Verminderung. Sind die Serumkonzentrationen beider Proteine vermindert, ist eine massive intravasale Hb-Freisetzung anzunehmen. Da die Hpx-Synthese rasch ansteigen kann und die Syntheserate von der Häm-Konzentration abhängt, kann die Verlaufskontrolle der Konzentration beider Proteine Informationen über den Hämolyseverlauf liefern. Hpx reagiert bei akuter-Phase-Reaktion nicht so stark wie Hp. Bei Einschränkung der Syntheseleistung der Leber und gleichzeitiger akute-Phase-Reaktion ist diese für Hp in der Lage, zu einer erhöhten Konzentration zu führen, während Hpx mangels ausreichender Stimulierung absinkt. Erhebliche Parenchymausfälle führen zur Erniedrigung beider (19).

In Beziehung zur BSG finden sich wechselseitige Abweichungen bei Neoplasien. Die α-1-Fraktion (saures α-1-Glykoprotein) korreliert besser mit der BSG. Im Gegensatz zu

Infektionen ist bei Malignomen — insbesondere mit Skelettbeteiligung — manchmal nur ein Parameter der beiden (Hp, sα-1-Gp) erhöht. Für das frühe oder wenig ausgedehnte Malignom kann die Hp-Bestimmung als wertlos gelten (81). Enge Korrelationen finden sich zu Fibrinogen ($r = 0,88$) und zur α-1-Fraktion ($r = 0,89$). Da keine Kovariation mit den übrigen Komponenten der α-2-Fraktion besteht, ist deren Anstieg bei akuter Phase im wesentlichen durch Hp bedingt (81).

9.6.6. Offene Fragen zur diagnostischen Wertigkeit

Bereits von Baitsch und Liebrich (9) wurde erwogen, daß das Hp-System nicht isoliert, sondern im Zusammenwirken mit anderen Merkmalen mikroevolutiven Prozessen unterworfen ist und umfangreichere Prüfungen auf Merkmalszusammenhänge durchgeführt werden müssen. Von Köhler und Prokop wurde ein Zusammenhang zwischen Streptokokken-Antikörpern und menschlichem Haptoglobin entdeckt (58).

Sie fanden, daß nur Seren der Hp-Typen 2-1 und 2-2 in hohen Verdünnungen Streptokokken (T4-Antigene) agglutinieren, Hp 1-1-Seren dagegen nicht. Andere Ergebnisse sprechen auch für eine bessere Antikörperbildung gegen HBsAg von Hp 2-2 (91) bzw. für eine abgeschwächte Immunreaktion von Hp 1-1-Trägern (10) im Krankheitsverlauf der Hepatitis B, wenngleich die Verteilung der Hp-Typen bei Personen mit HBsAg der einer Normalpopulation entsprach (31). Zwischen dem Haptoglobintyp und Erysipel wurden keine Beziehungen gefunden (39), ebenso nicht bei juveniler Arthritis (85). Zwischen dem Haptoglobintyp und der immunogenen Reaktivität nach Tetanusimmunisierung besteht wahrscheinlich ein Zusammenhang. Die Träger des Typs 2-2 reagierten stärker als die des Typs 1-1 (27). Bei rheumatischem Fieber wurde der Hp-Typ 1-1 überrepräsentiert gefunden (73).

Welche diagnostische Relevanz sich künftig aus diesen Befunden ableiten wird, ist noch ungewiß.

9.7. Analytik

9.7.1. Analytische Prinzipien

Zur Ermittlung der Hp-Konzentration kommen mehrere methodische Prinzipien zum Einsatz:

Peroxidasemethode

Indirekte Messungen über die Hb-Bindungskapazität mit Messung der Peroxidaseaktivität des Hb-Hp-Komplexes (18, 49, 50, 59, 82, 95, 104), die wesentlich höher ist als die des Hb. Bei vorliegendem Hämoglobin-Überschuß ist die Peroxidaseaktivität der Hp-Konzentration proportional. Die Peroxidaseaktivität wird z. B. durch Oxidation von Guajakol in Gegenwart von H_2O_2 oder Äthylhydroperoxid (7) gemessen. Die Analyse kann nach elektrophoretischer Trennung vorgenommen werden (differente elektrophoretische Mobilität zwischen freiem und Hp-gebundenem Hb) (42, 45, 110).

Eine andere Möglichkeit — insbesondere für niedrige Konzentrationen — besteht über die Messung mit Radiojodmarkiertem Hb (26), das im Überschuß zum Hp gegeben wird. Nach Trennung zwischen freiem und gebundenem Hb über Gelfiltration (Sephadex G-100) ist die Hp-Konzentration bestimmbar. Wenngleich die Untereinheiten der 3 genetischen Hp-Typen ein gleiches Hb-Bindungsverhältnis haben, ist bei den Typen 2-1 und 2-2 durch einen allosterischen Effekt oder sterische Behinderung eine niedrigere Hb-Bindungskapazität vorhanden. Diese Verhältnisse können den Wert der Peroxidasemethode einschränken. Die Analyse noch nachweisbarer Antigendeterminanten nach Hb-Hp-Komplexbildung hat wahrscheinlich gemacht, daß die Hp-Typen 2-1 und 2-2 eine geringere Hb-Bindungskapazität haben als Hp 1-1 (23).

Immunchemische Messung

Immunchemische Bestimmungen wurden beispielsweise durchgeführt mit der einfachen linearen Immunodiffusion (30), doppelten radialen Immunodiffusion (28), Elektroimmunodiffusion (68), einfachen radialen Immunodiffusion (103), photometrischen immunchemischen Bestimmung (57, 88) und dem Radioimmunoassay (47).

Bei der immunchemischen Analyse ist zu beachten, daß im wesentlichen 3 verschiedene genetische Hp-Typen mit unterschiedlicher Struktur und verschiedenem Molekulargewicht existieren. Analytisch sind hier Fehler durch Nichtbeachten der Molekülgröße und deren Auswirkung auf Diffusionsvorgänge möglich (RID). Durch Einführung von Korrekturfaktoren bei der RID (18) wird diesem Problem Rechnung getragen. Allerdings ist zunächst der vorliegende Hp-Typ festzustellen.

Hp besitzt verschiedene Antigendeterminanten, die durch Hb-Bindung maskierbar sein können (86). Antiseren sind in unterschiedlichem Maße gegen die verschiedenen Determinanten gerichtet (60). Antiseren müßten für vergleichbare Werte gegen Determinanten gerichtet sein, die nicht maskierbar sind. Ebenso müßten einheitliche Determinanten von einheitlichem Antikörper erfaßt werden. Bei photometrischer immunchemischer Bestimmung (IPM) muß ebenfalls der Hp-Typ Beachtung finden. Die Einführung von Korrekturfaktoren ist möglich (103).

Elektrophoretische Schätzung

Der Anteil des Hp an der elektrophoretischen α-2-Fraktion ist bedeutend (10—30%). Bei Traumen (Operationen) ist der elektrophoretische α-2-Anstieg vorwiegend dem Hp zuzuschreiben. $^2/_3$ der α-2-Fraktion werden durch Haptoglobin und α-2-Makroglobulin besetzt, wobei α-2-Makroglobulin gewöhnlich dominiert.

Elektrophoretische Typisierung

Bei der elektrophoretischen Typisierung des Haptoglobins für forensische Zwecke wird der Stärkegelelektrophorese der Vorzug gegeben (8, 9, 21). Eine Typisierung kann auch mit der Agarosegelelektrophorese (90) oder der Polyacrylamidgel-Elektrophorese erfolgen.

9.8. Referenzbereiche

Unterschiede in Populationsverteilung, Hämoglobinbindungskapazität[1]), Molekulargewicht und Antigenmuster fordern theoretisch begründbar für jeden Hp-Typ ein eigenes Antigen-Antikörpersystem und eigene Referenzbereiche (3). Die ermittelten Referenzbereiche sind sehr stark methodenabhängig. Besonders große Differenzen ergeben sich zwischen der Peroxidasemethode und immunchemischen Bestimmung. Die mittels photometrischer immunchemischer Präzipitatmessung ermittelten Referenzbereiche sollen weitgehend denen der Peroxidasemethode entsprechen (24, 57). Im Nabelschnurblut fehlt Hp nahezu völlig. Nach etwa einem halben Jahr ist die (28, 30) Erwachsenenkonzentration erreicht und verändert sich praktisch nicht mehr (30).

Referenzbereiche bei Neugeborenen mittels EID (68) (g Hp/l)

reife Neugeborene

0—0,70 ($\bar{x}$ = 0,13) n = 39 (Hp 0 bei n = 15)

prämature Neugeborene

0—0,26 ($\bar{x}$ = 0,03) n = 27 (Hp 0 bei n = 19)

Referenzbereiche bei IPM (88) ohne Berücksichtigung von Hp-Typen

	(g Hp/l)	n
Männer	0,5 —2,25 ($\bar{x}$ = 1,32)	292
Frauen	0,45—2,07 ($\bar{x}$ = 1,21)	261

Referenzbereiche nach (81) (Peroxidasemethode)

	(g/l Hb-Bindungskapazität)[1])	n
Männer	0,27—1,97 ($\bar{x}$ = 1,13)	144
Frauen	0,34—1,54 ($\bar{x}$ = 0,94)	84
Undifferenziert nach Geschlecht und Hp-Typ	0,28—1,92 ($\bar{x}$ = 1,10)	277
differenziert nach Typ 1-1	0,77—1,94 ($\bar{x}$ = 1,36)	59
2-1	0,32—1,84 ($\bar{x}$ = 1,08)	130
2-2	0,15—1,49 ($\bar{x}$ = 0,82)	86

Referenzbereiche mittels RID (Behringwerke)

	(g Hp/l)	
1-1	1,0—2,3	($\bar{x}$ = 1,7)
2-1	0,9—3,8	($\bar{x}$ = 2,35)
2-2	0,7—3,2	($\bar{x}$ = 1,9)

Analytische Präzision

Für die unterschiedlichen Analysenverfahren wurden folgende Präzisionskennzahlen gegeben (18):

[1] Hämoglobinbindungskapazität = die Menge von Hb in g, die von dem in 1 l Serum enthaltenen Hp gebunden wird.

	$\bar{x}$ (g/l)	s % i. d. Serie	$\bar{x}$ (g/l)	s % zw. versch. Serien	$\bar{x}$ (g/l)	s %
Peroxidasemethode	0,85	3,9	1,94	7,2	—	—
RID	4,49	3,9	3,80	10,9	—	—
IPM (88) (Technicon-System)	1,88	3,3	—	—	1,88	ca. 6

9.9. Präanalytische Faktoren

Bei Einfrieren von Serum und Lagerung bei —20 °C ist mit einem Konzentrationsabfall um etwa 10% im Verlaufe eines Jahres zu rechnen. Ein etwa gleicher Konzentrationsabfall ist bei 12maligen Einfrieren und Auftauen zu verzeichnen. Lagerung bei —15 °C bzw. —20 °C über einen Monat ist von keinem signifikanten Konzentrationsabfall begleitet (3, 18).

Da nach Sättigung der Seren mit Hb die immunchemisch bestimmten Hp-Konzentrationen zunehmen (18), muß man hier den Einfluß der Hämolyse annehmen (hämolytische Seren werden zu hoch bestimmt). Für dieses Phänomen könnten die Blockierung von Antigendeterminanten des Hp verantwortlich sein (zit. n. 18). Bei der Peroxidasemethode wird wegen der höheren Peroxidaseaktivität (81) häufig Pferdehämoglobin verwendet. Bei Hämolyse und damit Beimengungen menschlichen Hämoglobins werden zu niedrige Konzentrationen gemessen (18). Lagerung bei 4 °C über 1 Woche ist ohne Einfluß (Peroxidasemethode) (81).

Oxalat, Citrat und Heparin in zur Gerinnungshemmung üblichen Konzentrationen sind ohne Einfluß (81).

Aus den bekannten präanalytischen Faktoren leitet sich ab, daß unter üblichen Lagerungsbedingungen keine Beeinflussung der Analysenbefunde zu erwarten ist (Lagerung bei 4 °C bis zu einer Woche, unter Tiefkühlung bis zu 1 Monat). Hämolytische Seren sind zur Konzentrationsbestimmung ungeeignet.

9.10. Zusammenfassung

- Hp ist ein Protein der α-2-Fraktion, das gewöhnlich in 3 genetischen Varianten vorkommt.
- Hp wird in der Leberzelle synthetisiert.
- Es ist ein Trägerprotein für bei Hämolyse frei werdendes Hämoglobin. Durch das Bindungsvermögen werden Eisenverluste des Organismus vermieden.
- Hp ist eine Antiprotease.
- Die Serumkonzentration des Hp ist eine Resultante aus der Syntheserate (Steigerung infolge Gewebsdestruktionen), Verminderung (infolge Leberzellschäden), der Elimination (besonders infolge Hb-Komplexbildung) bzw. einer Kombination dieser Faktoren.
- Der diagnostische Wert der Hp-Bestimmung fußt auf
  - der Verminderung der Hp-Konzentration durch Synthesestörungen (Leberzellschäden) sowie erhöhter Elimination (Hämolysevorgänge) und
  - der Erhöhung der Hp-Konzentration durch Synthesesteigerungen (akute-Phase-Reaktion)
  - den Vererbungsregeln folgende Vererbung des genetisch determinierten Hp-Typs (Paternitätsgutachten)
- Das Ergebnis der Hp-Bestimmung ist ein Symptom, daß nur mit dem entsprechenden klinischen Hintergrund und einer konkreten Fragestellung angewendet werden sollte.
- Die zu verwendende Bestimmungsmethode richtet sich nach der Fragestellung.

— Hp hat Agglutinincharakter, Hypothetisch determinierende Funktion für das Immunsystem.

Literatur

1. Adams, E. C., M. R. Weiss: Biochem. J. **115** (1969) 441—447.
2. Allison, A. C. et al.: Nature **181** (1958) 824 to 825.
3. Aly, F. W., H. J. Braun: Klin. Wschr. **46** (1968) 385—387.
4. Aly, F. W. et al.: Nature **194** (1962) 1091—1092.
5. Anastassia-Vlachou, C. et al.: Clin. Chim. Acta **44** (1973) 259—262.
6. Bachmann, G. W. et al.: Schweiz. med. Wschr. **98** (1968) 1825—1829.
7. Baeyer, A., V. Villiger: Ber. d. dtsch. chem. Ges. **34** (1901) 738—749.
8. Baitsch, H.: Dtsch. Z. ges. gerichtl. Med. **51** (1961) 473—480.
9. Baitsch, H., K. G. Liebrich: Blut VII (1961) 27—37.
10. Baumgarten, R., G. Geserick: Dt. Gesundh.-Wesen **33** (1978) 1620—1622.
11. Baxi, A. J. et al.: Indian. J. Med. Res. **58** (1970) 1392—1396.
12. Black, J. A., G. H. Dixon: Nature **218** (1968) 736—741.
13. Black, J. A. et al.: Can. J. Biochem. **48** (1970) 123—132.
14. Black, J. A., G. H. Dixon: Can. J. Biochem. **48** (1970) 133—146.
15. Bock, H. E. et al.: Blut **19** (1969) 232—238.
16. Borel, J.-P. et al.: C.R. Acad. Sci. (Paris) **259** (1964) 3875.
17. Braun, H. J., F. W. Aly: Clin. Chim. Acta **26** (1969) 588—590.
18. Braun, H. J., F. W. Aly: Z. klin. Chem. klin. Biochem. **9** (1971) 508—515.
19. Braun, H. J., F. W. Aly: Klin. Wschr. **49** (1971) 451—458.
20. Braun, H. J.: Blut **24** (1972) 1—5 und 73—76.
21. Bundschuh, G.: Dt. Gesundh.-Wesen **15** (1960) 2103—2112.
22. Daniels, J. C.: Carrier Protein Abnormalities. In: Serum Protein Abnormalities. Diagnostic and Clinical Aspects. Ed.: S. E. Ritzmann and J. C. Daniels. Little, Brown and Company. Boston (1975) 213—241.
23. Eichmann, K. et al.: Humangenetik **2** (1966) 271—286.
24. Faul, J.: Inaugural-Dissertation, Freiburg 1967.
25. Fink, D. J.: J.A.M.A. **199** (1967) 615.
26. Freeman, T.: Prot. Biol. Fluids. 12th Coll (1964). Elsevier Publ. Comp., Amsterdam 1965,
27. Friedel, E. et al.: Dt. Gesundh.-Wesen **34** (1969) 376—377.
28. Gabl, F., H. Huber: Wien. klin. Wschr. **77** (1965) 1037—1039.
29. Gault, M. H. et al.: Clin. Chem. **16** (1970) 925—930.
30. Geiger, H., P. Hoffmann: Z. Kinderheilk. **109** (1970) 22—40.
31. Geserick, G., R. Baumgarten: Dt. Gesundh.-Wesen **33** (1978) 1534—1535.
32. Gibb, B. et al.: Diabetologia **1** (1965) 219—227.
33. Giblett, E. R.: Nature **183** (1959) 192—193.
34. Giebelmann, R. et al.: Ärztl. Lab. **11** (1965) 80—83.
35. Gordon, S. et al.: Proc. Soc. exp. Biol. Med. **127** (1968) 52—59.
36. Graf, H., H. Probst: Med. Welt Nr. 10 (1966) 473—480.
37. Hamaguchi, H.: Proc. Japan Acad. **43** (1967) 562—565.
38. Hamaguchi, H.: Amer. J. Hum. Genet. **21** (1969) 440—456.
39. Haustein, U.-F. et al.: Dt. Gesundh.-Wesen **34** (1979) 12—13.
40. Hevêr, Ö., G. Vadász: J. Pediat. **67** (1965) 1156—1162.
41. Hirschfeld, J., N. O. Lunell: Nature (Lond.) **67** (1962) 1220.
42. Hommes, F. A.: Clin. Chim. Acta **4** (1959) 707—709.
43. Hunger, H. et al.: Klin. Wschr. **43** (1965) 1255—1262.
44. Jarnum, S.: Scand. J. Clin. Invest. **13** (1961) 462.
45. Javid, J., H. I. Horowitz: Amer. J. Clin. Path. **34** (1960) 35—39.
46. Javid, J.: Vox. Sang. **10** (1965) 320—325.
47. Javid, J., W. Yingling: J. Clin. Invest. **47** (1968) 2290—2296.
48. Javid, J., W. Yingling: J. Clin. Invest. **47** (1968) 2297—2304.
49. Jayle, M.-F.: Séance du 2 decembre 1940, Academie des sciences, 574—576.
50. Jayle, M.-F.: Bull. Sté. Chim. Biol. **33** (1951) 876—880.
51. Jayle, M.-F., G. Boussier: Expos. ann. Biochim. med. **17** (1955) 157—194.
52. Kallat, L. et al.: Gastroenterologia **105** (1966) 27—34.

53. KASHIWAGI, N. et al.: Proc. Soc. exp. Biol. Med. **128** (1968) 247.
54. KAWAI, T.: Clinical aspects of the plasma proteins. Igaku Shoin Ltd., Tokyo (1973).
55. KLEIN, H.; P. KNÜCHEL: Dt. Zschr. gerichtl. Med. **50** (1960) 278—286.
56. KLUTHE, R., P. MEYER: Klin. Wschr. **39** (1961) 205—206.
57. KLUTHE, R. et al.: Nature **205** (1965) 93—94.
58. KÖHLER, W., O. PROKOP: Dt. Gesundh.-Wesen **32** (1977) 1248.
59. KÖHNE, C.: Z. klin. Chem. klin. Biochem. **8** (1970) 649—654.
60. KORNGOLD, L.: Int. Arch. Allergy **23** (1963) 268—280.
61. KRAUSS, S. et al.: Amer. J. Med. Sciences (1966) 84—91.
62. KRAUSS, S.: Blood **33** (1969) 865—867.
63. LAURELL, C.-B., M. NYMAN: Protides of the biological fluids. Proceeding 5th colloquium, Bruges 1957. Elsevier Publishing Co., Amsterdam (1958) 194.
64. LAURELL, C.-B.: Clin. Chim. Acta **4** (1959) 79.
65. LAURELL, C.-B., J.-O. JEPPSSON, L. TEJLER: Plasma protein analysis. Milipore Corporation, Bedford, Mass., USA, 1975.
66. LAURELL, C.-B., B. LUNDH, B. NOSSLIN: Angewandte klinische Chemie. Bratt-Institut für Neues Lernen, 1980.
67. LAVIALLE, F. et al.: Fluids. Vol. 20. Amsterdam. Elsevier (1972) 499—503.
68. LUNDH, B. et al.: Acta Paediat. Scand. **59** (1970) 121—126.
69. MALCHY, B., G. H. DIXON: Can. J. Biochem. **48** (1970) 192—197.
70. MORETTI, J. et al.: Bull. Soc. Chim. biol. **40** (1958) 59.
71. MOVSHOVICH, B. L., Z. YA. PROKHUROVSKAYA: Kardiologie **11** (1971) 88—90.
72. MÜLLER, K.: Acta biol. med. germ. **8** (1962) 483—488.
73. MURRAY, R. F. et al.: Brit. med. J. **1** (1966) 762—765.
74. NAGEL, R. L., H. M. RANNEY: Science **144** (1964) 1014—1015.
75. NAGEL, R. L., Q. H. GIBSON: J. Biol. Chem. **242** (1967) 3428—3434.
76. NAGEL, R. L., Q. H. GIBSON: J. Biol. Chem. **246** (1971) 69—73.
77. NANDI, M. et al.: J. Clin. Pathol. **23** (1970) 695.
78. NOSSLIN, B. F., M. NYMAN: Lancet I (1958) 1000—1001.
79. NYMAN, M.: Clin. Chim. Acta **3** (1958) 111 —113.
80. NYMAN, M. et al.: Clin. Chim. Acta **4** (1959) 82—87.
81. NYMAN, M.: Scand. J. Clin. Lab. Invest., Supplement **39** (1959) 1—169.
82. OWEN, J. H. et al.: J. clin. Path. **13** (1960) 163—164.
83. PAPIHA, S. S., D. F. ROBERTS: Ann. hum. biol. **3** (1976) 387—390.
84. PAUNESCU-PODEANU, A. et al.: Med. Interna **25** (1973) 17—24.
85. PEACOCK, A. C., F. P. ALEPA: Ann. rheum. Dis. **25** (1966) 567—569.
86. PETERS, J. H., C. A. ALPER: J. Clin. Invest. **45** (1966) 314—320.
87. PRELLWITZ, W. et al.: Dtsch. med. Wschr. **93** (1968) 1277—1281.
88. PRELLWITZ, W. et al.: Z. klin. Chem. klin. Biochem. **12** (1974) 427—431.
89. PROKOP, O., G. UHLENBRUCK: Lehrbuch der menschlichen Blut- und Serumgruppen. VEB Georg Thieme. Leipzig (1966).
90. RAFOWICZ, S., J.-M. LAVERGNE: Ann. Biol. clin. **32** (1974) 439—441.
91. REIMANN, W., K.-H. FRANK: Dt. Gesundh.-Wesen **33** (1978) 1184.
92. SASAZUKI, T.: Proc. Japan. Acad. **46** (1970) 820—825.
93. SATERNUS, K.-S., G. DOTZAUER: Ärztl. Lab. **18** (1972) 296—298.
94. SCHÖSSLER, W. et al.: Acta biol. med. germ. **38** (1979) 669—672.
95. SCHULTZE, H. E., J.-F. HEREMANS: Molecular Biology of Human Proteins. Vol. 1 Elsevier, Publ. Co. Amsterdam (1966).
96. SCHUMACHER, G., H.-D. SCHLUMBERGER: Klin. Wschr. **40** (1962) 81—86.
97. SCHUR, P. H., J. SANDSON: Arthritis Rheumat. **6** (1963) 115.
98. SHIM, B.-S., A. G. BEARN: Amer. J. hum. Gen. **16** (1964) 477—483.
99. SHIM, B.-S. et al.: Nature **207** (1965) 1264 to 1267.
100. SMITHIES, O. et al.: Nature **196** (1962) 232—236.
101. SNELLMAN, O., B. SYLVÉN: Nature **216** (1967) 1033.
102. SUTTON, E.: The Haptoglobins. In: A. G. STEINBERG and A. G. BEARN (Eds.) Progress in Medical Genetics, Vol. 7. Grune and Stratton, New York (1970) 163—216.
103. VALETTE, J. et al.: Clin. Chim. Acta **99** (1979) 1—6.
104. VINCENT, J.-P.: Am. Biol. clin. **33** (1975) 45.
105. WAKS, M. et al.: Biochem. Biophys. Res. Comm. **27** (1967) 693—699.

106. WAKS, M. et al.: Arch. Biochem. Biophys. **132** (1969) 268.

107. WALTER, H., H. STEGMÜLLER: Hum. Hered. **19** (1969) 209.

108. WHITTAKER, M.: Amer. J. clin. Path. **50** (1968) 454—458.

109. WIPPLER, M. et al.: Ärztl. Lab. **18** (1972) 289—295.

110. WUHRMANN, F., H. H. MÄRKI: Dysproteinämien und Paraproteinämien. Grundlagen, Klinik und Therapie. Verlag Schwabe u. Co., Basel/Stuttgart, (1963) 254—256.

10. Hämopexin (Hpx)

von Gottfried TÖPFER

10.1. Bezeichnung
10.2. Allgemeine Charakterisierung
10.3. Physikochemische Charakterisierung
10.3.1. Molekulare Eigenschaften und Struktur
10.3.2. Physikochemische Konstanten
10.3.3. Löslichkeit
10.3.4. Elektrophoretische Eigenschaften
10.4. Biochemische Charakterisierung
10.4.1. Syntheseort
10.4.2. Syntheserate
10.4.3. Verteilungsräume
10.4.4. Abbau, Halbwertzeit
10.4.5. Bindungsvermögen
10.4.6. Funktion
10.4.7. Physiologische Einflußfaktoren
10.5. Pathobiochemische Charakterisierung
10.5.1. Pathobiochemische Vorgänge mit Verminderung der Hpx-Konzentration
10.5.1.1. Verminderung infolge gesteigertem Verbrauch
10.5.1.2. Synthesestörungen
10.5.2. Pathobiochemische Vorgänge mit Erhöhung der Hpx-Konzentration
10.6. Diagnostische Wertigkeit
10.6.1. Widerspiegelung pathobiochemischer Vorgänge mit Verminderung des Hpx
10.6.1.1. Hämolytische Erkrankungen
10.6.1.2. Porphyria cutanea tarda
10.6.1.3. Lebererkrankungen
10.6.1.4. Nephrotisches Syndrom
10.6.1.5. Exsudative Enteropathie
10.6.2. Widerspiegelung pathobiochemischer Vorgänge mit Erhöhung der Hpx-Konzentration
10.6.3. Vergleich mit anderen Parametern gleicher oder komplementärer Aussage
10.7. Analytik
10.7.1. Benzidin-Peroxid-Methode
10.7.2. Färbung mit o-Dianisidin
10.7.3. Titration mit Hämatin
10.7.4. Immunchemische Messung
10.8. Referenzbereiche
10.8.1. Serum
10.8.1.1. Erwachsene
10.8.1.2. Altersabhängigkeit
10.8.2. Liquor
10.8.3. Urin
10.8.4. Analytische Präzision
10.9. Präanalytische Faktoren
10.10. Zusammenfassung
Literatur

10.1. Bezeichnung

Synonyme Bezeichnungen sind: β-1A-Globulin (55), Hämoglobinbindendes β-1-Globulin (23), Häm-bindendes Globulin (51), Seromucoid β-1 (6), Cytochromophilin (16), Hemopexin (16), β-1-Haptoglobin (β-1-H) (27), Hemophilin (48), PS-3A (60). Die Bezeichnung Hämopexin, nach GRABAR und Mitarbeitern (16), hat sich allgemein durchgesetzt. Empfohlene Abkürzung: Hpx (58).

10.2. Allgemeine Charakterisierung

Hämopexin ist ein Glykoprotein, das sowohl zu den Trägerproteinen als auch bedingt zu den Proteinen der akuten Phase zu zählen ist. In der Elektrophorese wandert es als β-1-Globulin.

Darstellung

BISERTE und Mitarbeiter stellten 1960 erstmals Hpx durch fraktionierte Ammoniumsulfatfällung und Säulenchromatographie über DEAE-Zellulose rein dar. Dem war der Nachweis eines Häm-Pigmente bindenden Proteins durch ALLISON und REESS sowie NEALE et al. vorausgegangen (1957/58) (1, 49).

Die Arbeitsgruppe um SCHULTZE erarbeitete von 1961 bis 1964 vier differente Isolierungsmethoden:

1. Durch Ultrafiltration eingeengter Perchlorsäureabguß wird mit 60—70%igem Ammoniumsulfat versetzt. An die Fällung schließt sich die Iso-

lierung des Hpx mittels Zonenelektrophorese bei pH = 4,5 und pH = 8,6 (Träger PVC) an (59).

2. Aus Mutterlauge der Humanalbumingewinnung (L IV + L VI) wird durch Fraktionierung mit RIVANOL[R] und Zonenelektrophorese bei pH = 8,6 ebenfalls ein einheitliches Hpx gewonnen (59).

Durch RIVANOL[R] und anschließende Ammoniumsulfatfällung wird der Ausgangsstoff für Fraktionierungen, mit dem Ziel, Hpx unterschiedlichen Häm-Gehaltes zu erhalten, gewonnen.

3. Schließt man daran eine Alkohol-Fällung (32,5% Äthanol, −10 °C, pH = 5,2) und Zonenelektrophorese des eingeengten Überstandes an, so gewinnt man ein Häm-haltiges Hpx (21).
4. Anschließende Perchlorsäurefällung (0,2 M, −1 °C) und Zonenelektrophorese (pH = 8,6) ergibt Häm-armes Hpx (21).

Müller-Eberhard und English (39) vermieden die Säurebehandlung und erhielten mittels Salzfällung, DEAE-Chromatographie und Zonenelektrophorese hochgereinigte, native Präparate.

10.3. Physikochemische Charakterisierung

10.3.1. Molekulare Eigenschaften und Struktur

Mit der Biuret-Methode wurden etwa 80% Proteingehalt für das Hpx bestimmt. Kohlenhydrate sind zu ca. 20% enthalten. Lipoid ist nicht enthalten.

10.3.2. Physikochemische Konstanten

Farbe: farblos (59)

Sedimentationskoeffizient $S_{20,w}$	Molekulargewicht M	
4,8	80000	(59)
4,35	63000	(41)
	69000	(44)
4,15	57000	(35)

Die in (35) gemachten Angaben sollten der Realität am nächsten kommen, da diese Ergebnisse am wenigsten durch Aggregationseffekte verfälscht erscheinen.

elektrophoretische Mobilität:
bei pH = 8,6 — $3{,}1 \times 10^{-5}\ cm \cdot V^{-1} \cdot s^{-1}$ (59)
molarer Extinktionskoeffizient: $E_{280\,nm} = 16{,}9$

10.3.3. Löslichkeit (zit. nach 61)

Hämopexin präzipitiert in:

Äthanol	18%
pH = 5,2	Protein = 1,5% I = 0,09
Ammoniumsulfat	2,4—3,2 M
pH = 5,0	Protein = 1%

Hämopexin präzipitiert nicht in:

Rivanol (H_2O)	0,065
pH = 8,0	Protein = 1%
Perchlorsäure	0,6 M
	Protein = 1%
Trichloressigsäure	0,15 M
	Protein = 1%
durch Hitzekoagulation	0,1 M
Azetatpuffer	
pH = 5,0	Protein = 1%

10.3.4. Elektrophoretische Eigenschaften

Gereinigtes Hämopexin verhält sich in der Ultrazentrifuge, in der freien und in der Stärkegel-Elektrophorese als homogene Fraktion (5). Hingegen konnten Heide und Mitarbeiter (21) Hämin-gesättigtes Hpx mittels Stärkegel-Elektrophorese in drei Komponenten auftrennen, die jedoch keine individuellen Musterdifferenzen auswiesen. Das von Müller-Eberhard isolierte Hpx wurde stärkegelelektrophoretisch in eine Hauptbande und 4 bis 6 durch Polymerisationsprodukte verursachte Fraktionen aufgetrennt (39). Eine Depolymerisation erfolgte lediglich mittels 5 m — Harnstofflösungen. Demzufolge ist ein genetischer Polymorphismus des menschlichen Hpx, wie er für Haptoglobin beim Menschen typisch ist (73), für Hpx nicht nachweisbar. Hingegen konnten beim Schwein (3, 24) und Kaninchen (17 bis 19) durch autosomale Gene kontrollierte Hämopexinphänotypen beschrieben werden.

In der Immunelektrophorese und Immunofixation präzipitiert Hpx in unmittelbarer Nähe des Transferrins (27, 80). Nach Sättigung mit Hämatin zeigt das Präzipitat eine positive Benzidinreaktion (2, 15, 23, 55). Zwischen Hpx und Haptoglobin besteht keine Antigengemeinschaft (6). Hämopexin bildet in der Immunelektrophorese Präzipitatbögen mit konstanter Lage. Die unterschiedlichen Schnittpunkte mit den Präzipitaten der differenten Hp-Typen sind die Grundlage für die immunelektrophoretische Haptoglobintypisierung (2).

10.4. Biochemische Charakterisierung

10.4.1. Syntheseort

HITZIG (25) gibt die Leber als Syntheseort an. Zuverlässige Angaben zum Syntheseort des Hpx fehlen jedoch bisher. Die Leber gilt allgemein als Hauptsyntheseort der Plasmaproteine — ausgenommen die Immunglobuline, die von den Plasmazellen synthetisiert werden (36, 37). Daß die Hpx-Synthese in der Leber erfolgt, wird auch durch die Tatsache gestützt, daß der Hämopexinspiegel bei Leberparenchymschäden erniedrigt ist (8).

10.4.2. Syntheserate

Bei schweren hämolytischen Bluttransfusionszwischenfällen werden nach Abfall der Haptoglobin- und Hämopexinwerte die Ausgangskonzentrationen beider Proteine unterschiedlich schnell erreicht. Sofort nach Normalisierung des (Häm- und) Hämoglobin-Blutspiegels wird das Hpx wieder nachweisbar, während Haptoglobin noch 7 Tage ausbleibt (68). Eine Abkopplung von Hpx nach Dissoziation des Hpx-Häm-Komplexes in der Leber wird neben einer möglichen Freisetzung aus extravaskulären Depots und einer Synthesesteigerung als Ursache für den raschen Wiederanstieg des Hpx-Spiegels diskutiert (41, 70, 25). MÜLLER-EBERHARD et al. (43) zeigten anhand von Tierexperimenten, daß die Hämopexinsynthese durch Hämatininjektionen stimuliert wird und weiterhin von der Hämatindosis abhängt. Gegenüber Haptoglobin zeigt Hpx eine geringere Stimulierbarkeit durch unspezifische Gewebsreaktionen, wie sie z. B. bei Tumorerkrankungen und Entzündungen (akute Phase) auftreten (5, 48, 56, 57).

10.4.3. Verteilungsräume

Auf Grund des relativ geringen Molekulargewichts durchdringt Hpx die Membranen, die die einzelnen Körperflüssigkeiten trennen, relativ leicht. Bei Steigerung der Permeabilität steigt der Hpx-Anteil in den extravaskulären Räumen an. In folgenden Körperflüssigkeiten ist Hpx nachgewiesen worden: Harn (4, 62), Liquor (28, 63), Bronchialsekret (64), Ascites (5), Zervikalschleim (65) und Amnionflüssigkeit (25).

Neugeborene haben etwa 20% des Hämopexinspiegels von Erwachsenen. Daß ein gewisser Anteil davon aus dem mütterlichen Kreislauf stammt, ist wahrscheinlich, da α-1-Fetoprotein mit einem ähnlichen Molekulargewicht ebenfalls die Plazenta passieren kann (85).

10.4.4. Abbau, Halbwertzeit

Die Halbwertzeit des Hpx beträgt 1,8 bis 2,5 Tage (46). Für den Hpx-Häm-Komplex ermittelte SEARS (70) eine **t** $^{1}/_{2}$ von 7 bis 8 Stunden. Auch gemäß den Befunden von CONWAY und Mitarbeitern (12) wird der Hpx-Abbau durch einen hohen Häm-Spiegel stimuliert. Nach JAVID et al. (26) beeinflußt die Häm-Bindung die Oberflächenkonfiguration von Hpx. Dadurch kann gebundenes Hpx erkannt und schneller abgebaut werden. Wird das Hpx im Komplex mit Häm aus dem Kreislauf entfernt, dann sind die Hepatozyten in der Leber der einzige Abbauort (experimentelle Befunde an Kaninchen) (45). SEARS (70) bestätigte diese Befunde am Menschen. Nach HITZIG (25) wird dagegen Hpx nach dem Hämatintransport in der Leber wieder freigesetzt.

10.4.5. Bindungsvermögen

Im folgenden Schema, zitiert nach MÜLLER-EBERHARD (41), ist die Komplexbindung des Hpx mit Häm im Zusammenhang mit dem Haptoglobin und dem Hämoglobin skizziert (Abb. 1).

Wie ersichtlich, bildet aus Hämoglobin freigesetztes Häm sowohl mit Hpx als auch mit Albumin Komplexe, während undissoziiertes Hämoglobin mit Haptoglobin Verbindungen eingeht. Verschiedene Untersucher

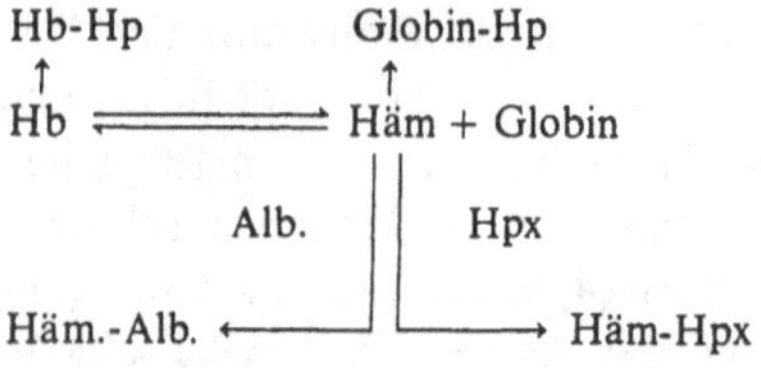

Abb. 1

Hp = Haptoglobin
Hb = Hämoglobin
Alb. = Albumin

nahmen hauptsächlich auf Grund von elektrophoretischen Untersuchungen auch eine Bindung von Hpx mit Hämoglobin an (6, 15, 23, 27, 75, 84). Ferner wurde eine Bindung an Cytochrom C (6, 7), Katalase (7) und Myoglobin (7, 29, 84) beschrieben, während Hämatin von Haptoglobin gebunden werden soll (48, 66). Diese Verhältnisse konnten nicht bestätigt werden. Es wurde demgegenüber nachgewiesen, daß sowohl von Albumin als auch von Hämopexin lediglich globinfreie Hämderivate gebunden werden. Die Hämoglobinbindung erfolgt lediglich an Haptoglobin (1, 21, 43, 51, 59, 68, 72).
Heide et al. (21) ermittelten eine Häminbindungskapazität des Hpx von 8,15 mg Hämin/g Hpx. Unter Annahme eines Molekulargewichts von 80000 erhielten sie ein molares Bindungsverhältnis Hpx: Hämin = 1:1.
Mit Hilfe elektrophoretischer und radiochemischer Methoden wurde die Affinität von Albumin und Hpx zum Hämatin untersucht. Zweifelsfrei konnte die wesentlich größere Bindungsneigung des Hpx ermittelt werden (21, 40, 51, 67). Bei Versuchen am Kaninchen fanden Müller-Eberhard et al. folgende Affinitätsrangordnung bzw. Hämatinbindung: 1. Kaninchen-Hpx; 2. menschliches Hpx; 3. menschliches Albumin; 4. Kaninchenalbumin (41).

10.4.6. Funktion

Hpx verhindert auf Grund seiner Bindungs- und Transportfunktion für Hämderivate renale Eisenverluste bei starker Hämolyse. Bei physiologischer Hämolyse wird der Eisenverlust hauptsächlich infolge Haptoglobin-Hämoglobinbindung verhindert. Nur Spuren von Hämderivaten gehen eine Hpx-Bindung ein (51). Für Hpx konnte weder Phosphatase noch Cholinesteraseaktivität nachgewiesen werden. Es besitzt keine Inhibitorwirkung gegenüber Trypsin (59).

10.4.7. Physiologische Einflußfaktoren

Frauen sollen etwa 10% höhere Plasmaspiegel haben als Männer (35). Neugeborene weisen ≈ $^1/_5$ des Hämopexinspiegels von Erwachsenen auf, innerhalb eines Jahres wird der Erwachsenenwert erreicht (31). Der Plasmaspiegel soll während Schwangerschaften unbeeinflußt bleiben (20). Genauere Angaben sind dem Kapitel Referenzwerte zu entnehmen.

10.5. Pathobiochemische Charakterisierung

10.5.1. Pathobiochemische Vorgänge mit Verminderung der Hpx-Konzentration

10.5.1.1. Verminderung infolge gesteigertem Verbrauch

Wird die Hämoglobinbindungskapazität für Haptoglobin überschritten, so kommt es zur Zirkulation von freiem Hämoglobin. Dies wird entweder zunächst zu Methämoglobin oxidiert, um dann in Hämatin und Globin zu dissoziieren (11), oder einer primären Dissoziation folgt die Oxidation von Häm (Fe^{2+}) in Hämatin (Fe^{3+}) (14). Das dreiwertiges Eisen enthaltene Derivat wird von Hpx bevorzugt gebunden. Wegen des Hpx-Abfalls bei schwerer intravasaler Hämolyse (20, 38, 49, 68) oder nach experimentellen Hämatininjektionen (26, 43, 67, 69), nahm man die Elimination von Häm in Hpx-Komplexen an. Müller-Eberhard und Mitarbeiter berechneten für eine Hpx-Konzentration von 0,77 g/l (Erwachsenenmittelwert) und einem Hpx-Molekulargewicht von 80000 6,3 mg/l als Sättigungswert für die Hämatinbindungskapazität des menschlichen Bluts. Hpx war bei Injektionen von Hämatindosen, die diesen Grenzwert überschritten, schon 15 Minuten nach

Injektion mit Hämatin gesättigt (69). Bei Kaninchen fanden MÜLLER-EBERHARD et al. (43) die Hpx-Komplexbildung als den Hapteliminationsweg für Hämatin aus dem Blutplasma. Dagegen konnte SEARS (70) radiochemisch die Bindung und Elimination von Hämatin an Hpx und an Albumin eindeutig nachweisen. Dabei wird der Hpx-Komplex schneller aus dem Plasma entfernt, so daß bei starker Hämolyse häufig hohe Konzentrationen von Methämalbumin mit niedrigen Hpx-Werten gekoppelt sind (8). Hämatin wird nach Abkopplung des Eisens in der Leber zu Bilirubin abgebaut, das in die Gallenflüssigkeit gelangt (12, 75) (Versuche an Ratten). Das Eisenion wird an Transferrin gekoppelt (13) und ist innerhalb von 21 bis 26 Tagen zu 40% wieder in Erythrozyten zu finden (70). Bei intravasaler Hämolyse ist mit einer Hpx-Verminderung erst dann zu rechnen, wenn das Haptoglobin auf stark erniedrigte Werte und der Serumhämspiegel über den Grenzwert von 6,0 mg/l angestiegen ist (41, 49, 68). Dabei konnte nie ein vollständiges Verschwinden des Hpx beobachtet werden (41, 69). Nachdem die gesteigerte Hämolyse zum Stillstand gekommen ist, steigt das Hpx schnell wieder an, bei Kaninchen sogar über die Ausgangskonzentration (43). Als Grund hierfür sieht BRAUN (9) eine beschleunigte Synthese, während HITZIG (25) das Abkoppeln von Hpx aus dem Hpx-Hämatin-Komplex in der Leber verantwortlich macht.

Extravasale Hämolyse wird beispielsweise bei hämorrhagischer Pankreatitis beobachtet. Nach SEARS und NORTHAM et al. (68, 50) spalten hierbei Pankreasenzyme das Hämoglobin. Hämatin wird in den Blutkreislauf resorbiert und führt auch Komplexbildung mit Hpx zu dessen Absinken, während Methämalbumin nach Sättigung des Hpx ansteigt.

MEIERS et al. (34, 35) konnten eine Hpx-Verminderung infolge Bindung von Porphyrinen beschreiben. Bei nephrotischem Syndrom soll eine gesteigerte Ausscheidung über die Niere (8, 57) und bei exsudativer Enteropathie über den Darm zum Hpx-Abfall im Blutplasma führen (8).

10.5.1.2. Synthesestörung

Bei Lebererkrankungen sind Hpx-Verminderungen relativ häufig zu beobachten. Dabei besteht offensichtlich eine Korrelation zwischen Ausmaß des Leberparenchymschadens und Erniedrigung des Hpx-Spiegels (47, 57). Genetisch bedingte Ahämopexinämien sind aus der Literatur nicht bekannt.

10.5.2. Pathobiochemische Vorgänge mit Erhöhung der Hpx-Konzentration

Bei entzündlichen (47, 48), nekrotisierenden (48) und neoplastischen (47, 48, 56, 57) Gewebsprozessen kommt es zum Hpx-Anstieg. Möglicherweise wird die Synthese des Hpx genauso wie die anderer Glykoproteine durch Gewebefaktoren gesteuert. Im Tierexperiment (Versuche am Kalb) ließ sich eine Hpx-Erhöhung nach subkutaner Terpentininjektion hervorrufen.

10.6. Diagnostische Wertigkeit

10.6.1. Widerspiegelung pathobiochemischer Vorgänge mit Verminderung der Hpx

10.6.1.1. Hämolytische Erkrankungen

Zum Hämopexinabfall kommt es nur bei schwerer intravasaler Hämolyse bzw. ineffektiver Erythropoese (z. B. bei perniziöser Anämie) und dann im allgemeinen erst nach dem Abfall des Haptoglobins.

Ein Haptoglobinspiegel im Referenzbereich bei erniedrigtem Hpx kann folgende Ursachen haben:

1. extravasale Hämolyse (hämorrhagische Pankreatitis) (68);
2. starke Hämolyse bei Haptoglobinsynthesestimulation z. B. infolge Streß, Gewebsdestruktionen oder Entzündungen (10).

Es konnte bei intravasalen hämolytischen Erkrankungen keine Zuordnung von einzelnen Krankheitsbildern zu bestimmten Haptoglobin/Hpx-Verhältnissen getroffen werden (10). Zum Hpx-Abfall kam es in einer großen Untersuchungsreihe von

BRAUN und ALY (10) in etwa 50% der hämolytischen Erkrankungen mit stark vermindertem Haptoglobin. Hpx ist demnach bezüglich Empfindlichkeit als Indikator für hämolytische Prozesse dem Haptoglobin unterlegen. Die kombinierte Hpx/Haptoglobin-Bestimmung bringt allerdings zusätzliche Informationen über das Ausmaß eines hämolytischen Prozesses, da Hpx erst bei massiver Hämolyse absinkt und bei Sistieren der Erkrankung schneller als Haptoglobin wieder ansteigt (10, 68). Vorteile bietet die Hpx-Bestimmung gegenüber der Hp-Bestimmung, wenn einer starken Hämolyse eine „akute-Phase-Reaktion" überlagert ist. Eine Bestimmung in der Amnionflüssigkeit soll die Diagnostik von Hämolysen des Feten ermöglichen (25). Zur Diagnostik der hämorrhagischen Pankreatitis sollte auf das Hpx nicht verzichtet werden.

10.6.1.2. Porphyria cutanea tarda

Bei Porphyria cutanea tarda ist die Hpx-Konzentration signifikant erniedrigt (34, 35). Der Grund hierfür dürfte ein verstärkter Hpx-Verbrauch wegen Bindung von Porphyrin und beschleunigte Elimination des Komplexes sein. Die Hpx-Bestimmung soll zur Verlaufskontrolle geeignet sein.

10.6.1.3. Lebererkrankungen

Eine Verminderung des Hpx-Spiegels durch Leberparenchymschäden wurde von mehreren Autoren beschrieben. RUGE (57) konnte nachweisen, daß mit zunehmender Funktionseinschränkung der Leber bei Leberzirrhose der Hpx-Gehalt absinkt. Dagegen wurde keine Verminderung des Hpx-Spiegels bei akuter Hepatitis, Bleivergiftung, Cholelithiasis, benigner Leberfibrose und Leberzellschädigung nach Tetrachlorkohlenstoffintoxikation gesehen (10, 57). Hämopexin scheint ein empfindlicherer Parameter zur Beurteilung von Leberparenchymschäden als Haptoglobin zu sein (10, 57). Besonders wichtig ist das zum größten Teil gegensinnige Verhalten von Hpx und Haptoglobin bei Cholestase. Haptoglobin ist dabei oft erhöht, wofür unspezifische mesenchymale Reize, die die Haptoglobin-Synthese stimulieren, verantwortlich gemacht werden. Dagegen ist der Hpx-Spiegel bei Cholestase in der Regel erniedrigt (10). Eine Proteinsynthesestörung ist als Ursache für die Hpx-Verminderung bei Hepatosen wahrscheinlich. Die Verminderung von Hpx und Haptoglobin deutet auf einen entzündlichen Parenchymprozeß erheblichen Ausmaßes hin, während das gegensinnige Verhalten beider Proteine bei erhöhtem Haptoglobin auf eine Cholestase hindeutet (10).

10.6.1.4. Nephrotisches Syndrom

Infolge gesteigerter Durchlässigkeit der Glomeruli verläßt Hpx über die Niere den Kreislauf, was zu einem Absinken des Hpx im Plasma führen kann (8, 9). Dagegen fand RUGE (57) nur ein geringfügiges Absinken des Hpx bei nephrotischem Syndrom, allerdings bei erhöhtem Haptoglobin. Synthesestimulation und Hpx-Verlust heben sich hier wahrscheinlich auf.

10.6.1.5. Exsudative Enteropathie

Infolge Eiweißverlust kommt es auch bei exsudativer Enteropathie zum Hpx-Abfall (9).

10.6.2. Widerspiegelung pathobiochemischer Vorgänge mit Erhöhung der Hpx-Konzentration

Hpx ist bedingt als Akute-Phase-Protein anzusehen. Es reagiert jedoch auf unspezifische Gewebsreize wesentlich geringer als zum Beispiel das Haptoglobin (5, 48, 56, 57). Mäßige Erhöhungen finden sich bei malignen Neoplasien und nichtrenalen Entzündungen (10). Auch bei Herzinfarkt kommt es im Gegensatz zum Haptoglobin nur zu einem geringen Anstieg (10). Für Erkrankungen von allgemein entzündlicher Genese dürfte deshalb das Hpx keinen zusätzlichen Informationsgewinn bringen. Bei Leberaffektionen und Hämolysen, kombiniert mit Reaktionen der akuten Phase, ist allerdings ein Gewinn zu erzielen, da der Hpx-Spiegel durch akute Phase-Reaktionen wenig beeinflußt wird. Interessant ist die Feststellung von MANUEL et al. (33), die eine Beziehung von Tumorwachstum zum Anstieg des Hpx-Spiegels bei malignen Melanomen aufzeigten. Ein Hpx-Abfall zeigte Remissionen an. Nach BISERTE (5) ist ein erhöhter Hpx-Gehalt im Ascites charakteristisch für maligne Neubildungen. Für die Tumordiagnostik allgemein sollte dem Haptoglobin und dem sauren α-1-Glykoprotein der Vorzug gegeben werden, da sie Gewebedestruktionen wesentlich empfindlicher als Hpx anzeigen. Bei Diabetes ist Hpx leicht erhöht (82).

10.6.3. Vergleich mit anderen Parametern gleicher oder komplementärer Aussage

Auf Beziehungen zum Haptoglobingehalt ist ausführlich eingegangen worden. RUGE (57) berechnete an einem großen Patientenkollektiv mit chronischen Lebererkrankungen eine positive Korrelation zwischen Hpx und Quickwert, Albumin, β-Globulin, α-Globulin und TAKATA-Reaktion. Negative Korrelationen bestanden zur alkalischen Phosphatase (Cholestase) und zum γ-Globulin.

10.7. Analytik

10.7.1. Benzidin-Peroxid-Methode (68)

Nach Elektrophorese (ZAF oder Papier als Träger) des Hämatingesättigten Plasmas erfolgt das Anfärben mit Benzidin-hydrogen-Peroxid. Nach der Elutin der β-Fraktion folgt die fotometrische Bestimmung des Hämatin/Hpx-Komplexes. Hämatin, das an Albumin gebunden ist, hat 85 bis 100 % der Färbeintensität von β-globulingebundenem Hämatin.

10.7.2. Färbung mit o-Dianisidin (68)

Elektrophorese auf ZAF wie bei 8.1., danach Färbung mit o-Dianisidin und Fotometrie.

10.7.3. Titration mit Hämatin (21)

Titration von Plasma mit Hämatin, bis die Hpx-Hämatinbindungskapazität erreicht ist und eine Albuminbindung stattfindet. Nachweis der Albuminbindung entweder nach Stärkegelelektrophorese (Benzidin-Peroxid-Färbung) oder als Methämalbumin.

Tabelle 1
Referenzbereiche für Hpx bei Erwachsenen

Bestimmungsmethode		Referenzbereich
Titrationsmethode mit Stärkegelelektrophorese (21)		$\bar{x}$ = 1,12 g/l
RID (31)		0,51—1,25 g/l
(54)		0,85—1,09 g/l
(82)		0,66—1,00 g/l
(8)		0,59—1,03 g/l
(35)	♀	0,58—1,31 g/l
	♂	0,56—1,11 g/l
(20)	Schwangere	0,44—1,0 g/l unabhängig von der SSW
DRID (68)		Titer 1:128—1:256
EID (76)		0,70—1,30 g/l

Tabelle 2
Referenzbereiche für Hpx in Abhängigkeit vom Lebensalter

Bestimmungs-methode	Alter	Referenzbereich in g/l	
RID	Neugeborene	0,065—0,25	(20)
	1. Lebenstag, reife Neugeborene	0,08—0,42	(31)
	1. Lebenstag, unreife Neugeborene	0,02—0,26	(31)
	24 Tage bis 9 Monate	0,10—0,70	(20)
	nach einem Lebensjahr	0,66—1,00	(20)
	≙ Erwachsenenbereich (20—40 Jahre)		
	50—70 Jahre	0,50—0,80	(20)

10.7.4. Immunchemische Messung

Die immunchemische Messung des Hpx wurde beispielsweise mit der einfachen radialen Immunodiffusion (32), der doppelten radialen Immunodiffusion (52), linearen Immunodiffusion (52), Elektroimmundiffusion (30) und mit der immunchemischen photometrischen Messung (72) durchgeführt. Die immunchemische Messung, vor allem in Form der EID, zeichnete sich gegenüber den Methoden 8.1. bis 8.3. durch eine wesentlich höhere Spezifität und Sensitivität aus. Eine Abschätzung des Hpx-Gehaltes gelingt auch mit Hilfe der Immunofixation (80) oder Immunelektrophorese (38) anhand von Verdünnungsreihen des Plasmas, wobei die Empfindlichkeit dieser Methoden geringer als die der obengenannten ist.

10.8. Referenzbereiche

10.8.1. Serum

10.8.1.1. Erwachsene
(Tabelle 1)

10.8.1.2. Altersabhängigkeit
(Tabelle 2)

10.8.2. Liquor

Bestimmungsmethode	Referenzbereich
RID (28)	1,5—5,5 mg/l
EID (77)	1,8—4,2 mg/l

10.8.3. Urin

Bestimmungsmethode	Referenzbereich
RID (4)	0,02—0,06 mg/l
EID (78)	0,088—0,56 mg/l

10.8.4. Analytische Präzision
(Tabelle 3)

Tabelle 3

Methode	n	$\bar{x}$	$s\%$ (Serie)	$s\%$ d. t. d.	
RID	20	85	5,5	9	(79)
	74	—	23		(20)
EID	20	85	6,5	9,6	(79)

10.9. Präanalytische Faktoren

Nach (38) findet man im Plasma mittels RID um 25 % niedrigere Werte als im Serum. Lundh (31) kam jedoch für Plasma und Serum zu gleichen Ergebnissen. Bei Raumtemperatur über 8 Wochen ohne Konservierungsmittel gelagert, ergaben sich mit der RID keine Veränderungen der Konzentration. Das gleiche trifft auf die Lagerung bei Raumtemperatur mit den Konservierungsmitteln Thiomersal (0,01 % w/v) und Natriumazid (0,1 % w/v) zu, wenn die Bestimmung mit RID vorgenommen wird.

Auch bei +4 °C und —20 °C kommt es in dieser Zeit zu keinen Veränderungen (81).
Anders liegen die Verhältnisse, wenn die Bestimmung mit der EID vorgenommen wird: Ohne Konservierungsmittel sinken die Werte schon nach drei Tagen Lagerung bei Raumtemperatur ab. Konservierungsmittel in den oben angegebenen Konzentrationen verhindern diesen Abfall, so daß bei Raumtemperaturlagerung mit Thiomersal- und Natriumazidzusatz nach 8 Wochen keine Veränderungen zu messen sind. Wird die Lagerung bei +4 °C oder bei —20 °C über 8 Wochen vorgenommen, so ändert sich die Hpx-Konzentration in der EID nicht, unabhängig davon, ob Konservierungsmittelzusatz erfolgte oder nicht (81). Bei —20 °C sinkt die Hpx-Konzentration innerhalb von einem Jahr ebenfalls kaum ab (<3%) (83). Lagerung bei +4 °C ohne Konservierungsmittel bzw. bei Raumtemperatur mit 0,1% Natriumazid bzw. 0,01% Thiomersalzusatz bis zu mindestens 8 Wochen ist demnach möglich, wenn die Bestimmung mit der EID erfolgt. Für die RID ist das Hpx über mindestens 8 Wochen ohne Konservierungsmittel stabil. In der Kühltruhe (—20 °C) kann die Aufbewahrung bis zu mindestens einem Jahr erfolgen.

10.10. Zusammenfassung

Hämopexin ist ein Glykoprotein des menschlichen Blutserums mit einem Molekulargewicht von 60000, einem Proteinanteil von 80% und einem Kohlenhydratgehalt von 20%. Sowohl die Synthese als auch der Abbau finden in den Hepatozyten der Leber statt. Hohe Häm-Spiegel im Blut stimulieren den Hpx-Abbau und dessen Synthese. Hämopexin bindet Häm und globinfreie Hämderivate in äquimolaren Mengen. Durch die Häm-Bindung und den Transport des Häm zum Abbauort werden renale Eisenverluste verhindert.
Starke Hämolyse führt nach Überschreiten der Hb-Bindungskapazität des Haptoglobins zur Freisetzung von Häm aus freiem Hb. Die Häm-Hpx-Bindung und damit das Ausmaß der Hämolyse wird an dem Absinken des Hpx-Gehaltes sichtbar. Ein Anstieg des Hpx zeigt bei Hämolyse empfindlich Remissionen an, während Haptoglobin verzögert ansteigt. Bei extravasaler Hämolyse (hämorrhagischer Pankreatitis) führt die Migration von Häm in den Blutkreislauf und bei porphyria cutanea tarda die verstärkte Bindung von Porphyrinen zum Hpx-Abfall. Der Hpx-Gehalt ist ein Indikator für das Ausmaß von Leberparenchymschäden. Infolge der Hpx-Ausscheidung bei GN und exsudativer Enteropathie findet man einen Abfall der Hpx-Konzentration im Blutserum. Akute Phase-Reaktionen verursachen einen geringfügigen, diagnostisch jedoch wertlosen Hpx-Anstieg.
Analytische Methoden der Wahl sind die immunologischen Bestimmungsmethoden. Der Referenzbereich liegt zwischen 0,6 und 1,2 g/l. Neugeborene haben $^1/_5$ des Erwachsenenspiegels, wobei nach dem ersten Lebensjahr die Erwachsenenwerte erreicht werden.
Am sichersten erfolgt die Aufbewahrung des Prüfmaterials bei —20 °C. Bei Raumtemperatur sollte man nur mit Natriumazid oder Thiomersal konservierte Proben aufbewahren.

Literatur

1. ALLISON, A. C., W. REES: Brit. med. J. (1957) II 1137.
2. ALY, F. W. et al.: Klin. Wschr. **39** (1961) 610.
3. BAKER, L. N.: Vox sang: Basel **12** (1967) 397.
4. BICHLER, K.-H.: Laboratoriumsblätter **25** (1975) 63.
5. BISERTE, G. et al.: Clin. Chim. Acta **6** (1961) 833.
6. BISERTE, G. et al.: C.R. Acad. Sci. (Paris) **250** (1960) 418.
7. BISERTE, G., J. LATURAZE: C.R. Soc. Biol. **154** (1960) 2061.
8. BRAUN, H.-J., F. W. ALY: Klin. Wschr. **48** (1970) 760.
9. BRAUN, H.-J.: Klin. Wschr. **49** (1971) 445.
10. BRAUN, H.-J., F. W. ALY: Klin. Wschr. **49** (1971) 451.
11. BUNN, H. F., J. H. JANDL: J. biol. Chem. **243** (1968) 465.

12. CONWAY, T. P. et al.: J. biol. Chem. **250** (1975) 3067.
13. COOK, J. D. et al.: J. Lab. clin. Med. **80** (1972) 624.
14. FAIRLEY, N. H., R. J. BROMFIELD: Quart. Med. **10** (1941) 95.
15. FINE, J. M. et al.: Nouv. Rev. frang. Hemat. **1** (1961) 72.
16. GRABAR, P. et al.: Bull. Soc. Chim. biol. (Paris) **42** (1960) 853.
17. GRUNDER, A. A.: Genetics **54** (1966) 1085.
18. GRUNDER, A. A.: Vox sang. **14** (1968) 218.
19. GRUNDER, A. A.: Vox sang. **14** (1968) 236.
20. HANSTEIN, A., U. MÜLLER-EBERHARD: J. Lab. clin. Med. **71** (1968) 232.
21. HEIDE, K. et al.: Clin. Chem. acta **10** (1964) 460.
22. HEIMBURGER, H. et al.: Clin. chim. acta **10** (1964) 293.
23. HIRSCHFELD, J.: Acta path. microbiol. Scand. **49** (1960) 255.
24. HESSELHOLT, M.: Annualreport, The royal veterinary and agricultural College, Sterility Research Institute, Copenhagen: C. F. Mortensen (1963) p. 93.
25. HITZIG, W. H.: Plasmaproteine-Pathophysiologie und Klinik 2. Auflage, Springer-Verlag, Berlin—Heidelberg—New York (1977) 42.
26. JAVID, J. et al.: J. Lab. Clin. Med. **80** (1972) 817.
27. KORINEK, J. et al.: Clin. chim. Acta **6** (1961) 388.
28. LATERRE, E. CHR.: Laboratoriumsblätter **25** (1975) 125.
29. LATHAM, W.: J. exp. Med. **111** (1960) 65.
30. LAURELL, C.-B.: Analyt. Biochem. **15** (1966) 45.
31. LUNDH, et al.: Acta Paediat. Scand. **59** (1970) 121.
32. MANCINI, G. et al.: Prot. Biol. Fluids, 11th Coll. (1963) 370 Amsterdam Pub. comp., 1964.
33. MANUEL, Y.: Clin. chim. acta **31** (1971) 485.
34. MEIERS, H. G., H. IPPEN: Klin. Wschr. **46** (1968) 560.
35. MEIERS, H.-G. et al.: Dtsch. med. Wschr. **98** (1973) 2243.
36. MILLER, L. L., W. F. BALE: J. exp. Med. **99** (1954) 125.
37. MILLER, L. L. et al.: J. exp. Med. **99** (1954) 125.
38. MÜLLER-EBERHARD, U., H. CLEVE: Nature **197** (1963) 602.
39. MÜLLER-EBERHARD, U., E. C. ENGLISH: J. Lab. clin. Med. **70** (1967) 619.
40. MÜLLER-EBERHARD, U.: New Engl. J. Med. **283** (1970) 1090.
41. MÜLLER-EBERHARD, U. et al.: Blood **32** (1968) 811.
42. MÜLLER-EBERHARD, U., H. H. LIEM: Fed. Proc. **27** (1968) 723.
43. MÜLLER-EBERHARD, U. et al.: J. Lab. Clin. Med. **73** (1969) 210.
44. MÜLLER-EBERHARD, U.: zit. in (9) Klin. Wschr. **49** (1971) 445.
45. MÜLLER-EBERHARD, U. et al.: J. Lab. Clin. Med. **76** (1970) 426.
46. MÜLLER-EBERHARD, U.: Diskussionsbeitrag auf der 18. Konferenz der Gesellschaft für Biolog. Chemie 1972 „Regulation of porphyrin and hem biosynthesis“ zit. in (35).
47. MÜLLER, H. E., I. MÜLLER VON VOIGT: Dtsch. med. Wschr. **93** (1968) 120.
48. MÜLLER, H. E., I. MÜLLER VON VOIGT: Dtsch. med. Wschr. **93** (1968) 216.
49. NEALE, F. C. et al.: J. clin. Path. **11** (1958) 206.
50. NORTHAM, B. E. et al.: Lancet (1963) **I**, 348.
51. NYMAN, M.: Scand. J. clin. Lab. Invest. **12** (1960) 121.
52. OUCHTERLONY, O.: P. KALLOS, Progress in allergy, Vol. V, p. 1 Basel, Verlag S. Karger (1958).
53. OUDIN, J.: In: WILLIAMS, C. A. and M. W. CHASE (ed.) Methods in Immunology and Immunochemistry, Vol. III Academic Press, New York and London (1971) 118.
54. PANTLITSCHENKO, M. et al.: Ärztl. Lab. **16** (1970) 214.
55. POLONOVSKI, M. et al.: Ann. Inst. Pasteur **97** (1959) 466.
56. RENTSCH, I.: Arch. Klin. Med. **216** (1969) 471.
57. RUGE, E.: Inauguraldissertation, Marburg (1969).
58. SCHNEEWEIS, B., G. BUNDSCHUH: Immunologie, ein Nachschlagewerk Akademie-Verlag Berlin (1976).
59. SCHULTZE, H. E., et al.: Die Naturwissenschaften **48** (1961) 696.
60. SCHULTZE, H. E. et al.: Clin. Chim. Acta **7** (1962) 854.
61. SCHULTZE, H. E., J. F. HERMANS: Molecular Biology of human Proteins, Vol. 1 Elsevier publishing Company — Amsterdam—London—New York (1966) 216.
62. ebenda S. 677
63. ebenda S. 736
64. ebenda S. 821
65. ebenda S. 853
66. SCHWERD, W.: Chem. **310** (1958) 114.
67. SEARS, D. A., H. J. HUSER: Proc. Soc. exp. Biol. N.Y. **121** (1966) 111.
68. SEARS, D. A., H. J. HUSER: J. Lab. clin. Med. **71** (1968) 484.
69. SEARS, D. A.: Proc. Soc. exp. Biol. **131** (1969) 371.

70. Sears, D. A.: J. clin. Invest. **49** (1970) 5.
71. Shinowara, G. Y., M. I. Walters: Amer. J. Clin. Path. **40** (1963) 113.
72. Sieber, A.: Laboratoriumsblätter **27** (1977) 109.
73. Smithies, O.: Nature (Lond.) **175** (1955) 307.
74. Snyder, A. L., R. Schmid: J. Lab. clin. Med. **65** (1965) 817.
75. Tombs, M. P.: Nature **186** (1960) 1055.
76. Töpfer, G.: unveröffentlicht.
77. dito
78. dito
79. dito
80. Töpfer, G.: Z. med. Lab. Diagn. **21** (1980) 216.
81. Töpfer, G. und Gudrun Töpfer: Z. med. Lab. Diagn. **22** (1981).
82. Vorlaender, K.-O.: Praxis der Immunologie Georg Thieme Verlag, Stuttgart (1976).
83. Weeke, B.: Protides of Biological Fluids **19** (1971) 547.
84. Wheby, M. S. et al.: Blood **16** (1960) 1579.
85. Ziegenbein, R.: α-1-Fetoprotein — Literaturübersicht — unveröffentlicht.

11. Coeruloplasmin (Cpl)

von Gisela Bock

11.1. Allgemeine Charakterisierung
11.2. Physikochemische Charakterisierung
11.2.1. Physikochemische Konstanten
11.3. Biochemische Charakterisierung
11.3.1. Synthese
11.3.2. Halbwertzeit
11.3.3. Funktion
11.3.4. Physiologische Einflußfaktoren
11.4. Pathobiochemie
11.5. Diagnostische Wertigkeit
11.6. Analytik
11.7. Referenzbereiche
11.8. Präanalytische Faktoren
11.9. Zusammenfassung
Literatur

11.1. Allgemeine Charakterisierung

Coeruloplasmin ist ein Glykoproteid, das in der Elektrophorese innerhalb der α-2-Globulinfraktion wandert. Die Bezeichnung für dieses Eiweiß ist einheitlich, wenn auch die Schreibweise im deutschsprachigen Schrifttum variiert. Die hier gewählte Form ist häufig zu finden. Empfohlene Abkürzung: Cpl.

Coeruloplasmin wurde 1948 erstmals von Holmberg und Laurell isoliert (29). Sie fanden enzymatische Eigenschaften und konnten es mit der seit über 20 Jahren bekannten Serumoxidase identifizieren.

11.2. Physikochemische Charakterisierung

Coeruloplasmin ist ein Metalloenzym. Wegen seines Gehaltes an komplexgebundenem, nicht dialysierbarem Kupfer hat es eine blaue Eigenfarbe (2, 18, 29). Der Kupfergehalt beträgt 0,34% (17, 27, 41).

Beim Gesunden ist fast das ganze Serumkupfer in Coeruloplasmin eingebaut (90% des Serumkupfers nach 2, 13, 34; 95% nach 29, 36), der Rest ist an Albumin und zu einem sehr geringen Teil an schwefelhaltige Aminosäuren gebunden (20). Nach Schmidt et al. (36) ist das gesamte im Serum vorhandene Coeruloplasmin mit Kupfer gesättigt, nach Kreysel et al. (19) liegen 10—20% des gesamten Coeruloplasmins im Serum als kupferfreies Apocoeruloplasmin vor, aus dem in vivo das kupferhaltige Molekül nicht synthetisiert werden kann. Aus neueren Untersuchungen des Elektronenresonanzspektrums hat man Hinweise dafür gefunden, daß das Kupfer im Coeruloplasmin in verschiedenen Bindungstypen vorkommt. Weitere Eigenschaften des Coeruplasmins, z. B. das Bindungsvermögen gegenüber Anionen, werden zur Zeit untersucht (7).

Von der Mehrzahl der Untersucher wird ein Molekulargewicht um 160000 angegeben (13, 17, 18, 29, 35, 36). Die Aminosäurezusammensetzung, ebenso der Kohlenhydratanteil sind bekannt (41).

Es besteht keine Einigkeit darüber, ob sich das Coeruloplasminmolekül aus mehreren Untereinheiten zusammensetzt. Ryden (35) hält das Vorhandensein von kleineren Untereinheiten mit einem Molekulargewicht von 17000 bzw. 59000 für die Folge einer partiellen Proteolyse, da er solche in Coeruloplasminpräparaten, die direkt aus frischem Humanserum gewonnen wurden, nicht fand. Freeman und Daniel (9) haben eine Dissoziation und anschließende Rekonstruktion des Moleküls (bis zu 88% der ursprünglichen Enzymaktivität des Coeruloplasmins) gefunden. Sie beschreiben die Struktur des Coeruloplasmins als ein Tetramer, bestehend aus zwei L-Ketten (Molekulargewicht 16000) und zwei H-Ketten (Molekulargewicht 53000). Shokeir (zit. bei 13) diskutiert ein Heterodimer mit identischen Molekulargewichten, aber unterschiedlicher Aminosäurefrequenz in der α- und der β-Kette. Ein genetisch bedingter Polymorphismus ist von Martin, Schreffler, Shokeir und Mitarb. (zit.

bei 13) nachgewiesen worden. Familienuntersuchungen bestätigen ein 6-Allelenmodell (Cp^A, Cp^B, Cp^C, Cp^{Nh}, Cp^{Bpt}, Cp^{Th}). Von den 21 möglichen Phänotypen wurden bisher 9 gefunden. Cp^B ist der bei weitem am häufigsten vorkommende Phänotyp von universeller Verbreitung (über 99%), während Cp^A bei Negern mit einer Häufigkeit von 0.04—0,15% vorkommt. Neuerdings wurde eine erhöhte Cp^A-Frequenz in irischen und griechischen Populationen gefunden.

11.2.1. Physikochemische Konstanten (18, 41)

Sedimentationskoeffizient	7,085—7,2 S	
Diffusionskonstante	$3{,}76—4{,}7 \times 10^{-7}$ cm² s⁻¹	
elektrophoretische Beweglichkeit	$4{,}6 \times 10^{-4}$ $cm^2\,V^{-1}\,s^{-1}$	
molarer Extinktions-	$E_{280\,nm}$	14,9
koeffizient	$E_{610\,nm}$	0,68

Coeruloplasmin ist ein hitzestabiles Protein, eine Eigenschaft, die bei Reinigung und Darstellung des Proteins häufig ausgenutzt wird. Ein Erhitzen auf 70 ± 0,5 °C bei einem pH von 5,8 in 0,1 molarer NaCl hat nur geringe Alterationen zur Folge (18). Es ist fällbar in 18%igem Äthanol, 1,6—2,0 M Ammoniumsulfatlösung, 0,0065 M wäßriger Rivanollösung, 0,6 M Peressigsäure, 0,15 M Trichloressigsäure (18).

11.3. Biochemische Charakterisierung

11.3.1. Synthese

Als Syntheseort für Coeruloplasmin werden die Mikrosomen der Leberzelle angesehen (28). Untersuchungen mit Radiokupfer haben dies bestätigt (39). Wie PRIVALENKO et al. (33) tierexperimentell feststellten, vollzieht sich die Synthese hauptsächlich in den peripheren Zellen der Leberläppchen, weniger in den zentralen Bereichen. Während der Synthese des Moleküls in der Leber werden 6 Atome Kupfer eingebaut und bleiben bis zu dessen metabolischer Eliminierung gebunden. Dieses Kupfer ist biologisch nicht verfügbar. Es ist ein zweites kupferhaltiges Enzym (Ferroxidase II) mit Oxidaseaktivität beschrieben worden, das außer Kohlenhydraten auch Phospholipide und Cholesterin enthält (6, 25). Beim Menschen ist der Anteil des Coeruloplasmins an der Gesamtoxidaseaktivität ganz erheblich größer als der der Ferroxidase II.

11.3.2. Halbwertzeit

Die Halbwertzeit beträgt 4—10 Tage (13, 19, 29). Der Coeruloplasminspiegel im Serum wird über einen längeren Zeitraum bei jedem Individuum auffallend konstant gehalten, das Niveau des Proteins bei den Einzelpersonen kann aber erheblich schwanken, so daß die Interpretation eines Einzelbefundes Schwierigkeiten bereiten kann (14, 28). Wegen seines hohen Molekulargewichts ist dieses Eiweiß nicht nierengängig. Es wird angenommen, daß es über das Leber-Gallengang-System ausgeschieden wird (29, 37).

11.3.3. Funktion

Die Funktion des Coeruloplasmins ist bisher nicht sicher bekannt. Mehrere Aspekte werden hier diskutiert:

a) Funktion im Eisenstoffwechsel: Coeruloplasmin kann Fe^{2+} zu Fe^{3+} oxidieren. Fe^{2+}-Ionen sind das Substrat, bei dem Coeruloplasmin seine größte enzymatische Aktivität entfaltet (29). Tierexperimentell läßt sich ein Zusammenhang zwischen Coeruloplasminkonzentration und Serumeisenspiegel nachweisen (zit. bei 19). Bei experimentellen Kupfermangel und damit einem Absinken des Coeruloplasmins unter 1% der Norm trat eine Hyposiderinämie auf. Bei Gabe von Coeruloplasmin stieg proportional das Eisen wieder an. Ob diese Ergebnisse aber auf den Menschen übertragbar sind, ist zweifelhaft. Eine Kupfermangelkrankheit wurde bisher nicht beobachtet und beschrieben (37).

b) Coeruloplasmin oxidiert in vitro eine Reihe biologisch wichtiger Verbindungen, wie Adrenalin, Noradrenalin, Dopamin, Serotonin. Seine Aktivität gegenüber diesen Stoffen ist aber niedrig, so daß es nicht sicher ist, ob Coeruloplasmin im Stoffwechsel dieser Substanzen von Bedeutung ist (13, 19).

c) Eine andere Aufgabe könnte dem Coeruloplasmin beim Transport von Kupfer oder Kupfer-Peptid-Stücken und deren Einbau in kupferhaltige Enzyme, wie Cytochromoxidase, Tyrosinase, Monoaminoxidase, Lysyloxidase zukommen (13, 19).

d) Coeruloplasmin als unspezifischer Schutzfaktor: Es gehört mit zu den Akute-Phase-Proteinen. Eine entzündungshemmende Funktion kommt ihm durch seine Hemmung der Serumhistaminase zu (33). Coeruloplasmin könnte auch alle SH-Gruppen tragenden Eiweiße zu hochmolekularen Stoffen oxidieren, die dann als Antigen wirken könnten (10).

11.3.4. Physiologische Einflußfaktoren

Sicher ist, daß der Coeruloplasminspiegel hormonalen und neurovegetativen Regulationen unterliegt (8). Der Einfluß der Östrogene ist gesichert (8, 27, 29, 40). In der Gravidität steigt der Serumspiegel des Coeruloplasmins bis zum Dreifachen der Norm. Die physiologische Bedeutung dieses Anstieges ist nicht bekannt. Auch unter der Einnahme von Ovulationshemmern kommt es zu einer Konzentrationszunahme.

11.4. Pathobiochemie

Da Coeruloplasmin in der Leberzelle gebildet wird und, wie man vermutet, mit der Gallenflüssigkeit eliminiert wird, sind Veränderungen der Konzentration bei Erkrankungen der Leber zu verzeichnen (5, 11, 22, 23, 26, 32, 38). Schwere Parenchymschäden führen zur Einschränkung der Syntheseleistung. Bei Cholestase bis hin zur biliären Zirrhose sind Erhöhungen des Coeruloplasmins zu erwarten, teilweise überlagern sich die verschiedenen pathophysiologischen Mechanismen. Als Protein der akuten Phase ist Coeruloplasmin bei einer Anzahl von Erkrankungen erhöht, bei infektiösen und entzündlichen Krankheiten, bei körperlicher Belastung, Myocardinfarkt, Hyperthyreose, malignen Tumoren, besonders Leukämien sind unspezifische Konzentrationsanstiege gefunden worden (1, 14, 15, 19, 21, 31, 33, 34, 36). Auch Medikamente, z. B. Diphenylhydantoin, können zu einer Erhöhung führen (24).

Alle pathologischen Zustände, die niedrige Serumeiweißkonzentrationen aufweisen, zeigen auch erniedrigte Coeruloplasminwerte: nephrotisches Syndrom, schwerste Mangelernährung, exsudative Enteropathie, unphysiologische parenterale Ernährung.

Zu Veränderungen der Coeruloplasminkonzentration kommt es auch bei der hepatolenticulären Degeneration (Morbus Wilson). Der M. Wilson stellt eine autosomal-rezessiv vererbbare Kupferstoffwechselstörung dar, in deren Verlauf es durch die Kupferüberladung des Organismus zu pathologischen Ablagerungen in Leber, ZNS, Niere und Auge kommt (16, 26). Bisher sah man die exzessive Coeruloplasminverminderung als obligat an. In neuerer Zeit wurden aber auch Einzelfälle mit normalem Coeruloplasmin beschrieben, wie auch Eltern und Geschwister von Patienten mit M. Wilson beobachtet wurden, die bei sehr niedrigem Coeruloplasminspiegel klinisch gesund blieben (11). Der Einbau von Radiokupfer in Coeruloplasmin ist vermindert, das an Albumin gebundene Kupfer hingegen vermehrt. Ein abartiges Apocoeruloplasmin oder das Vorhandensein seltener Phänotypen konnte nicht gefunden werden, so daß man heute annimmt, daß der gesuchte Primärdefekt möglicherweise nicht in strukturellen oder funktionellen Abnormitäten des Coeruloplasmins besteht (13).

11.5. Diagnostische Wertigkeit

Die diagnostische Bedeutung des Coeruloplasmins bei infektiösen, entzündlichen oder carcinomatösen Erkrankungen ist gering. Erhöhungen der Konzentration sind unspezifisch, können auch durch Einnahme von

Ovulationshemmern verursacht sein. Auch in der Leberdiagnostik sind nach der Mehrzahl der Autoren keine zusätzlichen Informationen über das Krankheitsgeschehen zu erwarten.
Die Bedeutung der Coeruloplasminbestimmung ergibt sich aus der beim Morbus WILSON fast stets ausgeprägten Senkung der Konzentration. Hier ist diese Bestimmung außerordentlich wichtig, da diese seltene Erkrankung unbehandelt stets letal endet. Durch die rechtzeitige Therapie mit D-Penizillamin kann man den Verlauf noch vor Auftreten klinischer Symptome günstig beeinflussen. In Zweifelsfällen kann diese Untersuchung durch die Bestimmung des Kupfers im Serum, im Urin und, besonders aussagekräftig, im Leberpunktat ergänzt werden (11, 12, 16). Das Gesamtserumkupfer ist erniedrigt, die an Albumin gebundene Fraktion jedoch höher als beim Gesunden. Die Leberzelle ist mit Kupfer überladen. Die Kupferausscheidung im Urin ist erhöht. Unter der Gabe von Penizillamin, das Kupfer bindet und ausscheidungsfähig macht, steigt der Kupfergehalt im Urin auf ein Vielfaches der Norm (10). Diese Bestimmungen können zur Diagnose des M. WILSON erheblich mit beitragen, wenn die Coeruloplasminbestimmung allein keine Klärung bringen kann.

Kupfermangelkrankheiten sind beim Menschen bisher nicht gefunden und beschrieben worden.

11.6. Analytik

Coeruloplasmin kann nach mehreren Prinzipien bestimmt werden:

a) Kolorimetrische Ermittlung der enzymatischen Aktivität durch Oxidation von p-Phenylendiamin bei 546 nm (20).
b) Immunochemische Methode.
Die einfache radiale Immundiffusion gehört zu den häufig angewendeten Verfahren (4).
c) Chromatographie auf DEAE-Cellulose und spektrophotometrische Ablesung bei 610 nm bzw. spektrophotometrische Ausnutzung der Eigenfarbe und seiner Entfärbung nach Reduktion (10).
d) Bestimmung des Kupfers mit Bathocuproin bzw. anderen Komplexbildnern (3) oder Atomabsorptionsspektrophotometrie (20).

11.7. Referenzbereiche

Tabelle 1. (14)

Tabelle 1

Autor	$\bar{x} \pm s$ (g/l)	Prinzip
MARKOWITZ	0,34 ± 0,04	immunchemisch
HITZIG	0,317 ± 0,067	immunchemisch
ANGENER	0,63 ± 0,095	immunchemisch
SCHUMACHER und KESSLER	0,266 ± 0,051	immunchemisch
BECKER et al.	0,30 ± 0,05	immunchemisch
HARALAMBIE	0,275 ± 0,05	immunchemisch
COHNEN et al.	0,42 ± 0,09	immunchemisch
SCHULTZE u. SCHWICK	0,30 (0,10—0,40)	photometrisch
DEUTSCH	0,24 (0,17—0,36)	chromatogr.-spektrophotometrisch
WALSHE	0,32 ± 0,011	enzymatisch
STEINLIEB und JANOWITZ	0,28 ± 0,08	enzymatisch
WEISS	0,38 ± 0,08	enzymatisch
LAUBER (20)	0,44 ± 0,14	enzymatisch

Nach HARALAMBIE (14) ergeben die einfache radiale Immundiffusion und enzymkinetische Verfahren übereinstimmende Resultate, wenn frisches Serum eingesetzt wird. Die etwas unterschiedlichen Referenzbereiche, die die einzelnen Autoren angeben, könnten ihre Ursache in der Wahl des Eichstandards haben (14, 15). Das Reinenzym denaturiert leicht, so daß Herstellung und Lagerung des Eichstandards nicht ohne Einfluß sind. Außer bei Schwangerschaft und unter Ovulationshemmern (Anstieg auf das 2- bis 3fache der Norm) werden Geschlechtsunterschiede verneint.

Altersunterschiede sind bekannt (20):

Neugeborene	0,03—0,17 g/l
bis 14 Tage	0,01—0,19
bis 30 Tage	0,08—0,28
bis 3 Monate	0,06—0,54
bis 6 Monate	0,21—0,69
bis 12 Monate	0,27—0,67
über 1 Jahr	0,30—0,58
Gravide	0,40—0,90

11.8. Präanalytische Faktoren

Coeruloplasmin denaturiert leicht bei längerer Lagerung. Das Reinenzym verliert gefroren an Aktivität (15, 20), was sich bei Bestimmung der enzymatischen Aktivität stärker bemerkbar machen kann als bei der Durchführung immunchemischer Bestimmungen. Im Serum sinkt bei Zimmertemperatur die Aktivität in 24 h um 10—20%, gefroren soll sie im Serum mindestens 1 Monat stabil bleiben. Hämolytische Proben sind zu verwerfen, weil hierbei der lineare Reaktionsablauf nicht gesichert ist (20). Wird eine Kupferbestimmung durchgeführt, ist auf äußerste Sauberkeit der verwendeten Glasgefäße zu achten (30, 34).

11.9. Zusammenfassung

Coeruloplasmin ist ein kupferhaltiges Glykoproteid der α-2-Globulinfraktion und einem Molekulargewicht um 160000. Es wird in der Leber synthetisiert und über das Gallengangsystem ausgeschieden. Seine Rolle im Stoffwechsel ist bisher nicht geklärt. Beziehungen zum Eisenstoffwechsel, Kupfertransport und -übertragung bei der Synthese anderer kupferhaltiger Enzyme, Funktionen innerhalb entzündlicher und immunologischer Vorgänge sind in Diskussion. Als Protein der „akuten Phase" werden Erhöhungen bei entzündlichen und carcinomatösen Erkrankungen gefunden, ebenso während der Gravidität und bei Einnahme von Ovulationshemmern oder bei Cholestase. Verminderungen werden bei schweren Leberparenchymschäden und bei allen pathologischen Zuständen mit erniedrigtem Serumproteingehalt beobachtet.

Von diagnostischer Bedeutung ist nur die Coeruloplasminverminderung beim Morbus Wilson, einer autosomal-rezessiv vererbbaren Kupferstoffwechselstörung, die unbehandelt letal endet. Die Diagnostik des M. Wilson wird durch Kupferbestimmungen im Serum, Urin und Leberpunktat ergänzt.

Coeruloplasmin kann nach verschiedenen Prinzipien bestimmt werden. Die einzelnen Verfahren ergeben gut übereinstimmende Resultate. Die Coeruloplasminkonzentrationen sind altersabhängig.

Literatur

1. AIGINGER, P. et al.: Scand. J. Rheumatology **7** (1978) 75—78.
2. ALY, F. W., H. J. BRAUN: In: Methodische Fortschritte im medizinischen Laboratorium. Band I Serumproteine. Hrsg. A. ENGELHARDT und H. LOMMEL. Verlag Chemie GmbH Weinheim/Bergstraße (1974) 10.
3. Arzneibuch der DDR — Band Diagnostische Labormethoden. Akademie-Verlag, Berlin.
4. Behringwerke AG. „Partigenimmundiffusionsplatten". Medizinische Information und Vertrieb. Frankfurt 1974.
5. BONDAREV, L. S.: Ther. Arkh. **49** (1967) 28.
6. CHIN, J. L. et al.: Int. J. Biochem. **9** (1978) 775—783.
7. DAWSON, J. H. et al.: Proc. Nat. Acad. Sci. USA **75** (9) (1978) 4078—4081.
8. FEHER, L., H. FEHER: Zschr. Inn. Med. **25** (1970) 944—946.

9. FREEMAN, SH., E. DANIEL: Biochemistry **12** (1973) 4806—4810.
10. FRIED, R., H. HOEFLMAYR: Med. Klin. **67** (1972) 200—205.
11. FRIEDRICH, K., H. HENNING: Z. Gastroenterol. **17** (1979) 171—176.
12. GIBBS, K. et al.: Quarterly J. Med., New Series XLVII, No. 187 (1978) 349—364.
13. GOEDDE, H. W. et al.: Klin. Wschr. **53** (1975) 731—734.
14. HARALAMBIE, G.: Z. klin. Chem. klin. Biochem. **7** (1969) 352—355.
15. HARALAMBIE, G., J. KEUL: Ärztl. Forsch. **24** (1970) 112—115.
16. HENKE, G. et al.: Klin. Wschr. **49** (1971) 284 to 286.
17. HITZIG, W. A.: Die Plasmaproteine in der klinischen Medizin. Springer-Verlag, Berlin—Göttingen—Heidelberg. (1963) 52.
18. KAWAI, TADASHI: Clinical Aspects of the Plasma Proteins. Jgaku Shoin LTD, Tokyo (1973) 32 to 35.
19. KREYSEL, H. W. et al.: Med. Welt **28** (1977) 1382—1386.
20. LAUBER, K.: In: Klinische Chemie — Theorie, Praxis, Interpretation. Hrsg.: R. RICHTERICH und J. P. COLOMBO, S. Karger, Basel—München—Paris—London—New York—Sydney. (1978) 271—276.
21. LEGUTKO, L.: Folia Hämatol. (Leipzig) **105** (1978) 248—254.
22. LORENTZ, K., K. GASSDORF: Z. Gastroenterologie **6** (1978) 414—417.
23. LORENTZ, K.: Schweiz. med. Wschr. **99** (1969) 600—602.
24. LÖSSNER, J. et al.: Dt. Gesundh.-Wesen **31** (1976) 1984.
25. LYKINS et al.: Biochemistry **16** (1977) 693—698.
26. MARTINI, G. A.: In: Lehrbuch der Inneren Medizin. Hrsg.: GROSS, R. und P. SCHÖLMERICH. Schattauer-Verlag, Stuttgart—New York. 5. Aufl. (1977) 601.
27. MONDORF, W. et al.: Klin. Wschr. **46** (1968) 958—959.
28. MONDORF, W., M. KOLLMAR: Klin. Wschr. **47** (1969) 1055—1059.
29. MONDORF, A. W. et al.: Klin. Wschr. **49** (1971) 61—70.
30. PIRKE, K. M., D. STAMM: Z. klin. Chem. klin. Biochem. **8** (1970) 450—452.
31. PISI, E.: Minerva med. **58** (1967) 1832, ref. in Med. Klin. **62** (1967) 3698.
32. PRELLWITZ, W. et al.: Dtsch. med. Wschr. **93** (1968) 1277—1281.
33. PRIVALENKO, M. N. et al.: Clin. Chim. Acta **57** (1974) 11—15.
34. RUDOLPH, H., P. FREYSCHMIDT: Ärztl. Lab. **16** (1970) 125—131.
35. RYDEN, L.: Europ. J. Biochem. **26** (1972) 380 to 386.
36. SCHMIDT, P. et al.: Klin. Wschr. **51** (1973) 999—1004.
37. SOMMER, J.: Med. Lab. **22** (1969) 147—152.
38. VENTURA, E.: Gastroenterologia **107** (1967) 360 to 367.
39. VIERLING, J. M. et al.: Gastroenterology **74** (1978) 652—660.
40. WOLF, P. et al.: New Engl. J. Med. **281** (1969) 205.
41. Wissenschaftliche Tabellen — Documenta Geigy, 7. Aufl. Georg Thieme-Verlag, Stuttgart, (1975) 577.

12. Transferrin (Tf)

von Rudolf AHRENS

12.1. Bezeichnung
12.2. Allgemeine Charakterisierung
12.3. Physikochemische Charakterisierung
12.3.1. Molekulare Eigenschaften und Struktur
12.3.2. Transferrin-Polymorphismus
12.3.3. Physikochemische Konstanten
12.3.4. Isolierung und Darstellung
12.4. Biochemische Charakterisierung
12.4.1. Syntheseort
12.4.2. Verteilungsräume und Verteilungscharakteristik
12.4.3. Halbwertzeit, Umsatz, Elimination
12.4.4. Funktion
12.4.5. Die Bindung der Eisenkationen im Transferrinkomplex
12.5. Pathobiochemische Charakterisierung
12.5.1. Gendefekt
12.5.2. Synthesestörungen in der Leber
12.5.3. Gesteigerter Katabolismus
12.5.4. Pathobiochemie des Transferrins im Eisenstoffwechsel
12.6. Diagnostische Wertigkeit
12.6.1. Die kongenitale Atransferrinämie
12.6.2. Transferrin-Autoantikörper
12.6.3. Die Eisenmangelanämie
12.6.3.1. Die Schwangerschaftsanämie
12.6.4. Anämien bei Infektionen, Entzündungen und Tumorerkrankungen
12.6.5. Lebererkrankungen
12.6.6. Nephrotisches Syndrom
12.6.7. Erkrankungen des Nervensystems — Liquortransferrin
12.6.8. Transferrinbestimmung zur Untersuchung des Eiweißstoffwechsels
12.6.9. Bestimmung des Plasmavolumens mit ^{59}Fe-Transferrin
12.6.10. Transferrin in der Paternitätsserologie
12.7. Analytik
12.7.1. Immunchemische Analysenmethoden
12.7.1.1. Einfache radiale Immunodiffusion (RID)
12.7.1.2. Elektroimmunodiffusion (EID)
12.7.1.3. Immunchemische photometrische Methoden (IPM)
12.7.2. Die indirekte Messung der Transferrinkonzentration als Totale Eisenbindungskapazität (TEBK)
12.8. Referenzbereiche
12.9. Präanalytische Faktoren
12.10. Zusammenfassung
Literatur

12.1. Bezeichnung

Synonyma: Transferrin, Siderophilin, β-1-metallbindendes Protein, β-1S-Globulin, Metallseromucoid-β-1 (34). Empfohlene Abkürzung: Tf.

12.2. Allgemeine Charakterisierung

Das Transferrin gehört zu den Transportproteinen. Durch die selektive Bindung von dreiwertigen Eisenkationen nimmt es im Eisenstoffwechsel des menschlichen Organismus eine zentrale Stellung ein (2, 6).

12.3. Physikochemische Charakterisierung

12.3.1. Molekulare Eigenschaften und Struktur

Das Transferrin ist ein Glykoprotein. Es wandert elektrophoretisch als β-1-Globulin. Das eisenfreie Transferrin (Apotransferrin) liegt in Lösung farblos vor, nach Aufnahme von Eisenkationen resultiert eine rötliche Färbung. Das Extinktionsmaximum der farbigen Lösung liegt bei 465 nm (51). Der Stickstoffgehalt des Transferrins beträgt 15,4% (34).

Das Transferrinmolekül besteht aus einer Peptidkette (51) und zwei identischen Kohlenhydratketten (12). Der Kohlenhydratanteil des Transferrins beträgt 5,8% (12). Die Sequenz der Monosaccharide in den zwei identischen Kohlenhydratketten ist bekannt (32). Die Existenz von zwei identischen Kohlenhydratketten und von zwei Bindungsstellen für Eisenkationen im Transferrinmolekül hat zu der Annahme geführt, daß eine Genduplikation im Verlauf der Evolution von Vertebraten stattgefunden hat (32). Die relative Molmasse des Transferrins beträgt nach neueren Untersuchungen 76000 (51); frühere Molmassebestimmungen ergaben Werte von 88000 bis 90000 (12).

12.3.2. Transferrin-Polymorphismus

Mit Hilfe der Stärkegelelektrophorese konnte ein genetisch gesteuerter Transferrin-Polymorphismus nachgewiesen werden. Dabei handelt es sich um ein System multipler Allelie mit Kodominanz (56). Die Phänotypen des Transferrins lassen sich nach ihrer unterschiedlichen elektrophoretischen Beweglichkeit charakterisieren und werden nach den drei Hauptregionen C, B und D eingeteilt.
Gegenwärtig sind 20 Allele bekannt. Das Allel Tf-C ist Bestandteil der meisten bisher beobachteten heterozygoten Phänotypen. Die Bestimmung der Subtypenallele Tf-C1 und Tf-C2 gelang nach isoelektrischer Fokussierung in Polyacrylamidgelen (38, 69).

12.3.3. Physikochemische Konstanten

- Sedimentationskoeffizient:
  6,1 S (12)
- Diffusionskonstante:
  $6{,}2 \times 10^{-7}$ cm^2 sec^{-1} (12)
- partielles spezifisches Volumen:
  0,716 ml g^{-1} (57)
- Reibungsquotient:
  1,37 (34)
- isoelektrischer Punkt:
  pH 5,8 (12)
- elektrophoretische Beweglichkeit, pH 8,6; Ionenstärke 0,1:
  $3{,}1 \times 10^{-5}$ cm^2 V^{-1} sec^{-1} (12)

Die Acetylneuraminsäurereste in den Transferrinmolekülen bestimmen durch ihre elektrischen Ladungen wesentlich die elektrophoretische Mobilität mit (52).

12.3.4. Isolierung und Darstellung

Das Transferrin ist unlöslich (34) in
- 40% Ethanol (pH 5,8; Ionenstärke 0,09)
- 2,4—2,8 M Ammoniumsulfat (pH 7,0)
- 0,6 M Perchlorsäure
- 0,15 M Trichloressigsäure

Transferrin wird in 0,0065 M wäßriger Rivanollösung nicht präzipitiert.
Zur Darstellung des Transferrins können folgende Methoden genutzt werden (57): Ammonsulfatfällung, Ethanolfällung, Rivanolfraktionierung, Ionenaustauscherverfahren, präparative Zonenelektrophorese, Adsorptionsverfahren.
Das Transferrin ist als starkes Antigen bekannt. Bei Einsatz von hochgereinigtem Transferrin (40) sind hochtitrige spezifische Antiseren leicht verfügbar (11). Die Untersuchung fünf verschiedener Transferrin-Phänotypen gegeneinander ergab Antigenidentität (52).

12.4. Biochemische Charakterisierung

12.4.1. Syntheseort

Der Hauptsyntheseort des Transferrins ist die Leber.

Es existieren Anhaltspunkte dafür, daß eine Bildung von Transferrin auch in der Milz, in Lymphknoten, im Knochenmark, in Dünndarmabschnitten (34) sowie im Liquorraum (18, 60) und im Nierengewebe (53) möglich ist.

12.4.2. Verteilungsräume und Verteilungscharakteristik

Die Gesamttransferrinmenge des Menschen beträgt 7—15 g (7). Entsprechend der Verteilung von Plasmaproteinen im menschlichen Organismus befindet sich die Hauptmenge an Transferrin zu etwa gleichen Teilen im Blutplasma und in der interstitiellen Flüssigkeit (34). Transferrin ist in der Synovialflüssigkeit, im Liquor cerebrospinalis, in Ergüssen und im Augenkammerwasser gefunden worden (34). Mit Hilfe der Immunelektrophorese ist Transferrin im Urin, in den Fäzes, im Gallensaft, im Speichel, im Sperma (12) und im Magensaft (54) nachweisbar. Untersuchungen von Gewebsschnitten zeigen, daß Transferrin insbesondere in Hepatozyten, in einer Vielzahl epithelialer und myoepithelialer Zellen, in renalen Tubuluszellen und in Histiozyten vorkommt (45).

12.4.3. Halbwertzeit, Umsatz, Elimination

Die Halbwertzeit des Transferrins beträgt 7—10 Tage (34). Täglich werden 8—17% des intravasculären Transferrinpools katabolisiert, während die Transferrinumsatzrate im gesamten Organismus 4—8% beträgt (34). Physiologisch werden geringe Mengen Transferrin über die Nieren, den Gastrointestinaltrakt und die Haut ausgeschieden (34).
Über die Art des Transferrinabbaus stehen keine Informationen zur Verfügung.

12.4.4. Funktion

Die wesentliche physiologische Funktion des Transferrins besteht im Transport dreiwertiger Eisenkationen. Die Transportvorgänge von Eisenkationen im Eisenstoffwechsel sind an das Transportprotein Transferrin gebunden. Dazu zählen die Transporte innerhalb der eisenliefernden Prozesse der intestinalen Eisenresorption, des Hämoglobinabbaus, der Freisetzung aus den Eisendepots von Leber, Milz und Knochenmark sowie der eisenverbrauchenden Reaktionen der Hämoglobinsynthese, der Synthese von Myoglobin, Enzymen, Kofaktoren und der Einbau in die Eisenspeicher.
Der Eisenkation-Transferrinkomplex als zirkulierendes Eisendeport im menschlichen Organismus enthält weniger als 0,1% des gesamten Körpereisens. Das Transferrin ist im Plasma unter physiologischen Bedingungen zu einem Drittel seiner Kapazität mit Eisenkationen beladen (11). Die Dynamik des Eisenstoffwechsels (6, 19, 30, 70) und die damit verknüpfte ständige Eisenbe- und entladung des Transferrins widerspiegelt sich in der Halbwertzeit der gebundenen Eisenkationen von 60—120 min. Die Bindung der Eisenkationen an das Transferrin verhindert deren renale Ausscheidung und ist eine Grundlage für die innere Ökonomie des Eisenstoffwechsels (34). Das Transferrinmolekül unterliegt bei Anlagerungsvorgängen an verschiedenen Zellrezeptoren (Rezeptoren der Erythroblasten, der Zellen des RHS, der Leberparenchymzellen) keinen molekularen Abbauvorgängen (70). Erste Untersuchungen und Modellvorstellungen über die molekularen Mechanismen der Eisenionenaufnahme aus den Transferrinkomplexen durch die Zellen liegen vor (65, 72).
Eine weitere Funktion des Transferrins neben seiner Transportfunktion besteht in der „Entgiftung“ des Organismus von überschüssigen Eisenkationen. Frei zirkulierende Eisenkationen in einer Konzentration von mehr als 10 µg/l verursachen eine Störung biochemischer Reaktionsabläufe (6, 34). Das Transferrin neutralisiert die überschüssigen Eisenkationen bis zur Grenze seiner Eisenbindungskapazität. Im Gegensatz zu den Ferritin- bzw. Hämosiderinspeichersystemen erfolgt die Bindung der Eisenkationen an das Transferrin in kurzer Zeit.
In vivo und in vitro Untersuchungen haben zu der Erkenntnis geführt, daß Transferrin von bakteriostatischer Aktivität ist, indem die für den Stoffwechsel einzelner Bakterien notwendigen Eisenkationen vom Transferrin gebunden werden (2, 43, 45, 59). Die antimikrobielle Aktivität bleibt auch nach Erwärmen auf 56 °C erhalten (34). Es wurde beobachtet, daß ein Serum um so stärker bakteriostatisch wirkt, je geringer die Eisenionensättigung des Transferrins ist (7).

12.4.5. Die Bindung der Eisenkationen im Transferrinkomplex

Abderhalden und Möller (1) haben bereits 1928 eine komplexe Bindung von Eisenkationen diskutiert, da Serumeisen unter normalen Bedingungen nicht dialysiert werden konnte. Im Transferrinmolekül liegen zwei Bindungsstellen für Eisenkationen vor (2). Für jedes gebundene Eisenkation ist die Anwesenheit eines Anions, zumeist eines Carbonat-

bzw. Bicarbonatanions, obligat. Die Anionen beeinflussen die Stärke der Eisenkationenbindung und sind an den Mechanismen der Freisetzung von Eisenkationen aus dem Transferrinkomplex beteiligt (2).
Durch Polyacrylamiddiskelektrophorese (42) und Isoelektrofokussierung im Polyacrylamidgel (15, 16) konnten im Plasma vier Transferrinformen identifiziert werden: das Apotransferrin, das Fe^{3+}-Transferrin (Bindungsstelle A), das Fe^{3+}-Transferrin (Bindungsstelle B) und das 2 Fe^{3+}-Transferrin.
Die isoelektrischen Punkte der Fe^{3+}-Transferrine unterscheiden sich im pH-Wert um den Betrag von 0,1 (16). Die Bindungsstellen in den Fe^{3+}-Transferrinen weisen eine pH-abhängige Affinität für Eisenkationen auf:
Die Bindungsstelle A bindet das Eisenkation vorzugsweise bei pH 7,2, die Bindungsstelle B bei pH 9,2 (16). Unter physiologischen Bedingungen hat das Eisenkation im Fe^{3+}-Transferrin (Bindungsstelle B) die Tendenz, zur Bindungsstelle A zu wandern (15).
Versuche mit Kaninchen-Retikulozyten ergaben, daß das 2 Fe^{3+}-Transferrin ein wirksamerer Eisenkationendonator ist als die Fe^{3+}-Transferrine (23).
Nach bisher vorliegenden Untersuchungen (2, 3, 16, 22, 23, 31, 39, 77) kann eine endgültige Aussage darüber, ob mit den Bindungsstellen A bzw. B unterschiedliche physiologische Funktionen innerhalb des Eisenstoffwechsels verbunden sind (z. B. bevorzugte Orientierung der Bindungsstellen an Hämoglobin synthetisierende Erythrozytenvorstufen bzw. an Eisenspeicherzellen), nicht getroffen werden.

12.5. Pathobiochemische Charakterisierung

12.5.1. Gendefekt

Der kongenitalen Atransferrinämie liegt offenbar ein Gendefekt zugrunde. Es ist bisher nicht bekannt, ob die genetisch determinierte Störung der Transferrin-Biosynthese ihre Ursache in regulatorischen oder strukturellen Mutationen hat (5).

12.5.2. Synthesestörungen in der Leber

Die Verminderung der Syntheseleistungen der Leber durch entzündliche Schädigungen der Leberzellen und irreversible Parenchymverluste führen zur Abnahme der Serumtransferrinkonzentration (34, 73, 79). Kortikosteroide sowie orale Kontrazeptiva stimulieren die Transferrinsynthese in der Leber und ergeben erhöhte Transferrinkonzentrationen im Serum (26, 33, 73).

12.5.3. Gesteigerter Katabolismus

Bei Tumorerkrankungen führt die vorherrschend katabole Stoffwechsellage zur Abnahme der Transferrinkonzentration im Serum (34, 66).

12.5.4. Pathobiochemie des Transferrins im Eisenstoffwechsel

Es existieren erste Vorstellungen über eine direkte Einflußnahme des Transferrins auf den Eisenstoffwechsel und seine Störungen (23). Die Klärung der Wechselwirkungen der vier Transferrinformen im Plasma mit den verschiedenen Zellrezeptoren steht noch aus (2, 31).

12.6. Diagnostische Wertigkeit

12.6.1. Die kongenitale Atransferrinämie

Das Krankheitsbild dieser selten vorkommenden Defektproteinämie ist eine schwere hypochrome mikrozytäre Anämie, die im Kindesalter durch den Nachweis eines extremen Transferrinmangels im Serum zu diagnostizieren ist (5, 20, 27, 28). Die Transferrinkonzentration liegt in einem Bereich von 0—390 mg/l; damit ist die biologisch notwendige Grenzkonzentration unterschritten. Die klinische Manifestation resultiert aus dem Ausfall der Transportfunktion des Transferrins im Eisenstoffwechsel. Die Therapie der Atransferrinämie besteht in der regelmäßigen Infusion von Humantransferrin.

12.6.2. Transferrin-Autoantikörper

Die Blockierung der Transportfunktion des Transferrins durch Autoantikörper wurde in bisher einem Fallbericht beschrieben (76). Eine generalisierte Hämosiderose der Organe prägt das klinische Bild der Erkrankung. Der Transferringehalt im Serum ist stark erhöht. Die Eisenkationen sind an einen Transferrin-Autoantikörperkomplex fixiert, der sich aus einem Mol IgG und zwei Molen Transferrin zusammensetzt.

12.6.3. Die Eisenmangelanämie

Die Bestimmung der Transferrinkonzentration im Serum kann zur Differentialdiagnose hypochromer mikrozytärer Anämien herangezogen werden. Eine echte Eisenmangelanämie ist charakterisiert durch einen erhöhten Transferrinspiegel. Im Gegensatz dazu ist der Transferrinspiegel bei einer Infekt-, Entzündungs- oder Tumoranämie erniedrigt (25, 28, 50).

12.6.3.1. Die Schwangerschaftsanämie

Die Ursache von 90% aller Schwangerschaftsanämien liegt in einem echten Eisenmangel, der mit einem hohen Transferringehalt im Serum einhergeht (29, 34).

12.6.4. Anämien bei Infektionen, Entzündungen und Tumorerkrankungen

Im Gefolge dieser symtomatischen Anämien (anaemia of chronic disorder) ist die Transferrinkonzentration im Serum herabgesetzt (9, 37, 63).

12.6.5. Lebererkrankungen

Die Schädigungen der Leber als Hauptsyntheseort des Transferrins widerspiegeln sich in der Serumkonzentration des Proteins (34, 73, 79). Akute Hepatitiden ergeben eine nur geringe Abweichung der Transferrinkonzentration von der Norm; chronische Hepatitiden und Leberzirrhosen führen zu einem Absinken der Transferrinkonzentration.

12.6.6. Nephrotisches Syndrom

Die Schädigung des Glomerulum führt zu einer erhöhten renalen Permeabilität für Serumproteine. Den Hauptanteil der ausgeschiedenen Proteine stellen das Albumin und das Transferrin. Im Serum resultiert eine Hypotransferrinämie (34).

12.6.7. Erkrankungen des Nervensystems — Liquortransferrin

Das Transferrin ist die größte Einzelfraktion der β-Globuline des Liquors (34). Seine Konzentration im Liquor ist bei einer Reihe neurologischer Erkrankungen verändert (18). Erniedrigte Liquortransferrinkonzentrationen wurden gefunden bei multipler Sklerose, progressiver Paralyse, eitriger Meningitis, tuberkulöser Meningitis, Morbus WILSON und Hirntumoren. Ein erhöhter Transferrinspiegel war bei Epilepsie und Systematrophien zu beobachten. Die Konzentrationsveränderungen sind unabhängig vom Serumtransferringehalt und allein auf die neurologische Erkrankung zu beziehen.

12.6.8. Transferrinbestimmung zur Untersuchung des Eiweißstoffwechsels

Das Transferrin ist ein empfindlicher Parameter zur Beurteilung eines latenten Proteinmangels. Zur Überwachung des Eiweißhaushaltes von Urämikern und Dialysepatienten hat sich die Transferrinbestimmung im Serum als brauchbar erwiesen. Sie dient als Maß zur Einschätzung des Eiweißernährungszustandes (41, 74).

12.6.9. Bestimmung des Plasmavolumens mit ^{59}Fe-Transferrin

Die Bestimmung des Plasmavolumens mit Hilfe von markiertem ^{59}Fe-Transferrin ist den Meßergebnissen unter Verwendung von markiertem ^{125}I-Albumin gleichwertig (58), auch bei Vorliegen einer Eisenmangelanämie.

12.6.10. Transferrin in der Paternitätsserologie

In der forensischen Paternitätsserologie (56, 80) beträgt die Ausschlußchance für Europäer im Transferrin-System nur ca. 1%, da die vom Phänotyp Transferrin CC abweichenden genetischen Varianten selten sind. In Mischpopulationen steigt jedoch der Wert des Transferrin-Systems. Mittels Isoelektrofokussierung in Polyacrylamidgelen ist die Bestimmung der Subtypenallele Tf-C1 und Tf-C2 gelungen (38, 69), deren günstige Verteilung in der weißen Bevölkerung die Bedeutung des Transferrin-Systems bei Vaterschaftsgutachten erhöhen könnte.

12.7. Analytik

12.7.1. Immunchemische Analysenmethoden

Die Immunpräzipitation ist die Grundlage aller immunchemischen Analysenmethoden zur direkten quantitativen Bestimmung des Transferrins in Körperflüssigkeiten. Das immunchemische Verfahren in der einfachen radialen Immunodiffusion (RID), in der Elektroimmunodiffusion (EID) und in den immunchemischen photometrischen Bestimmungsmethoden (IPM) hat für seine Richtigkeit und Präzision zur Voraussetzung, daß eine optimale Antigen-Antikörper-Spezifität und -Qualität vorliegt. Es müssen stabile hochtitrige und monospezifische Anti-Humantransferrinseren zur Verfügung stehen (61).

Die quantitativen Analysen auf immunchemischer Basis benötigen Protein-Eichstandards von hoher Qualität, Stabilität und möglichst hoher Einwaage. Das Standardization Expert Panel der WHO hat einen ersten internationalen Transferrin-Standard anerkannt. Dieser Standard ist ein lyophilisiertes Humanserum des Standardization Executive Committee der International Union of Immunological Societies, welches neben Transferrin auch für weitere Serumproteine ein weltweites Referenzpräparat ist (49). Eine international anerkannte Referenzmethode zur quantitativen Transferrinbestimmung existiert bisher nicht. Ein Vergleich von Transferrinbestimmungen mittels RID und EID auf Zelluloseazetatfolie (71) bzw. turbidimetrischer Analyse (36) ergab keine signifikanten Unterschiede. Dagegen zeigten Vergleiche der RID mit automatisierten nephelometrischen Verfahren sowohl signifikante Unterschiede (61) als auch Übereinstimmung (8).

12.7.1.1. Einfache radiale Immunodiffusion (RID)

Diese robuste, technisch wenig aufwendige Methode zur quantitativen Transferrinbestimmung ist in den Laboratorien weit verbreitet. Die Erfassungsgrenzen können variabel gestaltet werden, zumeist liegen sie in einem Bereich von 100—800 mg/l. Die Variationskoeffizienten zur Beurteilung der Präzision betragen zwischen 5—20%. Die Methode ist, bedingt durch Diffusionszeiten von ca. 48 h, sehr zeitaufwendig (8, 13, 14, 21, 73).

12.7.1.2. Elektroimmunodiffusion (EID)

Als Trägermaterial dienen vorzugsweise antiserumhaltige Agarose bzw. Zelluloseazetatfolie. Die Erfassungsgrenzen sind in einem Bereich von 200—800 mg/l wählbar. Variationskoeffizienten von 5% charakterisieren die Präzision der Methode. Die Analysendauer liegt zwischen 1 h—20 h (71, 75).

12.7.1.3. Immunchemische photometrische Methoden (IPM)

Zur quantitativen Transferrinbestimmung werden nephelometrische (8, 14, 55), lasernephelometrische (4, 10) und turbidimetrische (36, 47) Methoden eingesetzt. Die Durchführung der Analysen ist weitgehend automatisierungsfähig. Die Erfassungsgrenzen der jeweils geräteadaptierten Immunpräzipitation liegen zwischen 550 bis 9000 mg/l (46). Die Präzision der photometrischen Transferrinbestimmung ist hoch, die Variationskoeffizienten liegen zwischen 1,5—4,8%. Die Analysendauer beträgt wenige Minuten bis zu 1 h.

Besondere Beachtung als Methode der Wahl verdient die sogenannte fixed-time Analyse (48, 78), die unter Verwendung laborüblicher Photometer eine automatisierte Transferrinbestimmung bei hoher Präzision in nur wenigen Minuten erlaubt.

12.7.2. Die indirekte Messung der Transferrinkonzentration als Totale Eisenbindungskapazität (TEBK)

Die indirekte Bestimmung der Transferrinkonzentration im Serum erfolgt über die Ermittlung der TEBK, die nach einer Vielzahl von Methoden bestimmt werden kann (8, 21, 36, 61, 73). Die TEBK kann als physiologische Näherung des Transferringehaltes angesehen werden, sie kann der immunchemisch ermittelten Transferrinkonzentration nicht gleichgesetzt werden (36, 61, 73).

Für die Umrechnung der Transferrinkonzentration (mg/l) in die TEBK (µg Fe^{3+}/l) kann auf der Basis der Molmasse des Tf von 76000 (51) und der Bindung von zwei Eisenkationen durch ein Transferrinmolekül ein theoretischer Umrechnungsfaktor von 1,47 errechnet werden (Tf (mg/l) × 1,47 = TEBK (µg/l)). Experimentell sind Umrechnungsfaktoren von 1,28 (36, 73) und 1,24 (8) ermittelt worden.

Die prozentuale Eisensättigung des Transferrins im Serum kann unter Zuhilfenahme des Umrechnungsfaktors aus der Transferrinkonzentration und der Serumeisenkonzentration näherungsweise bestimmt werden.

12.8. Referenzbereiche

Transferrinkonzentrationen wurden bisher in mg/100 ml angegeben. Nach der SI-Nomenklatur werden zwei Angaben nebeneinander verwendet: mg/l und g/l (8, 81). Zur Orientierung über Referenzbereiche dient Tabelle 1.

Eine Alters- und Geschlechtsabhängigkeit ist für Kinder und Erwachsene nicht gefunden worden. Die Transferrinkonzentration im Nabelschnurserum weist signifikant niedrige Werte gegenüber den Referenzbereichen von Kindern und Erwachsenen auf (17). Die Einnahme oraler Kontrazeptiva führt zu erhöhten Transferrinspiegeln im Blut (33, 37).

Die Transferrinkonzentration im Serum weist keine ausgeprägte Tagesrhythmik auf (68); leicht erhöhte Transferrinkonzentrationen wurden für die Morgenstunden gemessen (44). Jahreszeitlichen Schwankungen des Transferrinspiegels kommt keine

Tabelle 1
Referenzbereiche

Fallzahl	Geschlecht ♂	Geschlecht ♀	Alter	Referenzbereich (mg/l) $\bar{x} \pm 2$ S	Methode	Zitat
52			Erwachsene	2430 ± 780	RID	(13)
128			Erwachsene	2850 ± 600	RID	(62)
100			Blutspender 18—60 J.	2600	RID	(24)
42				2490 ± 630	RID	(73)
100			Blutspender	2250 ± 800	EID	(75)
84	54	30	Erwachsene	3050 ± 750	Turbidimetrie	(36)
553	292	261	Erwachsene	3300 ± 980	Nephelometrie	(55)
80			Kinder 1—16 J.	3480 ± 830	Nephelometrie	(8)
173			Kinder 0,5—14 J.	3220 ± 1350	RID	(64)
81	47	34	Neugeborene	1790 ± 1160	Nephelometrie	(17)

klinische Relevanz zu (35). Die Untersuchung der biologischen day-to-day-Abweichungen des Transferrins ergab bei gesunden Frauen einen intraindividuellen Variationskoeffizienten von 8,8 % (67).

Die Ermittlung „hauseigener" Referenzbereiche durch die Kliniklaboratorien ist angezeigt (fehlende Referenzmethode, unterschiedliche Geräteausstattung). Einer Überprüfung der Empfehlung zur Verwendung individueller Normwerte (35) sollte Rechnung getragen werden.

12.9. Präanalytische Faktoren

Die Blutabnahme sollte in den Morgenstunden von 7.00—10.00 Uhr erfolgen. Die Einnahme eines leichten Frühstücks ist statthaft. Zur Verlaufsbeobachtung sind konstante Abnahmezeiten einzuhalten. Hämolytische und ikterische Seren haben auf die immunchemischen Methoden keinen Einfluß (36), lipämische Seren sind für die immunchemischen photometrischen Methoden zu klären (40). Die zu untersuchenden Seren können bei —25 °C eingefroren werden und sind so für mehrere Wochen haltbar.

12.10. Zusammenfassung

1. Die wesentliche physiologische Funktion des Transferrins im menschlichen Organismus besteht im Transport dreiwertiger Eisenkationen. Beweise für eine Regelfunktion des Transferrins im Eisenstoffwechsel stehen aus.
2. Die molekularen Mechanismen der Wechselwirkung von Transferrinkomplexen mit Zellrezeptoren bei der Eisenkationenaufnahme bzw. -abgabe sind ungeklärt.
3. Die quantitative Bestimmung des Transferrins im Serum ist von besonderem Wert bei
   — der Diagnostizierung einer kongenitalen und symptomatischen Atransferrinämie
   — bei der Differentialdiagnose hypochromer mikrozytärer Anämie: die echte Eisenmangelanämie ist charakterisiert durch einen erhöhten Transferrinspiegel, bei Infekt-, Entzündungs- und Tumoranämie werden erniedrigte Transferrinkonzentrationen gefunden.
4. Das Transferrin ist ein empfindlicher Parameter zur Überwachung des Eiweißhaushaltes, insbesondere von Urämikern und Dialysepatienten.

Literatur

1. ABDERHALDEN, E., P. MÜLLER: Z. physiol. Chem. **176** (1928) 95.
2. AISEN, P., A. LEIBMANN: FEBS Symposium Nr. 58 Hrsg. BLAUER, G., H. SUND. Walter de Gruyter, Berlin—New York (1978) 277.
3. AWAI, M. et al.: J. Lab. Clin. Med. **85** (1975) 769.
4. BERGMANN, K.-CH., R. WIESNER: Dt. Gesundh.-Wesen **33** (1978) 855.
5. BRACKERTZ, D., W. MULLER: Handbuch der inneren Medizin, Hrsg. SCHWIEGK, H., Zweiter Band: Blut und Blutkrankheiten; Teil 4: Leukocytäres und Retikuläres System II, Hrsg. BEGEMANN, H. Springer Verlag, Berlin—Heidelberg—New York (1974) 261.
6. BRÜSCHKE, G.: Der Eisenstoffwechsel. Verlag Theodor Steinkopff, Dresden und Leipzig (1964) 59.
7. BUDDECKE, E.: Pathobiochemie. Walter de Gruyter, Berlin—New York (1978) 130.
8. BUFFONE, G. J. et al.: Clin. Chem. **24** (1978) 1788.
9. CARTWRIGHT, G. E., G. R. LEE: Brit. J. Haematol. **21** (1971) 147.
10. CONRAD, A. et al.: J. Clin. Chem. Clin. Biochem. **16** (1978) 299.
11. CURTIUS, H. CH., M. ROTH: Clinical Biochemistry. Principles and methods. Walter de Gruyter, Berlin—New York (1974) 1675.
12. DIEM, K., C. LENTNER: Wissenschaftliche Tabellen. Documenta Geigy. Georg Thieme Verlag. Stuttgart (1975).
13. DOUMA, G. J., A. VAN DALEN: Z. Klin. Chem. Klin. Biochem. **12** (1974) 474.
14. EBELING, H.: Z. Klin. Chem. Klin. Biochem. **11** (1973) 209.

15. van Eijk, H. G. et al.: J. Clin. Chem. Clin. Biochem. **16** (1978) 557.
16. van Eijk, H. G. et al.: J. Clin. Chem. Clin. Biochem. **18** (1980) 563.
17. Freer, D. E. et al.: Clin. Chem. **25** (1979) 565.
18. Frick, E.: Klin. Wschr. **41** (1963) 75.
19. Frick, P.: Klinische Pathophysiologie. Hrsg. Siegenthaler, W. Georg Thieme Verlag, Stuttgart (1976) 421.
20. Goya, N. et al.: Blood **40** (1972) 239.
21. Haeckel, R. et al.: Z. Klin. Chem. Klin. Biochem. **11** (1973) 529.
22. Hahn, D.: Eur. J. Biochem. **34** (1973) 311.
23. Harris, D. C., P. Aisen: Biochemistry **14** (1975) 262.
24. v. Haxthausen, E., M. Lim: Ärztl. Lab. **24** (1978) 316.
25. Heilmann, E.: Dtsch. med. Wschr. **104** (1979) 1325.
26. Heilmann, E., E. Risse: Med. Welt **25** (1974) 797.
27. Heilmeyer, L. et al.: Dtsch. med. Wschr. **86** (1961) 1745.
28. Heinrich, H. C.: Med. Klin. **73** (1978) 1335.
29. Helbig, W., R. Weissbach: Z. ges. inn. Med. **33** (1978) 285.
30. Hofmann, E.: Funktionelle Biochemie des Menschen, Band I. Akademie Verlag, Berlin (1978) 283.
31. Hovanessian, A. G., Z. L. Awdeh: Eur. J. Biochem. **68** (1976) 333.
32. Jamieson, G. A. et al.: J. Biol. Chem. **46** (1971) 3686.
33. Kamyab, S., S. Kamyab: Clin. Chim. Acta **66** (1976) 439.
34. Kawai, T.: Clinical aspects of the plasma proteins. Igaku Shoin Ltd., Tokio; Springer-Verlag Berlin—Heidelberg—New York (1973) 38.
35. Koch, C.-D. et al.: Med. Labor. **33** (1980) 2.
36. Kreutzer, H. J. H.: J. Clin. Chem. Clin. Biochem. **14** (1976) 401.
37. Kubanek, B.: Med. Welt **28** (1977) 757.
38. Kühnl, P.: Ärztl. Lab. **25** (1979) 39.
39. Lane, R. S.: Brit. J. Haematol. **24** (1973) 343.
40. Leibmann, A. J., P. Aisen: Arch. Biochem. Biophys. **121** (1967) 717.
41. Lindenau, K. et al.: Dt. Gesundh.-Wesen **34** (1979) 108.
42. Makey, D. G., U. S. Seal: Biochem. Biophys. Acta **453** (1976) 250.
43. Martin, Ch. M.: J. Amer. Med. Sci. **244** (1962) 334.
44. Morrison, B. et al.: Clin. Chem. **25** (1979) 1799.
45. Mason, D. Y., C. R. Taylor: J. clin. Pathol. **31** (1978) 316.
46. Müller-Matthesius, R.: J. Clin. Chem. Clin. Biochem. **17** (1979) 181.
47. van Munster, P. I. I. et al.: Clin. Chim. Acta **76** (1977) 377.
48. Neumann, K. et al.: Laboratoriumsblätter **4** (1978) 1.
49. Newsletter of the International Federation of Clinical Chemistry 1979/1, Nr. 21, 9.
50. Nowotny, P. et al.: Z. ges. inn. Med. **33** (1977) 422.
51. Palmour, R. M., E. Sutton: Biochemistry **10** (1971) 4026.
52. Parker, W. C., A. G. Bearn: J. exp. Med. **115** (1962) 83.
53. Poortsmans, J., J. Bienenstock: Eur. J. clin. Invest. 5 (1976) 365. Zitiert nach: Stein, G., A. Stelzner: Z. ges. inn. Med. **34** (1979) 117.
54. Prellwitz, W.: Klinisch-chemische Diagnostik. Georg Thieme Verlag, Stuttgart (1976) 82.
55. Prellwitz, W. et al.: Z. Klin. Chem. Klin. Biochem. **12** (1974) 427.
56. Prokop, O., W. Göhler: Die menschlichen Blutgruppen. VEB Gustav Fischer Verlag, Jena (1976) 198.
57. Rauen, H. M.: Biochemisches Taschenbuch. Springer-Verlag, Berlin—Göttingen—Heidelberg (1964) 785.
58. Ricketts, C., I. Cavill: J. clin. Pathol. **31** (1978) 196.
59. Schade, A. L.: Wien. Klin. Wschr. **89** (1977) 361.
60. Schmidt, R. M.: Liquoragargelelektrophorese in der neurologisch-psychiatrischen Diagnostik. VEB Gustav Fischer Verlag, Jena (1972) 24.
61. Schmidt, H. et al.: Z. Klin. Chem. Klin. Biochem. **13** (1975) 117.
62. Schmitt, E. et al.: Dt. Gesundh.-Wesen **35** (1980) 1328.
63. Schott, G.: Z. ges. inn. Med. **32** (1977) 437.
64. Schulz, P. et al.: Ärztl. Lab. **20** (1974) 151.
65. Schwick, H.-G., H. Haupt: Angew. Chemie **92** (1980) 83.
66. Seifart, W., H. H. Blumberg: Dt.-Gesundh.-Wesen **34** (1979) 1064.
67. Statland, B. E., P. Winkel: Amer. J. Clin. Pathology **67** (1977) 84.
68. Stolze, G. et al.: Dt. Gesundh.-Wesen **30** (1975) 515.
69. Thymann, M., K. Henningsen: Ärztl. Lab. **25** (1979) 47.
70. Todd-Sandford: Clinical diagnosis by labora-

tory methods. Hrsg. DAVIDSON, J., J. B. HENRY: W. B. Saunders Company, Philadelphia—London—Toronto (1974) 652.

71. TÖPFER, G.: Z. med. Labor.-Diagn. **21** (1980) 78.

72. TRUMP, B. F., I. K. BEREZESKY: In: Proteins of iron metabolism. Hrsg. BROWN, E. B., P. AISEN, J. FIELDING, R. R. CRICHTON; Grune and Stratton, New York (1977) 359.

73. TSUNG, S. H. et al.: Clin. Chem. **21** (1975) 1063.

74. VETTER, K. et al.: Dt. Gesundh.-Wesen **34** (1979) 732.

75. WEEKE, B.: Ärztl. Lab. **18** (1972) 47.

76. WESTERHAUSEN, M., G. MEURET: Acta haemat. **57** (1977) 96.

77. WILLIAMS, S. C., R. C. WOODWORTH: J. Biol. Chem. **248** (1973) 5848.

78. WINKELMANN, U., H. STORM: Z. med. Labor.-Diagn. **21** (1980) 89.

79. WIPPLER, M. et al.: Ärztl. Lab. **18** (1972) 289.

80. WISCHERATH, H., A. RODEWALD: Ärztl. Lab. **23** (1977) 289.

81. ZENDER, R.: The International Federation of Clinical Chemistry (1978) Nr. 19, 5.

13. Lipoproteine des Blutes

von Helmut DUDE und Albrecht TRÜBSBACH

13.1. Bezeichnung
13.2. Allgemeine Charakterisierung
13.3. Physikochemische Charakterisierung
13.3.1. Molekulare Eigenschaften und Struktur
13.3.2. Physikochemische Konstanten
13.3.2.1. Physikochemische Konstanten der Apolipoproteine
13.3.2.2. Physikochemische Konstanten der Lipoproteine
13.3.3.3. Einteilung der Lipoproteine
13.3.3.3.1. Einteilung nach unterschiedlicher Dichte
13.3.3.3.2. Einteilung nach elektrophoretischer Mobilität
13.3.3.3.3. Einteilung nach dem Apoproteinanteil
13.4. Biochemische Charakterisierung
13.4.1. Chylomikronen
13.4.2. Very low density lipoproteins (VLDL/Prä-β-Lipoproteine)
13.4.3. Low density Lipoproteins (LDL/β-Lipoproteine)
13.4.4. High density lipoproteins (HDL/α-Lipoproteine)
13.4.5. Atypische Lipoproteine
13.4.5.1. Lipoprotein X (LpX)
13.4.5.2. β-HDL
13.4.5.3. β-VLDL
13.5. Pathobiochemische Charakterisierung
13.5.1. Alipoproteinämien
13.5.1.1. Tangier-Krankheit
13.5.1.2. BASSEN-KORNZWEIG-Erkrankung
13.5.2. Hyperlipoproteinämie (HLP)
13.5.2.1. Einteilung der Hyperlipoproteinämien
13.5.2.2. Übersicht über die Pathogenese der HLP
13.5.2.3. Sekundäre Hyperlipoproteinämien
13.6. Diagnostische Wertigkeit
13.7. Analytik der Lipoproteine
13.7.1. Labor-Stufenprogramm für Lipoproteinanalytik
13.7.2. Suchparameter
13.7.2.1. Beobachtung der Serumtrübung
13.7.2.2. β-Lipoprotein-Trübungstest
13.7.3. Lipidstatus
13.7.3.1. Triglyzeridbestimmung
13.7.3.2. Cholesterolbestimmung
13.7.4. Differenzierung der Lipoproteine
13.7.4.1. Differenzierung nach elektrophoretischer Mobilität
13.7.4.2. Differenzierung mittels Polyanionenfällung
13.7.4.3. Differenzierung mittels Ultrazentrifugation
13.7.4.4. Sonstige Analysenmethoden
13.7.5. Apolipoproteinanalytik
13.7.6. Enzyme des Lipoproteinstoffwechsels
13.7.6.1. Lecithin-Cholesterol-Acyl-Transferase (LCAT)
13.7.6.2. Lipoproteinlipase (LPL)
13.8. Referenzbereiche
13.8.1. Referenzbereiche wichtiger Parameter des Lipoproteinstoffwechsels
13.8.2. Risikoindikatoren
13.9. Präanalytische Faktoren
13.10. Zusammenfassung
Literatur

13.1. Bezeichnung

Lipoproteine des Blutes

13.2. Allgemeine Charakterisierung

Da Lipide wasserunlösliche Substanzen sind, werden sie in Form von Lipoproteinen im Blut transportiert. Diese Molekülaggregate bestehen im wesentlichen aus Lipiden, bei denen Cholesterol, Cholesterolester, Triglyzeride und Phospholipide den Hauptanteil darstellen und Proteinen, den sogenannten Apoproteinen.
Triglyzeride und Cholesterol sind dabei die zu transportierenden Lipide, während die Phospholipide hauptsächlich der Lösungsvermittlung dienen.

Die Bildung der Lipoproteine wird durch die Syntheserate der Apoproteine und anderer Plasmaeiweiße bestimmt. Die Lipoproteine unterscheiden sich durch ihre Dichte, Größe, Gestalt, relative Molekülmasse, ihr chemisches und immunchemisches Verhalten, ihre Transportfunktion und -kapazität wie durch ihre Stabilität.

13.3. Physikochemische Charakterisierung

13.3.1. Molekulare Eigenschaften und Struktur

Lipoproteine sind Aggregate, die aus spezifischen Polypeptiden (Apoproteinen) und unterschiedlichen Anteilen an Triglyzeriden, Cholesterol und Phospholipiden bestehen. Sie stellen die Transportform der Lipide in der Blutbahn dar. Phospholipide und Apoproteinanteile dienen vorwiegend der Hydrophylisierung des Gesamtaggregats. Andere Apoproteinanteile haben spezifische biologische Funktionen zu erfüllen: Aufgaben in der Lipidbindung, der Reaktionsfähigkeit der Lipoproteine im Sinne eines Austauschs von Lipiden bzw. Proteinen innerhalb der Lipoproteine (43), Aufgaben der Bindung der Aggregate an spezifischen Rezeptoren der Zellmembranen oder als Aktivator bzw. Inhibitor lipolytischer Enzyme (28).

Für den strukturellen Aufbau der Lipoproteinaggregate gibt es folgende Modellvorstellung: Die Aggregate sind etwa kugelförmig. Den Kern bilden die unpolaren und wenig polaren Lipide, d. h. Triglyzeride und Cholesterolester. Die Hülle wird aus Cholesterol und Phospholipiden gebildet. Auf dieser Hülle sind Apoproteine aufgelagert bzw. zwischen die Cholesterol- und Phospholipidanteile eingelagert. Dieses Gesamtaggregat ist noch von einer Hydrathülle umgeben und insgesamt abhängig von physikochemischen Bedingungen wie pH-Wert, Ionenstärke und chemischer Struktur des umgebenen wäßrigen Mediums bzw. den Konzentrationsrelationen seiner Bausteine (23, 24).

13.3.2. Physikochemische Konstanten

In den folgenden Tabellen sind wesentliche Eigenschaften der Lipoproteine zusammengefaßt, über die weitestgehend einheitliche Auffassungen bestehen (19, 28, 29, 36, 37, 40).

13.3.2.1. Physikochemische Konstanten der Apolipoproteine

Es sei darauf verwiesen, daß in neuerer Literatur weitere Minorpeptide beschrieben sind. Bei einigen Apolipoproteinen besteht Polymorphismus (6, 21, 42).

Tabelle 1
Physikochemische Konstanten der Apolipoproteine (2, 29)

Apoprotein	Relative Molekülmasse $\times 10^{-3}$	Durchschnittliche Serumkonzentrat. g/l	Hauptsächliches Vorkommen in Lp-Dichteklassen
A I	28,5	1,00—1,50	HDL
A II	17	0,30—0,50	HDL
A IV	45	0,15	Chyl, HDL
B-100	550	0,80—1,00	LDL, VLDL
B-48	270	?	Chyl, VLDL
C I	7,0	0,10	VLDL, HDL
C II	8,5	0,03—0,08	VLDL, HDL
C $III_{0,1,2}$	8,5	0,08—0,15	VLDL, HDL
D	21	0,10	HDL
E	36,5	0,03—0,05	VLDL, HDL

13.3.2.2. Physikochemische Konstanten der Lipoproteine

Tabelle 2
Physikochemische Konstanten und Zusammensetzung der Lipoproteine

Lipoprotein-Dichteklassen	Chylomikronen	VLDL	LDL	HDL_2	HDL_3	VHDL
Elektrophoretische Wanderung	Start	Prä-β	β	α	α	α
Dichtebereich	0,92—0,95	0,95—1,006	1,006—1,063	1,063—1,125	1,125—1,21	>1,21
Durchschnittliche hydratisierte Dichte (g/ml)	0,94	0,97	1,033	1,085	1,145	
Durchschnittlicher Moleküldurchm. (nm)	80—1000	30—80	15—25	10	8	7,5
Relative Molekülmasse ($\times 10^6$)	20—5000	3—130	2,2—2,3	0,36	0,18	0,14
$S_{f\,1,063}$	400—10000	20—400	0—20			
$F_{1,21}$				4—9	0—4	
Zusammensetzung [%]						
Phospholipide	4	18	23		30	20—24
Cholesterol	6	18	45		18	7—10
Triglyzeride	85—90	50	10		5	1— 2
Kohlenhydrate			3— 5			
Proteine	5—25	8—10	20		50	70—80
Normalkonzentration im Blut (g/l) ♂	—	0,5—1,5	3,0—4,0	0,5—1,0	0,2—0,25	
♀	—	0,5—1,0	2,5—3,0	1,5—2,0	2,5—3,0	
Lipoproteinfamilien	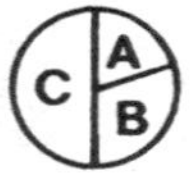	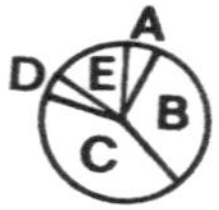	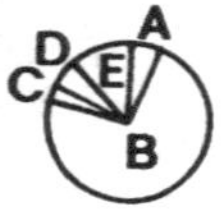		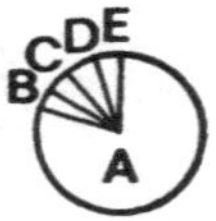	

13.3.3.3. Einteilung der Lipoproteine

Zur Zeit ist es üblich, die Lipoproteine nach ihrer Dichte, elektrophoretischen Mobilität oder dem Apoproteinanteil einzuteilen.

13.3.3.3.1. Einteilung nach unterschiedlicher Dichte

In der Ultrazentrifuge ist es möglich, die Lipoproteine in folgende Dichteklassen auftrennen:

HDL — high density lipoproteins (Lipoproteine hoher Dichte)
LDL — low density lipoproteins (Lipoproteine niedriger Dichte)
VLDL — very low density lipoproteins (Lipoproteine sehr niedriger Dichte)
Chyl — chylomicrons (Chylomikronen)

13.3.3.3.2. Einteilung nach elektrophoretischer Mobilität

Unter Zugrundelegung der Proteinelektrophorese auf Papier, Azetatfolie oder Agarose als Trägermaterial mit anschließender spezieller Lipidfärbung, können folgende Lipoproteinbanden markiert werden:

α-Lipoproteine. Wanderung mit den α-1-Globulinen.
β-Lipoproteine. Wanderung mit den β-Globulinen.
Prä-β-Lipoproteine. Wanderung mit den α-2-Globulinen.

13.3.3.3.3. Einteilung nach dem Apoproteinanteil

Eine Lipoproteinfamilie ist definiert als ein System von Lipid—Protein-Verbindungen, die nur ein definiertes Apoprotein oder dieses Apoprotein bildende Polypeptidkette enthält (28).
Die Hauptfamilien stellen die Lipoproteine mit den Apoproteinen A, B und C dar. Da die meisten Lipoproteinfamilien in fast allen Lipoprotein — Dichteklassen vorkommen, läßt das die Vielzahl der Einteilungsmöglichkeiten ahnen.

13.4. Biochemische Charakterisierung

Während die Lipoproteinaggregate und noch besser ihr Lipidanteil biochemisch charakterisierbar sind, findet man lückenhafte Fakten über den Proteinanteil. Zunächst wird vom Proteinanteil her definiert, daß jedes Lipoprotein, welches sich von einem anderen durch irgendeine Komponente im Proteinanteil unterscheidet, eine eigene Lipoproteinfamilie darstellt (1). Für den Transport des gesamten wasserlöslichen Lipidmaterials im Blut werden 8% bis 12% der Plasmaproteine benötigt. Die Rate der Apoproteinsynthese wird wahrscheinlich durch die Menge der freien Lipide in der Leber stimuliert. Die Bildung der Apolipoproteine erfolgt in den Ribosomen am rauhen endoplasmatischen Retikulum der Leberzellen. Da die Leber auch Abbauort der Lipoproteine ist, unterliegen die Apolipoproteine einem Kreislauf.
Zusammengefaßt stellt sich die Transportfrage so dar, daß Apolipoprotein A hauptsächlich Transportkapazität für Cholesterol, die Apolipoproteine B und C hauptsächlich Transportkapazität für Triglyzeride, letzteres zusätzlich für Phosphatide darstellen.
Große Bedeutung haben Apolipoproteine auch für die lipolytischen Enzyme. So ist bekannt, daß die Apolipoproteine A I und A III (D) die LCAT aktivieren. Die Apolipoproteine C, besonders C II, stellen zusammen mit Phospholipiden einen spezifischen und obligaten Aktivator der Lipoproteinlipase im Postheparinplasma und im Fettgewebe dar.

13.4.1. Chylomikronen

Nach fetthaltiger Mahlzeit werden Chylomikronen durch die Mukosazellen des Dünndarms gebildet und erreichen über die Lymphwege und den Ductus thoracicus die Blutbahn. Ihr Abbau erfolgt vorwiegend in der Kapillarstrombahn mit einer Halbwertszeit von 5 bis 15 Minuten (19), weshalb sie beim Gesunden nach einer 12-stündigen Nüchternperiode nicht mehr nachweisbar sind. Nach Adhäsion der Chylomikronen an der Oberfläche der Kapillarendothelien bewirkt die dort lokalisierte, durch Heparin ablösbare Lipoproteinlipase gemeinsam mit Lebertriglyzeridlipase unter dem Einfluß der LCAT und der HDL die Triglyzeridhydrolyse. Die entstehenden Fettsäuren werden in den Fettzellen wieder zu Tryglyzeriden aufgebaut. Das Glyzerol gelangt zur Leber. Die verbleibenden cholesterol-, phospholipid- oder proteinreichen Reststücke werden in der Leber metabolisiert. Auf Grund von Molekülgröße und Dichte neigen die Chylomikronen zur Aggregatbildung und spontanen Flotation. Dadurch erfolgt u. a. die Trübung des Serums (Lipämie) und die Aufrahmung der Chylomikronen beim Stehenlassen des Serums.

13.4.2. Very low density lipoproteins (VLDL/Prä-β-Lipoproteine)

Die VLDL sind die Transportform der in der Leber gebildeten Triglyzeride. Die Leber synthetisiert nicht nur den Triglyzeridanteil, sondern auch den Apoproteinanteil und baut diese Bestandteile mit Phospholipiden und Cholesterol zu den VLDL — chylomikronenähnlichen Aggregaten — zusammen und gibt sie in die Blutbahn ab.
Der VLDL-Abbau erfolgt in der Kapillarstrombahn mit Hilfe postheparinlipolytischer Aktivität und der LCAT in Gegenwart von HDL. Die Triglyzeridentladung erfolgt ebenso wie bei den Chylomikronen (4.1.). Als Endprodukt des VLDL-Abbaues entstehen über Zwischenstufen die LDL (8). Östrogene und Glukokortikoide erhöhen die VLDL-Konzentration (25).

13.4.3. Low density lipoproteins (LDL/β-Lipoproteine)

Die Aufgabe der LDL besteht hauptsächlich darin, das beim VLDL-Abbau anfallende Cholesterol zur Leber zu transportieren, wo es zu Gallensäuren metabolisiert und über die Galle eliminiert wird. Die LDL sind für die Höhe des Cholesterolspiegels im Serum verantwortlich. Ihre Halbwertszeit beträgt 3 bis 5 Tage (44). Die Verstoffwechslung der LDL erfolgt in der Leber und in den Kapillarstrombahnen der Körperperipherie. Nach VLDL-Lipolyse entstehen LDL. Dabei behalten die LDL die Apoprotein-B-Komponente, während die HDL Apoprotein-A- und Apoprotein-C-Anteile übernehmen und sie zu den Bildungsorten der triglyzeridreichen Lipoproteine (Leber, Mukosa) transportieren. Dort werden die Apoproteinanteile zur Neubildung von Chylomikronen und VLDL eingesetzt oder abgebaut (35). Östrogene, Testosteron und bedingt Glukokortikoide erhöhen die LDL-Konzentration. Ein hoher LDL- bzw. LDL-Cholesterolspiegel stellt eine Risikogröße für Atherosklerose dar. Sie ist im Zusammenhang mit dem HDL- bzw. HDL-Cholesterolgehalt zu betrachten (25).

13.4.4. High density lipoproteins (HDL/α-Lipoproteine)

HDL werden vorzugsweise in der Leber gebildet. Die Entstehung in der Kapillarstrombahn nach VLDL-Abbau ist möglich (34). HDL setzen sich in der Hauptsache aus HDL_2 und HDL_3 zusammen wobei HDL_2 lipidreicher ist und eine größere relative Molekülmasse besitzt als HDL_3. Die HDL_1 gehören zwar in die Dichteklasse der HDL, stehen aber auf Grund ihrer Eigenschaften und Zusammensetzung außerhalb dieser Gruppe.
Die HDL erfüllen gemeinsam mit der LCAT Aufgaben im Cholesteroltransport von der Peripherie zur Leber. Weiterhin übernehmen die HDL Apoproteinanteile von den VLDL bei deren Abbau. Die Halbwertszeit der HDL beträgt 4 bis 5 Tage (14). Ihr Abbau erfolgt ebenfalls in der Leber. Die HDL-Konzentration wird durch Östrogene erhöht (25). HDL haben antiatherosklerotische Wirkung und können partiell eine Depression des LDL- bzw. LDL-Cholesterolspiegels bewirken (3).

13.4.5. Atypische Lipoproteine

Diese Lipoproteinabarten sind im Serum Gesunder nicht zu finden. Die folgenden Beispiele sind z. Z. bei unterschiedlichen Erkrankungen bekannt und von Bedeutung.

13.4.5.1. Lipoprotein X (Lp X)

Das Lipoprotein X setzt sich zusammen aus etwa 23% Cholesterol, 66% Phospholipiden und 6% Proteinen. Der Proteinanteil besteht aus etwa 40% Albumin und 60% Apolipoprotein C.

13.4.5.2. β-HDL

β-HDL ist ein atypisches HDL, das elektrophoretisch β-Mobilität zeigt. Es besitzt einen niedrigen Cholesterol- aber hohen Proteinanteil, der hauptsächlich aus Apolipoprotein B und einem abnormen Proteinanteil besteht.

13.4.5.3. β-VLDL

β-VLDL ist ein atypisches VLDL, das elektrophoretisch β-Mobilität zeigt. Sein Proteinanteil besteht neben Apolipoprotein B und C aus einem argininreichen Peptid (ARP).

13.5. Pathobiochemische Charakterisierung

Dyslipoproteinämien sind Krankheiten, bei denen Störungen in der Bildung, im Transport oder Abbau der Lipoproteine zu einem veränderten Lipidstatus führen. Dabei treten ganz allgemein Verschiebungen im Spektrum der Serumlipoproteine auf. Hypo- oder Alipoproteinämien, durch Verringerung einzelner Lipoproteinfraktionen gekennzeichnet, sind sehr selten. Hyperlipoproteinämien (HLP) gehen mit einer Erhöhung einzelner Lipoproteinfraktionen einher und stellen heute die häufigste Form der Stoffwechselerkrankungen dar (18).

13.5.1. Alipoproteinämien

Alipoproteinämien sind bislang nur in zwei Formen bekannt.

13.5.1.1. Tangier-Krankheit

Bei diesem Krankheitsbild fehlen die α-Lipoproteine (HDL) im Elektropherogramm. Ultrazentrifugation ergibt eine extreme Erniedrigung der HDL. Es liegt ein genetisch bedingter Ausfall der Bildung des Apolipoproteins A vor.

13.5.1.2. Bassen-Kornzweig-Erkrankung

Elektrophoretisch wird das Fehlen der Prä-β- und β-Lipoproteine nachgewiesen. Die Lipidklassen Cholesterol, Triglyzeride und Phospholipide sind stark vermindert. Es liegt ein genetisch bedingter Ausfall der Bildung des Apolipoproteins B vor.

13.5.2. Hyperlipopropteinämie (HLP)

HLP ist nicht nur in den entwickelten Industriestaaten die häufigste Stoffwechselerkrankung, sondern gehört neben Hypertonie und dem Rauchen zu den Risikofaktoren erster Ordnung. HLP steht beispielsweise bei den Krankheitsbildern Herzinfarkt und periphere Gefäßverschlüsse an oberster Stelle der Risikofaktoren (37).
Eine HLP wird bei folgendem Lipidstatus als sicher angenommen:
Cholesterol $\geqq$ 7,7 mmol/l (300 mg/100 ml) (26) und/oder
Triglyzeride $\geqq$ 2,8 mmol/l (250 mg/100 ml) (38)

13.5.2.1. Einteilung der Hyperlipoproteinämien

Fredrickson und Mitarb. schlugen ein System zur Einteilung der HLP vor, das sich allgemein durchgesetzt hat (10, 11, 12, 16, 17). Die folgende Tabelle zeigt eine Übersicht, die auf dieser Typisierung aufbaut (Tab. 3).

Tabelle 3
Typisierung der HLP nach FREDRICKSON

Typ	I	IIa	IIb	III	IV	V
Synonym	Fettinduzierte Hypertriglyzeridämie Hyperchylomikronämie	Hypercholesterolämie Hyper-β-Lipoproteinämie	Hyper-prä-β- und Hyper-β-Lipoproteinämie	Broad-β-disease (kohlenhydratinduzierbar) Hypercholesterol- und Hypertriglyzeridämie	Endogene Hypertriglyzeridämie (kohlenhydratinduzierbar)	Endogen-exogene Hypertriglyzeridämie (fett- und kohlenhydratinduzierbar)
Vorkommen*	sehr selten	ca. 14%	ca. 26%	ca. 6%	ca. 34%	ca. 21%
Serum	milchig, Aufrahmung über klarem Serum	klar	klar bis trüb, ohne Aufrahmung	klar bis trüb, Aufrahmung möglich	klar bis milchig	trüb bis milchig, Aufrahmung über trübem Serum
Triglyzeride	↑↑↑	normal bis ↑	↑	↑↑	↑↑	↑↑
Cholesterol	normal	↑↑↑	↑↑	↑↑	normal bis ↑	normal bis ↑
Cholesterol/Triglyzeride	<0,2	>1,5	0,6—3,0	0,3—2,0	<1,0	0,2—0,6
Triglyzeride/Cholesterol	>8,0	<0,8	<2,0	1,0—2,0	1,0—4,0	>3,0
Lipoproteinlipase-Aktivität	↓	normal	normal	normal	normal	normal bis ↓
Ultrazentrifugation	Chyl ↑↑↑ VLDL ↑ LDL ↓ HDL ↓	LDL ↑	VLDL ↑ LDL ↑	VLDL ↑ LDL ↓	VLDL ↑ LDL → HDL →	Chyl ↑ VLDL ↑ LDL ↓ HDL ↓
Lipidelektrophorese	α-Lip. ↓ Prä-β-Lip. ↓ β-Lip. ↓ Chyl. ↑↑↑	α-Lip. → Prä-β-Lip. → β-Lip. ↑↑ Chyl. ∅	α-Lip. → Prä-β-Lip. ↑ β-Lip. ↑↑ Chyl. ∅	α-Lip. → Prä-β-Lip. ↑↑↑ β-Lip. Chyl. ∅	α-Lip. ↗ Prä-β-Lip. ↑↑ β-Lip. ↗ Chyl. ∅	α-Lip. ↗ Prä-β-Lip. ↑↑ β-Lip. ↗ Chyl. ...

* Häufigkeit der HLP — Patienten der Dresdner Lipidstoffwechselambulanz (16)

13.5.2.2. Übersicht über die Pathogenese der HLP

Tabelle 4
Übersicht über die Pathogenese der HPL (17, 24, 35)

Typ	Klinische Charakteristik	Pathogenese	Differentialdiagn. Abgrenzung
I	Manifestation im Kindesalter. Splenohepatomegalie. Abdominelle Krisen. Stenokardische Beschwerden. Glukoseintoleranz. Lipämie retinalis. Fettinduzierbarkeit der Symptome. Xanthome an Streckseiten der Extremitäten und Gesäß. Gehäuft Pankreatitis.	Abbaustörung von Chylomikronen und exogener Triglyzeride durch Lipoproteinlipasemangel und reduzierte postheparinlipolytische Aktivität.	Dysgammaglobulinämie. Diabetes mellitus.
IIa	Manifestation bei Homozygoten in der Kindheit, bei Heterozygoten im 3. bis 4. Lebensjahrzehnt. Tendinöse und tuberöse Xanthome, besonders an den Strecksehnen der Extremitäten. Periorbitale Xanthelasmen. Arcus lipoides corneae. Frühzeitig Atherosklerose. Koronarinsuffizienz mit schwerer Angina pectoris. Hohes Infarktrisiko.	Defekt der Zellmembranrezeptoren für LDL. Reduzierte LDL — Aufnahme entspricht Abbaustörung, die verminderte Hemmung der intrazellulären Cholesterolbildung bedingt.	Cholesterolüberernährung. Porphyrie. Myxödem. Dysglobulinämie. Nephrose. Obstruktive Lebererkrankungen.
IIb	Schwere, frühzeitig auftretende Atherosklerose. Angina pectoris. Hohes Infarktrisiko. Adipositas, Diabetes, Hyperurikämie, Fettleber.	Möglicherweise Kombination der Störungen des Typs IIa und IV oder gesonderter Defekt.	
III	Manifestation im frühen Erwachsenenalter. Gelbbraune Handlinien durch Lipidablagerungen. Tendinöse und tuberöse Xanthome. Atherosklerose mit Lokalisation in Koronar- und peripheren Arterien. Adipositas, Diabetes, Hyperurikämie, Fettleber.	Abbaustörung der Intermediärpartikel, die beim Chylomikronen und VLDL-Abbau kurzzeitig entstehen, möglicherweise durch erhöhten Gehalt spezieller Apolipoproteine (Apo E). β-VLDL, ein abnormes Prä-β-Lipoprotein, wird als den Typ III der HLP beweisend angesehen.	Myxödem. Dysgammaglobulinämie. Autoimmun — HLP.

Tabelle 4
(Fortsetzung)

IV	Manifestation im frühen und mittleren Erwachsenenalter. Adipositas, Fettleber, gestörte Glukosetoleranz. Frühe Atherosklerose der Koronarien und pheripheren Gefäße. Lipidablagerungen im Augenhintergrund. Kohlenhydratinduktion.	Verminderter VLDL-Abbau in der Kapillarstrombahn.	Diabetes mellitus. Glykogenspeicherkrankheit. Schwangerschaft. Myxödem. Nephrose. Pankreatitis. Dysglobulinämie. Autoimmun — HLP.
V	Ähnlich wie bei Typ I und IV. Xanthome vorwiegend eruptiv am ganzen Körper. Schwere Gefäßkomplikationen.	Kombination der Typen I und IV möglich. Ähnlicher Defekt wie bei Typ IV. Typenwechsel möglich.	Dysproteinämie. Diabetische Azidose. Nephrose. Alkoholismus. Pankreatitis.

13.5.2.3. Sekundäre Hyperlipoproteinämien

HLP tritt häufig im Gefolge anderer Krankheiten auf. Zahlenmäßig haben die sekundären HLP gegenüber den genetisch bedingten Formen (primäre HLP) größere Bedeutung. Die folgende Tabelle zeigt eine ausgewählte Übersicht über HLP-Typen bei anderen Grundkrankheiten (17, 37). Für irgendeine dieser Erkrankungen gibt es keinen charakteristischen Lipoproteinphänotyp (37).

Tabelle 5
Ausgewählte Übersicht über skundäre HLP

Erkrankung	HLP-Typ	Pathogenese
Diabetes mellitus	I, IV, V	Lipoproteinlipaseaktivität vermindert. Fetttransport gesteigert.
Nephrotisches Syndrom	II, IV, V	Lipoproteinbildung gesteigert. Triglyzeridsynthese gesteigert.
Urämie	IV	Triglyzeridsynthese gesteigert.
Pankreatitis	IV, V	
Cholestatische Hepatosen	II, Lp X	Lipidsekretion gestört.
Primäre biliäre Zirrhose	II, Lp X	Lipoproteinsynthese gestört.
Alkoholismus	IV, V	Fetttransport gesteigert. Lipoproteinlipaseaktivität gehemmt. Lipoproteinsynthese gesteigert.
Paraproteinosen	I, II, IV, V	Antigen-Antikörper-Komplexe zwischen Paraproteinen, Immunglobulinen und Lipoproteinen.
Hypothyreose	II, IV	Katabolismus verringert.
Gicht	IV	

13.6. Diagnostische Wertigkeit

Die Häufigkeit von HLP wird in Abhängigkeit von den Referenzbereichen des Lipidstatus zwischen 5 % und 25 % in der Gesamtbevölkerung angegeben. Damit ist sie die häufigste metabolische Störung beim Menschen.
Aus dem Abschnitt 5 geht hervor, daß eine vorhandene HLP zu den Risikofaktoren erster Ordnung, insbesondere für Herz- und Gefäßerkrankungen zählt. Andererseits kann sich eine sekundäre HLP aus einer Vielzahl anderer Grundkrankheiten entwickeln.
Daraus leitet sich die Forderung nach möglichst früher Erkennung und Behandlung der Fettstoffwechselstörung ab. Da klinische Anzeichen für veränderte Lipoproteingehalte im Blut fehlen oder sehr dezent sein können, entsteht die Notwendigkeit, klinisch-chemische Untersuchungen an großen Personengruppen durchzuführen. Damit kommt dem Fachgebiet der klinischen Chemie eine hohe diagnostische Verantwortung zu.
In der Regel erfolgt die Analyse der Lipoproteine über ihren Lipidanteil oder eine analytisch einfache Auftrennung in Lipoproteinfraktionen. Die Basisanalytik dazu, Messung der β-Lipoprotein-Trübung im Serum, Bestimmung von Cholesterol und Triglyzeriden im Serum oder in Serumfraktionen und die Lipoproteinelektrophorese sind hinreichend sichere und genaue Methoden, die daher auch im Arzneibuch der DDR, Teil „Diagnostische Laboratoriumsmethoden" standardisiert sind.
Mit dem Lipoprotein-Trübungstest wird die Suche nach einem pathologischen Lipidstatus begonnen. Die Lipoproteinelektrophorese ist nur sinnvoll bei mittels Triglyzerid- und Cholesterolwerten nachgewiesenem pathologischen Lipidstatus.
Die Bestimmung des HDL-Cholesterols als Risikoindikator für Atherosklerose ist methodisch relativ einfach zugänglich, sollte aber vorsichtig interpretiert werden, da über das Spektrum der HDL-Subfraktionen und deren Cholesterolbindungskapazität nichts ausgesagt wird.
Weitere Lipoproteinparameter sollten in Speziallabors bestimmt werden. Die diagnostische Bedeutung der Apolipoproteinanalytik ist z. Z. schwer einschätzbar, da sie sich noch im Stadium der Forschung und ersten Anwendung befindet.
Eine Reihe von Funktionen einzelner Apolipoproteine im Rahmen des Lipoproteinmetabolismus und -transports sind erkannt worden und damit einige Aspekte der Pathogenese von HLP und Atherosklerose geklärt, aber es fehlt noch ein Gesamtbild des Zusammenwirkens der einzelnen Apolipoproteine.
Es wird festgestellt, daß die Apolipoproteine weder in bezug auf ihre bisher bekannte Zahl, noch auf ihre Funktion und die Stärke ihrer Bindung an Lipide ausreichend erforscht ist. Damit ist eine steigende Tendenz der Anwendung der Apolipoproteinbestimmung in der klinischen Diagnostik zu erwarten (22). An anderer Stelle (30) wird ähnlich formuliert.
Zur Zeit ist es möglich, mit Hilfe der Apolipoproteinbestimmungen von A I, B, C und E erste zusätzliche Informationen für die klinische Diagnose zu erhalten. Apolipoproteine lassen sich mit immunchemischen Methoden bestimmen. Der analytische Aufwand wird vorwiegend durch die Gewinnung spezifischer Antiseren bestimmt.

13.7. Analytik der Lipoproteine (23)

Wesentliche Forderungen an die Lipoproteinanalytik lassen sich in folgenden drei Punkten zusammenfassen:

1. Breit anwendbare Suchverfahren, die hinsichtlich Kosten und Arbeitsaufwand vertretbar sind. Sie müssen methodisch einfach und zuverlässig sein, dürfen jedoch keine falsch negativen Ergebnisse zulassen. Verfahren zur Gesamtlipidbestimmung (46)

als Suchverfahren sind insofern ungeeignet, als die Phospholipide als größte Fraktion der Serumlipide die obere Grenze des „Normalbereichs" entscheidend bestimmen. Sie selbst zeigen jedoch die geringsten quantitativen Veränderungen bei HLP. Die Normalwertstreuung der Gesamtlipide ist außerdem wesentlich größer als die der einzelnen Lipide, wodurch falsch negative Ergebnisse möglich werden. Ungeeignet als Suchverfahren sind Messungen der Serumtrübung, da hierbei lediglich Chylomikronen und eventuell VLDL erfaßt werden und damit die Gefahr der falsch negativen Befunde wächst. Nicht davon betroffen ist die Beobachtung der Serumaufrahmung mit ihrer differential-diagnostischen Aussage (HLP Typ I, V und evtl. III). Geeignet ist dagegen der β-Lipoprotein-Trübungstest, durch den LDL und VLDL erfaßt werden.

2. Allgemein verwendbare, standardisierte Methoden zur Differenzierung wichtiger Lipoproteinstoffwechselstörungen. Diese Bedingung ist durch standardisierte Methoden — β-Lipoprotein-Trübungstest, Cholesterolbestimmung, Triglyzeridbestimmung und Lipoproteinelektrophorese — erfüllt. Bei automatisierten Cholesterol- und Triglyzeridbestimmungsmethoden kann man diese auch als Suchparameter verwenden.

3. Spezielle Methoden zur Charakterisierung seltener Erkrankungen und zur Erforschung des normalen und gestörten Lipoproteinstoffwechsels. Spezielle Methoden erfordern einen hohen technischen und ökonomischen Aufwand. Ihre Anwendung sollte nur durch entsprechende Spezialisten induziert werden.

13.7.1. Labor-Stufenprogramm für Lipoproteinanalytik

Die unterschiedlichen diagnostischen Fragestellungen einerseits und die technischen Voraussetzungen andererseits bedingen ein abgestuftes Analysenprogramm (17, 23, 37). Die folgende Tabelle stellt eine Variante dazu dar (Tabelle 6).

Tabelle 6
Variante eines Labor-Stufenprogramms für Lipoproteinanalytik

Laborstufe II	Laborstufe III	Speziallabor
Beurteilung des Nüchternserums. Lipoprotein-Trübungstest.		
Cholesterol-bestimmung i.S.	Cholesterol-bestimmung i.S.	Cholesterolbestimmung i.S. und in Lipoproteinfraktionen.
Triglyzerid-bestimmung i.S.	Triglyzerid-bestimmung i.S.	Triglyzeridbestimmung i.S. und in Lipoproteinfraktionen.
	HDL-Cholesterol	HDL-Cholesterol
	Lipoproteinelek-trophorese (ZAF).	Lipoproteinelektrophorese (Agarose, Acrylamid)
	Lipolytische Enzyme.	Lipolytische Enzyme. Lipoprotein-fraktionierung (Ultrazentrifuge). Apolipoproteinanalytik. Spezielle Frage-stellungen. Spezielle Analysentechniken.

13.7.2. Suchparameter

13.7.2.1. Beobachtung der Serumtrübung

Wird die Nahrungskarenz eingehalten, gibt die Serumtrübung einen Hinweis auf eine mögliche HLP. Besonders gut eignet sich für diese Beobachtung das Blutsenkungsröhrchen. Wird das Serum über Nacht bei 4 °C stehengelassen, kann noch ein eventuelles Aufrahmen beobachtet werden, das einen differential-diagnostischen Hinweis auf die HLP-Typen I, V und eventuell III geben kann.

13.7.2.2. β-Lipoprotein-Trübungstest

Mit Heparin und Kalziumionen werden die β- und Prä-β-Lipoproteine ausgefällt und deren Trübungseffekt in der Flüssigkeit gemessen. Dieser Test erfaßt den Lipidstatus des betreffenden Patienten und ist im Arzneibuch der DDR, Teil „Diagnostische Laboratoriumsmethoden" (AB der DDR (D.L.) standardisiert.

13.7.3. Lipidstatus

13.7.3.1. Triglyzeridbestimmung

Die Triglyzeridbestimmung erfolgt enzymatisch nach dem AB (D.L.) der DDR oder nach Nonan- (39) bzw. Kieselgelextraktion (7) und Reaktion mit Natriumperjodat und Azetylazeton kolorimetrisch. Da besonders die chemische Variante gut automatisierbar ist, rückt die Triglyzeridbestimmung immer stärker in den Bereich der Suchparameter.

13.7.3.2. Cholesterolbestimmung

Die chemische Cholesterolbestimmung erfolgt nach dem AB (D.L.) der DDR manuell oder automatisiert. Die weit verbreiteten automatisierten Bestimmungsmethoden gehen vielfach von Vorschriften nach Farr (9) bzw. Levine (32) aus. Die enzymatische Cholesterolbestimmung sollte mehr wissenschaftlichen Fragestellungen vorbehalten sein und als Referenzmethode dienen. Für die Bestimmung des freien Cholesterols ist sie unerläßlich.

13.7.4. Differenzierung der Lipoproteine

13.7.4.1. Differenzierung nach elektrophoretischer Mobilität

Für den Routinebedarf ist im AB (D.L.) der DDR die elektrophoretische Trennung der Serumlipoproteine auf Zelluloseazetatfolien standardisiert.
Anspruchsvollere Elektrophoresemethoden wie Disk-Elektrophorese oder isoelektrische Fokussierung vergrößern zwar das Lipoproteinspektrum, erhöhen aber nicht die diagnostische Aussagekraft hinsichtlich der HLP-Typisierung.

13.7.4.2. Differenzierung mittels Polyanionfällung

Eine apparativ wenig, aber zeitlich recht aufwendige Trennungsvariante ist die Fällung der Lipoproteinfraktion mit Polyanionen in Verbindung mit zweiwertigen Metallionen (z. B. Heparin, Dextransulfat bzw. Magnesium, Kalzium). Chylomikronen und VLDL lassen sich mit Natriumdodecylsulfat abtrennen (4).
HDL lassen sich durch Abtrennung der anderen Lipoproteine mittels Natriumphosphowolframat-Magnesiumchlorid-Fällung isolieren (5). Der Cholesterolgehalt der HDL-Fraktion kann anschließend nach dem AB (D.L.) der DDR (siehe 7.3.2.) bestimmt werden.

13.7.4.3. Differenzierung mittels Ultrazentrifugation

Mit Hilfe der präparativen Ultrazentrifugation werden die Serumlipoproteine in Fraktionen aufgetrennt (siehe 3.3.3.1.). Ihre Konzentration wird über nachfolgende analytische Ultrazentrifugation schlierenoptisch gemessen. Die nach Ultrazentrifugation erhaltenen Lipoprotein-Dichteklassen sind Ausgangspunkt verschiedenster Lipidanalytischer Manipulationen. Polyanionenfällung und Ultrazentrifugation sind auch kombinierbar. Für Routineuntersuchungen sind diese Methoden größtenteils zu aufwendig.

13.7.4.4. Sonstige Analysenmethoden

Außer elektrophoretischer Trennung, Polyanionenfällung und Ultrazentrifugation ist es möglich, mittels immunologischer, chromatographischer oder Molekularsiebmethoden Serumlipoproteine aufzutrennen bzw. Subfraktionen aus Serumlipoproteinfraktionen zu bestimmen.

13.7.5. Apolipoproteinanalytik

Die verbreitetste Methode der Apoliproteinanalytik ist die Immunodiffusion. Das Spektrum reicht dabei von der einfachen radialen Immunodiffusion bis zum Radioimmunoassay. Aufgetrennt werden Serum oder Serumfraktionen. Zur Zeit ist die Spezifität entsprechender Bestimmungsmethoden zu gering, oder sie muß mit hohem analytischen Aufwand erkauft werden.
Für die Untersuchung des Apoproteinmusters von Lipoproteinfraktionen und der präparativen Gewinnung einzelner Apoproteine sind folgende Aufarbeitungsschritte erforderlich:
— Auftrennung der Lipoproteinfraktionen des Serums
— Delipidierung dieser Fraktionen
— Auflösen des Apoproteinanteils.
Danach folgen je nach Aufgabenstellung Schritte der Trennung in einzelne Apoproteine, deren Reinigung und Identifizierung. Dazu dienen Laboratoriumsmethoden wie präparative und analytische Disk-Elektrophorese, isoelektrische Fokussierung, Immunoabsorption, Radioimmunoassays, verschiedene Chromatographietechniken und turbidimetrische Messungen nach immunchemischer Präzipitation.

13.7.6. Enzyme des Lipoproteinstoffwechsels

Die Untersuchung von Enzymen des Lipoproteinstoffwechsels ist zur Zeit hauptsächlich auf die Bestimmung der Lecithin-Cholesterol-Acyl-Transferase (LCAT) und der Lipoproteinlipase (LPL) konzentriert.

13.7.6.1. Lecithin-Cholesterol-Acyl-Transferase (LCAT) (45)

Bevorzugtes Substrat für das Enzym sind die HDL. Das Enzym wirkt jedoch auch auf das LDL-Cholesterol. Die LCAT katalysiert die Übertragung einer Fettsäure von der β-Position des Lecithins auf das Cholesterol, wobei Cholesterolester und Lysolecithin entstehen. Die Bedeutung des Enzyms liegt im HDL-Cholesteroltransport zur Leber zwecks Verstoffwechslung. Die LCAT-Aktivität wird durch Apolipoprotein A I aktiviert, durch Apolipoprotein A II inhibiert.

13.7.6.2. Lipoproteinlipase (LPL) (33)

Lipoproteinlipase (Triglyzeridlipase) wird durch Heparin vom Kapillarendothel abgelöst und hydrolysiert Triglyzeride der Chylomikronen und VLDL. Die protein- und cholesterolreicheren Reststücke werden mit Hilfe einer spezifischen Leber — Lipoproteinlipase über die Bildung von LDL und HDL in der Leber metabolisiert.
Apolipoprotein C I und C II aktivieren diese Reaktion, Apolipoprotein C III wirkt als Inhibitor. Die Messung der LPL-Aktivitä kann z. B. über das Endprodukt der LPL-Reaktion — die freien Fettsäuren — erfolgen.

13.8. Referenzbereiche

13.8.1. Referenzbereiche wichtiger Parameter des Lipoproteinstoffwechsels

Tabelle 7
Referenzbereiche wichtiger Lipoproteinstoffwechselparameter

n — normal p — pathologisch G — Grenzbereich

Lipoproteintrübungstest — AB (D.L.) der DDR				
n	<6,5 TE:	Triglyzeride	<1,65 mmol/l	(<150 mg/100 ml)
		und/oder		
		Cholesterol	<6,25 mmol/l	(<250 mg/100 ml)
G	6,5—8,5 TE			
p	>8,5 TE:	Triglyzeride	>2,2 mmol/l	(>200 mg/100 ml)
		und/oder		
		Cholesterol	>7,5 mmol/l	(>300 mg/100 ml)

Bestimmung der Triglyzeride — AB (D.L.) der DDR		
	Neugeborene	
n	0,25—0,95 mmol/l	(20—80 mg/100 ml)
	Säuglinge	
n	0,35—1,15 mmol/l	(30—100 mg/100 ml)
	1. bis 15. Lebensjahr	
n	0,40—1,40 mmol/l	(30—120 mg/100 ml)
	Erwachsene	
n	0,35—1,70 mmol/l	(30—150 mg/100 ml)
G	1,70—2,10 mmol/l	(151—180 mg/100 ml)
p	>2,10 mmol/l	(>180 mg/100 ml)

Bestimmung des Cholesterols — AB (D.L.) der DDR (automatisiert)		
	Neugeborene	
n	1,00—2,10 mmol/l	(40—80 mg/100 ml)
	1. bis 3. Lebensjahr	
n	1,30—4,15 mmol/l	(50—160 mg/100 ml)
	4. bis 16. Lebensjahr	
n	2,60—5,70 mmol/l	(100—220 mg/100 ml)
	Erwachsene	
n	3,10—6,70 mmol/l	(120—260 mg/100 ml)

Bestimmung des freien Cholesterols (enzymatisch)		
n	1,00—1,80 mmol/l	(40—70 mg/100 ml)

Lipoproteinelektrophorese — AB (D.L.) der DDR	
n	Chylomikronen ∅
	Prä-β-Lipoproteine (+)
	β-Lipoproteine ++
	α-Lipoproteine +

Nachweis des Lipoprotein X — (41)	
n	negativ

Tabelle 7
(Fortsetzung)

Bestimmung der LCAT — (45)

	Kinder, männlich
n	13—15 nmol/(s · l)
	Kinder, weiblich
n	17—36 nmol/(s · l)
	Jugendliche, männlich
n	17—42 nmol/(s · l)
	Jugendliche, weiblich
n	15—38 nmol/(s · l)
	Erwachsene, männlich
n	24—40 nmol/(s · l)
	Erwachsene, weiblich
n	12—35 nmol/(s · l)

Bestimmung der Apolipoproteine — (2)

Apo A I	1000—1500 mg/l
Apo A II	300— 500 mg/l
Apo A IV	etwa 150 mg/l
Apo B	800—1000 mg/l
Apo C I	100 mg/l
Apo C II	30— 80 mg/l
Apo C III	80— 150 mg/l
Apo D	etwa 100 mg/l
Apo E	30— 50 mg/l

In geringem Maße beim HDL-Cholesterol, im starken Maße bei der LCAT und bei den Apolipoproteinen sind die Referenzbereiche von den verschiedenen Autoren bzw. den von ihnen verwendeten Methoden abhängig.

13.8.2. Risikoindikatoren

Mit Hilfe der zitierten Methden und ihrer Referenzbereiche ist es möglich, Risikofaktoren und -indikatoren zu erfassen.

Für die Abschätzung des Atheroskleroserisikos mit Hilfe des HDL-Cholesterols allein wird formuliert (2):

Tabelle 8
Abschätzung des Atheroskleroserisikos mit Hilfe des HDL-Cholesterols

	Prognose günstig	Standard-Risiko	Risikoindikator
HDL-Chol. männlich	> 1,4 mmol/l (> 55 mg/100 ml)	0,9—1,4 mmol/l (35—55 mg/100 ml)	< 0,9 mmol/l (< 35 mg/100 ml)
HDL-Chol. weiblich	> 1,7 mmol/l (> 65 mg/100 ml)	1,2—1,7 mmol/l (45—65 mg/100 ml)	< 1,2 mmol/l (< 45 mg/100 ml)

Analog zum prognostisch günstigen hohen HDL-Cholesterolspiegel ist ein niedriger LDL-Cholesterolspiegel zu sehen.
Direkt kann man das LDL-Cholesterol nur aus der entsprechenden Serumfraktion nach Ultrazentrifugation bestimmen. Mit Hilfe der sogenannten „FRIEDEWALD-Formel" ist unter Bedingungen wie Chylomikronenfreiheit, Triglyzeride unter 4,6 mmol/l (400 mg/100 ml), keine HLP, Typ III und der Formulierung in mg/100 ml der HDL-Cholesterolgehalt errechenbar (13):

$$\text{LDL-Cholesterol} = \text{Gesamtcholesterol} - \frac{\text{Triglyzeride}}{5} - \text{HDL-Cholesterol}\,.$$

Aussagekräftiger ist die Formulierung von Quotienten aus zwei oder mehr Lipoproteinstoffwechselparametern (27).
Am geeignetsten zur Abschätzung des Atheroskleroserisikos wird zur Zeit der Quotient Apo A I/Apo B befunden. Ein erniedrigter Wert deutet auf ein erhöhtes Risiko hin. Etwa von gleichrangigem Wert und dazu labortechnisch einfacher zugänglich ist der Quotient HDL-Cholesterol/Apo B.

13.9. Präanalytische Faktoren

Bei Nutzung anspruchsvoller Methoden und zur Erzielung präziser Ergebnisse, sind folgende präanalytische Bedingungen einzuhalten:
- 21 Tage Absetzen lipidsenkender Medikamente
- 14 Tage Normalkost
- 12 Stunden Nahrungskarenz
- Totale Alkoholkarenz
- Statische Gewichtsphase

Für Screening oder Routine-Kontrollen im ambulanten Sektor reichen das Einhalten einer 48-stündigen Alkohol- und einer 12-stündigen Nahrungskarenz.
Für die elektrophoretische Differenzierung der Lipoproteine ist zusätzlich zu beachten, daß Stress, starkes Rauchen und Antikonzeptiva pathologische Lipoproteinmuster vortäuschen können.
Der Cholesterolspiegel im Serum wird durch lipidwirksame Pharmaka verändert. Gallensäuren, Hämoglobin, Karotin, Bromide und Nitrate verfälschen das Ergebnis der chemischen Bestimmungsmethoden.
Der Triglyzeridspiegel im Serum wird durch Alter, kalorienreiche Kost und Alkoholgenuß erhöht. Lipidwirksame Medikamente verändern ihn und Glyzerol, — Glyzerolaldehyd und Dihydroxyazeton täuschen erhöhte Triglyzeridwerte vor.
Die für Cholesterol- und Triglyzeridbestimmungen zitierten präanalytischen Faktoren gelten sinngemäß auch für den Lipoprotein-Trübungstest. Für ihn sind lipämische, trübe oder opaleszierende Seren nicht oder wenig geeignet.

13.10. Zusammenfassung

Die vorliegende Übersicht versucht, wichtige Informationen über die Lipoproteine des Blutes zusammenzutragen, wobei Routine-

aspekte des klinisch tätigen Arztes im Vordergrund stehen. Zur Abklärung spezieller Fragen ist es möglich, Lipoproteine auch in anderen Körperflüssigkeiten und Gewebsproben zu bestimmen. Das Schwergewicht künftiger Entwicklungen liegt hauptsächlich auf der Erforschung der Funktion und der Analytik von Apolipoproteinen und Enzymen des Lipoproteinstoffwechsels. Die vorliegende Übersicht verweist auf die Heterogenität der Serumlipoproteine. Daher wird eine Unterteilung der Serumlipoproteine nach ihren physikochemischen und chemischen Eigenschaften vorgenommen. Der Stoffwechsel der Lipoproteine wird kurz charakterisiert und Erkrankungen, die mit Veränderungen des Lipoproteinspektrums verbunden sind, werden beschrieben.
Der diagnostische Wert von Lipid- oder Lipoproteinanalysen ist nicht nur für die HLP sondern auch für die Feststellung eines Atheroskleroserisikos außerordentlich bedeutsam. Anhand eines Labor-Stufenprogramms werden die Verfahren des Screenings bis zu den speziellen Untersuchungen betrachtet. Abschließend werden die Referenzbereiche für einzelne Parameter sowie deren Bedeutung als Risikoindikatoren und die präanalytischen Bedingungen beschrieben.

Literatur

1. Alaupovic, P.: Atherosclerosis **13** (1971) 191.
2. Assmann, G.: Lipidstoffwechsel und Atherosklerose. Schattauer Verlag, Stuttgart 1982.
3. Bihari-Varga, M.: 3. Dresdner Lipidsymposium. VEB Berlin-Chemie 1979, 158.
4. Burstein, M., H. R. Scholnick: Biomedicine **19** (1973) 16.
5. Burstein, M. et al.: J. Lipid Res. **11** (1970) 583.
6. Brown, W. V. et al.: J. Biol. Chem. **245** (1970) 309.
7. Dude, H., A. Knorr: Z. med. Labor.-Diagn. **21** (1980) 364.
8. Eisenberg, S.: Conf. of serum lipoproteins. Graz, Oktober 1973, Abstracts.
9. Farr, W. et al.: Z. med. Labortechnik **14** (1979) 218.
10. Fredrickson, D. S., R. Lees: Circulation **31** (1965) 321.
11. Fredrickson, D. S. et al.: New Engl. J. Med. **276** (1967) 34.
12. Fredrickson, D. S.: Die Klassifikation und Behandlung der HLP Berg (Hrsg.): Hyperlipidämien, Klassifizierung, Untersuchungsmethodik, Therapie. Thieme Verlag Stuttgart, 1971, 1.
13. Friedewald, W. T. et al.: Clin. Chem. **18** (1972) 499.
14. Furman, F. H. et al.: J. Labor and Clin. Med. **63** (1964) 195.
15. Haller, H., H. M. Hanefeld, W. Jaross: Lipidstoffwechselstörungen. VEB G.-Fischer-Verlag, Jena 1975 (1. Aufl.) 191.
16. Haller, H. et al.: In: H. Haller, M. Hanefeld, W. Jaross: Symposium über Lipidstoffwechselerkrankungen. 1973 Dresden 1973, 264.
17. Haller, H., M. Hanefeld, W. Jaross: Lipidstoffwechselstörungen. G.-Fischer-Verlag, Jena, 1975 (1. Aufl.) 141, 139, 83, 143.
18. Hanefeld, M. et al.: Dt. Ges.-Wesen **28** (1973) 1585.
19. Hatch, F. W., R. S. Lees: Advances Lipid Res. **6** (1968) 1.
20. Henck, C. C., G. Schlierf: Clin. Chem. **25** (1979) 221.
21. Herbert, P. et al.: J. Biol. Chem. **246** (1971) 7078.
22. Holasek, A. et al.: 3. Dresdner Lipidsymposium. VEB Berlin-Chemie, 1979, 72.
23. Jaross, W., A. Trübsbach: Dt. Gesundh.-Wesen **30** (1975) 241.
24. Jaross, W., A. Trübsbach: Z. med. Lab.-Diagn. **18** (1977) Beilage.
25. Jaross, W.: 3. Dresdner Lipidsymposium. VEB Berlin-Chemie, 1979, 229.
26. Klemens, U. et al.: Klin. Wschr. **50** (1972) 139.
27. Klimov, A. N.: 3. Dresdner Lipidsymposium. VEB Berlin-Chemie, 1979, 16.
28. Kostner, G., P. Alaupovic: Biochemistry **11** (1972) 3419.
29. Kostner, G. M.: In: G. Schettler, H. Greten, Medizin, Bd. 7, Teil 4. Springer-Verlag, Berlin—Heidelberg, 1976 (5. Aufl.) 125.
30. Kostner, G. M.: Med. Lab. **30** (1977) 302.
31. Lehmann, A., W. Jaross, E. Winkler: 3. Dresdner Lipidsymposium. VEB Berlin-Chemie, 1979, 354.
32. Levine, J. et al.: Technicon G.m.b.H.: Automa-

tion in analytischer Chemie. Frankfurt/M 1970, Vol. I, 25.
33. NOACK, D. et al.: 3. Dresdner Lipidsymposium, VEB Berlin-Chemie, 1979, 127.
34. OETTE, K.: Leber, Magen, Darm **2** (1972) 156.
35. RADERECHT, H. J.: Pathobiochemie des Lipidstoffwechsels. VEB Verl. Volk und Gesundheit. Berlin, 1977, 25, 34, 95, 106.
36. SCHETTLER, G., H. MIRL: Naturwissenschaften **65** (1978) 130.
37. SCHETTLER, G.: Internist **19** (1978) 611.
38. SCHLIERF, G. et al.: Dt. med. Wschr. **97** (1972) 1371.
39. SCHULZE, W., P. JOSWIG: Z. med. Labor.-Diagn. **19** (1978) 232.
40. SEIDEL, P.: Leber, Magen, Darm **2** (1972) 153.
41. SEIDEL, P. et al.: Dt. med. Wschr. **95** (1970) 1805.
42. SMITH, R. et al.: J. Biol. Chem. **247** (1972) 3376.
43. TRIA, E., A. M. SCANU: Structural and functional aspects of lipoproteins in living systems. Acad. Press London/New York 1969, 143.
44. VOLWILER, W. et al.: J. Clin. Invest. **34** (1955) 1126.
45. WINKLER, E.: 3. Dresdner Lipidsymposium. VEB Berlin-Chemie, 1979, 182.
46. ZÖLLNER, Z., K. KIRSCH: Z. ges. exper. Med. **135** (1962) 545.

14. Komplementsystem (C-System)

von Heide MATTHES

14.1. Allgemeine Charakterisierung
14.2. Physikochemische Charakterisierung
14.3. Biochemische Charakterisierung
14.3.1. Syntheseort
14.3.2. Verteilungsräume
14.3.3. Syntheserate und Halbwertzeit
14.3.4. Funktion
14.3.5. Wirkungsmechanismus
14.3.5.1. Der klassische Weg der Komplementaktivierung
14.3.5.2. Alternativer Weg der Komplementaktivierung
14.3.6. Regelmechanismen
14.4. Pathobiochemie
14.4.1. Angeborene Komplementdefekte
14.4.2. Erworbene Komplementveränderungen
14.5. Diagnostische Wertigkeit
14.6. Analytik
14.7. Referenzbereiche
14.8. Präanalytische Faktoren
14.9. Zusammenfassung
Literatur

14.1. Allgemeine Charakterisierung

Das Komplement spielt als Bestandteil des Immunsystems eine wichtige Rolle bei Abwehrvorgängen des Organismus und ist an vielfältigen biologischen Vorgängen wie Zellyse, Chemotaxis, Opsonisierung, Immunadhärenz, Phagozytose und Anaphylatoxinbildung beteiligt. Darüber hinaus kommt ihm pathogenetisch eine Schlüsselposition bei der Auslösung allergischer Entzündungsreaktionen und Immunopathien zu.

Das Komplement wird gegenwärtig als ein System von 19 Proteinen beschrieben. Das klassische Komplementsystem umfaßt 9 Proteinfaktoren, die mit C1 bis C9 bezeichnet werden und etwa 10% der Globulinfraktion im Normalserum des Warmblüters ausmachen. Es wird durch Immunkomplexe aktiviert. Dabei werden die Komplementkomponenten aus ihren inaktiven Vorstufen in aktive Enzyme umgewandelt. Neben die-

Tabelle 1
Komponenten des Komplementsystems entsprechend der WHO-Nomenklatur (44, 48)

Symbol	Synonym	enzymatische Form	Fragmente
C1			
C1q	11 S Komponente		
C1r		C1r	
C1s	C'1-Esterase	C1s	
C4	β-1-E-Globulin		C4a, C4b
C2		$\overline{C42}$	C2a, C2b
C3	β-1-C/A-Globulin	$\overline{C423}$	C3a, C3b, C3c, C3e, C3d
C5	β-1-F-Globulin		C5a, C5b
C6			
C7			
C8			
C9			
B	Properdinfaktor B β-2-Glykoprotein II hitzelabiler Faktor glycinreiches β-Glykoprotein (GBG) C3-Proaktivator (C3 PA)	$\overline{C3bBb}$	Ba, Bb
D	Properdinfaktor D Vorstufe der C3-proaktivatorconvertase Pro-GBGase	$\overline{D}$	
P	Properdin	$\overline{P}$	
IF	Initiating factor C3NeF nephritic faktor		

sem „klassischen Weg" der Aktivierung kann die Reaktionssequenz des Komplements auch durch Substanzen wie Proteasen und Polysaccharide ausgelöst werden (alternativer Weg). Properdin, Properdinfaktor B, D und der „Initiating factor" sind Bestandteile des alternativen Weges der Komplementaktivierung und werden ebenfalls zum Komplementsystem gezählt. Schließlich wurde eine Reihe von Inhibitoren und Inaktivatoren beschrieben (siehe Tabelle 5). Tabelle 1 gibt einen Überblick über die Proteine des Komplementsystems, ihre Spaltprodukte sowie Bezeichnungen, die sich aus anderen Klassifizierungen (z. B. nach der elektrophoretischen Mobilität) ergeben.

14.2. Physikochemische Charakterisierung

Fast alle Komponenten des Komplementsystems sind physikochemisch und funktionell charakterisiert (19, 28, 29, 38, 44). Die in Tabelle 2 angegebenen Serumkonzentrationen dieser Proteine sind Mittelwerte, wobei die Konzentrationen einen weiten Bereich von nur in Spuren nachweisbaren Mengen für C8 und C9 bis zu 1,3 g/l umfassen. Auch die Molekulargewichte zeigen große Streuungen, von 24000 für Properdinfaktor D bis 400000 für C1q. Im elektrischen Feld wandern diese Proteine mit den Globulinen der Ladungstypen α-1, β-1, β-2, γ-1 und γ-2.

Eines der chemisch interessanten Proteine ist das C1. Es besteht aus drei Untereinheiten C1q, C1r und C1s, die durch Calciumionen zu einem Makromolekül zusammengehalten werden (28). Besonders C1q zeigt eine für Serumproteine ungewöhnliche Zusammensetzung. Es enthält Hydroxyprolin, Hydroxylysin und einen hohen Gehalt an Glycin (44). C1q hat viele Gemeinsamkeiten mit Kollagen und anderen Strukturproteinen (34). Die Proenzymform der C1s-Untereinheit besteht aus einer Polypeptidkette. Die Aktivierung führt zur Aufspaltung einer Peptidbindung, wodurch zwei Ketten entstehen, eine schwere Kette mit Molekulargewicht 59000 und eine leichte mit MW 27000 (44). C4 setzt sich aus drei Untereinheiten zusammen, α (MW 93000), β (MW 78000) und γ (MW 33000), die durch Disulfidbrücken und nichtkovalente Bindungen verbunden sind (44). C3 besteht aus zwei durch Disulfidbrücken verbundenen Untereinheiten, α (MW 115000), β (MW 75000). Für C5 wurden zwei Ketten, α (MW 125000) und β (MW 83000) beschrieben (44). Auch die Faktoren des alternativen Weges Properdin, Faktor B, Faktor D sind hinsichtlich Molekulargewicht, elektrophoretischer Mobilität, Serumkonzentration u. a. untersucht worden (Tabelle 2).

14.3. Biochemische Charakterisierung

14.3.1. Syntheseort

Für die meisten der Komplementkomponenten ist der Syntheseort unbekannt. C2 wird wahrscheinlich von Makrophagen produziert (14). Es gibt Hinweise, daß die C3-Komponente und der C1-Inhibitor in der Leber synthetisiert werden (18). Die C1-Faktoren werden möglicherweise von Epithelzellen des Ilium und Colon gebildet und sezerniert (14). Darüber hinaus konnte bei Versuchen mit Fibroblastengewebekulturen eine hämolytische Aktivität nachgewiesen werden, die weitgehend mit der der C1-Komponente des Humanserums übereinstimmt (34).

14.3.2. Verteilungsräume

Komplementkomponenten sind im Serum, Gelenkpunktat und Liquor nachweisbar. Die Serumkonzentrationen sind in Tabelle 2 angegeben. Über Komplementkonzentrationen im Gelenkpunktat oder Liquor gesunder Probanden sind keine Normalwerte bekannt. Es wurden aber Ergebnisse der Messung des β-1-C/A-Spiegels im Liquor bei neurologischen Erkrankungen (5) und der Komplementgesamtaktivität im Gelenkpunktat bei Arthrosen und Autoimmunerkrankungen (22) veröffentlicht.

14.3.3. Syntheserate und Halbwertzeit

Syntheseraten sind für C1q, C4 und C3 ermittelt worden (Tab. 2). Durch Vergleich mit der Normalkonzentration können unter

Tabelle 2
Physikochemische Eigenschaften der Komponenten des menschlichen C-Systems (44)

	Molekulargewicht	Sed.-koeff. S	Elektrophoret. Mobilität	Isoel. Punkt	Serumkonz. (g/l)	Syntheserate (mg/kg d)	Kohlehydrate %	Polypeptidketten (Molekulargewicht)
C1q	400000	11	γ-2	—	0,19	4,3— 4,6	7,7—9,8	I — 1 (29000) I — 2 (27000) II — 3 (22000)
C1r	180000	7	β	—	0,10	—	—	
C1s	86000	4	α-2	—	0,10	—	—	
C4	206000	8,1	β-1	6,0; 6,4	0,43	8,4—32,2	14	α (93000) β (78000) γ (33000)
C2	117000	5,7	β-2	5,5	0,03	—	—	
C3	180000	9,4	β-1	5,7	1,30	20,9—45,4	2,7	α (115000) β (75000)
C5	180000	8,5	β-1	4,1	0,07	—	19	α (125000) β (83000)
C6	95000	5,8	β-2	6,0	0,06	—	—	
C7	110000	5,2	β-2	5,6	0,05	—	—	
C8	163000	7,8	γ-1	6,5; 5,6	Spur	—	—	
C9	79000	4,4	α	4,7	Spur	—	—	
B	105000	5—6	β	6,6	0,23	—	—	
D	25000	3	α	—	Spur	—	—	
P	184000	5,2	γ-2	—	0,03	—	9,8	nichtkovalente Untereinheiten (43000)

Annahme der Hypothese, daß sich Synthese- und Abbaurate im Gleichgewichtszustand einander entsprechen, die mittlere Lebensdauer und Halbwertzeit errechnet werden (Tab. 3).

Tabelle 3
Syntheserate, Lebensdauer und Halbwertzeit der Komponenten C1q, C4 und C3

Komponente	Syntheserate g/l d	mittl. Lebensdauer d	Halbwertzeit d
C1q	12	1,5	0,5
C4	20—80	0,5—2,0	0,5—1
C3	55—120	1—2	0,5—1

Die relativ kurzen Halbwertzeiten resultieren daraus, daß die aktivierten Komponenten äußerst labil und nur für kurze Zeit bindungsfähig sind (21). Über Abbau und Elimination ist nichts bekannt.

14.3.4. Funktion

Das Komplementsystem ist ein wesentlicher Mediator der Infektabwehr und ist bei Immunzytolyse, Opsonisierung und Immunadhärenz beteiligt. Opsonisierung und Immunadhärenz sind vor allem in der frühen Phase einer bakteriellen Infektion von Bedeutung, wenn eine adäquate Antikörperantwort noch nicht erfolgt ist. Beim Ablauf der Reaktionssequenz des Komplementsystems entstehen pharmakologisch und biologisch aktive Stoffe, die anaphylatoxische, leukotaktische und kininartige Eigenschaften entfalten (Tab. 4). Aus den Eigenschaften dieser Zwischenprodukte der Reaktionssequenz folgt, daß dem Komplementsystem neben der Beteiligung an der Immunabwehr auch pathogenetisch eine Schlüsselposition bei der Auslösung und Unterhaltung allergischer Entzündungsreaktionen und Autoimmunkrankheiten zukommt (2, 6, 14, 20, 21, 35, 39, 40).

Tabelle 4
Überblick über die Funktion aktivierter C-Komponenten und -komplexe sowie deren Spaltprodukte (2, 6, 10, 20, 21, 24, 38, 39, 40, 44)

Mediatoren	biologische Funktion
C1q	Viruslyse, Plättchenaggregation
C1, C4a	Virusneutralisation
C2b	Kininaktivität
C3b, C4b	Immunadhärenz
C3b	Opsonisierung, Phagozytose, Initiation der Immunantwort gegen T-abhängige Antigene, Bildung von B-memory cells, essentieller Faktor für die C5-Konvertasen, Lösung zellgebundener Immunkomplexe
C3b, B, D, P	Immunkomplexauflösung
C3a, C5a, $\overline{C5b67}$	Chemotaxin
C3a, C5a	Anaphylatoxin
C3e	Mobilisierung von Leukozyten aus dem Knochenmark
C56789	direkte und indirekte Zytotoxizität
B6	Makrophagenaktivierung
C1—$\overline{\text{I}}$NH	Inhibition von Kallikrein
C1—C3	Konglutination
C1—C9	Zytolyse, Transplantatabstoßung

14.3.5. Wirkungsmechanismus

Für die Aktivierung der im nativen Zustand inaktiven Komplementkomponenten sind zwei Wege möglich, der klassische Weg über zelluläre oder nichtzelluläre Immunkomplexe und ein als alternativer Weg (C3-bypass, Properdinweg) bezeichneter, bei dem die Aktivierung unabhängig von Antigen-Antikörperkomplexen erfolgt. Der Aktivierungsprozeß ist enzymatischer Natur. Die zu aktivierende Komponente stellt das Substrat für die vorangehende, schon aktivierte Komponente dar. Der Ablauf ist kaskadenartig.

14.3.5.1. Der klassische Weg der Komplementaktivierung

Immunkomplexe mit Antikörpern der IgM- oder IgG-Klasse (IgG_1, IgG_2, IgG_3) aktivieren Komplement über den klassischen

Weg, der am Modell der Immunhämolyse im Detail untersucht wurde (4, 28, 44). Die Reaktionen, die zur Lyse des Erythrozyten-Antikörper-Komplexes führen, lassen sich in drei funktionelle Einheiten unterteilen (28, 40):

1. Erkennungseinheit (C1q, C1r, C1s)
2. Aktivierungsmechanismus (C4, C2, C3)
3. Angriffsmechanismus (C5, C6, C7, C8, C9).

Bei der Bildung des Antigen-Antikörper-Komplexes erfährt das Antikörpermolekül eine Konformationsänderung, die auf dem Fc-Stück des Immunglobulins Strukturen freilegt, die die Reaktion mit der C1q-Untereinheit ermöglichen. Im Falle von IgM ist ein einziges Molekül für die Bindung von C1 ausreichend. Dagegen sind beim IgG zwei benachbarte Moleküle auf der Oberfläche des zu eliminierenden Immunkomplexes notwendig (28).

Die Bindung der C1q-Untereinheit führt

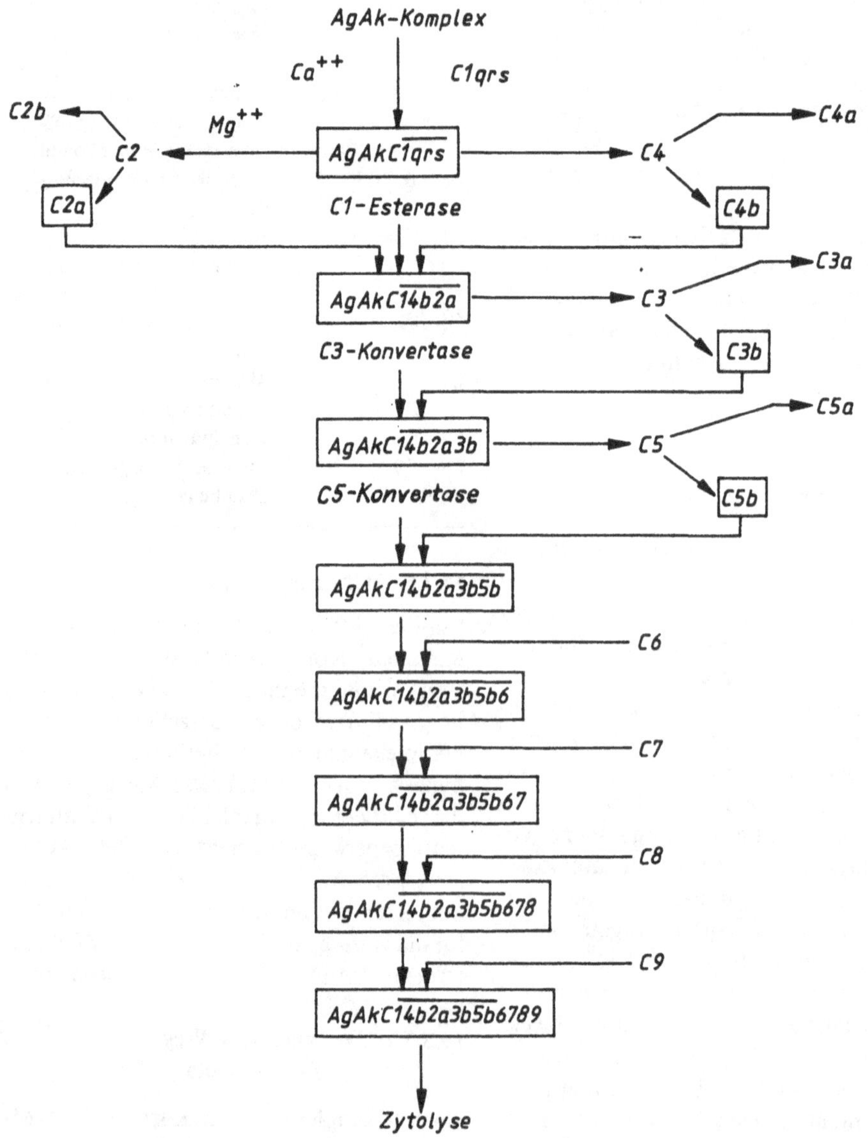

Abb. 1
Schematische Darstellung des Ablaufs der Reaktionssequenz des klassischen Weges (28, 40, 44)

unter Beteiligung von C1r auf enzymatischem Weg zu einer funktionellen Konversion von C1s. Die entstandene C1-Esterase aktiviert die C4- und C2-Komponente. Der anschließend entstehende $\overline{\text{C4b2a}}$-Komplex (C3-Konvertase) ist ein Enzym, das C3 in die Fragmente C3a und C3b zerlegt. Die Bindung des C3b-Fragmentes an den $\overline{\text{C4b2a}}$-Komplex führt zur Bildung der C3-abhängigen Peptidase, deren Substrat C5 ist. Nach Spaltung des C5 durch die C3-abhängige Peptidase wird das C5b-Fragment an den aktiven $\overline{\text{C4b2a3b}}$-Komplex gebunden. Der entstehende $\overline{\text{C4b2a3b5b}}$-Komplex löst die weiteren Reaktionen (unter Beteiligung von C6 bis C9) bis zur Zytolyse aus (Abb. 1).

14.3.5.2. Alternativer Weg der Komplementaktivierung

Der alternative Weg der Auslösung der Komplementsequenz ist möglicherweise ein unspezifischer Prozeß der Immunabwehr, da keine Antikörper zu seiner Einleitung benötigt werden. Vielmehr werden die C3-Komponente und die terminalen C-Komponenten direkt unter Umgehung von C1, C4 und C2 aktiviert (2, 17, 28, 29, 38, 44). Darüber hinaus nimmt man an, daß der Properdinweg dann einsetzt, wenn die zur Aktivierung des klassischen Weges notwendigen Antikörpermengen nicht vorhanden sind (28). Die so bewirkte Lyse ist keine Immunzytolyse im klassischen Sinne, bei der das Komplement die Eliminierung sensibilisierter Zellen vermittelt, und das aktivierte System kann äußerst aggressiv auch gegen Normalzellen reagieren (reaktive Lyse/ 17,44). Der Properdinweg kann durch Zymosan, Kobratoxin, Dextran, Inulin, eine Vielzahl bakterieller Poly- und Lipopolysaccharide und Endotoxin, durch Aggregate sogenannter nicht C-fixierender Antikörper (IgA, IgE, IgD) sowie Plasmin, Trypsin, Thrombin, Gewebsproteasen und bakterielle Proteasen aktiviert werden.

Vieles in diesem System ist noch unklar, z. B. der Beginn der Sequenz, die Rolle von C3b oder die Wirkung der Properdinkonvertase. Einige Autoren (2, 12, 25, 42) nehmen als Startfaktor einen sogenannten initiating factor an, der mit dem bei Patienten mit mesangiokapillarer Glomerulonephritis gefundenen nephritic factor (C3NeF) identisch sein soll.

14.3.6. Regelmechanismen

Der Ablauf der Reaktionssequenz wird durch eine Reihe von Regelmechanismen gesteuert. Sie haben unter anderen die Aufgabe, einzelne Komponenten zu blockieren und damit eine gegen den Organismus gerichtete Aktivität zu unterbinden. Begrenzend auf den Ablauf der Sequenz wirkt einerseits der schnelle Zerfall der Enzymkomplexe $\overline{\text{C142}}$, $\overline{\text{C14235}}$, Zymosan-$\overline{\text{C3b}}$.

Tabelle 5
Physikochemische Eigenschaften einiger Inhibitoren und Inaktivatoren des Komplementsystems (44)

	Synonym	Substrat	Molekulargewicht	Elektrophoretische Mobilität	Sed.-Koeff. S
$\overline{\text{C1}}$-Inhibitor	$\overline{\text{C1}}$ INH	$\overline{\text{C1s}}$, $\overline{\text{C1r}}$	90000	α-2	5,0
C3b-Inaktivator	C3b INA	C3b	100000	β-2	4,8
C6-Inaktivator		zellgebundenes C6		β-2	6,6
Anaphylaxtoxin-Inaktivator	AI	C3a, C5a	310000		9,5
Chemotaxin-Inaktivatoren	CFJ	C3a, C5a	150000¹) 60000²)	β¹); α²)	7¹), 4²)
β-1-H-Globulin	Faktor H	C3b, $\overline{\text{C3bBb}}$			

¹) C3a-CFJ
²) C5a-CFJ

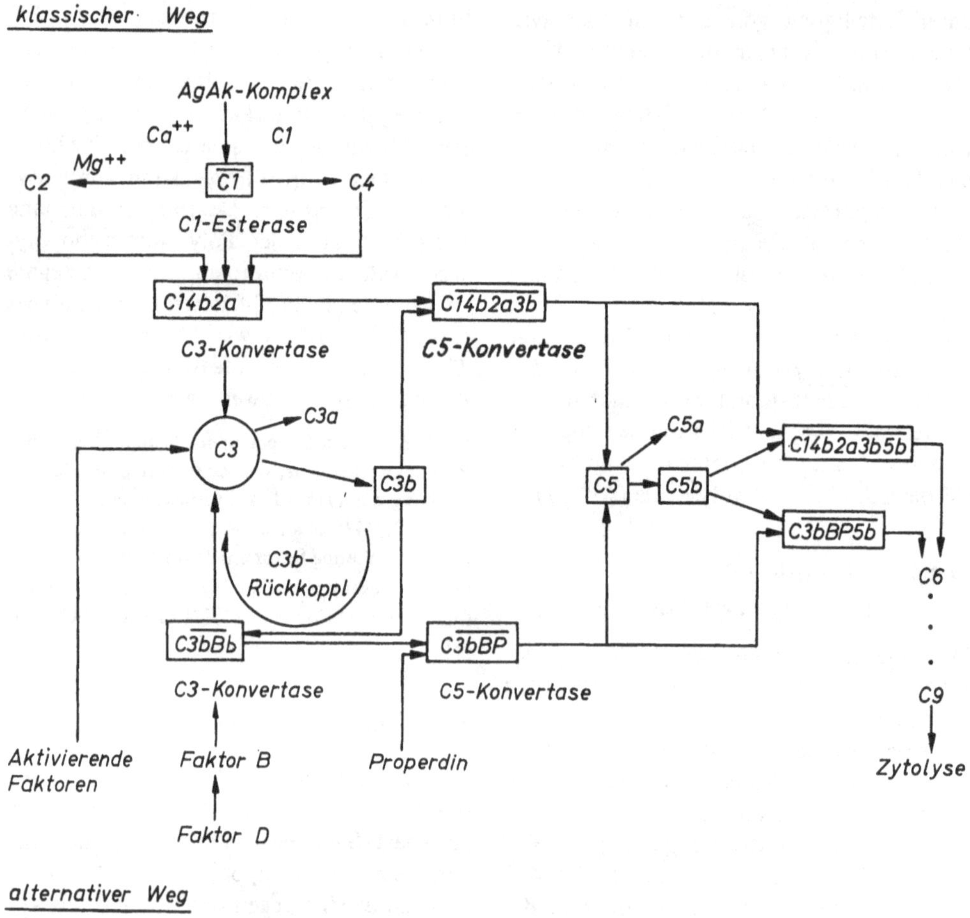

Abb. 2
Schematische Darstellung der Aktivierungswege des Komplementsystems unter Berücksichtigung der zentralen Rolle der C3-Komponente innerhalb der Sequenz (28, 40, 44)

Andererseits wirkt eine Reihe von Inhibitoren und Inaktivatoren, die sowohl spontane Aktivierungen einzelner Komponenten unterbinden, als auch die in Gang gekommene Reaktionssequenz kontrollieren (2, 16, 20, 44). In Tabelle 5 sind die wesentlichen Inhibitoren und Inaktivatoren sowie ihre physikochemischen Parameter angegeben.
Von besonderer Bedeutung für die Aufrechterhaltung des Aktivierungsmechanismus ist der in Abbildung 2 angegebene positive feedback, der durch C3b initiiert wird.
Über die Faktoren D und B des Properdinweges kommt es dann zur weiteren Spaltung vorhandener C3-Moleküle. Infolge der Verstärkerwirkung dieser positiven Rückkopplung wird die Menge aktivierter C3-Moleküle vervielfacht und damit der weitere Ablauf der biologischen Abwehrvorgänge potentiell gesichert (2, 44). Um ein explosionsartiges Aufschwingen dieses Rückkopplungsmechanismus zu verhindern, werden über den C3b-Inaktivator überschüssige C3b-Fragmente abgebaut (16).

14.4. Pathobiochemie

Komplementveränderungen können genetisch bedingt oder eine Folge erworbener Krankheitszustände sein. Sie lassen sich folgendermaßen klassifizieren (40):

1. angeborene Komplementdefekte
2. erworbene C-Veränderungen
   a) Erhöhungen durch vermehrte Synthese
   b) Verminderungen infolge gesteigerten Verbrauchs oder verminderter Synthese.

14.4.1. Angeborene Komplementdefekte

Genetische Defekte wurden bisher für alle klassischen Komplementkomponenten außer C9 und darüber hinaus für zwei Inhibitoren beschrieben. Das generelle Krankheitsbild bei genetischen Defekten ist eine gesteigerte Empfindlichkeit gegenüber Infektionen (2, 24). Der relativ häufig auftretende C2-Mangel führt infolge der mangelnden Aktivierung des klassischen Weges zu einer unvollständigen Eliminierung von Immunkomplexen und damit zu lupusähnlichen Syndromen (2, 24). Ähnliche Krankheitsbilder wurden auch bei C1- und C4-Mangel beobachtet (2, 7, 8, 24, 39). Angeborene C3-Defekte sind äußerst selten und wegen der eminenten Bedeutung von C3 bei der Abwehrfunktion mit schweren lebensbedrohlichen Infektionen verbunden. Bisher sind fünf Fälle bekannt geworden (2, 3). Das gleiche klinische Bild zeigt der genetische Mangel des C3b-Inaktivators. Da C3b nicht in seine inaktiven Fragmente C3c und C3d gespalten wird, kommt es durch den C3b-Rückkopplungsmechanismus zu einer ständigen Aktivierung des alternativen Weges bis zur völligen Erschöpfung des C3. Dieser Defekt ist jedoch extrem selten (1, 2). Die ebenfalls seltenen genetischen Defekte der terminalen Komponenten C5 bis C8 sind infolge der gestörten bakteriellen Lyse auch mit einer gesteigerten Empfindlichkeit gegenüber Infektionen verbunden (2). Hinsichtlich der Häufigkeit spielt der Mangel des C1-Esterase-Inhibitors, der das hereditäre angioneurotische Ödem bedingt, klinisch die wichtigste Rolle (2, 21, 40). Es gibt seltene Varianten dieser Erkrankung, bei denen ein biologisch inaktiver Inhibitor synthetisiert wird (2, 24).

14.4.2. Erworbene Komplementveränderungen

Komplementvermehrungen werden häufig bei akuten entzündlichen Prozessen beobachtet und sind wahrscheinlich die Folge einer vermehrten Proteinsynthese im Sinne einer „akute-Phase"-Reaktion (40). Von größerer praktischer Bedeutung für die Beurteilung immunpathologischer Prozesse sind jedoch Komplementverminderungen. Bei Krankheitsbildern wie Lupus erythematodes viscerales, Glomerulonephritis, Immunvasculitis, Rheumatoidarthritis, Serumkrankheit, paroxysmale nächtliche Hämoglobinurie und bestimmten Immunocytopenien ist eine pathogenetische Beteiligung des C-Systems erwiesen (6, 15, 21, 24, 33, 40). Die bei Autoimmunreaktionen auftretenden zellgebundenen bzw. freien Immunkomplexe lösen durch Aktivierung der Komplementsequenz und der dadurch entstehenden Entzündungsmediatoren (Anaphylatoxin, Leukotaxin, Kinine) die komplementvermittelte Entzündungsreaktion und Gewebsschädigung aus. Dabei kommt es zu einem Komplementabfall und zum Auftreten gebundenen C-Materials am Krankheitsherd, das mit Hilfe von Immunfluoreszenzmethoden nachgewiesen werden kann (39).
Bei schweren chronischen Lebererkrankungen werden ebenfalls Komplementerniedrigungen beobachtet, die dann besonders die C3-Komponente, die in der Leber synthetisiert wird, betreffen (18, 31, 40). Schließlich können Zustände mit allgemein negativer Eiweißbilanz, z. B. bei Kachexie, Urämie und Malnutrition mit Verminderungen von Komplementkomponenten einhergehen (40).

14.5. Diagnostische Wertigkeit

Komplementbestimmungen haben sich als wichtige Hilfsmittel zur Diagnose und Verlaufsbeurteilung bestimmter Krankheitsbilder, insbesondere von Immunopathien erwiesen. Es gibt eine Vielzahl von Arbeiten, die sich mit der Komplementbeteiligung bei immunpathologischen Prozessen bzw. Krankheitsbildern infolge von angeborenen C-Defekten befassen (2, 7, 12, 15, 18, 21, 22, 24, 30, 33, 36, 40, 42). Bei all diesen Untersuchungen spielt die quantitative Messung der C3-Komponente eine dominierende Rolle. Sie ist in der zentralen Stellung des C3 innerhalb der Reaktionssequenz begründet. Außerdem ist die C3-Bestimmung auch im Routinebetrieb eines klinischen Laboratoriums leicht durchführbar.

Zur weiteren Differenzierung der mittels C3-Konzentrationsmessung gewonnenen Aussagen ist die ebenfalls leicht durchführbare quantitative Bestimmung der C4-Komponente zu empfehlen. Eine C4-Verminderung weist auf eine Aktivierung über den klassischen Weg hin, so daß eine Differenzierung der Aktivierungswege des C-Systems ermöglicht wird. Einschränkend muß bemerkt werden, daß bei Immunkomplexerkrankungen auch erhöhte C3- und C4-Konzentrationen gefunden werden können, die dann aber mit erhöhten Abbau- und Syntheseraten von C3 verbunden sind. Eine gleichzeitige Analyse der akute-Phase-Reaktanten wie CrP, saures α-1-Glykoprotein, α-1-Antichymotrypsin und α-1-Antitrypsin klärt dieses Geschehen (24).

Es muß jedoch davor gewarnt werden, aus Einzelmessungen der Komplementkonzentrationen diagnostische oder prognostische Schlüsse zu ziehen. Untersuchungen zeigten, daß das Erscheinungsbild der C3- und C4-Konzentration bei Autoimmunkrankheiten äußerst vielgestaltig ist und die entsprechenden C3- und C4-Verlaufskurven große Schwankungen aufweisen können (27). Erst über einen längeren Zeitraum durchgeführte Verlaufsuntersuchungen lassen Aussagen hinsichtlich Aktivität, Verlauf und Prognose der Erkrankung zu.

14.6. Analytik

Die klassische Methode zur Komplementbestimmung ist die Messung der Aktivität des Gesamtkomplements. Quantitative Aussagen über einzelne Komponenten sind dabei — abgesehen von sehr aufwendigen Methoden der Aktivitätsbestimmung einzelner Komponenten — nicht möglich (39). Für Konzentrationsmessungen der Komponenten kommen im allgemeinen immunchemische Verfahren zur Anwendung (Tabelle 6).

Tabelle 6
Analytische Methoden für C-Komponenten und -Inhibitoren (24)

Methode	Anwendungsbereich
Funktionstests	
CH_{50}-Hämolyse-Test	Funktion von Gesamtkomplement
Inulintest	Funktionstest des alternativen Aktivierungsweges
Quantitative Methoden	
Radiale Immunodiffusion	C1q, C1r, C1s, C2, C3, C4, C5
Elektroimmunodiffusion	C3, C4, Properdin, Faktor B, C1-INH, C3b-INA
Laser-Nephelometrie	C3, C4
Methoden zum Nachweis von Komplexen und Spaltprodukten	
Zweidimensionale Immunoelektrophorese	C3-Spaltprodukte, C3NeF, anormale C1r-C1s- und C1r-C1s-C1-INH-Komplexe im Serum, Albumingebundener funktionsloser C1-INH
Immunoelektrophorese	C3 (β-1-C und β-1-A)

In der Laborpraxis am weitesten verbreitet ist die Bestimmung der C3-Komponente mittels der radialen Immunodiffusion (26). Darüber hinaus gewinnt die Elektroimmunodiffusion zunehmend an Bedeutung (5, 24).

14.7. Referenzbereiche

Es existieren noch keine international standardisierten Techniken zur Bestimmung von Komplementfaktoren. Außerdem ist zu berücksichtigen, daß immunchemische Messungen auf einem Vergleich mit einem Standard beruhen, dessen Konzentration genau bekannt sein muß, und die Anwendung eines reinen monospezifischen Antiserums voraussetzen. Dementsprechend können sich auch in Abhängigkeit von der Qualität der verwendeten Anti- und Standardseren laborspezifische Normalwerte ergeben. Für die Komponenten C3 und C4 und für die Gesamtaktivität werden im allgemeinen folgende Bereiche angegeben:

CH_{50}-Hämolyse-Test —
35—50 CH_{50}/ml Serum (14, 22)
radiale Immunodiff. C3 —
0,55—1,30 g/l (18, 44, 37)
radiale Immunodiff. C4 —
0,20—0,60 g/l (37, 44)

Über mögliche Geschlechts- und Altersabhängigkeiten der Komplementkonzentrationen ist noch sehr wenig bekannt. Es gibt Hinweise auf altersbedingte Unterschiede der C3-Konzentrationen (40).

14.8. Präanalytische Faktoren

Die C3-Komponente (β-1-C) wandelt sich bei in-vitro-Lagerung in C3c (β-1-A) um. Zur in-vitro-Dynamik durchgeführte Verlaufsuntersuchungen (27) zeigten, daß die mittels Immunodiffusionstechnik gemessenen β-1-C/A-Konzentrationen lagerungsbedingten Schwankungen unterliegen. Sie sind eine Folge des Umwandlungsprozesses und der unterschiedlichen Antigendeterminanten von β-1-C und β-1-A (11, 40, 46, 47). Dauer und Intensität der Schwankungen hängen von der Lagertemperatur und dem verwendeten Antiserum ab.

Der Umwandlungsprozeß von β-1-C in β-1-A kann durch Behandlung der Seren mit Zymosan oder Hydrazin beschleunigt werden (18, 40). Magnesiumionen bindende Substanzen, wie z. B. EDTA, haben möglicherweise eine inhibierende Wirkung. Deshalb wird vorgeschlagen, bei der Immunodiffusionstechnik dem Agar EDTA zuzugeben (40). Der Inhibitionseffekt von EDTA auf die C3-Umwandlung ist jedoch umstritten (11).

Die Nichtberücksichtigung der lagerungsbedingten Konzentrationsschwankungen kann zu beträchtlichen Fehlern bei der quantitativen C3-Bestimmung führen. Bei einer Lagertemperatur von 22 °C werden die größten Konzentrationsschwankungen beobachtet, die in einem Bereich von 80% (am 1. Tag der Lagerung) bis 160% (am 6. Tag der Lagerung) der am Abnahmetag gemessenen Konzentration liegen können. Bei niedrigeren Lagertemperaturen sind die Schwankungen weniger ausgeprägt, liegen aber bei 5—7 °C-Lagerung noch in einem Bereich von 85% (2. Tag) bis 130% (10. Tag) der Anfangskonzentration. Es sind deshalb Methoden anzuwenden, die es erlauben, die bei unterschiedlicher Lagerdauer erhaltenen Meßwerte auf eine einheitliche Bezugsbasis umzurechnen (27).

14.9. Zusammenfassung

Das Komplement ist ein System von Plasmaproteinen. Es kann durch Antigen-Antikörperkomplexe über den sogenannten klassischen Weg aktiviert werden. Darüber hinaus existiert ein alternativer Aktivierungsweg, der unabhängig von Immunkomplexen ausgelöst werden kann. Das C-System spielt eine wichtige Rolle bei der Immunabwehr des Organismus und ist an zahlreichen biologischen Vorgängen wie Zellyse, Chemotaxis, Opsonisierung, Immunadhärenz, Phagozytose und Anaphylaxie beteiligt. Pathogenetisch kommt ihm eine Schlüsselposition bei der Auslösung und Unterhaltung allergischer Entzündungsreaktionen und Autoimmunkrankheiten zu. Klinisch von Bedeutung sind neben dem genetischen Mangel von C-Faktoren und -Inhibitoren insbesondere C-Verminderungen infolge erhöhten Verbrauchs von Komplementfaktoren (z. B. Immunkomplexkrankheiten).

Komplementbestimmungen können ein wichtiges Hilfsmittel für die Diagnose und Verlaufsbeurteilung derartiger Krankheitszustände sein. Insbesondere haben sich die immunchemische Messung der dritten und vierten Komplementkomponente sowie der CH_{50}-Hämolysetest zur Beurteilung immunpathologischer Prozesse bewährt.

Literatur

1. ABRAMSON, N. et al.: J. Immunology **107** (1971) 19.
2. AGNELLO, O.: Medicine **57** (1978) No. 1.
3. ALPER, C. A. et al.: Lancet **2** (1972) 1179.
4. ARROYAVE, C. M., H. J. MÜLLER-EBERHARD: J. Immunology **11** (1973) 536.
5. BOCK, B.: In: A. manual of quantitative immunoelectrophoresis/Methods and applications (ed. by N. H. AXELSEN, J. KROLL, B. WUKE). Universitetsforlaget Oslo (1973).
6. BITTER-SUERMANN, D.: Klin. Wschr. **50** (1972) 277.
7. CHASS, P. H. et al.: Annals. R. Coll. Phys. Surg. **9** (1976) 93.
8. CLARK, R. et al.: Clin. Res. **23** (1975) 410.
9. COOPER, N. R.: Immunology **2** (1973) 155.
10. COOPER, N. R. et al.: J. Exp. Med. **144** (1976) 970.
11. DAVIS, N. C. et al.: Clin. Chem. **18** (1972) 1485.
12. FAEROW, D. T.: New Engl. J. Med. **294** (1976) 495.
13. FINBER, R. et al.: Am. J. Clin. Path. **67** (1977) No. 1.
14. FRIEMEL, H., J. BROCK: Grundlagen der Immunologie. Berlin: Akademie Verlag 1976.
15. GEWURZ, H. et al.: Int. Arch. Allerg. Appl. Immun. **34** (1968) 556.
16. GITLIN, J. D. et al.: J. Exp. Med. **141** (1975) 1221.
17. GÖTZE, O., H. J. MÜLLER-EBERHARD: J. Exp. Med. **132** (1970) 898.
18. GROB, P. J., H. JAMELKA: Schweiz. med. Wschr. **101** (1971) 223.
19. HADDING, U., H. J. MÜLLER: Immunology **16** (1969) 719.
20. HADDING, U.: Arzneimittelforschung **20** (1970) 167.
21. HADDING, U.: Der Hautarzt **23** (1972) 1.
22. KOURILSKY, O. et al.: Nouv. Presse med. **1** (1972) 26.
23. KLEMPERER, M. R. et al.: Pediatr. **35** (1965) 765.
24. LAURELL, A.-B.: Laboratoriumsblätter **27** (1977) 89.
25. LAURELL, C.-B.: Scand. J. clin. Lab. Invest. **29** (1972) 21.
26. MANCINI, C. et al.: Immunochemistry **2** (1965) 235.
27. MATTHES, H.: Diss. A. Humboldt-Universität Berlin, 1980.
28. MAYER, M. M.: Scientific Amer. Offprints **229** (1973) 54.
29. MEDICUS, R. G. et al.: Proc. Nat. Acad. Sc. **73** (1976) 612.
30. MEIER, R. C., P. J. GROB: Dtsch. med. Wschr. **97** (1972) 967.
31. MENZEL, J., K. C. ROTHER: Therapiewoche **45** (1975).
32. NILIUS, R. et al.: Zschr. Inn. Med. **27** (1972) 19.
33. PETERS, D. K., D. G. WILLIAMS; Nephron **13** (1974) 189.
34. REID, K. B. M., E. SOLOMON: Biochem. J. **167** (1977) 647.
35. RIETHMÜLLER, G.: Klin. Wschr. **47** (1969) 47.
36. RUDDY, S., K. F. AUSTEN: Fed. Proc. **32** (1973) No. 2.
37. SIEBER, A.: Laboratoriumsblätter **27** (1977) 109.
38. SCHULTZ, D. R.: The complement system. Basel: Karger **131** (1971).
39. SPATH, P., H. HUBER: Wien. Klin. Wschr. **85** (1973) 25.
40. SPATH, P.: Wien. Klin. Wschr. **89** (1977) 321.
41. STITZEL, A. E., R. E. SPITZER: Lancet **2** (1975) 364.
42. VALLOTA, E. H. et al.: J. Exp. Med. **139** (1974) 1249.
43. VLADUTIU, A. O., S. M. WINIARSKI: Clin. Chem. **22** (1976) No. 2.
44. VOLONAKIS, J. E.: J. Oral Path. **4** (1975) 195.
45. WELLEK, S., W. OPFERKUCH: Dtsch. med. Wschr. **98** (1973) 2356.
46. WEST, C. D. et al.: Fed. Proc. **24** (1965) 446.
47. WEST, C. D. et al.: J. Immunology **96** (1966) 650.
48. WHO Report. Bulletin of the Worlth Health Organization **39** (1968) 935.

15. Fibrinogen (Fbg)

von Otto WALLBRAUN

15.1. Bezeichnung
15.2. Allgemeine Charakterisierung
15.3. Physikochemische Charakterisierung
15.3.1. Molekulare Eigenschaften und Strukturen
15.3.2. Molekulare Varianten
15.3.2.1. Fetales Fbg
15.3.2.2. Plättchen-Fbg
15.3.2.3. Abartige Fbge
15.3.3. Physikochemische Konstanten
15.3.4. Löslichkeit
15.3.5. Darstellung
15.4. Biochemische Charakterisierung
15.4.1. Syntheseort
15.4.2. Syntheserate
15.4.3. Verteilungsräume, Verteilungscharakteristik
15.4.4. Abbau und Halbwertzeit
15.4.5. Funktion
15.4.6. Bindungsfähigkeit für verschiedene Substanzen
15.4.7. Physiologische Einflußfaktoren
15.5. Pathobiochemie
15.5.1. Pathobiochemische Vorgänge mit Verminderung der Fbg-Konzentration
15.5.2. Pathobiochemische Vorgänge mit Erhöhung der Fbg-Konzentration
15.6. Diagnostische Wertigkeit
15.6.1. Widerspiegelung pathobiochemischer Vorgänge mit Verminderung der Fbg-Konzentration
15.6.1.1. Erniedrigte Fbg-Spiegel durch herabgesetzte Bildung
15.6.1.2. Erniedrigte Fbg-Spiegel durch erhöhten Verbrauch
15.6.2. Widerspiegelung pathobiochemischer Vorgänge mit Erhöhung der Fbg-Konzentration
15.6.2.1. Erhöhter Fbg-Spiegel durch vermehrte Fbg-Bildung
15.6.3. Besonderheiten
15.6.4. Vergleich mit anderen Parametern vergleichbarer oder komplementärer Aussage
15.7. Analytik
15.7.1. Analytische Prinzipien
15.8. Referenzbereich
15.9. Präanalytische Faktoren
15.10. Zusammenfassung
Literatur

15.1. Bezeichnung

Die Bezeichnung Fibrinogen wurde 1847 von VIRCHOW für die Vorstufe des schon bekannten Fibrins (71) eingeführt. In der Blutgerinnung wird das Fibrinogen auch als Faktor I bezeichnet. Empfohlene Abkürzung: Fbg.

15.2. Allgemeine Charakterisierung

Fibrinogen gehört sowohl zur Gruppe der Gerinnungsfaktoren als auch zur Gruppe der akute-Phase-Proteine. Elektrophoretisch erscheint es zwischen den β- und γ-Globulinen.

15.3. Physikochemische Charakterisierung

15.3.1. Molekulare Eigenschaften und Strukturen

Fbg ist ein Dimer aus drei Peptidketten, die durch 28—29 Disulfidbrücken kovalent miteinander verknüpft sind. Die einzelnen Peptidketten werden mit α (A), β (B) und γ bezeichnet, wobei A und B die Fibrinopeptide beinhalten. Als allgemeine Formel ergibt sich: $[\alpha (A), \beta (B), \gamma]_2$ (14, 15, 19, 29, 105).

Durch Behandlung mit Sulfit (62) oder 2-Mercaptoäthanol (89) wird Fbg in α(A)-, β(B)- und γ-Peptidketten gespalten. Durch Bromcyan-Spaltung der Methioningruppen erhält man eine Fraktion aus den N-terminalen Fragmenten der α(A)-, β(B)- und γ-Ketten (76). Nach BLOMBÄCK et al. (23) bilden die N-terminalen Regionen der drei Ketten einen sogenannten „Disulfidknoten", d. h. diese Regionen des Moleküls sind besonders reich an Disulfid-Bindungen. Der Disulfidknoten liegt dabei im Zentrum und die C-terminalen Enden an den Außenseiten des dimeren und symmetrischen Fbg-Moleküls (96). Das Molekulargewicht eines Disulfidknotens beträgt als monomere Einheit 26000 bis 29000. Die Anordnung der Disulfidbrücken in dem Disulfidknoten (20) sowie die Aminosäure-Sequenzen der einzelnen Ketten-Fragmente sind bekannt (27, 28, 105). Die Aminosäuresequenz des C-terminalen Ende ist noch nicht vollständig aufgeklärt. Fbg enthält Phosphat (12, 21, 22, 42, 68, 77, 93) und Kohlenhydrate (ca. 3%) (66, 87). In tierischen Fibrinogenen wurde Sulfat nachgewiesen (75).

Das Molekulargewicht des Fbg beträgt 340000 (26). Für die Ketten wurden folgende Molekulargewichte gefunden: α (A) 63500, β (B) 56000 und γ 47000 (84).

In allgemeinen Vorstellungen über die Gestalt des Fbg-Moleküls (5, 6, 16, 17, 23, 24, 31, 55, 56, 70, 74, 79, 103, 109, 120) wird überwiegend ein zylinderförmiges Molekül mit abgerundeten Enden diskutiert. Die Diskrepanzen zwischen den verschiedenen Modellen sind wahrscheinlich in der unterschiedlichen Präparation der Proben infolge differierender Hydratationsgrade des Moleküls bedingt.

15.3.2. Molekulare Varianten

15.3.2.1. Fetales Fbg

Fetales Fbg kommt im Blut von Neugeborenen vor. Es unterscheidet sich vom adulten Fbg durch einen höheren Phosphatgehalt, eine höhere Affinität zu Thrombin sowie in der Aminosäurezusammensetzung (114, 115, 116).

Über die molekularen Grundlagen für die Besonderheiten des fetalen Fbg (vermutlich liegen sie in einer veränderten Aminosäurefrequenz) sowie die Syntheseregulation (wahrscheinlich erfolgt Syntheseumschaltung vom fetalen zum adulten Fbg in den ersten 7—8 Lebenstagen) der beiden Fbg-Formen ist bisher wenig bekannt.

15.3.2.2. Plättchen-Fbg

Neben Plasma-Fbg findet man bei höheren Tieren und beim Menschen in den Granula der Thrombozyten geringe Mengen des sogenannten Plättchen-Fbg. Es macht etwa 15% des Gesamt-Proteins der Plättchen aus (13). Das Molekulargewicht von 254000 (113) und Abweichungen der Grenzviskosität und den Plasmin-Abbauprodukten lassen den Schluß zu, daß Plättchen-Fbg ein kleineres Molekül als Plasma-Fbg ist und wahrscheinlich auch strukturell mit diesem nicht identisch ist. Die Synthese findet vermutlich in den Plättchen statt.

15.3.2.3. Abartige Fbge

Die genetisch fixierten abnormalen Fbge sind die Ursache von erblichen Gerinnungsstörungen. Das Auftreten abartiger Fbge im Blut wird im allgemeinen als Dysfibrinogenämie bezeichnet. In Analogie zu den abartigen Hämoglobinen werden die Fbge nach dem Ort der Patienten oder der diagnostizierenden Einrichtung bezeichnet. In den meisten betroffenen Familien konnte eine autosomal dominante Vererbung nachgewiesen werden.

Bis 1978 waren etwa 45 Fälle von abnormalen Fbgnen bekannt. Schlußfolgernd aus der großen Anzahl bereits bekannter Hämoglobinvarianten für das verhältnismäßig kleine Hämoblobinmolekül ist in den nächsten Jahren für das wesentlich größere Fbg-Molekül die Entdeckung zahlreicher neuer Fbg-Varianten zu erwarten. Als Ursache für den genetischen Defekt sind Veränderungen der Aminosäuresequenz und/oder des Kohlenhydratanteils anzunehmen. Der eindeutige Nachweis eines Aminosäureaustausches ist bisher nur beim Fbg DETROIT gelungen (23). Im N-terminalen Fragment der α(A)-Kette ist Arginin in Position 19 durch Serin ersetzt. Beim jetzigen Stand der methodischen Möglichkeiten können viele abnormale Fbge nicht entdeckt werden, da ein Aminosäureaustausch in funktionell unwichtigen Molekülbezirken keine meßbaren Auswirkungen hat.

Als funktionelle Defekte wurden stark verlängerte Thrombin- und Reptilasezeiten, das völlige Fehlen der Gerinnungsbildung, die Beobachtung einer schmalen oder völlig fehlenden Amplitude im Thrombelastogramm sowie veränderte Wanderungsgeschwindigkeiten in der Immunelektrophorese beschrieben. Ähnliche Gerinnungsstörungen wie bei den vorstehend beschriebenen abnormalen Fbgen wurden an experimentellen Modellen für konformationsgeänderte Fbge, die durch Einwirkung von Ultraschall (54), Licht (119) oder Kobaltionen (45) erhalten wurden, beobachtet.

15.3.3. Physikochemische Konstanten (9)

— Sedimentationskoeffizient ($S_{20,w}$) S	7,63
— Diffusionskoeffizient ($D_{20,w}$) F	1,97
— Viskositätszahl (η), 100 ml/g	0,25
— partielles spezifisches Volumen ($\bar{v}$), ml/g	0,723
— isoelektrischer Punkt	5,5
— molarer Extinktionskoeffizient $E^{0,1\,\%}_{1\,cm,\,280\,nm}$	1,51

Im neutralen pH-Bereich besitzt Fbg ein Absorptionsmaximum bei 280 nm, über pH 11 treten zwei Absorptionsmaxima bei 282 und 288 nm auf.

15.3.4. Löslichkeit

Fbg präzipitiert mit:

— 2,1 Mol/l Glycin	(91)
— 2,4 Mol/l β-Alanin	(90)
— 16% Äthanol	(91)
— 13% Na_2SO_3 + 0,88% NaCl	(52)
— 35% $(NH_4)_2SO_4$	(98)

Fbg präzipitiert nicht in:

— 0,15 Mol/l Ammoniumacetat	(39)
— 0,3 Mol/l NaCl	(91)
— 70% Ameisensäure	(63)
— 2,5% NaOH	(52)
— 40% Harnstoff (pH größer 7)	(18)

15.3.5. Darstellung

In der Literatur sind zahlreiche Darstellungsmethoden von Fbg aus menschlichen und tierischen Plasmen mitgeteilt worden (58). Die meisten Isolierungsmethoden basieren auf der geringen Löslichkeit von Fbg in Salzlösungen. Häufig werden auch Fällungen mit Alkohol, Äther und Glycin zur Reinigung verwendet.

15.4. Biochemische Charakterisierung

15.4.1. Syntheseort

Fbg wird in den Leberparenchymzellen synthetisiert (8, 40, 46, 111). DOOLITTLE (38) vermutet, daß in Analogie zum Proinsulin, Prothrombin und Prokollagen primär Profibrinogen synthetisiert wird.

15.4.2. Syntheserate

Die in vitro Produktion des Fbg wurde von STRAUB (111) mit 0,19 mg/g Lebergewebe/4 h bestimmt. Bei einem durchschnittlichen Lebergewicht von 1500 g würde das der Synthese von ca. 1,7 g/Tag entsprechen. Die Frage nach den Syntheseregulatoren kann noch nicht eindeutig beantwortet werden. Nach Defibrinierung des Plasmas wird ein Teil des Fbg unmittelbar aus den Reservoiren der Leber und Lymphe wieder ersetzt. Wahrscheinlich reguliert sich der Fbg-Pool über die Leber im Sinne eines negativen Rückkopplungsmechanismus. Fbg-Spaltprodukte stimulieren sowohl die Entspeicherung der Leberzellen an Fbg als auch die Neusynthese, auch wenn die Fbg-Konzentration im Plasma normal ist (10, 117). Einflüsse von ACTH, STH und Insulin auf die Fbg-Neubildung wurden beobachtet (4, 67, 88).

15.4.3. Verteilungsräume, Verteilungscharakteristik

Das in der Leber gebildete Fbg gelangt über die Lymphe und den Ductus thoracicus in das Blut. Die Fbg-Konzentration der Lymphe beträgt etwa 33—38% der des Plasmas (73). Aus dem Blut gelangt das Fbg in den interstitiellen Flüssigkeitsraum, eine Rückführung in die intravasale Zirkulation ist über die Lymphe oder einen erneuten transkapillären Flux möglich (117). Die Austauschrate pro Tag beträgt etwa die Hälfte der insgesamt vorhandenen 15 g Fbg. Über den Weg des extravasalen Fbgs und seine genauere Lokalisation ist bisher wenig bekannt. 17% des Fbg sind auf dem extravasalen- und 83% auf den intravasalen Raum verteilt (83). Liquor ist normalerweise Fbg-frei.

15.4.4. Abbau und Halbwertzeit

Messungen der absoluten Abbaurate von COLLEN et al. (36) ergaben 35 mg/kg Körpergewicht/Tag. Vermutlich erfolgt der Abbau im vasculären Endothelium während des Übertritts von Fbg in den extravasculären Raum (36). Für einen intrazellulären Prozeß spricht auch die Abwesenheit von bedeutenden Mengen an intermediären Spaltprodukten während des Abbaus (100). CHARM und WONG (33) haben auf Grund der asymmetrischen Molekülgestalt des Fbg auf die bedeutenden Scher- und Reibungseinwirkungen hingewiesen, die zu einer Alteration des Moleküls führen und eine Elimination aus dem strömenden Blut auslösen können. Die Umsatzrate (Menge von synthetisiertem und abgebautem Fbg) beträgt beim Menschen 1,5—5 g pro Tag (1). Die Halbwertzeit wird zwischen 2,4 und 4,2 Tagen angegeben (25, 35, 49, 80). Antifibrinolytika verlängern die Halbwertzeit des Fbg (2, 92).

15.4.5. Funktion

Fbg hat drei Hauptfunktionen:

— Abdichtung von Blutgefäßen und Verhinderung von Blutungen durch intra- und extravasculäre Koagulation. Fbg spielt eine entscheidende Rolle bei der sogenannten interstitiellen fibrinösen Entzündung, bei der es zu einem Eindringen von Blutplasma in das Intimagewebe mit nachfolgender Fibrinausfällung kommt. Das ausgefallene Fibrin dient dabei als provisorische Abdeckung des geschädigten Gewebes.
— Bereitstellung einer Matrix durch Fibrinbildung für die Bildung von Fibroblasten und die Zellbewegung bei der Wundheilung und Gewebsreparatur. Darüber hinaus fördern Fbg und Fibrin den Austritt von Granulozyten. Fbg und Fibrin sind Substrate für zahlreiche proteolytische Enzyme (Plasmin, Leukozytenprotease). Die resultierenden Spaltprodukte zeigen Antikoagulantienwirkung („Antithrombin VI“) und können größere Fibrinablagerungen verhindern.
— Einfluß auf die Viskosität des Blutes (Ersatzfunktion insbesondere für Albumin).

Weitere Bedeutung kommt dem Fbg bei der vegetativen Gesamtumschaltung zu (106), bei der es vermutlich zu einer reflektorischen Mobilisierung von Fbg aus Depots innerhalb von wenigen Stunden kommt (z. B. Pneumonie). Die vegetative Gesamtumschaltung kann durch sehr unterschiedliche Reize (Infektionen, Operationen, körperliche Anstrengung u. a.) auf den menschlichen Körper ausgelöst werden. Die kurzfristige Erhöhung des Fbg-Spiegels kann dabei nicht mit einer onkotischen Druckverschiebung erklärt werden. Eine entscheidende Rolle kommt dem Fbg möglicherweise bei der Abstoßungsreaktion von unverträglichen Transplantaten sowie der Fibrinumhüllung von mit dem Blut transportierten Karzinomzellen für die Metastasierung (48) zu.

15.4.6. Bindungsfähigkeit für verschiedene Substanzen (102)

Als Reaktionspartner für Fbg kommen in Frage: die zwei Proteasen Thrombin und Plasmin sowie deren Analoge, die daraus gebildeten verschiedenen Fibrinmonomere, Faktor XIII, Heparin und andere saure Mukopolysaccharide sowie Prokollagen. Darüber hinaus kommen noch eine Reihe weiterer Partner in Frage, die entweder über hydrophobe oder auch über hydrophile Gruppen mit dem Fbg assoziieren, z. B. Paraproteine. Schließlich lagert sich Fbg mit Plättchen, Leukozyten, Erythrozyten, Endothelzellen, Bakterien, Zelltrümmern und anderen partikulären Bestandteilen zusammen. Jedes einzelne aus der Begegnung mit einem dieser Partner entstehende Produkt kann dann weiter umgeformt werden, je nachdem, welcher Partner erneut mit diesem Produkt zusammentrifft.

15.4.7. Physiologische Einflußfaktoren

Die Fbg-Konzentrationen variieren innerhalb des Menstruationszyklus. Während der Ovulation findet man die geringsten, während der Menstruation die höchsten Konzentrationen (106). Während der Schwangerschaft ist ein deutlicher Fbg-Anstieg (um ca. 60%) (47) zu beobachten, der jedoch gleich nach der Entbindung wieder verschwindet.

Unterschiedliche Fbg-Konzentrationen wurden auch beim Studium des Ernährungseinflusses festgestellt (106). Eiweißreiche Ernährung bedingt erhöhte, Fasten und einseitige kohlenhydratreiche Ernährung erniedrigte Fbg-Werte. Nach Hunger und anschließender Nahrungsaufnahme kam es zu keiner Beeinflussung der Fbg-Werte. Erhöhte Fbg-Konzentrationen wurden auch bei starken körperlichen Anstrengungen sowie bei Wärmestauung und Schweißausbrüchen gefunden. Die Fbg-Konzentrationen unterliegen auch circadianen Schwankungen. Aus diesem Grunde sollten Fbg-Bestimmungen immer mit Nüchtern-Plasmen durchgeführt werden. Zwischen arteriellem und venösem Blut bestehen keine Unterschiede. Über Alters- und Geschlechtsabhängigkeit s. Referenzbereiche (Kap. 8).

15.5. Pathobiochemie

15.5.1. Pathobiochemische Vorgänge mit Verminderung der Fbg-Konzentration

Die häufigste Ursache für eine Hypo- oder Afibrinogenämie ist eine pathologische Proteo-(Fibrinogeno)-lyse. Im allgemeinen ist die Bedeutung der Fbg-Spaltprodukte für das Zustandekommen der pathologischen Proteolyse anerkannt. Der Wirkungsmechanismus wurde in vitro, im Tierexperiment und an Patienten mit fibrinolytischen Zuständen untersucht. Die in vitro erhaltenen Ergebnisse sind prinzipiell identisch mit den sich in vivo abspielenden Prozessen. Bei der Fibrinogenolyse wird das Fbg in vivo durch die Endopeptidase Plasmin abgebaut.

Plasmin liegt in einer inaktiven Form im Plasma vor. Die Aktivierung erfolgt durch Faktoren, die im Plasma und in verschiedenen Geweben vorkommen (113). Beim Abbau des Fbg durch Plasmin entstehen zunächst die hochmolekularen Fragmente X und Y (MW: 240000 bzw. 155000). Über verschiedene Zwischenstufen liegen nach vollständigem Abbau die Fragmente D (MW: 83000) und E (MW: 50000) vor. [Übersicht siehe (113)].

Thrombin spaltet durch eine limitierte Proteolyse die Fibrinopeptide A und B (MW: 2000—3000) ab. Sie hemmen sowohl die proteolytische Aktivität von Thrombin als auch die durch Thrombin katalysierte Plättchenaggregation (53). Weniger übersichtlich sind jedoch die physiologischen und pathologischen Bedingungen, die im menschlichen Organismus zu einer Plasmin- oder Thrombinaktivierung führen und damit die Fibrinogenolyse auslösen. Man nimmt heute an, daß auch unter physiologischen Bedingungen im Gefäß-System Gerinnungsvorgänge ablaufen. Diesen wirkt das fibrinolytische System entgegen durch ständige Entfernung des Fibrins und Freisetzung von Abbauprodukten, die wirkungsvolle Inhibitoren der Gerinnung sind. Als Störungen dieses Gleichgewichts kommen folgende Pathomechanismen in Frage:

- starke Verminderung oder das Fehlen des gerinnbaren Substrats (Afibrinogenämie) (30, 97)
- qualitative bzw. strukturelle Defekte des Fbg, die entweder eine verminderte Empfindlichkeit gegenüber der spezifischen proteolytischen Wirkung des Thrombins hervorrufen oder ein abnormales funktionelles Verhalten während der Polymerisation verursachen
- der proteolytische Abbau des Fbg durch Plasmin und andere proteolytische Enzyme (Schlangengifte)
- das Ausbleiben der Quervernetzung infolge Mangels an fibrinstabilisierendem Faktor (Faktor XIII) (60)
- die Anwesenheit von Substanzen, die über Änderungen der biochemischen Eigenschaften die Präzipitation der Fbg beschleunigen bzw. die Komplexbildung

mit anderen Derivaten fördern und das sogenannte Parakoagulationsphänomen hervorrufen.

Hypofibrinogenämien können ebenfalls durch Lebererkrankungen (Syntheseort Leber) bedingt sein.

15.5.2. Pathobiochemische Vorgänge mit Erhöhung der Fbg-Konzentration

Erhöhte Fbg-Konzentrationen sind als Folge des Verhaltens des Fbg als akute-Phase-Parameter festzustellen. So sind z. B. Gewebsschädigungen (z. B. nach Operationen, Entzündungen, Neoplasmen, Infektionen, Verbrennungen, Röntgentherapie), die mit einem erhöhten Zellverfall verbunden sind, durch eine vorübergehende Hyperfibrinogenämie als physiologische Reaktion gekennzeichnet. Sie wird als Ausdruck einer unspezifischen Vermehrung im Rahmen einer gesteigerten α-2-Globulin-Synthese sowie als Folge der Akkumulation verschiedener Fbg-Derivate, besonders Fibrinmonomer und dessen Komplexen (viskositätserhöhende Eigenschaft des Fbg), interpretiert (88).

Der Mechanismus der Synthesesteigerung ist noch nicht geklärt. Möglicherweise stimulieren Fbg-Spaltprodukte die Freisetzung von unsynthetisiertem oder gespeichertem Fbg in das Lymph- oder Blutsystem. So konnten BARNHARDT et al. (10) eine deutliche Stimulierung der Fbg-Synthese durch Fbg-Spaltprodukte beobachten. Nach Fbg-Verlusten war bei Hunden der Ersatz von Fbg beschleunigt, wenn Spaltprodukte vorhanden waren (118). Bei degenerativen Gefäßprozessen wird die Hemmung der körpereigenen Fibrinolyse für die Hyperfibrinogenämie verantwortlich gemacht.

Als wesentliche Pathomechanismen gelten:
- die Störung des Polymerisationsprozesses durch Komplexbildung, Fbg-Spaltprodukte oder Paraproteine,
- die Inkorporation von Verbindungen, die die Polymerisation verhindern oder die Quervernetzung unmöglich machen,
- die Anwesenheit von Inhibitoren, die gegen die spezifischen Enzyme Thrombin und Faktor XIII gerichtet sind und deren Wirkung am Substrat verhindern. Hämostasestörungen als Folge einer gehemmten Gerinnselbildung führen zu einem erhöhten Fbg-Spiegel.

15.6. Diagnostische Wertigkeit

Über weitgehend unbekannte Regelmechanismen können andere Plasmaproteine den Fbg-Spiegel in der Peripherie erhöhen oder erniedrigen. Er wird dann erhöht sein, wenn Fbg bei Verlust von kleinmolekularen Proteinen, insbesondere Albumin für die Aufrechterhaltung des kolloidosmotischen Druckes, kompensatorisch benötigt wird. Bei Einschwemmung von größeren Mengen onkotisch wirksamen Proteinen in das Plasma kann der Fbg-Spiegel abfallen. Neben kontrollierten Veränderungen des Fbg-Spiegels kommt es bei gestörten Regelmechanismen zu unkontrollierten Erhöhungen oder Erniedrigungen von Fbg im Plasma.

15.6.1. Widerspiegelung pathobiochemischer Vorgänge mit Verminderung der Fbg-Konzentration

Erniedrigte Fbg-Spiegel im Plasma treten infolge einer verminderten Fbg-Bildung, einer erhöhten Fbg-Konsumtion sowie genetisch bedingt auf. Im folgenden sind die Störungen zusammengestellt, die diesen Mechanismen zugrunde liegen (101).

15.6.1.1. Erniedrigte Fbg-Spiegel durch herabgesetzte Bildung

- Genetisch bedingt
  - Afibrinogenämie
  - Dysfibrinogenämie (Synthese eines fehlerhaften Fbg)
  - Mangel an fibrinstabilisierendem Faktor (Faktor XIII)
- Verminderung der Synthesekapazität
  - Irreversible Zerstörung der Synthesezellen: Zirrhose
  - Blockierung der Synthese: Intoxikation, Entzündung

- Synthesebausteine fehlen
  - lokal in der Leber, Durchblutungsstörung
  - allgemein im Körper, Kachexie
- Syntheseenergie fehlt
  - lokal in der Leber: Hypoxie, Durchblutungsstörung
  - allgemein im Körper: Hypoxie, unzureichende Entgiftung durch Nieren.

15.6.1.2. Erniedrigte Fbg-Spiegel durch erhöhten Verbrauch

- Verbrauchskoagulopathie infolge
  - Einschwemmung aktiver Gerinnungsfaktoren in Blutbahn: Hämolyse, vorzeitige Plazentalösung. Retention abgestorbener Föten, Amnionflüssigkeitsembolien, metastasierende Karzinome, akute myeloische Leukämie
  - Auftreten aktiver Gerinnungsfaktoren in der Blutbahn: Schock, Hämolyse (wie hämolytisch-urämisches Syndrom, Transfusion unverträglichen Blutes, Malaria)
- Gesteigerte Fibrinolyse
  - reaktiv auf intravasale Gerinnung: Schock
  - spontan: Angstzustände

Diese pathobiochemisch erklärbaren Zusammenhänge werden durch verschiedene klinische Untersuchungen gestützt. Bei den Afibrinogenämien ist das Fbg auf etwa $^1/_{1000}$ der Norm vermindert, jedoch mit genügend empfindlichen Methoden immer nachweisbar (65). Funktionelle Störungen im Sinne der erworbenen Dysfibrinogenämie sind beim Hepatom und im Rahmen schwerer Leberzellschädigungen beobachtet worden (43). Im wesentlichen sind Zustände mit Beteiligung diffuser intravasculärer Gerinnungsprozesse durch das Auftreten von Hypofibrinogenämien gekennzeichnet (61). Dabei weisen die Fälle mit akutem Syndrom häufiger eine Verbrauchskoagulopathie auf, während die mehr chronisch verlaufenden Zustandsbilder vorwiegend mit einer Fibrinolysesteigerung vergesellschaftet sind. In der Häufigkeitsverteilung rangiert die Fibrinolysesteigerung vor der Verbrauchskoagulopathie. Erhöhte Fbg-Umsatzraten wurden bei Polycythämie, Thrombozytose sowie Hämophilie A-Patienten gefunden (112). Die Aktivierung des fibrinolytischen Systems durch Streptokinase-Behandlung führt zu einem deutlich beschleunigten Fbg-Turnover durch in vivo-Fibrinogenolyse. Eine Zunahme der fibrinogenolytischen Aktivität wurde außerdem beobachtet bei:

- anaphylaktischen oder pyrogenen Reaktionen
- Streßsituationen
- Röntgen- und UV-Bestrahlungen
- Applikation von Pharmaka mit vegetativer oder hormonaler Wirksamkeit.

15.6.2. Widerspiegelung pathobiochemischer Vorgänge mit Erhöhung der Fbg-Konzentration

Erhöhte Fbg-Konzentrationen im Plasma resultieren entweder aus einer vermehrten Fbg-Bildung oder aus einem verminderten Verbrauch. Letztere Konstellation ist allerdings bisher noch nicht nachgewiesen worden. Ein erhöhter Fbg-Wert zeigt einen pathologischen Zustand an, wobei die Höhe der Werte nicht für ein bestimmtes Krankheitsbild spezifisch ist. Die in Frage kommenden Mechanismen sind im folgenden zusammengestellt:

15.6.2.1. Erhöhter Fbg-Spiegel durch vermehrte Fbg-Bildung

- Bei Zelluntergang z. B. nach Operationen, Verbrennungen, Röntgentherapie, bei Entzündungen, bei Leberneoplasmen und Metastasenleber.
- Als Frühsymptom bei Herzinfarkt.
- Bei nephrotischem Syndrom (zum Ausgleich des Verlustes an Albumin).
- Bei Myelomen (Paraproteine hemmen die Gerinnungsbildung, so daß ein erhöhter Fbg-Spiegel diese Hämostasestörung kompensiert).

Ein erhöhter Fbg-Spiegel kann auch durch ein vermindertes Plasmavolumen vorgetäuscht werden.

Im folgenden sind einige klinische Untersuchungen aufgeführt.

Die Fbg-Konzentrationen steigen nach chirurgischen Operationen an (3, 64) und erreichen nach etwa 3 Wochen wieder den Ausgangswert. Beim Herzinfarkt (32, 69) fand sich ein rascher Anstieg um etwa 120% mit einem Maximum zwischen dem 3. und 5. Tag nach Infarkteintritt und eines Normalisierens nach etwa 4—5 Wochen. Bei akuter und chronischer Niereninsuffizienz wurden in der Mehrzahl der Fälle erhöhte Fbg-Konzentrationen gefunden (95). Eine wesentliche Beziehung zwischen der Höhe der Fbg-Konzentrationen und dem Schweregrad der Azotämie war nicht nachweisbar. Verminderungen des Fbg wurden nur bei Patienten mit akutem Nierenversagen infolge eines gesteigerten Fbg-Umsatzes auf Grund disseminierter intravasaler Gerinnung beobachtet. Erhöhte Fbg-Konzentrationen über mehrere Wochen wurden bei starken Verbrennungen beobachtet (37). Bei Rheumatoid-Arthritis wurde über viele Monate ein steiler Anstieg auf das 3—5fache des normalen Fbg-Spiegels gefunden (99). Bei kompensierter Leberzirrhose und Hepatitis wurden im Mittel normale bis leicht erhöhte Fbg-Werte festgestellt (57, 72). Bei akuter Pneumonie steigt die Fbg-Konzentration bis auf das 3fache an (106). Anstiege der Fbg-Konzentration wurden ebenfalls beim Bronchialkarzinom und der Lymphogranulomatose beobachtet (106). Unter Röntgenbestrahlung sowie Urethan- und Stickstofflostbehandlung kommt es zu einem Konzentrationsabfall teilweise bis unter die Norm.

Die bei den einzelnen Krankheitsbildern beschriebenen Veränderungen der Fbg-Konzentrationen sind unspezifisch, weisen eine große individuelle Schwankungsbreite auf und beeinflussen das klinische Erscheinungsbild im Einzelfall in ganz unterschiedlichen Richtungen. Sie können für eine palliative symptomatische Therapie von Bedeutung sein.

Zusammenfassend ergeben sich für den Kliniker folgende Indikationen zur Fbg-Bestimmung (101):

1. Absolute Indikationen
   - Abklärung bzw. Ausschluß von Hämostasestörungen, insbesondere vor diagnostischen und therapeutischen Eingriffen bzw. bei Verdacht auf okkulte Blutungen.
   - Nachweis von Verbrauchskoagulopathien mit und ohne gesteigerte Fibrinolyse.
   - Kontrolle von Therapieergebnissen.
   - Prüfung auf kompensatorische Hyperfibrinogenämie.
   - Überprüfung des Ausmaßes von irreversiblen Leberschäden und Hinweise auf Lebermalignome und Metastasenleber.
2. Relative Indikationen
   - Hinweis auf Herzinfarkt.
   - Prüfung auf Vorliegen akuter Reaktionsphasen.
   - Erhöhte BSR.
   - Prüfung auf eine mangelhafte Abwehrlage des Organismus.
   - Nachweis der Aktivierung rheumatischer Prozesse.
   - Nachweis akuter oder chronischer Zellzerstörung.

15.6.3. Besonderheiten

Innerhalb des Referenzbereiches liegende Fbg-Werte werden nicht nur bei Gesunden beobachtet. Es kann sich bei diesen „Normalwerten" um bilanzierte Zustände handeln, bei denen das ursprüngliche Krankheitsbild weitere Prozesse verursacht bzw. von weiteren Krankheitsbildern überlagert ist, die zu einem Gleichgewicht zwischen Synthesesteigerung und Abbau führen. Normale Fbg-Werte wurden z. B. bei gleichzeitigem Vorliegen eines Bronchialkarzinoms und einer Leberzirrhose gefunden (106).

15.6.4. Vergleich mit anderen Parametern vergleichbarer oder komplementärer Aussage

Wechselseitige Beziehungen bestehen zur BSG. Bei akuten entzündlichen Prozessen bedingt eine erhebliche Fbg-Erhöhung eine erhöhte BSG. Geringere Bedeutung kommt den erhöhten Fbg-Werten bei chronischen Entzündungen zu, bei denen die erhöhte BSG vorwiegend durch die Zunahme der γ-Globuline verursacht wird. Bei bösartigen Tumoren werden sowohl Globulinvermehrung als auch Fbg-Zunahme für die hohe BSG verantwortlich gemacht. Positive Korrelationen finden sich bei Schwangeren zum sauren α-1-Glykoprotein, Haptoglobin, Coeruloplasmin und α-1-Antitrypsin (47). Signifikante Korrelationen bestehen auch zu den proteingebundenen Hexosen, Hexosaminen oder der Sialinsäure (51). Bei Prostata-Karzinom-Patienten wurden bemerkenswerte Korrelationen zwischen Fbg- und Haptoglobin- sowie Cortisol-Spiegeln im Blut beobachtet (108).

15.7. Analytik

15.7.1. Analytische Prinzipien

Den zahlreichen Fbg-Bestimmungsmethoden liegen die verschiedensten Meßprinzipien zugrunde. Daher beantworten sie auch ganz verschiedene Fragen über das Fbg, seine Konzentration, seine Funktion, seinen Umbau und seine Verwertung. Besonders geeignet für die Klinik sind diejenigen Methoden, die gleichzeitig etwas über Menge und Funktionsfähigkeit des vorhandenen Fbg aussagen. Diese Methoden werden deshalb bei den nachfolgenden Beschreibungen einiger Fbg-Bestimmungen besonders berücksichtigt.

a) *Chemische Methoden*

Die chemischen Methoden benutzen die Umwandlung von Fbg in Fibrin und die quantitative Analyse des gewaschenen Fibringerinnsels entweder durch Stickstoffbestimmung (Kjeldahl-Verfahren) oder nach Auflösen in Natronlauge durch Biuret- oder Tyrosin-Bestimmung. Die Biuretmethode wird zur Fbg-Bestimmung nach Methode I des DAB 7 angewendet.

b) *Physikalische Methoden*

1. Fbg-Bestimmung durch Hitzekoagulation
Dieses Verfahren (Methode II des DAB 7) nutzt das Volumen des Niederschlages, der beim Erwärmen des Plasmas auf 56 °C entsteht, als Maß für die Fbg-Konzentration (107). Diese Methode dient als orientierendes Schnellverfahren für dringende Fälle. Der Nachteil der Methode besteht darin, daß außer Fbg auch andere Globuline (besonders Paraproteine) und Spaltprodukte (z. B. bei Globulinvermehrung und aktivierter Fibrinolyse) mitausgefällt werden, so daß im Vergleich zum gerinnbaren Fbg zu hohe Werte erhalten werden.

2. Nephelometrische Fbg-Bestimmung
Das Verfahren beruht auf der nephelometrischen Trübungsmessung nach Fällung des Fbg aus Plasmaverdünnungen mit Natriumsulfat (50) oder Thrombin (41).

c) *Gerinnungsphysiologische Messung*

Fbg-Bestimmung nach CLAUSS (34)
Dieses Verfahren nutzt die Fbg-Bestimmung über die Gerinnungszeit aus. Plasma wird mit physiologischer Kochsalzlösung verdünnt und durch Zugabe einer standardisierten Thrombin-Lösung zur Gerinnung gebracht. Bei Wahl geeigneter Bedingungen (ausreichend hohe Thrombinkonzentration mindestens 2 Einheiten NIH/ml und eine genügend niedrige Fbg-Konzentration, maximal 50 mg/ml als Endkonzentration im Ansatz) ist die Thrombinzeit proportional der reziproken Fbg-Konzentration bzw. die Gerinnungsgeschwindigkeit direkt proportional der Fbg-Konzentration.
Hohe Thrombininhibitorenkonzentration (z. B. therapeutische Heparingaben in vivo oder Heparinzusatz in vitro) stören die Fbg-Bestimmung. Der Vorteil der Methode liegt darin, daß sie gleichzeitig etwas über Menge und Funktionsfähigkeit des vorhandenen Fbg aussagt.

d) *Immunchemische Bestimmung*

1. Präzipitationsverfahren
Hier sind die heute weit verbreiteten Methoden der radialen Immunodiffusion (RID) nach MANCINI (82) und die Elektroimmunodiffusion (EID) nach LAURELL (78) zu nennen. Nachteile dieser Methoden sind Miterfassung der hochmolekularen Fbg-Spaltprodukte sowie die lange Bestimmungszeit (vor allem bei MANCINI-Technik). Für die genaue Bestimmung von Fbg-Spaltprodukten ist der Einsatz spezifischer gegen diese

gerichteter Antiseren zu empfehlen. Die hochmolekularen Spaltprodukte D und E tragen spezifische antigene Determinanten. Anti-D-Seren reagieren mit Fbg, mit seinen hochmolekularen Spaltprodukten X und Y sowie mit dem homologen Antigen. In ähnlicher Weise reagieren Anti-E-Seren. Mit den Spaltprodukten D und E geben Anti-Fbg-Seren im Doppeldiffusionstest Reaktionen der Nichtidentität. Anti-E-Seren präzipitieren nicht mit Spaltprodukt D und umgekehrt (9). Auch die Fibrinopeptide A und B besitzen antigene Eigenschaften (7). Das Antifibrinopeptidserum gegen B reagiert nicht mit intaktem Fbg, was auf eine Maskierung des Fibrinopeptids B im Fbg-Molekül hinweist. Das Anti-Fibrinopeptid-A-Serum präzipitiert nur mit Fbg. Vorteil gegenüber den anderen schon genannten Fbg-Bestimmungsmethoden ist der sehr geringe Bedarf an Untersuchungsmaterial (5 µl gegenüber 0,5 und 1,0 ml Plasma bei Methode I und II DAB 7).

2. Agglutinationsverfahren

2.1. Latex-Agglutinationstest (LAT) (44, 85)

Wesentlich empfindlicher und in seiner Anwendung vielseitiger (Unterscheidung zwischen Fbg und seinen Abbauprodukten) ist der LAT, bei dem das Anti-Fbg meistens an Latex-Partikel gebunden ist. Nach Zugabe von Fbg verklumpen diese Partikel sehr schnell. Die Verklumpung wird verhindert, wenn das Antiserum vorher mit Serum behandelt wurde, das Spaltprodukte oder andere wie Fbg reagierende Antigene enthält. Empfindlichkeit: 10—20 µg Fbg/ml.

2.2. Tanned Red Cell Haemagglutination Inhibition Immunoassay (TRCHII) (85, 86)

Bei diesem Test wird nicht das Anti-Fbg, sondern das Fbg an tannierten Schafserythrozyten fixiert. Die Agglutinationsreaktion mit Anti-Fbg-Antiserum wird dann gehemmt, wenn Fbg oder Fbg-Spaltprodukte vorher mit dem Antiserum in Berührung kamen. Empfindlichkeit: 1—2 µg Fbg/ml.

e) *Staphylokokken-Clumping-Test* (SCT) (11, 59)

Dieser Test ist den immunologischen Präzipitationsverfahren verwandt. Vom Wirkungsmechanismus her kann er den Parakoagulationsphänomenen zugeordnet werden. *Staphylococcus aureus* Newman D_2C vermag an der Zelloberfläche Fbg zu binden, was zu einer Verklumpung einer Zellsuspension führt. Von dem zu untersuchenden Serum wird eine geometrische Verdünnungsreihe erstellt und diejenige Konzentration ermittelt, die mit dem gleichen Volumen Staphylokokken-Suspension noch positiv reagiert. Das Ergebnis wird entweder in Titerstufen der Serumverdünnung oder in Fbg-Äquivalenten (mg/100 ml) angegeben. Die Empfindlichkeit liegt bei 0,025 mg/100 ml Fbg-Äquivalent. Die Dauer des Tests beträgt nur wenige Minuten. Außer mit Fbg ist die Verklumpungsreaktion auch mit Fibrin-Monomeren und den großmolekularen Spaltprodukten X und Y durchführbar. Auch das kleinmolekulare Spaltprodukt D reagiert mit dem Verklumpungsfaktor, wenn auch weniger empfindlich (7,5 bis 15 mg/100 ml Fbg-Äquivalent), dagegen wird das Spaltprodukt E nicht erfaßt.

Die Wahl der jeweiligen Fbg-Bestimmungsmethode für bestimmte klinische Fragestellungen sowie Therapieverlaufskontrollen ist von entscheidender Bedeutung, da mit den einzelnen Verfahren unterschiedliche Werte erhalten werden, je nachdem ob eine Aussage über die Funktion, die Menge oder beides gemacht werden soll.

Wie oft sollen nun Fbg-Bestimmungen durchgeführt werden? Auf Grund der Halbwertzeit sind Bestimmungen in Abständen von weniger als 2—3 Tagen nicht sinnvoll. Ausnahmen bilden der rasche Fbg-Verbrauch innerhalb von Minuten durch aktives Thrombin oder Thrombinanaloge (Schlangengifte) sowie die aktivierte Lyse.

Die Fbg-Bestimmung sollte wiederholt werden

- täglich bei okkulten Blutungen, drohendem Fruchttod, Schock,
- stündlich bis täglich während einer Heparintherapie,

— 1—2× wöchentlich und bis zu 4 Wochen bei Gaben von Plasma oder Fbg-Konzentraten,
— stündlich bei Verdacht auf Lyse,
— halbstündlich über mehrere Stunden bei Verdacht auf Intoxikationen mit Schlangengift.

15.8. Referenzbereich

Je nach Methode und Autor existieren unterschiedliche Angaben über die Referenzbereiche. Größere Differenzen ergeben sich besonders zwischen der Hitzefibrin-Methode und den übrigen angeführten Methoden. Im Nabelschnurblut werden normale Fbg-Spiegel gefunden (106).

Referenzbereiche einzelner Bestimmungsmethoden undifferenziert nach Geschlecht:

Hitzefibrin-Methode DAB 7 Methode II	3,00—5,00 g Fbg/l
Biuret-Methode DAB 7 Methode I	2,00—4,00 g Fbg/l
Nephelometrische Messung (104)	2,00—3,50 g Fbg/l
Kjeldahl-Verfahren (94)	1,45—4,65 g Fbg/l
Clauss-Verfahren (94)	1,60—4,50 g Fbg/l
Immunchemische (110) Präzipitationsverfahren	2,00—4,50 g Fbg/l

Keine signifikanten Unterschiede bestehen in den Fbg-Spiegeln zwischen Männern und Frauen der gleichen Alterklasse (52) [Frauen haben einen um etwa 0,20 g/l höheren Fbg-Spiegel (106)]. Größere Differenzen ergeben sich aber in der Altersabhängigkeit (52):

Altersgruppe	Bereich	Mittel
3—15 Jahre	1,5—5,5 g/l	3,54 g/l
20—39 Jahre	2,5—3,6 g/l	3,00 g/l
40—59 Jahre	2,8—4,8 g/l	3,58 g/l

Analytische Präzision:

Für die unterschiedlichen Analyseverfahren werden folgende Präzisionskennzahlen angegeben (81, 104, 110):

	VK (%) Tag zu Tag	VK (%) seriell
Hitzefibrin-Methode	20	—
Biuret-Methode	10	5
Kjeldahl-Verfahren	3,5	—
Nephelometrische Messung	4	—
Clauss-Verfahren	5	3
Immunchemische Präzipitationsverfahren	5	—

15.9. Präanalytische Faktoren

Zur Gewinnung von Plasma wird Venenblut in Form von Zitrat- oder Oxalatblut zur Abtrennung von korpuskulären Bestandteilen unmittelbar nach der Blutentnahme bei 1000 bis 2000 g 15 min zentrifugiert. Das Plasma ist kühl aufzubewahren und innerhalb von 3 h, gerechnet vom Zeitpunkt der Blutentnahme, zur Durchführung der Prüfungen zu verwenden. Das Plasma kann auch unmittelbar nach der Gewinnung eingefroren und bei —15 bis —22 °C für 2—3 Wochen ohne Veränderungen aufbewahrt werden. Längeres Aufbewahren macht ein Tiefgefrieren bei Temperaturen zwischen —60 und —70 °C erforderlich. Tiefgefrorene Fbg-Lösungen sind mindestens 6 Monate haltbar (106).

15.10. Zusammenfassung

— Fbg ist ein Gerinnungs- und akute-Phase-Protein.
— Fbg wird in der Leber synthetisiert.
— Innerhalb des Gerinnungssystems nimmt es eine zentrale Stellung ein, so daß sich Störungen dieses Systems unter anderem durch die Bestimmung der Spaltprodukte erkennen lassen.
— Der Fbg-Spiegel im Plasma ist im wesentlichen Ausdruck der Syntheserate (Verminderung durch Leberzellschäden,

Erhöhung bei degenerativen Gefäßprozessen infolge Hemmung der körpereigenen Fibrinolyse).

- Der diagnostische Wert der Fbg-Bestimmung beruht auf
  - der Verminderung der Fbg-Konzentration infolge Synthesestörung (Leberzellschädigung) oder erhöhtem Verbrauch (Gerinnungsstörung) sowie
  - der Erhöhung der Fbg-Konzentration durch Synthesesteigerung (akute-Phase-Reaktion) bzw. Verteilungsstörung. Die Fbg-Konzentration kann als Maß für eine vorliegende Syntheseleistungsstörung oder als Nachweis bzw. zur Verlaufskontrolle akuter-Phase-Reaktionen angewendet werden.
- In erster Linie hat Fbg Bedeutung als Gerinnungsparameter.
- Die zu verwendende Bestimmungsmethode richtet sich nach der Fragestellung.

Literatur

1. ADELSON, E.: Fed. Proc. **24** (1965) 810.
2. AMRIS, A., C. J. AMRIS: Thrombos. Diathes. Haemorrh. **11** (1964) 404.
3. ARONSEN, K.-F. et al.: Scand. J. Clin. Lab. Invest. **29** (1972) 127.
4. ATENCIO, A. C. et al.: Amer. J. Physiol. **216** (1969) 773.
5. BACHMANN, L., W. W. SCHMITT-FUMIAN: Symposium über Struktur und Funktion des Fibrinogens. Max-Planck-Institut für Biochemie, München-Martinsried 1973.
6. BANG, N. U.: Thrombos. Diathes. Haemorrh. Suppl. **13** (1964) 73.
7. BARNHARDT, M. J.: Thrombos. Diathes. Haemorrh. Suppl. **13** (1964) 104.
8. BARNHARDT, M. J., G. F. ANDERSON: Proc. Soc. Exptl. Biol. Med. **110** (1962) 734.
9. BARNHARDT, M. J. et al.: Thrombos. Diathes. Haemorrh. **8** (1962) 21.
10. BARNHARDT, M. J. et al.: In: P. A. OWREN et al. (eds.): Fibrinogen: Structural, Metabolic and Pathophysiologic Aspects. Schattauer, Stuttgart 1970, p. 143.
11. BARTHELS, M.: Laborblätter **26** (1976) 71.
12. BETTELHEIM, F. R.: J. Amer. Chem. Soc. **76** (1954) 2838.
13. BETTEX-GALLAND, M., E. F. LÜSCHER: Adv. Protein Chem. **20** (1965) 1.
14. BLOMBÄCK, B.: Arkiv kemi **12** (1958) 99.
15. BLOMBÄCK, B.: Thrombos. Diathes. Haemorrh. Suppl. **13** (1964) 29.
16. BLOMBÄCK, B.: Brit. J. Haemat. **17** (1969) 145.
17. BLOMBÄCK, B.: Scand. J. Clin. Lab. Invest., Suppl. **107**, (1969) 179.
18. BLOMBÄCK, B., M. BLOMBÄCK: Arkiv kemi **10** (1956) 415.
19. BLOMBÄCK, B., M. BLOMBÄCK: Thrombos. Diathes. Haemorrh. Suppl. **39** (1970) 17.
20. BLOMBÄCK, B., M. BLOMBÄCK: Ann. N.Y. Acad. Sci. **202** (1972) 77.
21. BLOMBÄCK, B. et al.: Nature **193** (1962) 883.
22. BLOMBÄCK, B. et al.: Biochim. Biophys. Acta **115** (1966) 371.
23. BLOMBÄCK, B. et al.: Nature **218** (1968) 130.
24. BLOMBÄCK, B. et al.: Nature **215** (1967) 1445.
25. BLOMBÄCK, B. et al.: Biochim. Biophys. Acta **38** (1960) 502.
26. BLOMBÄCK, B., T. C. LAURENT: Arkiv kemi **12** (1958) 137.
27. BLOMBÄCK, B. et al.: J. biol. Chem. **248** (1973) 5806.
28. BLOMBÄCK, B. et al.: J. biol. Chem. **247** (1972) 1496.
29. BLOMBÄCK, B., I. YAMASHINA: Arkiv kemi **12** (1958) 299.
30. BOMMER, W. et al.: Ann. paediat. (Basel) **200** (1963) 46 und **200** (1963) 180.
31. BUDZYNSKI, A. Z.: Postepy. Hig. Med. dosw. **23** (1969) 293.
32. CHAKRABARTI, R. et al.: J. clin. Path. **22** (1969) 659.
33. CHARM, S. E., B. L. WONG: Science **170** (1970) 466.
34. CLAUSS, A.: Acta Haematol. **17** (1957) 237.
35. COLLEN, D. et al.: Fed. Proc. **31** (1972) 229.
36. COLLEN, D. et al.: Brit. J. Haemat. **22** (1972) 681.
37. DAVIES, J. W. et al.: Clin. Sci. **30** (1966) 305.
38. DOOLITTLE, R. F.: In: Advances of Protein Chemistry. Academic Press, New York, London **27** (1973) 86.
39. DOOLITTLE, R. F. et al.: Humangenetik **10** (1970) 15.
40. DRURY, D. R., P. D. MCMASTER: J. Exptl. Med. **50** (1929) 569.
41. ELLIS, B. C., A. STRANSKY: J. Lab. Clin. Med. **58** (1961) 477.
42. FANTL, P., H. A. WARD: Biochem. J. **96** (1965) 886.

43. Felten, A. V. et al.: New Engl. J. Med. **280** (1969) 405.
44. Ferreira, H. C., L. G. Murat: Brit. J. Haemat. **9** (1963) 299.
45. Fiedler, H., Chr. Taube: Thrombos. Diathes. Haemorrh. (Stuttgart) **24** (1970) 587.
46. Forman, W. B., M. J. Barnhart: J. Am. Med. Assoc. **187** (1964) 128.
47. Ganrot, P. O.: Scand. J. Clin. Lab. Invest. **29** (1972) 83.
48. Gastpar, H.: In: Fibrinstabilisierender Faktor. Schattauer-Verlag, Stuttgart 1968.
49. Gerdes, K., W. Maurer: Biochem. Z. **328** (1957) 522.
50. Gerok, W.: Hoppe-Seyler's Z. physiol. Chem. **291** (1952) 129.
51. Glenn, E. M. et al.: Biochem. Pharmacol. **3** (1968) 27.
52. Goodwin, J. F.: Clin. Chem. **11** (1965) 63.
53. Gorman, J. J., P. A. Castaldi: Thrombos. Diathes. Haemorrh. **29** (1973) 347.
54. Hakim, A. A.: Experienta **26** (1970) 1085.
55. Hall, C. E., H. S. Slayter: J. Biophys. Biochem. Cytol. **5** (1959) 11.
56. Hall, C. E., H. S. Slayter: Molecular Features of Fibrinogen and Fibrin. Proc. 5th Intern. Congr. Electron. Mikroscopy, Philadelphia. Acad. Press. New York. 1962.
57. Hällen, J., C.-B. Laurell: Scand. J. Clin. Lab. Invest. **29** (1972) 97.
58. Harmison, C. R., E. F. Mammen: In: Blood Clotting Enzymology (W. H. Seegers, ed.). Academic Press. New York, London 1967, 23.
59. Hawiger, J. et al.: J. Lab. clin. Med. **75** (1970) 93.
60. Heene, D. L.: Habil.-Arbeit. Gießen 1969.
61. Heene, D. L., W. H. Krause, H. G. Lasch: In: Struktur und Funktion des Fibrinogens, Blutgerinnung und Mikrozirkulation. F. K. Schattauer Verlag. Stuttgart—New York, 1976, 65.
62. Henschen, A.: Acta Chem. Scand. **16** (1962) 1037.
63. Henschen, A.: Hoppe-Seyler's Z. Physiol. Chem. **359** (1978) 1757.
64. Hickman, J. A.: Clin. Science **41** (1971) 141.
65. Hitzig, W. H.: Die Plasmaproteine in der klinischen Medizin. Springer Verlag. Berlin—Göttingen—Heidelberg 1963.
66. Hörmann, H., R. Gollwitzer: Hoppe-Seyler's Z. Physiol. Chemie **346** (1966) 21.
67. Jeejeebhoy, K. N. et al.: Biochem. J. **119** (1970) 243.
68. Jerons, F. R.: Biochem. J. **89** (1963) 621.
69. Johansson, B. G. et al.: Scand. J. clin. Lab. Invest. **29** (1972) 116.
70. Johnson, P., E. Mihalyi: Biochim. Biophys. Acta **102** (1965) 467.
71. Jorpes, F. E.: In: Fibrinogen and Fibrin. Turnover of Clotting Factors. Ed. F. Koller, F. K. Schattauer Verlag. Stuttgart 1963, 13.
72. Kindmark, C.-O., C.-B. Laurell: Scand. J. Clin. Lab. Invest. **29** (1972) 105.
73. Kolmen, S. N., A. E. Vita: Amer. J. Physiol. **202** (1962) 671.
74. Köppel, G.: Z. Zellforsch. **77** (1967) 443.
75. Krantz, S., M. Lober: Folia Haematol., Leipzig **98** (1972) 1.
76. Krantz, S., M. Lober: Folia Haematol., Leipzig **98** (1972) 1.
77. Krajewski, T., B. Blombäck: Acta chem. scand. **22** (1968) 1339.
78. Laurell, C.-B.: Anal. Biochem. **15** (1966) 45.
79. Lederer, K.: Symposium über Struktur und Funktion des Fibrinogens. Max-Planck-Institut für Biochemie. München-Martinsried, 1973.
80. Lewis, J. H. et al.: J. Lab. Clin. Med. **58** (1961) 247.
81. Lutze, G.: persönl. Mitteilung.
82. Mancini, G. et al.: Immunochem. **2** (1965) 235.
83. McFarlane, A. Ş.: Metabolism of Plasma Proteins in Mammalian Protein Metabolism. Vol. 1, Academic Press. New York 1964, 297.
84. McKee, P. A. et al.: Proc. nat. Acad. Sci. (Wash.) **66** (1970) 738.
85. Merskey, C. et al.: Blood **28** (1966) 1.
86. Merskey, C. et al.: Proc. Soc. exp. Biol. (N.Y.) **131** (1969) 871.
87. Mester, L.: In: Laki, K. (Hrsg.): Fibrinogen. Dekker. New York, 1968, 165.
88. Miller, L. L., D. W. John: In: P. A. Owren et al. (eds.): Fibrinogen: Structural Metabolic and Pathophysiologic Aspects. Schattauer Verlag Stuttgart, 1970, 127.
89. Mills, D., S. Karpatkin: Biochem. Biophys. Res. Commun. **40** (1970) 206.
90. Mosesson, M. W. et al.: J. Biol. Chem. **247** (1972) 5210.
91. Mosesson, M. W. et al.: Biochem. **5** (1966) 2829.
92. Nicola, P. De. et al.: Jl. Farmaco Ed. Sc. **23** (1968) 994.
93. Okude, M., S. Iwanaga: Biochem. biophys. Res. Commun. **41** (1970) 450.
94. Paar, D.: Blut **23** (1971) 1.
95. Paar, D.: In: Struktur und Funktion des Fibrinogens, Blutgerinnung und Mikrozirkulation. F. K. Schattauer Verlag Stuttgart—New York 1976, 193.

96. PIZZO, S. V. et al.: J. Biol. Chem. **247** (1972) 636.
97. RABE, F., E. SALOMON: Dtsch. Arch. Klin. Med. **132** (1920) 240.
98. RAFFERTY, N. S. et al.: Clin. Chem. **4** (1958) 185.
99. REEVE, E. B. et al.: Prot. Biol. Fluids **14** (1966) 283.
100. REGOECZI, E.: Thromb. Diath. Haemorrh. **18** (1967) 276.
101. ROKA, L.: Aktuelle Diagnostik, Boehringer Mannheim.
102. ROKA, L., H. BLEYL: In: „Fortschritte der Hämatologie Bd. 3. Johann Ambrosius Barth. Leipzig, 1974, 195.
103. SCHERAGA, H. A., L. MANDELKERN: J. Amer. Chem. Soc. **75** (1953) 179.
104. SCHOTTEK, W.: Ärztl. Lab. **8** (1962) 289.
105. SCHRÖER, H., G. HAUCK, E. ZIMMERMANN: In: Struktur und Funktion des Fibrinogens, Blutgerinnung und Mikrozirkulation. F. K. Schattauer Verlag Stuttgart—New York 1976, 45.
106. SCHULZ, F.-H.: In: Das Fibrinogen. VEB Herzog & Thieme. Leipzig 1953, 120.
107. SCHULZ, F.-H.: Ärztl. Lab. **1** (1955) 107.
108. SEAL, U. S. et al.: Cancer **42** (1978) 1720.
109. SHULMAN, S.: J. Amer. Chem. Soc. **75** (1953) 5846.
110. STÖRIKO, K.: Blut **16** (1968) 200.
111. STRAUB, P. W.: J. Clin. Invest. **42** (1963) 130.
112. TYGAT, G. N. et al.: Brit. J. Haemat. **22** (1972) 701.
113. WITT, I.: In: Biochemie der Blutgerinnung und Fibrinolyse. Verlag Chemie. Weinheim, 1975.
114. WITT, I., K. HASLER: Biochem. Biophys. Acta **271**, (1972) 357.
115. WITT, I., H. MÜLLER: Biochem. Biophys. Acta **221** (1970) 402.
116. WITT, I. et al.: Thromb. Diath. Haemorrh. **22** (1969) 101.
117. YOUNG, M. C., S. N. KOLMEN: Thromb. Diath. Haemorrh. **19** (1968) 198.
118. YOUNG, M. C., S. N. KOLMEN: Thromb. Diath. Haemorrh. **23** (1970) 50.
119. ZIEVE, PH. D., H. M. SOLOMON: Amer. J. Physiol. **210** (1966) 1391.
120. ZULAUF, M. et al.: Thromb. Haemostas. (Stuttgart) **41** (1979) 648.

16. Immunglobuline (Ig)

von Michael Seyfarth

16.1. Allgemeine Charakterisierung
16.2. Struktur der Ig
16.3. Heterogenität der Ig
16.4. Physikalisch-chemische und biologische Eigenschaften der Ig
16.5. Zusammenfassung

16.1. Allgemeine Charakterisierung

Die Immunoglobuline (Ig) sind als Antikörper Träger der humoralen Immunität. Wir unterscheiden 5 Klassen von Ig: IgG, IgA, IgM, IgD und IgE; dabei beträgt die Gesamtmenge an Ig normalerweise 1—3% des Gesamtproteins. Außer im Serum können Ig in allen Körperflüssigkeiten (Liquor, Urin, Speichel, Synovia usw.) vorkommen. Diese 5 Klassen von Ig besitzen zahlreiche Gemeinsamkeiten hinsichtlich ihrer Struktur und ihrer Heterogenität, so daß eine allgemeine Besprechung sinnvoll erscheint.

16.2. Struktur der Ig

Jedes Ig besteht aus mindestens 4 Polypeptidketten, die durch Disulfidbrücken miteinander verbunden sind. Jeweils 2 dieser Ketten sind identisch, sie werden wegen ihres unterschiedlichen Molekulargewichts als leichte Ketten (light chains, L-Kette) und als schwere Ketten (heavy chains, H-Ketten) bezeichnet. Jede Kette besitzt einen konstanten Teil (C-Region) und einen variablen Teil (V-Region). Dieser prinzipielle Aufbau ist in Abbildung 1 dargestellt.

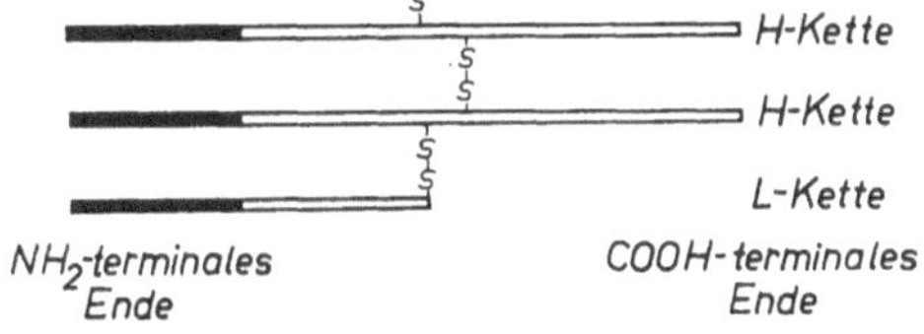

Abb. 1
Schematischer Grundaufbau eines Ig-Moleküls

Es existieren 5 Arten von H-Ketten (γ; α; μ; δ; ε), die jeweilige H-Kette bestimmt die Ig-Klasse. Durch unterschiedliche Aminosäuresequenz auf der C-Region der H-Kette bedingt sind bei IgG, IgA und IgM Subklassen gefunden worden.

Eine weitere Heterogenität besteht bei den L-Ketten, die entweder als Kappa-Typ ($\varkappa$) oder als Lambda-Typ (λ) vorkommen. Bedingt durch differente Aminosäuresequenz in der V-Region der L-Kette existieren bei λ5 und bei $\varkappa$3 Subgruppen.

Die H-Kette hat eine Molekularmasse von 55000, die L-Kette von 25500. Die Numerierung der Aminosäuresequenz auf den Ketten erfolgt an der NH_2-Gruppe der V-Region und endet am C-terminalen Ende der C-Region. Der Teil der V-Region erstreckt sich sowohl bei der H-Kette als auch bei der L-Kette bis zur Aminosäureposition 107. Daran schließt sich unmittelbar die C-Region an. Sie ist bei der L-Kette ungefähr gleich groß, so daß die gesamte L-Kette aus 211—221 Aminosäuren besteht. Die Länge der H-Kette ist bei den verschiedenen Ig-Klassen unterschiedlich. Der Anteil der C-Region ist dabei immer größer als bei der L-Kette und macht ca. $^3/_4$ der Gesamtkette aus.

Weitere Untersuchungen haben ergeben, daß auf der H-Kette und der L-Kette des IgG Gebiete ähnlicher Aminosäuresequenz vorhanden sind. Diese

Regionen werden als Homologie-Region oder Domäne bezeichnet. Auf der H-Kette findet man die Domäne V_H, C_H1, C_H2 und C_H3, auf der L-Kette V_L und C_L. Die Domänen sind Bezirke besonders dicht gefalteter Strukturen. Die Funktion der einzelnen Domänen ist bekannt. In der C_H3-Domäne stellen sich Bezirke dar, die mit Zellrezeptoren (Makrophagen, Lymphozyten, Granulozyten, Thrombozyten) reagieren.
Elektronenoptische Untersuchungen des IgG haben gezeigt, daß das Molekül in einer Y-Form vorliegt. Die Stelle der Abknickung wird als Scharnierregion (hinge-region) bezeichnet. Diese Hinge-Region befindet sich in der Mitte des C-Stückes der H-Kette, etwa bei den Aminosäuren 210—230. Die Hinge-Region in der γ-Kette und der α-Kette ist reich an Zystein und Prolin.

Die Ig der Klasse IgM und IgA neigen zur Polymerisation, wobei IgM fast ausschließlich in pentamerer Form vorkommt, IgA als monomer, dimer oder tetramer. Es besteht die Annahme, daß die Polymerisation über die sog. J-Kette (joining-Kette) ausgelöst bzw. ermöglicht wird. Die Ig liegen im Organismus als biologisch aktiver Komplex vor, der eine Quarternärstruktur aufweist.
Weitere Erkenntnisse über die Struktur der Ig wurden durch die Fragmentierung gewonnen, am bedeutungsvollsten sind diejenigen mit Papain und Pepsin. Die Spaltung mit Papain ergibt z. B. beim IgG zwei identische Fragmente Fab (Fragment antibody) und ein Fragment Fc (Fragment crystalline). Alle drei Fragmente sind etwa gleich groß. Das Fragment Fab enthält die L-Kette und die NH_2-terminale Hälfte der H-Kette. Dieses Stück der H-Kette wird auch als Fragment Fd (Fragment difficult) bezeichnet. Das Ergebnis der Papainspaltung ist schematisch in Abbildung 2 dargestellt. Das Fragment Fab kann mit dem Antigen eine Bindung eingehen, ist aber nicht zur Präzipitation oder Agglutination fähig. Das Fragment Fc ist für die biologischen Funktionen wie Komplementbindung, Plazentapassage und Gewebsbindungsfähigkeit verantwortlich.
Die Spaltung mit Pepsin führt z. B. beim IgG zur Bildung von einem Fragment $(Fab')_2$ und Bruchstücken der H-Ketten. Die Pepsinspaltung ist in Abbildung 3 dargestellt. Das Fragment $(Fab')_2$ ist im Gegensatz zum Fragment Fab bivalent und kann somit das Antigen nicht nur binden, sondern auch präzipitieren bzw. agglutinieren. Es ist also wie ein kompletter Antikörper wirksam.

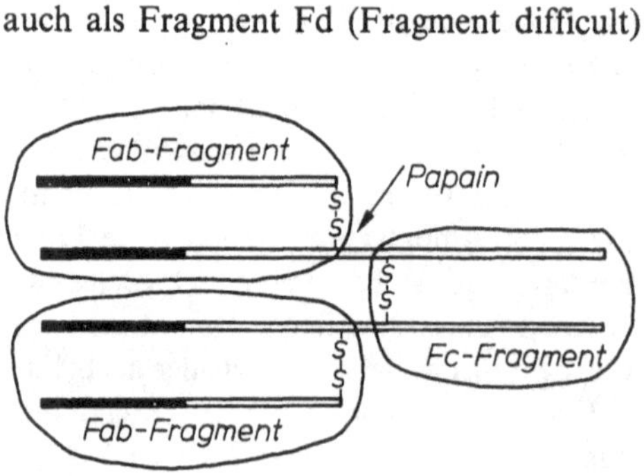

Abb. 2
Spaltung eines IgG-Moleküls mit Papain (schematisch)

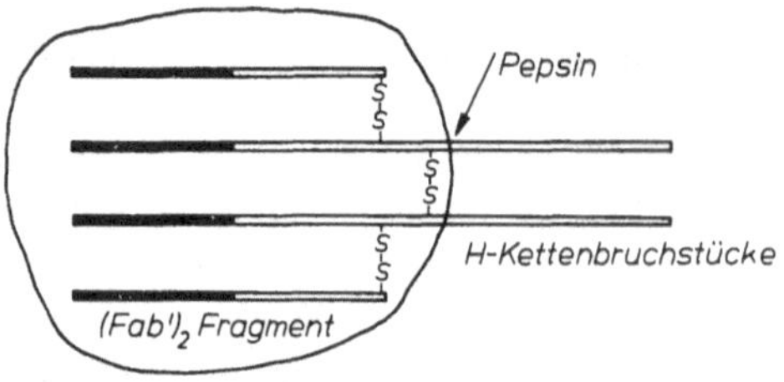

Abb. 3
Spaltung eines IgG-Moleküls mit Pepsin (schematisch)

16.3. Heterogenität der Ig

Die Ig sind durch eine außerordentliche Heterogenität gekennzeichnet. Auf Grund theoretischer Überlegungen ist bei den Ig mit 10^6 Antikörperspezifitäten zu rechnen. Als Ordnungsprinzip hat sich die Einteilung in 3 Hauptgruppen (Iso-, Allo-, Idiotypie) bewährt.
Unter Isotypie wird die Einteilung in Klassen, Typen und Gruppen verstanden, wobei jede Einheit in Untereinheiten zerfällt (Subklasse, Subtyp, Subgruppe). Die Isotypie spielt bei IgG und IgA eine Rolle.
Als Allotypie bezeichnet man genetische Differenzen der Ig, die durch allele Formen der Ig-Ketten innerhalb einer Spezies bestehen. Bisher sind etwa 30 Allotypien bekannt. Einige dieser Unterschiede sind durch den Austausch einer einzigen Aminosäure bedingt.

Unter Idiotypie versteht man die individuelle Zusammensetzung der V-Region einer jeden einzelnen Ig-Kette unabhängig von Isotypie und Allotypie. Die Idiotypie ist für die Antikörperspezifität verantwortlich.

16.4. Physikalisch-chemische und biologische Eigenschaften der Ig

Die wichtigste biologische Funktion der Ig ist die spezifische Reaktion mit dem Antigen. Sie erfolgt an dem NH_2-terminalen Ende des variablen Teils. Dieser Bezirk wird als Antideterminante (combining site) bezeichnet. Die Anzahl der spezifisch reaktionsfähigen Gruppen (Antideterminanten) ergibt seine Valenz (Wertigkeit). Man unterscheidet mono-, bi- und polyvalente Ig. Die Bivalenz ist Vorbedingung für die Wirksamkeit als kompletter Antikörper. Monovalente Antikörper können Antigene nicht präzipitieren bzw. agglutinieren.
Die Bindungsintensität zwischen Ig und dem entsprechendem Antigen wird als Avidität bezeichnet. Die Bindungsstärke zwischen Antideterminante und Determinante des Antigens wird als Affinität bezeichnet. Demnach hängt die Avidität von der Affinität und der Valenz pro Antikörpermolekül ab. Daher ist die Avidität des pentavalenten IgM bei gleicher Affinität gegenüber dem bivalenten IgG größer.
Ig besitzen auch antigene Eigenschaften und können deshalb auch zur Anti-Immunglobulinbildung führen. Solche Sera sind käuflich zu erwerben und dienen zur qualitativen und quantitativen Bestimmung der Ig.

16.5. Zusammenfassung

Es werden 5 Klassen von Ig unterschieden; ihr Anteil beträgt rund 1,5% des Gesamtserumproteins. Dem strukturellen Aufbau aller Ig liegen mindestens 4 Polypeptidketten zu Grunde, die Variation dieser Ketten bedingt die Heterogenität dieser Proteine. Die wichtigste biologische Funktion ist die Antigenbindung. Durch die N-terminale Sequenz der Ketten wird diese Spezifität bedingt.

17. Immunglobulin A (IgA)

von Michael Seyfarth

17.1. Bezeichnung
17.2. Allgemeine Charakterisierung
17.3. Physikochemische Charakterisierung
17.4. Biochemische Charakterisierung
17.5. Pathobiochemische Charakterisierung
17.6. Diagnostische Wertigkeit
17.7. Analytik
17.8. Referenzbereiche
17.9. Präanalytische Faktoren
17.10. Sekretorische Immunglobuline
17.11. Zusammenfassung
Literatur

17.1. Bezeichnung

Die Bezeichnung für diese Immunglobulinklasse ist IgA. Daneben wurden früher auch die Abkürzungen β-2-A und γ-1-A verwendet. Heute wird nur noch die Bezeichnung IgA gebraucht.

17.2. Allgemeine Charakterisierung

IgA stellt eine eigene Klasse von Immunglobulinen dar. Seine größte Bedeutung hat IgA für die Schleimhautimmunität. Es ist das Immunglobulin der Sekrete, die nach außen abgegeben werden. In diesen Sekreten tritt es auch als sekretorisches IgA, eine Sonderform des IgA, in Erscheinung.

17.3. Physikochemische Charakterisierung

IgA zeigt eine monomere Form (klassischer Aufbau von 2 H- und 2 L-Ketten) mit einer Molekularmasse von 160000. Es unterscheidet sich somit nicht vom IgG des Plasmas. Daneben existieren im Organismus Polymerisationsformen (dimer, tetramer). In den äußeren Sekreten (Speichel, Tränenflüssigkeit usw.) kommt es als sekretorisches IgA (s. Punkt 10) vor. Die polymeren Formen sind wie beim IgM über eine J-Kette verbunden.
Es liegen 2 Subklassen vor: α-1 und α-2; ihre Relation zueinander beträgt 14:1 (8). Die Existenz einer weiteren Subklasse α-3 wird diskutiert (15).
Die elektrophoretische Wanderung erfolgt im β-γ-Bereich, evtl. nur im γ-1-Bereich. Die Sedimentationskonstante liegt bei 7 S, auf Grund der starken Aggregationsneigung kommen aber auch Werte von 9 S; 11 S; 13 S und 17 S vor (5).
Die Zahl der Valenzen beträgt 2, bei polymeren Formen können mehr Valenzen auftreten. Eine Fällung mit Zinksulfat- und Ammoniumsulfatlösung ist möglich (4).

17.4. Biochemische Charakterisierung

Die Serumkonzentration des IgA liegt zwischen 1,4—4,2 g/l. Diese Serumkonzentration wird um das 10. Lebensjahr erreicht (9, 11). Diese Konzentration ist durch den Gleichgewichtszustand zwischen Produktion und Abbau gegeben. Der Kohlenhydratanteil des IgA beträgt 7,5—10%. Die Bildungsrate liegt um 2,7 g/Tag, das bedeutet 24,0 mg/kg pro Tag, wobei Variationen zwischen 2,5—55 mg beobachtet wurden (15). Die Menge an gesamtzirkulierendem IgA beträgt 95 mg/kg, wobei der intravasale Anteil mit 40—42% anzusetzen ist.
Die Halbwertzeit liegt bei 5,8 Tagen, die Abbaurate ist mit 12% der Gesamtmenge/Tag anzusetzen; das entspricht 25% der intravasalen Menge pro Tag.
Der Transport von den Bildungsstätten erfolgt über die Blut- oder Lymphbahnen, es stellt sich ein dynamisches Gleichgewicht

zwischen intra- und extrazellulären Räumen ein, welches durch die Permeabilität der Gefäßwände beeinflußt wird. Allerdings ist der IgA-Anteil in den Schleimhäuten wesentlich höher als im Serum. Die Blut-Liquor-Schranke ist für IgA normalerweise nicht passierbar, hier bestehen jedoch unterschiedliche Ansichten (12).
In den äußeren Sekreten kommt IgA in deutlich höherer Konzentration vor, es wird deshalb auch als Immunglobulin der Sekrete bezeichnet. Dabei existiert dort auch die Sonderform des sekretorischen IgA (s. Punkt 10).
Der Abbau ist maßgeblich von der Konzentration abhängig. Die Abbauorte sind nicht sicher; neben intrazellulärem Abbau ist eine Phagozytose in der Leber wahrscheinlich. Im Urin können eventuell niedermolekulare Bruchstücke nachgewiesen werden, allerdings ist deren Klassenzugehörigkeit nicht sicher zu identifizieren.

17.5. Pathobiochemische Charakterisierung

Bei Screening-Untersuchungen kann relativ häufig (1:500) ein isolierter IgA-Mangelzustand bei klinisch Gesunden gefunden werden. Es ist anzunehmen, daß eine vollständige Kompensation durch andere Immunglobuline möglich ist. Allerdings zeigen bis 15% der Betroffenen eine Häufung von Infekten. Dabei ist die Zahl der IgA-tragenden Lymphozyten im Blut unauffällig, wahrscheinlich ist die Umwandlung in die IgA-produzierende Plasmazelle gestört (8).
Der Verdacht, daß strukturelle Defekte auf dem Chromosom 18 (Deletion, Ringchromosombildung) für den isolierten IgA-Mangel verantwortlich sind, konnte nicht bestätigt werden (1, 3, 7). Die Erhöhung der IgA-Synthese unter physiologischen Bedingungen ist nicht sicher, die pathologische Syntheseerhöhung wird im Abschnitt Paraproteine besprochen.

17.6. Diagnostische Wertigkeit

Nach Hobbs (7) können 4 Formen des IgA-Defektes unterschieden werden:

Typ IV	O	ohne klinische Erscheinungen
Typ IV	A	mit Ataxia teleangiectatica
Typ IV	C	mit erhöhtem IgM-Spiegel und hämolytischer Anämie
Typ IV	B	mit anderen Symptomen

Dabei sind heute die Typen IV C und B nur zufällige Konstellationen, die kaum einen diagnostischen Wert besitzen.
Ein selektiver IgA-Mangel liegt dann vor, wenn der Serumspiegel weniger als 0,05 g/l beträgt, die übrigen Immunglobuline nicht erniedrigt sind, die zellvermittelte Immunität intakt ist und die Bildung der übrigen Antikörper normal verläuft. Dabei bleibt dieser isolierte Defekt bei einem Teil der Betroffenen symptomlos (vgl. Punkt 5), andererseits ist nicht zu verkennen, daß ein isolierter IgA-Mangel zu einer überdurchschnittlichen Häufung mit verschiedenen Krankheitsgruppen führt:

1. chronische respiratorische Infekte
2. Autoimmunerkrankungen
3. Malabsorptionssyndrome

Die diagnostische Bedeutung des IgA ist dabei aber von untergeordneter Bedeutung, kann aber im Rahmen der Diagnostik andere Befunde sinnvoll ergänzen.
Eine isolierte IgA-Erhöhung kann bei der alkoholischen Leberzirrhose auftreten (6). Im Rahmen eines Myeloms kann ebenfalls eine pathologische Erhöhung von IgA nachgewiesen werden (vgl. Abschnitt Paraproteine).

17.7. Analytik

Der qualitative Nachweis des IgA erfolgt in der Immunelektrophorese (als Träger Agar, Agarose oder Zelluloseazetat) unter Verwendung von tierischen (Ziege, Kaninchen) monospezifischen Antiseren. Diese Methode ist ausreichend empfindlich.
Für die quantitative Bestimmung wird heute größtenteils noch die einfache radiale Immundiffusion (Mancini-Technik) angewen-

det. Dabei können käufliche Testplatten als auch selbst hergestellte Immundiffusionsplatten verwendet werden. Die Genauigkeit dieser Methodik ist hinreichend. Die Größe des Präzipitatringes dient unter Bezug auf ein Standardserum als Maß für die Konzentration. Unter Routinebedingungen ist ein Variationskoeffizient von 10% möglich (9, 13).

In den letzten Jahren wurden verschiedene Methoden auf ihre Eignung zur schnelleren IgA-Bestimmung geprüft. Ihr Wert kann derzeit nicht umfassend eingeschätzt werden.

Bei der Latex-Agglutionationsmethode erfolgt die Bestimmung auf Grund der Fähigkeit des IgA, sensibilisierte Latexpartikel zu agglutinieren. Diese Methode ist schnell durchführbar, möglicherweise aber weniger genau (14).

Bei der Laser-Nephelometrie ist eine sehr genaue Bestimmung des IgA möglich, die Empfindlichkeit dieser Methode ist möglicherweise unnötig hoch und für klinische Fragestellungen nicht erforderlich.

Die turbidimetrische Messung der Immunglobuline allgemein und des IgA speziell in der „fixed time technique" hat unter Umständen Bedeutung (Tinaquant[R], Fa. Boehringer/BRD). Eigene Untersuchungen dazu liegen nicht vor.

17.8. Referenzbereiche

Siehe unter 4.

17.9. Präanalytische Faktoren

Besondere Maßnahmen sind bei der Blutentnahme nicht zu beachten. Das Blut sollte umgehend an die Bestimmungseinrichtung übersandt werden, im Serum ist IgA bei einer Lagerung von 4 °C mindestens 1 Woche stabil.

Hämolytische Seren können das Ergebnis beeinflussen und sollten nicht verwendet werden.

17.10. Sekretorische Immunglobuline

In den äußeren Sekreten (Speichel, Nasensekret, Tränenflüssigkeit, Darmsekret) treten die Immunglobuline in einer besonderen Form als sekretorische Immunglobuline auf. Dabei spielt das sekretorische IgA (S-IgA) eine dominierende Rolle. S-IgA besteht aus 2 IgA-Molekülen, in die neben einer J-Kette die sekretorische Komponente (S-Komponente) oder sekretorisches Stück eingebunden ist. Die S-Komponente ist ein Glykoprotein mit einem Kohlenhydratanteil von 6% und einer Molekularmasse von 75000. Damit liegt die Molekularmasse des S-IgA bei 390000 (8). Die Sedimentationskonstante beträgt 11,4 S. Die S-Komponente kommt auch in freier Form im Kolostrum, im Speichel und im Nasensekret vor. Im Serum ist normalerweise kein S-IgA nachweisbar (10, 16).

Bereits 6—8 Wochen nach der Geburt wird im Speichel die Konzentration an S-IgA erreicht, die auch beim Erwachsenen gefunden wird. Die Relation von IgG zu IgA beträgt im Speichel 1:20 (15), dagegen besteht im Serum ein Verhältnis von 5:1.

Die Synthese des S-IgA erfolgt in der Lamina propria der Schleimhäute. Für die Erklärung der biologischen Funktion des S-IgA existieren verschiedene Theorien. Danach soll die Adhärenz von Bakterien und Viren auf den Epithelzellen herabgesetzt werden. S-IgA könnte auch durch das Zusammenwirken mit anderen Faktoren, z. B. lysosomalen Enzymen, bakterizid wirken. Es muß auch neben einer rein mechanischen Erschwerung der Keiminvasion eine Erhöhung der proteolytischen Resistenz diskutiert werden. Ebenfalls könnten sekretorische Immunglobuline zu einer Phagozytosesteigerung führen.

Neben dem S-IgA existiert auch ein sekretorisches IgM (S-IgM). Hier ist jedoch die S-Komponente nicht so fest in das IgM-Molekül eingebaut. Bedeutung erlangt das S-IgM bei IgA-Defektzuständen. Dabei kann S-IgM die Funktion von S-IgA weitgehend ersetzen (2).

Die quantitative und qualitative Bestimmung der sekretorischen Immunglobuline ist derzeit nur in bestimmten Forschungseinrichtungen möglich.

17.11. Zusammenfassung

IgA ist das Immunglobulin, welches bei der Schleimhautimmunität eine besondere Rolle spielt. Es tritt in monomerer, dimerer und tetramerer Form auf. Die Serumkonzentration beträgt 1,4—4,2 g/l, damit liegt sein Anteil an den Serumimmunglobulinen bei 16%. Die Halbwertzeit beträgt 5,8 Tage.
Ein isolierter IgA-Mangel soll oft auftreten (1:500). Er bleibt häufig ohne klinische Erscheinungen, da eine vollständige Kompensation durch die anderen Immunglobuline möglich ist. Nur 15% der Betroffenen zeigen gehäuft Infekte. Von diagnostischer Bedeutung ist die isolierte IgA-Erhöhung beim Myelom.
In den äußeren Sekreten treten die Immunglobuline als sekretorische Immunglobuline auf. Dabei hat das sekretorische IgA eine dominierende Rolle.

Literatur

1. Ammann, A. J., R. Hong: Medicine **50** (1971) 223—229.
2. Arnold, R. R. et al.: Clin. Immunol. Immunopathol. **8** (1977) 475—486.
3. Bachmann, B.: Scand. J. clin. Lab. Invest. **17** (1965) 319—326.
4. Brock, J.: In: Immunologische Arbeitsmethoden, 2. Auflage, Seiten 333—344. Hrsg.: H. Friemel. VEB Gustav Fischer Verlag Jena 1980.
5. Friemel, H., J. Brock: Grundlagen der Immunologie. 4., bearbeitete Auflage. Seite 33ff. Akademie-Verlag Berlin 1978.
6. Gleichmann, E. et al.: Acta hepato-splenol. **17** (1970) 255—261.
7. Hobbs, J. R.: Lancet I (1968) 110—112.
8. Jäger, L.: Klinische Immunologie und Allergologie. VEB Gustav Fischer-Verlag Jena 1976, Seite 73ff.
9. Johannson, S. G. O. et al.: Acta path. microbiol. scand. **74** (1968) 519—530.
10. Kobayashi, K.: Immunochemistry **8** (1971) 785—800.
11. Maddison, S. E. et al.: Bull. World Health Organ. **52** (1975) 179—185.
12. Riddoch, D., R. A. Thompson: Brit. Med. J. **1** (1970) 396—399.
13. Rogos, R., J. Wagner: Z. med. Labortechnik **12** (1971) 24—31.
14. Schlimok, G. et al.: Klin. Pädiat. **186** (1974) 529—534.
15. Spiegelberg, R.: Advanc. Immunol. **19** (1974) 259—294.
16. Tomasi, T. B. jr., J. Bienenstock: Advanc. Immunol. **9** (1968) 1—96.

18. Immunglobulin G (IgG)

von Erwin WALRAPH

18.1. Bezeichnung
18.2. Allgemeine Charakterisierung
18.3. Physikochemische Charakterisierung
18.4. Biochemische Charakterisierung
18.5. Pathobiochemische Charakterisierung und diagnostische Wertigkeit
18.6. Analytik
Literatur

18.1. Bezeichnung

Immunglobulin G (IgG)
Synonym: (γ-Globulin, γ-2-Globulin, 7Sγ, 6,6Sγ, γss-Globulin)

18.2. Allgemeine Charakterisierung

Die Nomenklatur ist im WHO-Memorandum: Bull. Wld. Hlth. Org. 30 (1964) 447—450 festgelegt worden. Die Strukturaufklärung ist eng mit G. M. EDELMANN (4) und R. R. PORTER (11) verbunden.
Das IgG ist das dominierende Immunglobulin im menschlichen Blutplasma und ist funktionell ein Antikörper.

18.3. Physikochemische Charakterisierung

Das IgG besteht aus 2 leichten Polypeptidketten (L-Ketten) und 2 schweren Polypeptidketten (H-Ketten). Proteolytische Enzyme spalten das IgG in Fragmente auf.

Die strukturellen Eigenschaften des IgG werden wie folgt angegeben (1):

Schwere Kette (H-Kette)	γ-Isotyp	MW 50000
leichte Kette (L-Kette)	$\varkappa + \lambda$	MW 22500
Molekularformel	γ_2L_2	

Sedimentationskonstante	7S
Molekulargewicht	150000
Konzentration im Normalserum (g/l)	8—17
% des Gesamt-Ig	80
Kohlenhydratgehalt (%)	3
Valenz der Antigen-Bindung	2

Es sind bisher 4 Subklassen bekannt. Die Anteile am IgG betragen für IgG_1 65%, IgG_2 23%, IgG_3 8% und IgG_4 4%.
Das in anderen Körperflüssigkeiten vorhandene IgG ist mit dem im Blutplasma vorhandenen IgG identisch. Die Halbwertszeit des IgG beträgt 23 Tage.

18.4. Biochemische Charakterisierung

Die Synthese des IgG beginnt in der Fetalperiode beim Feten etwa ab der 20. Schwangerschaftswoche. Das fetale IgG kann die Plazenta durchdringen und im mütterlichen Organismus die Bildung von Antikörpern gegen das fetale IgG hervorrufen. Gleichzeitig können mütterliche IgG die Plazenta durchdringen. Dieser mütterliche Transfer der IgG hat seine Bedeutung in der Übertragung passiver Immunität und Immuntoleranz bis zu den ersten Lebenswochen. Gesunde, reife Neugeborene besitzen zur Zeit der Geburt einen IgG-Spiegel, der dem der Mutter entspricht. Bei weißen Kindern beträgt er 9—13 g/l Serum, bei schwarzen Kindern 15—18 g/l (10). Unreife Kinder besitzen einen niedrigen IgG-Spiegel.
Nach der Geburt sinkt der IgG-Spiegel ab und nach Unterschreitung eines bestimmten Schwellenwertes wird die Immuntoleranz aufgehoben. Die eigenständige Bildung der IgG erfolgt danach und wird etwa mit dem 6. Lebensjahr fast die Normalwerte des Erwachsenen erreichen.

Antikörperbildende Organe sind Milz, Knochenmark, Lunge und Lymphknoten sowie verschiedene Bereiche des Organismus, wo kleine Ansammlungen antikörperbildender Zellen in Kontakt mit Antigen kommen. Geringe Mengen von Antikörpern werden durch lymphoide Zellen des ZNS gebildet.

Die IgG-Produktion wird insbesondere bei immunologischen Sekundärreaktionen durch Protein- und Virusantigene, Bakteriophagen und Toxine stimuliert. Gleichzeitig wird durch diese Immunglobuline das „immunologische Gedächtnis" (memory cells) charakterisiert. Die Halbwertzeit des IgG beträgt mehr als 20 Tage (außer IgG_3 = 7 Tage). Das vorhandene Immunglobulin im Blutplasma bestimmt aber gleichzeitig die Abbaurate. Sinkt die Konzentration unter die Norm, so ist die Halbwertzeit des IgG verlängert. Bei hypergammaglobulinämischen Phasen, z. B. bei chronischen Infektionen, erfolgt dagegen ein beschleunigter Abbau der IgG (1).

Nach Antigenkontakt nimmt die Affinität des IgG nach wiederholtem Kontakt zu. Weiterhin werden die IgG stärker an Makrophagen und B-Lymphozyten gebunden.

18.5. Pathobiochemische Charakterisierung und diagnostische Wertigkeit

Die immunologischen Aspekte der humoralen Abwehrreaktionen wurden in den letzten Jahren bei den meisten Erkrankungen untersucht. Es stellte sich heraus, daß das Antikörpermangelsyndrom (AMS), die monoklonale Gammopathie und die Reaktionsfähigkeit des humoralen Systems auf einen antigenen Reiz von Bedeutung ist. Unter einem AMS wird ein Krankheitsbild verstanden, daß sich durch erhöhte Infektionsbereitschaft und immunchemisch durch ein Fehlen oder eine Verminderung der Immunglobuline darstellt. Prädestiniert sind Patienten mit hämatologischen Systemerkrankungen (13). Nicht unwesentlich sind die quantitativen Bestimmungen der IgG in der Diagnostik, als Verlaufskontrolle und als Kontrolle allgemeiner und spezifischer Therapie z. B. Immunsuppressiva, Cytostatika. Eine einmalige Bestimmung gibt eine Aussage über einen Momentzustand des Organismus und dem humoralen Immunsystem, der wesentlich durch die Erkrankung, durch die Therapie beeinflußt sein kann.

Die Immunglobuline sind nicht organspezifisch und geben für sich allein und in ihrer Konstellation zueinander im allgemeinen keinen Hinweis auf den Zustand eines Organs. Eine Interpretation der Werte kann nur in Verbindung mit der Anamnese und anderen labordiagnostischen Befunden vorgenommen werden.

Eine Verminderung der IgG wurde u. a. beim AMS, bei monoklonalen Gammopathien der IgA (A-Typ), bei Nephrosen, bei Makroglobulinämien, nach der Anwendung von Immunsuppressiva und Zytostatika und bei Gravidität beschrieben.

Eine Vermehrung der IgG ist bei monoklonalen Gammopathien vom G-Typ, bei Kollagenosen, Autoimmunerkrankungen, Leberzirrhose, nach Immunisierung, bei akuten und entzündlichen Erkrankungen (bakterielle- und Virusinfektionen) und subakuten und chronischen Entzündungen beschrieben worden.

18.6. Analytik

Auf Grund des hohen Anteils der IgG im Blutplasma werden verschiedene Methoden zur Charakterisierung und Bestimmung angewandt. Geläufig ist der Nachweis in der Immunelektrophorese unter Einsatz von poly-, oligo- und monospezifischen Antiseren. Als natives Untersuchungsmaterial werden Serum, Liquor, Synovia u. a. Körperflüssigkeiten in Anwendung gebracht (gegebenenfalls sind Einengungsverfahren notwendig).

Zur quantitativen Bestimmung wird im allgemeinen die einfache radiale Immunodiffusion (MANCINI-Technik) angewendet. Nephelometrische Bestimmungsmethoden setzen sich gegenwärtig immer mehr durch. Auch die Elektroimmunodiffusion und die zweidimensionale Immunelektrophorese nach LAURELL kann zur quantitativen Bestimmung der IgG herangezogen werden (5).

Referenzwerte IgG:

Blutplasma/Serum	8—17 g/l	
Liquor cerebrospinalis	0,015 g/l	
	(14,9 mg/l)	(12)
Synovia	1,4—7,4 g/l	(15)
Ejakulat	0,21 g/l	
	(210 mg/l)	(2)

Prinzipiell können in allen Körperflüssigkeiten mit entsprechenden Methoden die Immunglobuline nachgewiesen werden. Voraussetzung zur Bestimmung ist eine entsprechende diagnostische Fragestellung. So können Einzel- oder Kontroll-IgG-Nachweise oder Bestimmungen Einblicke in spezifische Abwehrmechanismen der humoralen Immunität bestimmter Bereiche geben. Es sind IgG-Vermehrungen im Liquor cerebrospinalis bei der multiplen Sklerose, bei Tumoren des ZNS beschrieben worden. IgG-Vermehrungen sind bei der Rheumatoidarthritis in der Synovia (IgG = 3,4—11 g/l) von (15) und eine Differenzierung der chron. Epididymitis (IgG = 0,49 g/l) von der akuten Epididymitis (IgG = 2,4 g/l) im Ejakulat ermittelt worden (2). Auch die IgG-Nachweise im Harn oder im Stuhl geben Hinweise über Erkrankungen der entsprechenden Organe bzw. Organsysteme. Bei allen Bestimmungen der IgG sind die Immunglobulinklassen A und M mit zu berücksichtigen. Die Antikörpersynthese ist immer als ein komplexer Prozeß des Organismus in der Immunabwehr zu werten.

Literatur

1. AMBROSIUS, H., W. RUDOLPH: Grundriß der Immunbiologie VEB Gustav-Fischer-Verlag, 1978.
2. BLENK, H. et al.: Münch. med. Wschr. **116** (1974) 35—38.
3. BUNDSCHUH, G., B. SCHNEEWEISS: Immunologie ein Nachschlagewerk. Akademie-Verlag, Berlin, 1976.
4. EDELMANN, G. M.: Angew. Chemie **85** (1973) 1083—1096.
5. FRIEMEL, H.: Immunologische Arbeitsmethoden. VEB Gustav-Fischer-Verlag, Jena, 1976.
6. FRIEMEL, H., J. BROCK: Grundlagen der Immunologie. Akademie-Verlag, Berlin, 1974.
7. JÄGER, L.: Klinische Immunologie und Allergologie. VEB Gustav Fischer-Verlag, Jena 1976.
8. KABAT, E. A.: Einführung in die Immunchemie und Immunologie. Springer-Verlag, Berlin—Heidelberg—New York (1971).
9. KÜHN, R.-A.: Immunelektrophorese-Fibel. Gustav-Fischer-Verlag, Jena, 1974.
10. MURALT, V. G.: Päd. Fortbild. K. Praxis 35, Karger, Basel, 1972.
11. PORTER, R. R.: Angew. Chemie **85** (1973) 1097—1101.
12. SCHMIDT, R. M.: Dtsch. Ges.wesen **28** (1973) 813—815.
13. STORCH, H.: Folia Haematol., Leipzig **101** (1974) 755—764.
14. THOMPSON, R. A.: Praxis der klinischen Immunologie. VEB Gustav-Fischer-Verlag, Jena 1978.
15. VERNON-ROBERTS, B. et al.: Ann. rheum. Dis. **33** (1974) 430—434.

19. Immunglobulin M (IgM)

von Werner BAUFELD

19.1. Bezeichnung
19.2. Physikochemische Charakterisierung
19.3. Biochemische Charakterisierung
19.4. Diagnostische Wertigkeit
19.5. Analytik
19.6. Referenzbereich
19.7. Präanalytische Faktoren
19.8. Zusammenfassung
Literatur

19.1. Bezeichnung

Die Bezeichnung für diese Immunglobulinklasse ist IgM. Daneben wurden früher auch die Abkürzungen γ-1-M-Globulin, β-2-M-Globulin, 19 S-γ-Globulin verwendet. Heute wird nur noch die Bezeichnung IgM gebraucht.

19.2. Physikochemische Charakterisierung

Das IgM gleicht in seiner Grundstruktur den anderen Immunglobulinen. Eine Untereinheit besteht aus zwei schweren Ketten (μ-Ketten) und zwei leichten Ketten ($\varkappa$- oder λ-Ketten). 5 Untereinheiten sind durch eine J-Kette zu einem sternförmigen Ring verbunden. Die Verknüpfung erfolgt am C-terminalen Ende der μ-Ketten. Vom IgM sind zwei Subklassen (μ_1 und μ_2) bekannt. Der Eiweißanteil des IgM beträgt etwa 89%, der Kohlenhydratanteil wird mit 10,0—11,8% angegeben.

Molekularformel:	$(L_2\mu_2)_5$ — J
Molekularmasse:	950000
Größe:	37 × 5 nm
Molekularmasse der μ-Kette:	70000
Molekularmasse der $\varkappa$- und λ-Kette:	22500

Durch milde Reduktion des IgM lassen sich 7 verschiedene Untereinheiten gewinnen, die auch unter pathologischen Bedingungen im Serum nachzuweisen sind. Sie zeigen den Immunglobulinen identische Eigenschaften.

Bei der enzymatischen Spaltung mit Papain und Pepsin erhält man den IgG-Spaltprodukten ähnliche Fragmente.

IgM ist Bestandteil der γ-Globuline. Die Wanderungsrichtung richtet sich nach den angewandten Trägermaterialien und dem pH-Wert. Unter den Bedingungen der Papier- und Zelluloseazetatfolienelektrophorese zeigt IgM eine anodische Wanderung und ist im Bereich der β-γ-Globuline lokalisiert. Bei der Immunelektrophorese wird durch die Wahl der Bedingungen eine kathodische Wanderung erzielt.

Die Sedimentationskonstante beträgt 19 S. Man erhält bei der Ultrazentrifugation durchaus auch unterschiedliche S-Werte zwischen 19 und 40 S. Diese Unterschiede werden durch Aggregation erklärt.

19.3. Biochemische Charakterisierung

Die IgM-Synthese setzt im Alter von 3—6 Monaten nach der Geburt ein. Die Verknüpfung der Ketten zum Immunglobulinmolekül vollzieht sich im endoplasmatischen Retikulum. Unmittelbar vor der Freisetzung findet die Pentamerenbildung des IgM und die Bindung des Kohlenhydratanteils statt. Das Verhältnis der $\varkappa$-Ketten zu den λ-Ketten im IgM beträgt 60:40. In einer Sekunde vermag eine Plasmazelle etwa 2000 Immunglobuline zu bilden. Die Syntheserate des IgM beträgt 0,4 g/d bzw. 6,7 mg/kg d. Der Anteil zu den übrigen Immunglobulinen macht etwa 10% aus.

Die Verteilung der Immunglobuline zwischen Intra- und Extravasalraum hängt weitgehend von der Permeabilität der Gefäßwände für die einzelnen Immunglobuline

ab. Die Größe der IgM-Moleküle führt zu einer verminderten Diffusion. Mit 76 bis 80% ist der Anteil im Intravasalraum relativ hoch. IgM ist in vielen Sekreten (Kammerwasser, Liquor, Synovia, Pleura- und Peritonealflüssigkeit, Speichel, Nasensekret, Tracheobronchialsekret, Darmsekret, Galle, Tränenflüssigkeit) vorhanden. Die Abbaurate des IgM beträgt 14% der Gesamtmenge pro Tag, die Halbwertzeit 5,1 Tage.
IgM ist der Antikörper der Frühphase, dazu zählen fast alle natürlichen Antikörper gegen bakterielle und zelluläre Antigene. Sie haben präzipitierende, agglutinierende und unter Komplementbeteiligung lysierende Eigenschaften. Von allen Immunglobulinen zeigt IgM die stärkste Komplementbindung und -aktivierung. Die Gewebebindungsfähigkeit ist gering. Statt der zu erwartenden Valenz von 10 ist das IgM aus sterischen Gründen nur in der Lage, 5 Valenzen zu betätigen.

19.4. Diagnostische Wertigkeit

Der differentialdiagnostische Wert der IgM-Bestimmung ist im allgemeinen gering, nur bei wenigen speziellen Fragestellungen vermag IgM einen Beitrag zu leisten (19).
Die Anwesenheit von IgM im Nabelschnurblut oder im Blut Neugeborener deutet auf eine intrauterine Infektion hin. Unter Normalbedingungen tritt kein IgM auf.
Ein isolierter IgM-Mangel tritt äußerst selten auf; diese Patienten zeigen eine erhöhte Infektanfälligkeit gegenüber Bakterien und Viren. Bei der Giedion-Scheidegger-Anomalie fehlen IgM und IgA fast vollständig bei annähernd normaler IgG-Konzentration. Nicht alle Patienten zeigen eine vermehrte Infektanfälligkeit.
Beim Wiskott-Aldrich-Syndrom ist eine deutliche IgM-Erniedrigung bei gleichzeitiger starker IgE-Vermehrung nachweisbar. Bei einer Reihe von Lebererkrankungen, den verschiedenen Formen der Hepatitis und der Leberzirrhose, kommt es zu einer IgM-Erhöhung im Serum. Auch bei Viruserkrankungen kann IgM erhöht sein.

19.5. Analytik

Der qualitative Nachweis von IgM wird in der Immunelektrophorese (6) unter Anwendung von tierischen Antiseren (Kaninchen) durchgeführt. Als Trägermaterialien dienen Agar oder Agarose. Auch Zelluloseazetatfolien (13) können mit gutem Erfolg verwendet werden. Der Einsatz der Immunelektrophorese zur semiquantitativen Bestimmung bis zum Alter von 3 Jahren kann wegen der Altersabhängigkeit von IgM nicht empfohlen werden.
Die quantitative Bestimmung kann mit der einfachen radialen Immunodiffusion (6), der multiplen radialen Immunodiffusion (3, 5) und der Elektroimmunodiffusion (2, 6, 12, 17) durchgeführt werden. Die Berechnung erfolgt jeweils unter Bezug auf ein Standardserum.
In neuerer Zeit werden auch immunchemische photometrische Bestimmungen durch Anwendung der Nephelometrie bzw. Trübungsmessung (14, 15) angewandt. Die Empfindlichkeit dieser Methoden ist wesentlich höher, sie ist aber in der klinischen Praxis nicht unbedingt erforderlich. Ein weiterer Vorteil ist die relativ kurze Analysenzeit. Hierin liegt vielleicht ihre Bedeutung.

19.6. Referenzbereich

Für die IgM-Konzentration besteht eine Altersabhängigkeit. So nimmt die Konzentration nach der Geburt bis zu einem Alter von 3 Jahren ständig zu (16). Danach besteht kein signifikanter Unterschied gegenüber dem Erwachsenen. Eine geschlechtsbezogene Abhängigkeit wird angegeben (18).

männlich	0,6—2,5 g/l
weiblich	0,7—2,8 g/l

19.7. Präanalytische Faktoren

Bei der Blutentnahme ist zu beachten, daß es sich beim IgM um einen hochmolekularen Eiweißkörper handelt. Die Konzentration verändert sich, wenn sich die Reaktionslage

des Patienten bei Vergleichsuntersuchungen verschiebt. Das Serum kann eine Woche im Kühlschrank oder bei —20 °C längere Zeit aufbewahrt werden.
Hämolytische oder lipämische Seren sollten nicht verwandt werden.

19.8. Zusammenfassung

— Immunglobulin M (IgM) repräsentiert eine eigene Immunglobulinklasse.
— Die Serumkonzentrationen sind geschlechtsabhängig und betragen für das männliche Geschlecht 0,6—2,5 g/l und für das weibliche Geschlecht 0,7—2,8 g/l.
— Unter Normalbedingungen ist im Nabelschnurblut bzw. im Blut Neugeborener kein IgM nachweisbar. Die Anwesenheit von IgM deutet auf eine intrauterine Infektion hin.
— Weitere diagnostische Wertigkeit hat die IgM-Bestimmung für Lebererkrankungen, Immundefekte und immunologische Reaktionen des Organismus, ferner bei der Diagnostik monoklonaler Gammopathien (s. Paraproteine).

Literatur

1. Ambrosius, H.: Zschr. ärztl. Fortbildung **65** (1970) 467—470.
2. Axelsen, N. H., J. Krøll, B. Weeke: A manual of quantitative immunoelectrophoresis. Scand. J. Immunol. Vol. 2 Suppl. No. 1 (1973).
3. Bundschuh, G., B. Schneeweiss: Immunologie — ein Nachschlagewerk. Akademie-Verlag, Berlin, 1976.
4. Berkó, G., S. Husz: Z. med. Labortechnik **17** (1976) 92—97.
5. Domán, J.: Clin. Chim. Acta **69** (1976) 153—160.
6. Friemel, H.: Immunologische Arbeitsmethoden. 2. Auflage. VEB Gustav-Fischer-Verlag. Jena, 1980.
7. Friemel, H., J. Brock: Grundlagen der Immunologie. 4. Auflage. Akademie-Verlag. Berlin, 1978.
8. Götz, H.: Immunologische Plasmaprotein-Diagnostik. Verlag W. de Gruyter, Berlin (W)—New York, 1973.
9. Jäger, L.: Grundlagen der Klinischen Immunologie. Akademie-Verlag. Berlin, 1978.
10. Jäger, L.: Klinische Immunologie und Allergologie. VEB Gustav-Fischer-Verlag. Jena, 1976.
11. Kühn, R. A.: Immunelektrophorese-Fibel. VEB Gustav-Fischer-Verlag. Jena, 1974.
12. Laurell, C.-B.: Scand. J. clin. Lab. Invest. **29**, Suppl. **124** (1972) 21.
13. Sartorius — Handbuch SM 10, Ausgabe 1974. Sartorius-Membranfilter GmbH, Göttingen/BRD.
14. Sieber, A., J. Gross: Laboratoriumsblätter Behringwerke **26** (1976) 117—123.
15. Sieber, A.: Laboratoriumsblätter Behringwerke **27** (1977) 109—118.
16. Uffelman, J. A. et al.: Clin. Chim. Acta **28** (1970) 185—192.
17. Verbruggen, R.: Clin. Chem. **21** (1975) 5—43.
18. Huber, H., D. Pastner, F. Gabl: Laboratoriumsdiagnose hämatologischer und immunologischer Erkrankungen. Springer-Verlag. Berlin (W)—Heidelberg—New York, 1972.
19. Zipprich, B., R. Nilius: Wissenschaftliche Beiträge Martin-Luther-Universität Halle-Wittenberg 1978/8 (R 36). Halle (Saale), 1978.

20. Immunglobulin D (IgD)

von Erasmus BEHM

20.1. Bezeichnung
20.2. Allgemeine Charakterisierung
20.3. Physikochemische Charakterisierung
20.4. Biochemische Charakterisierung
20.5. Pathobiochemische Charakterisierung und diagnostische Wertigkeit
20.6. Analytik
20.7. Referenzbereiche
20.8. Präanalytische Faktoren
20.9. Zusammenfassung
Literatur

20.1. Bezeichnung

Diese Immunglobulinklasse wurde 1965 von ROWE und FAHEY (13) beschrieben, die das bis dahin unbekannte Immunglobulin (Ig) als eine eigene Klasse im Serum eines Myelom-Patienten identifizierten. Mit Hilfe eines spezifischen Antiserums, das gegen die Schwerketten des neu entdeckten Proteins erzeugt worden war, wurde das Ig auch in Seren gesunder Personen festgestellt und quantifiziert (14). Die Autoren legten bereits die heute noch gültige Bezeichnung „Immunglobulin D" fest.

20.2. Allgemeine Charakterisierung

IgD repräsentiert eine eigene Immunglobulinklasse. Es kommt auf den Oberflächen von B-Lymphozyten neben IgM als Antigenrezeptor vor und ist in geringen Konzentrationen frei im Serum vorhanden.

20.3. Physikochemische Charakterisierung

IgD wurde für molekularanalytische Studien aus den Seren von Patienten mit Myelomen isoliert. Es handelt sich um einen Präparationsgang, bei dem die Ionenaustauschchromatographie an DEAE-Zellulose unter Verwendung eines 0,01 mol/l bis 0,3 mol/l Phosphat-Puffergradienten, pH 8,0, in Kombination mit der Chromatographie an Sephadex G 200 oder Ultrogel Ac 34 eingesetzt wird (3). Die Analysen ergaben bisher (6, 7, 11, 16):

IgD entspricht in seiner Grundstruktur anderen Ig, d. h., es ist aus zwei schweren, den δ-Ketten und zwei leichten, $\varkappa$- oder λ-Ketten, zusammengesetzt (vergl.: Allgemeiner Teil zur Ig-Struktur). Die Molekularformel lautet demnach $\delta_2\varkappa_2$ oder $\delta_2\lambda_2$. Die Ketten sind untereinander durch Disulfidbrücken verknüpft.

Abweichend von den Verhältnissen bei anderen Ig-Klassen, scheint im Serum-IgD die λ-Kette zu überwiegen, dagegen im Zelloberflächen-(Rezeptor-)IgD die $\varkappa$-Kette (15). Das Molekulargewicht ist mit 184000 (172000—200000) zu veranschlagen, die Sedimentationskonstante liegt zwischen 6 und 7 S. Daraus wird auf eine relativ lockere Struktur des Moleküls geschlossen. Die Molekulargewichte der δ-Ketten können mit ca. 68000 angenommen werden. Bestimmungen verschiedener Forschergruppen mit unterschiedlichen Methoden lieferten Werte von 51000, 53000, 54000, 63000 bis 70000. Die größere Länge der δ-Kette und damit das höhere Molekulargewicht des IgD im Vergleich z. B. zum IgG, wird auf die längere Scharnierregion zurückgeführt. Die Kette weist vier homologe Regionen (Domänen) auf. Relativ hoch, 12—15%, das entspricht dem MW = 20000, ist der Kohlenhydratanteil des IgD-Moleküls, bemerkenswert hieran wiederum der hohe Sialinsäuregehalt. Eine vollständige Aufklärung der Aminosäuresequenz der δ-Kette ist bislang nicht gelungen, IgD-Subklassen wurden bisher nicht nachgewiesen.

Gegenüber proteolytischen Enzymen (Papain, Pepsin, Trypsin, Plasmin) ist IgD empfindlicher als andere Ig. Daher erklären sich die Schwierigkeiten, die einer Strukturanalyse entgegenstehen. Durch halbgesättigte Ammoniumsulfatlösung läßt sich IgD präzipitieren. In der Zonenelektrophorese wandert es im β- bis vorderen γ-Bereich.

20.4. Biochemische Charakterisierung

IgD repräsentiert etwa 0,25% der gesamten Serum-Ig und ca. 1% der täglich synthetisierten Antikörpermoleküle. Die Konzentrationen variieren in den Seren Gesunder beträchtlich von weniger als 3 bis zu 400 mg/l. Diese IgD-Werte folgen nicht einer Gauß-Verteilung, vielmehr lassen sich drei Konzentrationsbereiche erkennen (trimodale Verteilung 2, 5, 16), und zwar ein unterer bis 3 mg/l, ca. 10% der Gesunden, ein mittlerer Bereich 20—60 mg/l, in dem 70 bis 80% aller Werte gesunder Personen liegen und ein oberer Bereich über 100 mg/l, in dem wiederum ca. 10% der Werte von Normalpersonen festzustellen sind. Wie Untersuchungen an Verwandten zeigten, unterliegt die Höhe des individuellen Wertes genetischen Einflüssen (1). Die Syntheserate beträgt täglich 0,4 mg pro kg Körpergewicht, die Halbwertzeit 2,8 Tage. 75% des IgD befinden sich intravasal, hiervon werden täglich 37% erneuert (6, 16, 18).

Soweit bisher bekannt, wird IgD nicht an Fc-Rezeptoren von Zellen gebunden, vermag es keine lysosomalen Inhaltsstoffe, Serotonin, o. ä. aus Zellen freizusetzen und keine Bindung des C1 und Aktivierung des Komplements über den klassischen Weg auszulösen. Ob die beobachtete Aktivierung des Komplementsystems durch relativ hohe Konzentrationen aggregierter Fc-Anteile des IgD biologisch relevant ist, muß bezweifelt werden. IgD passiert die Plazenta nicht.

Im Serum Neugeborener ist es nicht oder nur in Spuren nachweisbar. Der Spiegel steigt nach der Geburt an und erreicht im Alter von zwei Jahren (2), nach anderen Untersuchern erst mit 17 Jahren (8) Erwachsenenwerte. Geschlechtsspezifische Differenzen, wie etwa beim IgM, wurden nicht gefunden.

20.5. Pathobiochemische Charakterisierung und diagnostische Wertigkeit

Nach dem bisherigen Kenntnisstand scheint dem IgD vor allem (oder ausschließlich?) als Oberflächenrezeptor und Regulator der Lymphozytenaktivität biologische Bedeutung zuzukommen (9, 17).

Die Rolle des Serum-IgD ist unklar. Befunden über Vermehrungen bei einigen Krankheiten stehen andere Untersuchungen gegenüber, die derartiges nicht nachweisen konnten.

Eine eindeutige diagnostische Wertigkeit kommt dem Serum-IgD nur bei seiner Vermehrung als Produkt eines Myeloms zu. In den ersten acht Jahren nach Entdeckung dieses Ig wurden ca. 140 Fälle beschrieben (6). Über 90% der dabei vermehrt gebildeten IgD-Moleküle weisen λ-Ketten auf und ebenfalls mehr als 90% der Myelomträger zeigen eine Bence-Jones-Proteinurie. Mit IgD-Myelomen ist bei 0,8% aller Patienten mit malignen monoklonalen Gammopathien zu rechnen (6, 10), sie sollen relativ bösartig verlaufen (16).

20.6. Analytik

Das IgD der Myelome wird im Serum der Patienten qualitativ als M-Gradient in der Zonenelektrophorese und spezifisch unter Einsatz von Anti-Schwerketten- und -Leichtketten-Seren in der Immunelektrophorese oder auch mit der Immunofixations-Technik nach Zonenelektrophorese nachgewiesen. Quantitative Bestimmungen werden im allgemeinen mittels einfacher radialer Immunodiffusion vorgenommen. Da die untere Bestimmungsgrenze dieser Methode jedoch bei etwa 5 mg/l liegt, kann ein Teil der IgD-Werte — bei etwa 5 bis 10% der Normalpersonen — nicht oder nur ungenau erfaßt werden.

Radioimmunchemische Methoden (10) gestatten eine Empfindlichkeitssteigerung der Quantifizierung. Bei Bestimmungen der Menge empfiehlt sich die Bezugnahme auf den IgD-Standard des International Reference Centre for Immunoglobulins der WHO in Lausanne/Schweiz (12).

20.7. Referenzbereiche

Siehe unter 4.

20.8. Präanalytische Faktoren

IgD ist in lyophilisierter Form, bei 4 °C oder −20 °C gelagert, mindestens ein Jahr stabil (12), und in Serumproben, die bei 4 °C gelagert werden, war es über Monate stabil (4).

20.9. Zusammenfassung

Immunoglobulin D (IgD) repräsentiert eine eigene Immunglobulinklasse. Es kommt im Serum in geringen Konzentrationen vor: 70 bis 80% der Werte liegen zwischen 20 und 60 mg/l, die Werte bei Gesunden schwanken jedoch außerordentlich zwischen weniger als 3 und 400 mg/l.

Von diagnostischer Bedeutung ist die Vermehrung des IgD bei Plasmozytomen. Qualitativer Nachweis und Klassifizierung erfolgen dann mit der Zonenelektrophorese und der Immunelektrophorese im Serum. Im Urin sind bei über 90% der IgD-Myelomträger L-Ketten (BENCE-JONES-Protein) nachzuweisen.

Die biologische Bedeutung des IgD ist vor allem als Antigenrezeptor auf Lymphozytenoberflächen zu sehen.

Literatur

1. ALLANSMITH, M. et al.: J. Immunol. **102** (1969) 1504—1510.
2. BECKER, W. et al.: Clin. Chem. **15** (1969) 649 to 660.
3. BROCK, J.: In: FRIEMEL, H. (Hrsg.): Immunologische Arbeitsmethoden. VEB Fischer-Verlag Jena (1980) S. 351—353.
4. CHEN, C. Y. et al.: J. Immunol. Meth. **13** (1976) 207—213.
5. DUNETTE, S. L. et al.: J. Immunol. **119** (1977) 1727—1731.
6. JÄGER, L.: Klinische Immunologie und Allergologie. VEB Fischer-Verlag. Jena (1976) S. 73ff.
7. JEFFERIS, R., J. B. MATTHEWS: Immunol. Rev. **37** (1977) 25—49.
8. LESLIE, G. A. et al.: Int. Arch. Allergy Appl. Immunol. **49** (1975) 350—357.
9. MOSIER, D. E. et al.: Immunol. Rev. **37** (1977) 89—104.
10. OBERDORFER, A. et al.: Z. klin. Chem. klin. Biochem. **11** (1973) 51—64.
11. PREVAL, G. DE: In: BACH, J.-F. (Hrsg.) Immunologie, Flammarion, Paris (1976) 139ff.
12. ROWE, D. S. et al.: Bull. W.H.O. **43** (1970) 607—609.
13. ROWE, D. S., J. L. FAHEY: J. Exp. Med. **121** (1965) 171—184.
14. ROWE, D. S., J. L. FAHEY: J. Exp. Med. **121** (1965) 185—199.
15. ROWE, D. S. et al.: J. Exp. Med. **138** (1973) 965—972.
16. SPIEGELBERG, H. L.: Immunol. Rev. **37** (1977) 3—24.
17. VITETTA, E. S., J. W. UHR: Immunol. Rev. **37** (1977) 50—88.
18. WALDMANN, T., W. STROBER: Progress Allergy **13** (1969) 1—110.

21. Immunglobulin E (IgE)

von Karl-Christian BERGMANN

21.1. Bezeichnung
21.2. Allgemeine Charakterisierung
21.3. Physikochemische Charakterisierung
21.4. Biochemische Charakterisierung
21.5. Pathobiochemische Charakterisierung
21.6. Diagnostische Wertigkeit
21.7. Analytik
21.8. Zusammenfassung
Literatur

21.1. Bezeichnung

Immunglobulin E (IgE)

21.2. Allgemeine Charakterisierung

1966 wurde IgE als bisher letzte Ig-Klasse gereinigt und charakterisiert (7). Damit war die Natur der Reagine geklärt; jener Antikörper, mit denen eine experimentelle Übertragung anaphylaktischer Reaktionen möglich ist, wie z. B. im PRAUSNITZ-KÜSTNER-Test.
Die Besonderheit des IgE ist seine relativ starke Bindung an Mastzellen und basophile Granulozyten.

21.3. Physikochemische Charakterisierung

IgE ist ein Glykoprotein. Seine elektrophoretische Wanderungsgeschwindigkeit vom β-2- bis γ-2-Bereich weist auf große Heterogenität hin (—4,3 bis $2{,}3 \times 10^{-5}$ V cm^{-2} sek^{-1} [5]).

Molekulargewicht, Sedimentationskonstanten und Kohlenhydratanteile von IgE und seinen Komponenten werden wie folgt angegeben (6):

	MW	S	%
Natives IgE	190000	8,2	11,7
Epsilon-Kette	75000		
Kappa- o. Lambda-Kette	22000		
Fc-Stück	96000	5,1	18,5
$F(ab')_2$-Stück	140000	6,7	8,5

Das in Sekreten auftretende IgE ist mit dem Serum-IgE physikochemisch identisch. IgE-Subklassen konnten bisher nicht gesichert werden.

21.4. Biochemische Charakterisierung

Die durch zwei Allele an einem Genlocus genetisch gesteuerte (2) Bildung von IgE setzt kurz vor bzw. unmittelbar nach der Geburt ein. Eine Plazentapassage besteht nicht (1). Die normalen Erwachsenenwerte werden etwa bis zum 15. Lebensjahr erreicht. Als wichtigster Syntheseort des IgE sind die Schleimhäute des Respirationstraktes anzusehen. Durch eine bestimmte Molekülkonfirmation im Fc-Teil, die durch Erhitzen oder Reduktion mit Merkaptoäthanol leicht zu zerstören ist, wird die hohe Bindungsaffinität des IgE an Basophile und Mastzellen erreicht (zytophiler AK). Die Zellen besitzen IgE-spezifische Rezeptoren. Ca. 10—60000 IgE-Moleküle besetzen die Oberfläche der Mastzelle eines Gesunden, beim Atopiker sind es weit mehr. Die Halbwertzeit im Serum liegt bei 2—4 Tagen, die des zellgebundenen IgE bei 1—2 Wochen (4).
IgE ist relativ stabil. Bei ständiger Tiefkühl-

lagerung treten meßbare Konzentrationsverluste erst nach 8—12 Monaten auf, 6tägige Lagerung bei Raumtemperatur bzw. mehrmaliges Einfrieren und Auftauen führt zu Verlusten von 6—8% (5). Die physiologische Rolle des IgE ist, abgesehen von seiner Abwehrfunktion bei einigen parasitären Erkrankungen, weitgehend unbekannt. Ein totaler Mangel ist extrem selten.

21.5. Pathobiochemische Charakterisierung

IgE spielt eine entscheidende Rolle im Ablauf allergischer Reaktionen vom Soforttyp (Typ-I-Reaktion nach GELL und COOMBS). Diese werden ausgelöst durch die Bindung eines inhalativ, oral oder perkutan aufgenommenen Allergens mit den Fab-Teilen zellgebundenen IgE (Bridging-Hypothese). Die Allergen-IgE-Wechselwirkung mit der Verknüpfung zweier oder mehrerer IgE-Moleküle durch das Allergen bedeutet für die Mastzellen oder Basophilen einen Reiz, der sie zur Ausschüttung verschiedener Mediatoren (Histamin, slow reacting substance of anaphylaxis, eosinophilchemotaktischer Faktor der Anaphylaxie, u. a.) induziert. Diese wirken entweder direkt auf ihre Zielzellen ein, wie z. B. Histamin glatte Muskulatur kontrahiert (Bronchialobstruktion), oder sie wirken indirekt (3).

21.6. Diagnostische Wertigkeit

Diagnostisch relevant ist der Nachweis von:

1. Erhöhten Konzentrationen an frei zirkulierendem Gesamt-IgE.
2. Allergenspezifischen IgE-Antikörpern im Serum und Sekreten.
3. Allergenspezifischen IgE-AK auf Zellmembranen (basophilen Granulozyten).

Erhöhte IgE-Konzentrationen im Serum werden in 60—80% der Patienten mit atopischem-extrinsic-Asthma in Abhängigkeit von einigen Einflußgrößen (auslösendes Allergen, jahreszeitliche Schwankungen, Krankheitsdauer, Therapie) festgestellt. Erhöhte Werte treten auch bei allergischen Rhinitiden, allergischer bronchopulmonaler Aspergillose, endogenem Ekzem, bestimmten Arzneimittelüberempfindlichkeiten (z. B. Penizillin) und mehreren parasitären Erkrankungen (z. B. Ascaris lumbricoides) auf (4). IgE-Mangelzustände sind nicht gesichert.

Die diagnostische Relevanz des Nachweises von allergenspezifischem IgE entspricht etwa der des inhalativen Allergentests. Das Indikationsspektrum ist dabei noch breiter. Der Nachweis zellgebundener IgE-AK entspricht in seiner Wertigkeit ebenfalls den inhalativen Allergentests, der Indikationsbereich geht darüber hinaus. IgE liegt bei gesunden Erwachsenen in einer Konzentration von weniger als 300 KU/L vor; die Werte sind deutlich methodenabhängig.

21.7. Analytik

Die Bestimmung des Gesamt-IgE erfolgt meist durch einen Enzym-Immuno-Assay- bzw. Paper-Disc-Radio-Immuno-Sorbent-Test (8). Modifizierte Verfahren der Mancini-Technik und der Laser-Nephelometrie sind weniger empfindlich. Ein Standardreferenzserum der WHO (68/341) dient als internationales Referenzserum (9).

Die Methode der Wahl zum Nachweis allergenspezifischer IgE-AK ist der Radio-Allergo-Sorbent-Test (10). Zellgebundenes IgE wird mit dem Histaminfreisetzungstest oder dem Basophilendegranulationstest nachgewiesen.

21.8. Zusammenfassung

IgE ist das Immunglobulin mit der geringsten Serumkonzentration. Es zeichnet sich durch seine außerordentlich hohe Gewebsbindung aus. Im Ablauf allergischer Reaktionen vom Soforttyp spielt es die entscheidende Rolle. Erhöhte IgE-Konzentrationen werden bei Patienten mit allergischen Krankheiten gefunden. Die Bestimmung erfolgt vorzugsweise mit radioimmunologischen Methoden.

Literatur

1. BAZARAL, M. et al.: J. Immunol. **107** (1971) 794—801.
2. BAZARAL, M. et al.: J. Allergy Clin. Immunol. **54** (1974) 288—304.
3. BENNICH, H., S. G. O. JOHANSSON, H. VON BARH-LINDSTRÖM, T. KARLSSON: In: JOHANSSON, S. G. O., K. STRANDBERG, B. UVNÄS (Hrsg.): Molecular and biological aspects of the acute allergic reaction. Plenum Press, N.Y. 1976.
4. BERGMANN, K.-CH.: Zschr. inn. Med. **32** (1977) 528—533.
5. BERGMANN, K.-CH.: Promotion B. Humboldt-Univ. Berlin 1977.
6. HEIN, H.: Fortschr. Med. **91** (1973) 141—145.
7. ISHIZAKA, K. et al.: J. Immunol. **97** (1966) 75—82.
8. JOHANSSON, S. G. O. et al.: Immunology **14** (1968) 275—268.
9. ROWE, D. S. et al.: Bull. Wld. Hlth. Org. **49** (1973) 320—321.
10. SCHNELLENBERG, R. S., N. F. ADKINSON: J. Allergy Clin. Immunol. **55** (1975) 83—91.

22. Monoklonale Immunglobuline (Paraproteine)

von Erasmus Behm

22.1. Definition und Einteilung
22.2. Häufigkeit
22.3. Struktur und Synthese monoklonaler Immunglobuline
22.4. Der diagnostische Weg
22.5. Gammopathien bei verschiedenen Myelomtypen
22.5.1. Das IgG-Myelom (γG-Plasmozytom)
22.5.2. Das IgA-Myelom (γA-Plasmozytom)
22.5.3. IgD- und IgE-Myelome (γD-, γE-Plasmozytome)
22.5.4. Das IgM-produzierende Myelom (M. Waldenström)
22.5.5. Leichtketten und Bence-Jones-Myelom (mikromolekulares Myelom bzw. Plasmozytom)
22.5.6. Schwerkettenkrankheit (heavy chain disease, HCD)
22.5.7. Biklonale Gammopathien
22.5.8. Askretorische Myelome
22.6. Zusammenfassung
Literatur

22.1. Definition und Einteilung

Unter einer Gammopathie (G) ist eine übermäßige Vermehrung der Immunglobuline (Ig) des Serums zu verstehen. Sie zeigt sich besonders häufig in der γ-Zone der Elektrophorese — daher die Bezeichnung. Diese Vermehrungen können sich jedoch auch bis in die β- und α-2-Banden hinein erstrecken (4, 15, 24). Von diesen echten G sind die Pseudogammopathien abzugrenzen. Ihre Ursache ist die Zunahme der Konzentration von Plasmaproteinen, die ebenfalls elektrophoretisch im α-2- bis γ-Bereich wandern, z. B. Haptoglobine, Transferrin, Rheumafaktoren (25). Die G können in polyklonale und monoklonale unterteilt werden. Eine polyklonale G zeigt sich in der Zonenelektrophorese als breitbasige Proteinvermehrung, während schmalbasige, sog. Extra- oder M-Gradienten für die monoklonale G typisch sind. Im erstgenannten Fall, z. B. bei chronischen Entzündungen, Lebererkrankungen u. a. m., sind in den Patientenseren Ig verschiedener Spezifitäten, d. h. Produkte unterschiedlicher Zellklone, vermehrt. Dagegen zeichnet sich die monoklonale G durch die Überproduktion eines bestimmten Ig-Typs mit stets gleicher Struktur und daher auch gleichem elektrophoretischen Verhalten aus.

Tabelle 1
Einteilung der Gammopathien (nach 4, modifiziert)

1.	Polyklonale Gammopathien
1.1.	Begleitphänomene chron. Entzündungen, Lebererkrankungen, Kollagenosen, der Tuberkulose, Sarkoidose u. a.
1.2.	Idiopathisch: Purpura hyperglobulinämica (Waldenström)
2.	Monoklonale Gammopathien
2.1.	benigne monoklonale Gammopathien;
2.2.	maligne monoklonale Gammopathien:
2.2.1.	primäre maligne monoklonale Gammopathien
2.2.1.1.	Myelome (Plasmozytome)
2.2.1.2.	Makroglobulinämie (M. Waldenström)
2.2.1.3.	Leichtketten-Myelom (Bence-Jones- oder mikromolekulares Myelom)
2.2.1.4.	Schwerkettenkrankheit (heavy chain disease, HCD)
2.2.1.5.	Chron. idiopathische Kälteagglutininkrankheit
2.2.2.	sekundäre maligne monoklonale Gammopathie bei Lymphomen, lymphatischen Leukosen, Tumoren

Tabelle 2
Differenzierungskriterien zwischen maligner und benigner monoklonaler Gammopathie (nach 14, 21, 25)

Kriterium	Monoklonale Gammopathie	
	maligne	benigne
Konzentration des monoklonalen Ig	hoch (IgG > 20, IgA und IgM > 10 g/l)	gering
Konzentrationsänderung des monoklonalen Ig	Anstieg	gleichbleibend
Konzentration der übrigen Ig	erniedrigt	normal
Serumviskosität	gesteigert (bes. bei M. WALDENSTRÖM)	normal
BENCE-JONES-Protein-(L-Ketten)-Nachweis	häufig im Serum und/oder Urin nachweisbar; pathognomonisch	selten: wenn vorhanden, in geringen Konzentrationen
Albumin im Serum	erniedrigt	normal
Hämoglobin	erniedrigt	meist normal
BSG	stark beschleunigt	normal bis mittelstark beschleunigt
Knochenveränderungen	häufig (Osteolysen)	fehlen
Knochenmarkbiopsie	Plasmozytose über 20% (außer bei Frühformen), Zellen z. T. atypisch	Plasmozytose meist unter 10%, Zellen typisch

Monoklonale G sind entweder Ausdruck einer malignen Erkrankung oder sie sind benigne. Unter den malignen monoklonalen G können wiederum primäre von sekundären unterschieden werden. Zu den erstgenannten zählen solche, die auf der tumorartigen Proliferation eines Klons Ig-produzierender Zellen beruhen (Myelome bzw. Plasmozytome; 2, 4, 13). Sekundäre maligne monoklonale G kommen gelegentlich bei anderen tumorösen Erkrankungen vor, z. B. bei Lymphomen oder Tumoren des nichtlymphatischen Gewebes. Eine Übersicht zur Einteilung der G zeigt Tabelle 1.
Zur Unterscheidung der malignen von den benignen monoklonalen G sind eine Reihe von Kriterien heranzuziehen, die in Tabelle 2 zusammengefaßt sind.

22.2. Häufigkeit

Benigne monoklonale G stellen die größte Gruppe in der normalen Population dar (6). Eine deutliche Zunahme ist mit steigendem Lebensalter festzustellen (Tab. 3a).

Tabelle 3
Vorkommen monoklonaler Gammopathien (nach 3, 6, 7, 10, 14, 16, 20, 21, 24, 25)
a) — Benigne monoklonale Gammopathie

Alter	Häufigkeit (%)
unselektierte Population	0,1 bis 1,2
älter als 70 Jahre	3
älter als 80 Jahre	5
90 bis 100 Jahre	19

Bei Klinikpatienten ist nur ein Teil der malignen monoklonalen G auf Myelome zurückzuführen. $^1/_{10}$ bis $^1/_4$ hat seine Ursache in Lymphomen, Leukosen, Tumoren. Benigne monoklonale G sind bei Klinikpatienten mit $^1/_3$ bzw. $^1/_4$ vertreten (6, 7). Myelome weisen eine Inzidenz von 1 bis 3 Fällen pro 100000 der Bevölkerung auf. Sie manifestieren sich gewöhnlich erst jenseits des 25. Lebensjahres mit einem Gipfel im 6. Lebensjahrzehnt. Die Häufigkeitsverteilung der Myelomtypen ist aus Tabelle 3b ersichtlich.

b) — Maligne monoklonale Gammopathie (Myelome bzw. Plasmozytome)

Typ des Myeloms	Häufigkeit (%) bezogen auf die Gesamtheit der Myelome
IgG	54 —65
IgA	15 —20
IgM	10 —17
IgD	0,3 — 4,5
IgE	0,01
BENCE-JONES-Myelom	3 —10
HCD (Schwerkettenkrankh.)	0,01
biklonale Gammopathie	ca. 1

22.3. Struktur und Synthese monoklonaler Immunglobuline

Die Bezeichnung „Paraprotein" für monoklonales Ig wurde 1940 von APITZ geprägt und wird auch heute noch verwendet. Sie impliziert die Vorstellung von strukturell abnormen Eiweißen. Das ist jedoch im allgemeinen nicht zutreffend. Die Produkte der IgG-, IgA-, IgD- und IgE-Myelome weisen zumeist eine regelrechte Ig-Struktur auf. Sie werden auch als γG , γA-, γD- und γE-Proteine bezeichnet und setzen sich aus vier Ketten normaler Länge zusammen, u. zw. je zwei Schwer- und Leichtketten (vergl.: Allgemeiner Teil, Struktur der Ig).

Die Strukturaufklärung der Ig ist gerade an derartigen monoklonalen Ig betrieben worden. Gewisse Unregelmäßigkeiten lassen sich aber erkennen: So läuft die H- und L-Kettenbildung häufig nicht genügend synchron ab, es resultiert ein Überschuß an freien Leichtketten im Serum, die nierengängig und als sog. BENCE-JONES-Proteine im Urin nachweisbar sind. Daher ist umgekehrt dieser positive Nachweis bei Myelomverdacht ein ominöses Zeichen (vgl. Tabelle 2 und Abschn. 22.5.5.).

Die monoklonalen IgM-Moleküle bei M. WALDENSTRÖM liegen nur z. T. als 19-S-Einheit vor, d. h. haben die übliche Größe des IgM. Ein großer Anteil ist monomeres 7-S-IgM. Im Serum von IgA-Myelomträgern wurden neben regelrecht strukturierten Ig auch Halbmoleküle nachgewiesen, bestehend aus einer α- und einer Leichtkette (22). Ausgesprochene Defekte der gebildeten monoklonalen Proteine finden sich bei den seltenen Schwerkettenkrankheiten (4, 5, vgl. auch Abschn. 22.5.).

Die gebildeten Mengen monoklonaler Ig pro Myelomzelle bewegen sich zwischen 2,5 und 38 pg, im Durchschnitt betragen sie 10 bis 20 pg. Eine Zelle sezerniert damit pro Minute 5000 bis 90000 Moleküle. Sie enthält 5 bis 10×10^6 Moleküle, d. h. in 2 bis 4 Stunden produziert und sezerniert die Myelomzelle diese Anzahl monoklonaler Ig (9).

Die Menge der zirkulierenden Myelomproteine ist somit ein Maß für die Tumorzellmasse. Diesbezügliche Studien zeigen, daß früh entdeckte Myelome bereits $0,2 \times 10^{12}$ Zellen aufwiesen. Allgemein werden die Plasmozytome erst entdeckt, wenn bereits 10^{12} Myelomzellen vorhanden sind — das entspricht 1 kg Tumorgewebe. Bei deutlich nachweisbaren lytischen Knochenprozessen sind meist schon 2×10^{12} Zellen (= 2 kg Tumorgewebe) vorhanden. Myelomgewichte über 5 bis 7% des Körpergewichts sind mit dem Leben nicht mehr vereinbar (9).

Eine monoklonale G, d. h. ein M-Gradient im Serum, wird allgemein erst bei Konzentrationen der monoklonalen Ig von 2 g/l in der EP sichtbar (6, 23, 25). Das Gesamtprotein im Serum kann durch den Tumor auf über 100 g/l heraufgetrieben werden (14). Letzteres dürfte den o.g. sehr ausgedehnten Myelomen entsprechen.

Zwischen Tumorzellmasse und produziertem, d. h. im Serum nachweisbaren monoklonalen Ig, besteht eine positive Korrelation, zwischen diesen beiden Parametern und dem Schicksal des Patienten liegt eine negative Beziehung vor. Die der Messung relativ leicht zugänglichen monoklonalen Ig sind somit nicht nur von diagnostischer Bedeutung, sondern gestattet auch die Beurteilung des Therapieerfolges sowie Aussagen zur Prognose.

Bei Zusammenhangsbetrachtungen von Plasmozytomausdehnung und Serumspiegel der monoklonalen Ig ist zu berücksichtigen, daß die Halbwertzeit des IgG ein Mehrfaches der Werte der übrigen Ig-Klassen beträgt.

22.4. Der diagnostische Weg

Für den Nachweis monoklonaler G gilt folgender Grundsatz: Die G wird mittels zonenelektrophoretischer Verfahren festgestellt, und mit Hilfe der Immunelektrophorese — u. U. müssen noch andere Methoden herangezogen werden (siehe unten) — erfolgt die Differenzierung hinsichtlich der Klasse, evtl. der Subklasse, des Typs etc. der vermehrten Ig bzw. -Ketten.

Monoklonale Proteinvermehrungen im Serum oder Urin stellen sich in der Zonenelektrophorese (Elektrophorese auf Agarose-, Agargel-, Zelluloseazetatträgern, Polyacrylamidgel u. a.) als schmale Banden dar, die sich mit Eiweißfarbstoffen anfärben. Die Intensität der Färbung, und damit die Höhe des Gipfels bei densitometrischer Auswertung, ist der in der Bande enthaltenen Proteinmenge proportional. Die strukturell identischen monoklonalen Proteine (Paraproteine) verhalten sich im elektrischen Feld einheitlich und konzentrieren sich daher auf schmalem Raum. Deshalb ist die schmale Bande, bzw. der hohe Gipfel im Densitogramm, für monoklonale Ig charakteristisch: Sog. M-Gradient oder Extragradient.

Bei klinischem Verdacht für das Vorliegen eines Plasmozytoms ist daher zunächst die Zonenelektrophorese als diagnostische Labormethode einzusetzen. Sie wird sofort oder als folgender Schritt durch die Immunelektrophorese ergänzt. Bei dieser wird das Serum in verschiedenen Verdünnungen eingesetzt (1:2 bis 1:16), um zwischen vermehrtem Protein und Antikörpern der Antiseren Äquivalenzverhältnisse zu erreichen. Beide Elektrophoresearten zusammen genommen gestatten die Beantwortung folgender Fragen:

1. Liegt eine Ig-Vermehrung oder eine Pseudogammopathie vor?
2. Ist die Ig-Vermehrung eine mono- oder polyklonale?
3. Welche Ig-Klasse, evtl. -Subklasse, welchen Typs ist vermehrt?
4. Finden sich im Urin Leichtketten? Welchen Typs?
5. Wie hoch sind relative Konzentration und/oder absolute Proteinmenge (% bzw. g/l) des monoklonalen Ig bzw. Ig-Fragments?

Die Befunde eines schmalen M-Gradienten im Elektropherogramm und eines vermehrten Ig einheitlicher Schwer- und Leichtkette mittels Immunelektrophorese sind für die monoklonale G charakteristisch. Sie schließen die polyklonale G aus. Unterscheidungsmerkmale zwischen gutartiger und maligner monoklonaler G sind in Tabelle 2 zusammengefaßt. Die Menge des vermehrten monoklonalen Ig (IgG >20 g/l), (IgA und IgM >10 g/l) bei unternormalen Spiegeln der restlichen Ig, Verminderung des Albumins usw. sprechen als Laborbefunde für einen malignen Prozeß (Myelom) als Ursache der G. Die häufig als Zufallsbefunde festgestellten benignen monoklonalen G bedürfen der Kontrolle. Patienten mit diesem Symptom müssen, besonders wenn sie jünger sind, anfangs in Abständen von 3, dann 6 Monaten und sollen später jährlich einmal kontrolliert werden.

Mittels Elektrophorese und Immunelektrophorese lassen sich ca. 90% der malignen monoklonalen G feststellen. Die Diagnose eines Myeloms als Ursache dieser G kann durch den Nachweis von Leichtketten im Urin nahezu gesichert werden. Sie gehören demselben Typ an wie die L-Ketten der vermehrten Ig. Der Leichtkettennachweis im Urin gelingt jedoch nicht immer. Die Angaben über positive Befunde schwanken beträchtlich und sind bei einzelnen Myelomtypen unterschiedlich. 30 bis 90% positive Nachweise werden angegeben (1, 4, 7, 14 vgl. auch 22.5.5.).

In den letzten Jahren haben sich neben den genannten Methoden, Zonen- und Immunelektrophorese, einige weitere Verfahren zum Nachweis monoklonaler Ig bewährt. Hierzu zählen die Immunofixationselektrophorese

(Immunofixations-Technik) und die Immunoselektions-Technik. Der Immunofixationselektrophorese liegt folgendes Prinzip zugrunde: Nach der üblichen elektrophoretischen Trennung des Proteingemisches wird das Trägergel mit spezifischem Antiserum oder — besser, weil sparsamer — mit Antiserum-getränkten Filterpapierstreifen überschichtet. Die in das Gel diffundierenden Antikörper präzipitieren korrespondierende Antigene und fixieren sie damit. Auflösungsvermögen und Empfindlichkeit dieser Methode übertreffen die der Immunelektrophorese (17).

Die Immunoselektion dient vor allem dem Nachweis von Schwerketten. Hier erfolgt die Elektrophorese zunächst in einem Gel, das Anti-$\varkappa$- und Anti-λ-Serum im Gemisch enthält. Alle Leichtketten und die kompletten Ig werden zurückgehalten, die Schwerketten wandern hindurch und können in einem zweiten Gel mit spezifischen Anti-H-Kettenseren (möglichst gegen den Fc-Anteil der H-Ketten gerichtete Antikörper enthaltend) präzipitiert werden (6, 8).

Die quantitative Bestimmung der monoklonalen Ig ist für den Arzt bedeutsam, da sie prognostische Schlüsse und eine Beurteilung der Therapiewirksamkeit zuläßt (vgl. Abschnitt 22.3.!). Sie erfolgt am besten densitometrisch nach Zonenelektrophorese. Die quantitative immunchemische Bestimmung (Mancini-, Laurell-Technik, Nephelometrie, Turbidimetrie o. ä.) ist zwar möglich aber problematisch. Hierbei sind jeweils nur die zu verschiedenen Zeiten ermittelten Werte desselben Patienten miteinander vergleichbar, wobei Antiserum der gleichen Charge verwendet werden soll.

22.5. Gammopathien bei verschiedenen Myelomtypen

Vorbemerkung zur Nomenklatur: Nach der Kieler Nomenklatur von 1976 werden die hier noch Plasmozytome bzw. Myelome genannten malignen Erkrankungen den Non-Hodgkin-Lymphomen bzw. Immunozytomen zugerechnet und als plasmozytische Lymphome bezeichnet. Der M. WALDENSTRÖM muß als Sonderfall dieser Lymphome aufgefaßt werden, wobei lymphoplasmozytische, lymphoplasmozytoide oder polymorphe Zellen unterschieden werden können.

22.5.1. Das IgG-Myelom (γG-Plasmozytom)

Es ist die am häufigsten vorkommende Art der Plasmozytome (siehe Tabelle 3). Der M-Gradient findet sich zumeist im γ-Bereich der Zonenelektrophorese, selten wandert er schneller. Die Differenzierung mit der Immunelektrophorese bereitet im allgemeinen keine Schwierigkeiten (16). Hinsichtlich des Leichtkettentyps lagen bei zwei Dritteln der Patienten monoklonale IgG mit $\varkappa$-, bei einem Drittel solche mit λ-Ketten vor (10, 23). BENCE-JONES-Proteine (Leichtketten) ließen sich im Urin in 20—30% (14), mehr als 50% (4), 60% (23) — je nach Empfindlichkeit der verwendeten Methoden, Güte der Antiseren und Konzentrierung des Urins — nachweisen.

22.5.2. Das IgA-Myelom (γA-Plasmozytom)

Die monoklonalen Ig wandern gewöhnlich im α-2- bis γ-1-Bereich (12). Die Tendenz der IgA zur Aggregation erschwert häufig die Beurteilung, da sich der M-Gradient dann nicht typisch schmal bzw. im Densitogramm nicht als schmalbasiger Gipfel darstellt. In den bisher untersuchten monoklonalen IgA waren λ-Ketten bei etwa einem Drittel der Patienten vertreten. Einheitliche L-Ketten im Urin (BENCE-JONES-Proteine) fanden sich in ca. 30% (14) bzw. 71% (23) der Fälle. Zum Nachweis des monoklonalen IgA wurde die Elektrophorese auf Polyacrylamidgel empfohlen (19).

22.5.3. IgD- und IgE-Myelome (γD-, γE-Plasmozytome)

Sie sind relativ selten. (Bisher sind 14 IgE-Myelome gefunden worden). Bemerkenswert, daß monoklonales IgD bei neun Zehnteln aller γD-Myelomträger λ-Ketten enthielt und in 95% (14) bzw. 100% (23) der γD-Plasmozytome eine BENCE-JONES-Proteinurie festgestellt wurde.

22.5.4. Das IgM-produzierende Myelom (M. WALDENSTRÖM)

Die IgM-Moleküle sind nur z. T. Pentamere, z. T. liegen sie als Monomere (7-S-Einheiten) vor. Das führt insbesondere bei quantitativen Bestimmungen (Immunodiffusion) zu Schwierigkeiten. Die monoklonalen IgM enthalten bei der Mehrzahl der Patienten ϰ-Ketten, nur bei etwa einem Fünftel IgM-λ. In 60% (zit. in 23) bzw. 100% (23) fand sich eine BENCE-JONES-Proteinurie.

22.5.5. Leichtketten- und BENCE-JONES-Myelom (mikromolekulares Myelom bzw. Plasmozytom)

L-Ketten finden sich bei vielen Plasmozytomträgern als Überschußprodukte neben monoklonalen Ig. Sie können im Serum und Urin nachgewiesen werden (s. oben.). Etwa 7% aller Myelome sezernieren nur leichte Ketten, die in der Regel als Monomere oder Dimere zirkulieren (Molekulargewichte 20000 bis 40000) und gut nierengängig sind. Daher fehlt bei diesen BENCE-JONES- oder mikromolekularen Myelomen häufig der sonst für eine Gammopathie charakteristische M-Gradient im Serum. Andere Laborbefunde zeigen ebenfalls abweichendes Verhalten: Das Gesamteiweiß ist normal bis erniedrigt in Verbindung mit einer Hypogammaglobulinämie, die Blutkörperchensenkungsgeschwindigkeit oft nur gering bis mittelstark beschleunigt (1).

Sind Leichtketten im Serum, dagegen nicht oder in nur geringer Konzentration im Urin nachweisbar, so deutet das auf einen hohen Aggregationsgrad dieser Proteine hin (23).

Für die Bestimmung der Leichtketten im Urin muß dieser konzentriert werden (200- bis 300fach). Immunchemische Methoden (Zonenelektrophorese in Verbindung mit der Immunofixation, Immunelektrophorese) liefern die sichersten Resultate und sind am empfindlichsten. Leichtketten können sich außer bei Myelompatienten in geringerer Menge auch bei Kranken mit Amyloidose, Neoplasien des nichtretikulären Gewebes, selbst bei Gesunden (5—8 mg/l; 25) im Urin finden. (Bei Gesunden wird jedoch ein Gemisch aus ϰ- und λ-Ketten ausgeschieden.) Eine BENCE-JONES-Proteinurie mit Eiweißwerten über 1 g/l ist für eine immunproliferative Erkrankung charakteristisch. (18).

22.5.6. Schwerkettenkrankheit (heavy chain disease, HCD)

In sehr seltenen Fällen produzieren die Myelomzellen lediglich Schwerketten. Diese Ketten weisen Defekte im Fd-Teil auf, so daß ihre Molekulargewichte sich auf 30000 bis 40000 erniedrigen (γ- und α-Ketten). Da diese H-Ketten zur Aggregation neigen (4, 5), ist die Vermehrung in der Elektrophorese gelegentlich nicht typisch schmalbasig. Eine BENCE-JONES-Proteinurie war bei den bisher bekannten Fällen von γ- und α-HCD nicht nachweisbar (4).

Bei der μ-Ketten-HCD wiesen die H-Ketten Molekulargewichte von 55000 und ebenfalls Defekte im Fd-Teil auf. Leichtketten wurden zumeist gebildet, sie vereinigten sich jedoch nicht mit den schweren Ketten (4), so daß z. B. bei 5 von 7 Patienten eine BENCE-JONES-Proteinurie auftrat (23). Zum Nachweis der H-Ketten sind Immunofixations- und -selektions-Techniken unter Verwendung spezieller Anti-Fc-Schwerkettenseren einzusetzen (vgl. auch Abschn. 22.4.).

22.5.7. Biklonale Gammopathien

Gelegentlich sind zwei M-Gradienten in der Zonenelektrophorese zu finden. Die immunchemische Analyse muß klären, ob es sich hier um eine echte biklonale G handelt (z. B. γG + γA, γG + γM, aber auch solche wie γGϰ — γGλ) oder ob eine Aggregation eines Teils der monoklonalen Ig, eine Komplexbildung zwischen Paraproteinen und anderen Serumproteinen, ein BENCE-JONES-Protein-Gradient neben einem Gradienten monoklonaler Ig oder die Vereinigung von IgM oder Rheumafaktoren mit einem Teil der Paraproteine (3) zu mehreren Proteinbanden führt.

22.5.8. Asekretorische Myelome

Bei einem kleinen Teil der Myelompatienten sind weder Vermehrungen monoklonaler Ig noch BENCE-JONES-Proteine noch Schwerkettenfragmente gefunden worden. Hier fehlt also die Gammopathie. Durch Untersuchungen der Tumorzellen selbst mit Immunfluoreszenz-Techniken konnte festgestellt werden, daß entartete Plasmazellen zwar monoklonale Ig produzieren, sie jedoch nicht sezernieren, sondern speichern (11). Auch bei diesen asekretorischen Myelomen finden sich atypische (für Plasmozytomträger) Untersuchungsresultate wie: wenig beschleunigte BSG, normales bis vermindertes Gesamteiweiß und eine Hypogammaglobulinämie (10).

22.6. Zusammenfassung

Eine übermäßige Vermehrung der Immunglobuline wird als Gammopathie bezeichnet. Das kann sowohl bei benignen als auch bei malignen Erkrankungen auftreten. Für den Nachweis wird zunächst die Zonenelektrophorese und dann die Immunelektrophorese eingesetzt. Von den verschiedenen Gammopathien ist das IgG-Myelom am häufigsten. Neben biklonalen Gammopathien kommen auch asekretorische Myelome vor.

Literatur

1. ADOLPH, W. et al.: Dt. Gesundh.-Wesen **32** (1977) 1921—1924.
2. BARANDUN, S.: Schweiz. Med. Wschr. **103** (1973) 1321—1374.
3. BIHRER, R. et al.: Schweiz. Med. Wschr. **104** (1974) 39—45.
4. BRAUN, H. J.: In: VORLAENDER, K.-O. (Hrsg.) Praxis der Immunologie, Grundlagen — Methoden — Klinik, Thieme, Stuttgart 1976, 216—230.
5. BUXBAUM, J. N. et al.: Clin. Exp. Immunol. **32** (1978) 489—497.
6. CARTER, P.: In: HOLBOROW, E. J., W. G. REEVES (ed.) Immunology in Medicine. Academic Press, London and Grune & Stratton, New York 1977, 957—997.
7. GOLLS, B. M., M. A. LORIER: New Zealand Med. J. **82** (1975) 221—226.
8. DOE, W. F. et al.: Clin. Exp. Immunol. **36** (1979) 189—197.
9. DURIE, B. G. M., S. E. SALMON: Ann. Rev. Med. **26** (1975) 283—288.
10. FATEH-MOGHADAM, A. et al.: Klin. Wschr. **49** (1971) 458—467.
11. GENTILHOMME, O. et al.: Lyon. Médical **237** (1977) 169—173.
12. GÖTZ, H.: Z. klin. Chem. klin. Biochem. **11** (1973) 548—552.
13. HILSCHMANN, N. et al.: Naturwiss. **65** (1978) 616—639.
14. JÄGER, L.: Klinische Immunologie und Allergologie. VEB Fischer-Verlag, Jena 1976, I/S. 300ff.
15. JEPPSON, J. O. et al.: Clin. Chem. **25** (1979) 629—638.
16. KÜHN, R. A.: Immunelektrophorese-Fibel. VEB Fischer-Verlag Jena, 2. Aufl., 174.
17. MARSHALL, M. O.: Clin. Chim. Acta **104** (1980) 1—9.
18. PREUD'HOMME, J. L.: In: J.-F. BACH (ed.) Immunologie, Flammarion, Paris 1976, S. 710 to 733.
19. PUSCHKAREW, I. et al.: Z. ges. inn. Med. **33** (1978) 384—388.
20. RITZMANN, S. E.: Austr. Family Physician **5** (1976) 134—145.
21. RITZMANN, S. E. et al.: Arch. Intern. Med. **135** (1975) 95—106.
22. SAKURABAYASHI, I. et al.: Blood **53** (1979) 269—278.
23. SOLOMON, A.: New Engl. J. Med. **294** (1976) 17—23.
24. WALDENSTRÖM, J.: In: KILLANDER, J. (ed.) Gamma Globulins. Structure and Control of Biosynthesis, Almquist & Wiksell, Stockholm 1967, S. 527—544.
25. ZIMMERMANN, S.: Z. ges. inn. Med. **32** (1977) 519—522.

23. Alpha-Fetoprotein (AFP)

von Renate ZIEGENBEIN

23.1. Bezeichnung
23.2. Allgemeine Charakterisierung
23.3. Physikochemische Charakterisierung
23.3.1. Molekulare Eigenschaften und Struktur
23.3.2. Physikochemische Konstanten
23.3.3. Löslichkeit
23.4. Biochemische Charakterisierung
23.4.1. Syntheseort
23.4.2. Verteilungsräume und Verteilungscharakteristik
23.4.3. Syntheserate und Halbwertzeit
23.4.4. Abbau und Ausscheidung
23.4.5. Funktion
23.5. Pathobiochemische Charakterisierung
23.5.1. Pathophysiologische AFP-Veränderungen während der Fetalperiode
23.5.2. AFP-Veränderungen bei malignen und entzündlichen Prozessen
23.5.2.1. Pathobiochemie der AFP-Bildung in der Leber
23.5.2.2. Pathobiochemie der AFP-Bildung in embryonalen Tumoren
23.5.2.3. Pathobiochemie der AFP-Bildung bei gastrointestinalen Erkrankungen
23.5.2.4. Pathobiochemie der AFP-Bildung bei anderen Erkrankungen
23.5.2.5. Korrelationen zwischen Tumor- und Serum-AFP
23.6. Diagnostische Wertigkeit
23.6.1. Pathologische bzw. Risikoschwangerschaft
23.6.1.1. Pränatale Diagnostik
23.6.1.2. Gestationsalter (Reifebeurteilung)
23.6.2. Maligne Erkrankungen
23.6.2.1. Primäre Leberzell-Karzinome
23.6.2.2. Embryonale Tumoren
23.6.2.3. Gastrointestinale Tumoren
23.6.3. Nicht maligne Erkrankungen
23.7. Analytik
23.7.1. Bestimmungsmethoden
23.7.2. Empfehlungen zur Analytik
23.8. Referenzbereiche
23.9. Präanalytische Faktoren
23.10. Zusammenfassung
Literatur

23.1. Bezeichnung

α-Fetoprotein (α-1-Fetoprotein).
Allgemeine Abkürzung: AFP

23.2. Allgemeine Charakterisierung

Alpha-Fetoprotein (AFP) gehört zur Gruppe der sogenannten onkofetalen oder carcinoembryonalen Proteine bzw. Antigene. Diese Substanzen werden physiologisch in embryonalen und fetalen Geweben oder in der Plazenta gebildet und können in den fetalen und mütterlichen Kreislauf sowie in das Fruchtwasser gelangen. Bei pathologischer bzw. Risikoschwangerschaft finden sich vor allem beim AFP Abweichungen von den altersabhängigen Konzentrationsnormen in den einzelnen Verteilungsräumen. Nach der Geburt werden diese Proteine nur noch in sehr geringem Umfang gebildet. Ihre Synthese kann aber in den entsprechenden Geweben wieder ansteigen, wenn diese maligne entarten oder wenn entzündliche Veränderungen vorliegen. Da die so produzierten Antigene in das Blut gelangen, kann ihr Nachweis bzw. ihre Bestimmung im Serum oder Plasma zur Diagnostik antigenproduzierender Tumoren, vor allem jedoch zu ihrer Verlaufskontrolle und Prognose herangezogen werden.

23.3. Physikochemische Charakterisierung

23.3.1. Molekulare Eigenschaften und Struktur

AFP ist ein Glykoprotein. Es wandert elektrophoretisch als α-1-Globulin. Sein Molekulargewicht liegt zwischen 61 000 und 75 000

(3, 19). Der Kohlenhydratgehalt beträgt 3—4,3 % (19, 41).

Es handelt sich vorwiegend um Mannose, Galaktose, Glukosamin und Sialinsäure bei einem Hexose—Hexosamin—Sialinsäure-Verhältnis von 2,2 : 1,2 : 0,9.

Aus fetalen Geweben gewonnenes AFP zeigt gegenüber AFP aus Leberzell-Karzinomgewebe keine Unterschiede in der Aminosäurezusammensetzung (42).
Molekulare AFP-Varianten ergeben sich auf Grund von Unterschieden im Sialinsäuregehalt, die meist durch Neuraminidase-Behandlung aufgehoben werden (4).
Über genetische AFP-Varianten ist noch wenig bekannt. Beobachtungen über abweichende elektrophoretische Wanderungsgeschwindigkeiten entbehren noch des strukturellen Beweises (13).

23.3.2. Physikochemische Konstanten

— Sedimentationskoeffizient
4,5—5,5 S (30)

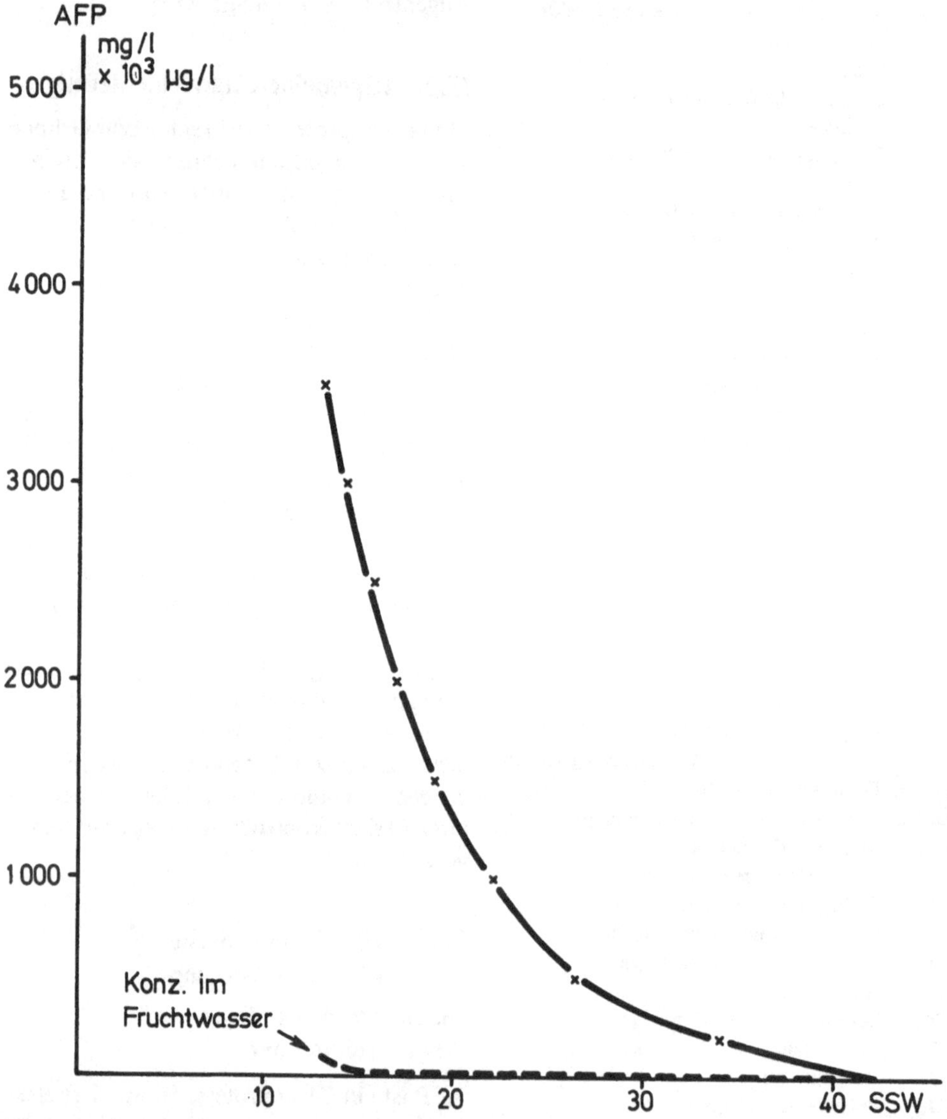

Abb. 1
AFP-Konzentrationen im fetalen Serum

— molarer Extinktionskoeffizient (278 nm)
für fetales AFP
$E^{1\%}_{1\,cm} = 5{,}3$ (19)
für AFP aus Leberzell-Ca
$E^{1\%}_{1\,cm} = 5{,}26$ (19)
— isoelektrischer Punkt
4,7—5 (30)
— partielles spezifisches Volumen
$V_{20} = 0{,}726$ ml/g (30)
— Diffusionskoeffizient
$6{,}18 \times 10^{-7}$ cm²/sec (30)
— elektrophoretische Mobilität
$-6{,}08 \times 10^{-5}$ cm² V^{-1} sec^{-1} (30)

23.3.3. Löslichkeit

AFP ist unlöslich in
— 0,4 %iger Rivanollösung
— 1,2 M Sulfosalizylsäure
— 0,6 M Perchlorsäure
— 0,15 M Trichloressigsäure
— 2,8 M Ammoniumsulfatlösung

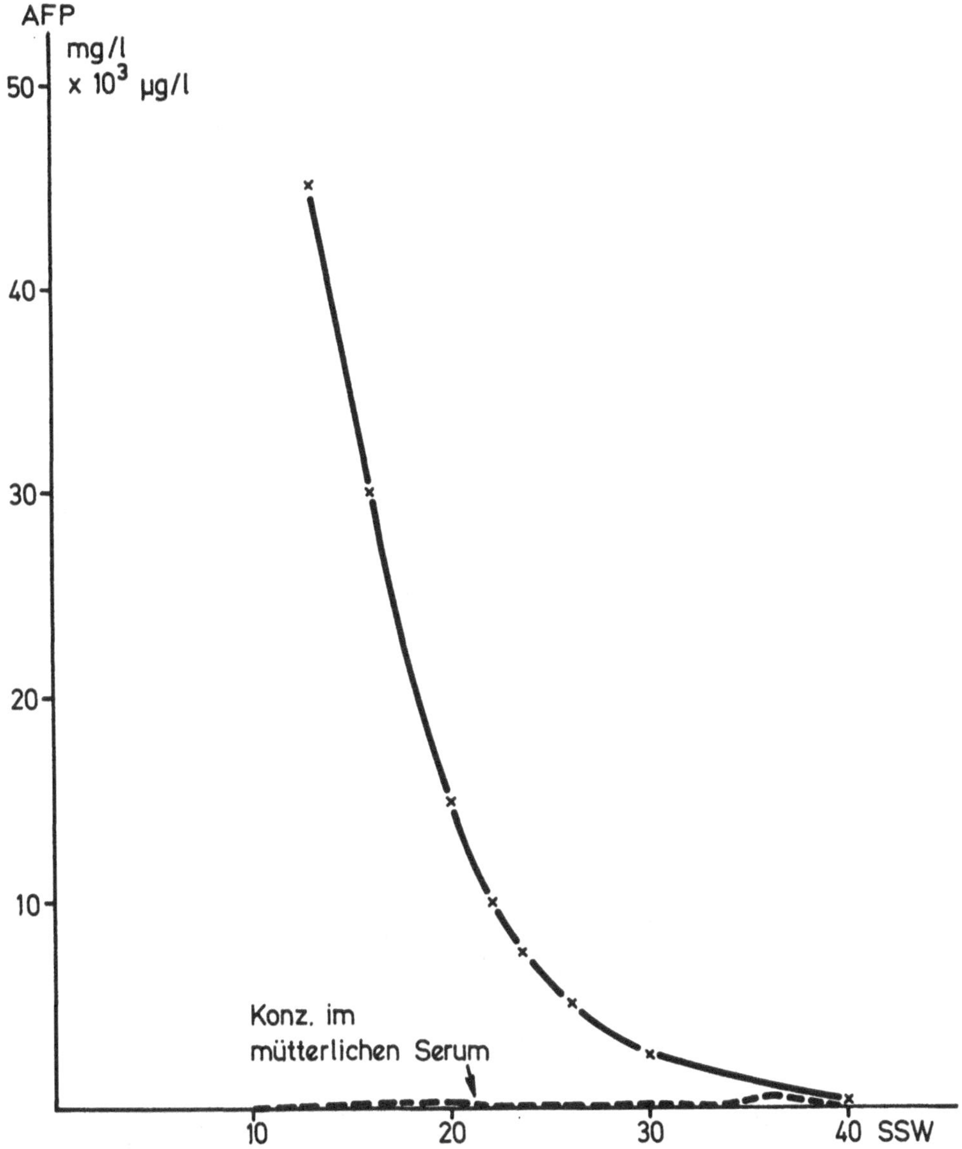

Abb. 2
AFP-Konzentrationen im Fruchtwasser

23.4. Biochemische Charakterisierung

23.4.1. Syntheseort

AFP wird physiologisch bei Mensch und Tier während der Fetalperiode vor allem in der Leber, aber auch im Dottersack und in geringem Umfang in der Schleimhaut des Gastroinstestinaltraktes gebildet (15). Es ist ab 4. Schwangerschaftswoche (SSW) im menschlichen Feten nachweisbar und erreicht zwischen der 10. und 20. SSW die höchsten Konzentrationen. Danach nimmt die Synthese kontinuierlich ab und wird nach der Geburt fast völlig eingestellt. Eine erneute Synthese kann in den AFP-produzierenden Geweben unter den Bedingungen einer malignen Entartung oder bei entzündlichen Veränderungen einsetzen.

23.4.2. Verteilungsräume und Verteilungscharakteristik

AFP wird in Abhängigkeit von der Syntheserate in die Blutbahn abgegeben. Im fetalen

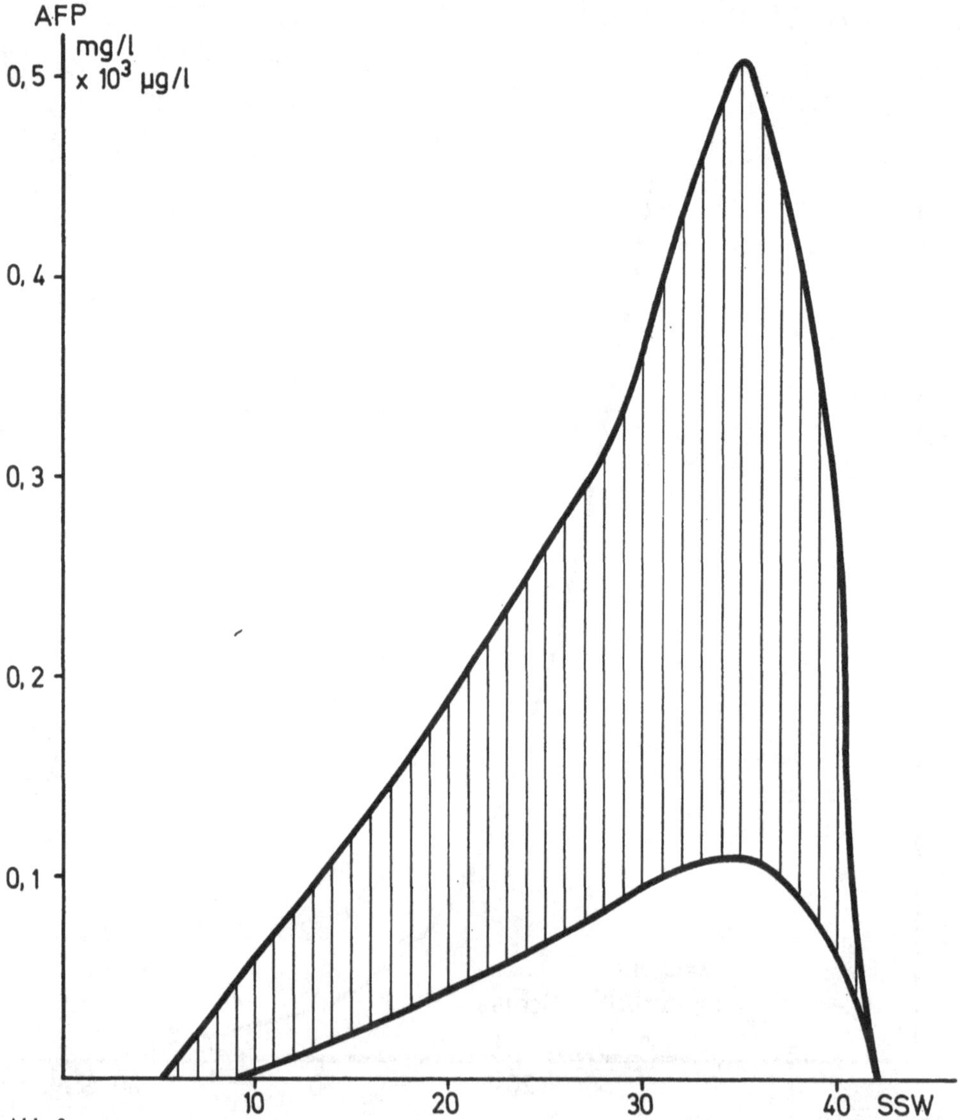

Abb. 3
AFP-Konzentrationen im mütterlichen Serum

Serum lassen sich daher je nach Entwicklungsstadium unterschiedliche AFP-Konzentrationen messen (s. Abb. 1).
Aus dem Blutkreislauf gelangt das AFP über die Niere in den fetalen Harn sowie über die Hirnhäute in die Cerebrospinalflüssigkeit. Mit dem Harn wird das AFP in das Fruchtwasser ausgeschieden und wird von dort in den Magen-Darm-Trakt aufgenommen, wo es abgebaut wird. Über die Plazenta erreicht AFP das mütterliche Blut. Die AFP-Konzentrationen im Fruchtwasser zeigen im Verlauf der Schwangerschaft ein analoges Verhalten wie im fetalen Serum (s. Abb. 2).
Im mütterlichen Serum dagegen steigen die AFP-Konzentrationen erst langsam an und erreichen ihr Maximum im letzten Drittel der Schwangerschaft (s. Abb. 3).
Die AFP-Konzentrationen in den einzelnen Verteilungsräumen unterscheiden sich erheblich. Die höchsten Werte werden im Fetalserum zwischen der 13. und 15. Entwicklungswoche gemessen und betragen 3 bis 4 g/l. Im Vergleich hierzu sind die maximalen Konzentrationen im Fruchtwasser bzw. im mütterlichen Serum um jeweils 2 Zehnerpotenzen niedriger (s. Tab. 1).

Tabelle 1
Vergleich der AFP-Konzentrationen in den einzelnen Verteilungsräumen

Verteilungsraum	SSW	AFP (µg/l)
Fetalserum	13.—15.	$3-4 \times 10^6$
Fetalserum	35.—38.	$2-3 \times 10^5$
Fruchtwasser	13.—15.	$4{,}5 \times 10^4$
mütterl. Serum	35.—38.	$4-5 \times 10^2$

23.4.3. Syntheserate und Halbwertzeit

In der isolierten, perfundierten fetalen menschlichen Leber wurde mit ^{14}C-markiertem Leucin eine AFP-Syntheserate von 19—26 µg/min festgestellt (21). Die Halbwertzeit von AFP im Serum beträgt 5 bis 6 Tage (33).

23.4.4. Abbau und Ausscheidung

Über die Art des Abbaus ist nichts bekannt. Die Ausscheidung erfolgt größtenteils über die Niere.

23.4.5. Funktion

Die physiologische Bedeutung des AFP ist im wesentlichen noch ungeklärt. Folgende Möglichkeiten werden diskutiert, die sich meist aus im Tierversuch gewonnenen Beobachtungen ableiten:

— Ersatzfunktion des AFP für Albumin, dessen Synthese in der späteren Fetalperiode erst anläuft.
— Schutzfunktion des AFP gegenüber der Wirkung von Hormonen.

So wurde z. B. bei Ratten und Mäusen eine Bindung von Östrogenen an AFP gefunden (55), was beim Menschen jedoch nicht nachgewiesen wurde.

— Regulationsfunktion für die Organogenese.

Experimentell konnten durch AFP-Neutralisation mittels Anti-AFP-Serum bei schwangeren Tieren hohe fetale Mortalitätsraten und Mißbildungen sowie Dottersack-Schädigungen hervorgerufen werden (53).

— Immunsuppressive Wirkung.

AFP aktiviert die Suppressor-T-Zellsynthese und verhindert damit eine graft-versus-host-Reaktion.

23.5. Pathobiochemische Charakterisierung

23.5.1. Pathophysiologische AFP-Veränderungen während der Fetalperiode

Diese Veränderungen sind im wesentlichen Verteilungsstörungen. Die unter bestimmten pathologischen Bedingungen beobachteten Konzentrationsverschiebungen des AFP in den einzelnen Verteilungsräumen werden wie folgt erklärt:

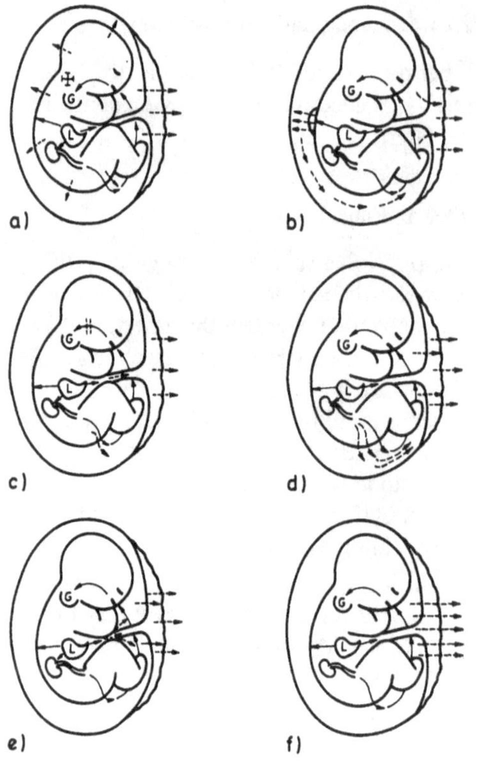

Abb. 4

Fetale pathophysiologische Zustände, die zu Veränderungen der AFP-Konzentrationen im Fruchtwasser und mütterlichen Serum führen

a) Fruchttod
b) Spina bifida
c) Ösophagusatresie
d) Nephrose
e) Exomphalus
f) fetal distress

Störung: Intraunteriner Fruchttod.

Auswirkung: Trotz des Abbruchs der AFP-Synthese führt die gesteigerte Zellpermeabilität bei gestopptem Abbau zu exzessiven Anstiegen des AFP im Fruchtwasser und später auch im mütterlichen Serum (s. Abb. 4a).

Störung: Fetale Mißbildungen auf Grund von Schlußstörungen des Neuralrohres.

Auswirkung: Vermehrtes Durchsickern bzw. Transsudation von fetalem Serum-AFP via Cerebrospinalflüssigkeit (z. B. bei Spina bifida und Meningomyelozele) oder durch den Plexus chorioideus (bei Anenzephalus) führt zum primären Anstieg der AFP-Konzentration im Fruchtwasser (s. Abb. 4b).

Störung: Ösophagusatresie

Auswirkung: Der verminderte Abbau des AFP führt zum Konzentrationsanstieg im Fruchtwasser (s. Abb. 4c).

Störung: Kongenitale Nephrose

Auswirkung: Die vermehrte Ausscheidung des AFP mit dem Harn führt zum Konzentrationsanstieg im Fruchtwasser (s. Abb. 4d).

Störung: Exomphalus
Auswirkung: Der direkte Austritt des AFP aus dem Nabelschnurblut in das Fruchtwasser führt zum Konzentrationsanstieg in diesem Verteilungsraum (s. Abb. 4e).
Störung: „Fetal distress“-Syndrom
Auswirkung: Der vermehrte Übertritt des AFP durch die Plazenta führt zu einem bevorzugten Anstieg des AFP im mütterlichen Serum (s. Abb. 4f).

Gegen Ende der Schwangerschaft steht die AFP-Konzentration im fetalen Serum in direkter Beziehung zum Gestationsalter und kann zur Reifebeurteilung herangezogen werden (36).

23.5.2. AFP-Veränderungen bei malignen und entzündlichen Prozessen

Hierbei sind die Veränderungen vorwiegend auf Regulationsstörungen zurückzuführen, die sich in einem Wiedereinsetzen bzw. -ansteigen der AFP-Bildung in denjenigen Organen äußert, die während der Fetalperiode AFP produzieren. Man findet daher eine erneute AFP-Synthese

— in der malignen und regenerierenden Leberzelle,
— in den Dottersackanteilen embryonaler Tumoren,
— seltener bei malignen und entzündlichen Veränderungen in der Schleimhaut des Gastrointestinaltrakts.

23.5.2.1. Pathobiochemie der AFP-Bildung in der Leber

Im Tierversuch kann die AFP-Bildung in der Leber durch akute Vergiftung mit Tetrachlorkohlenstoff (6), sowie durch kanzerogene Substanzen induziert werden (9). Bei der Kanzerisierung beobachtet man zunächst eine „primäre Reaktion“ mit Leberzellschädigung und einem passageren Anstieg des AFP im Serum, der bei manifester Neoplasie in einen dauerhaften Wiederanstieg übergeht. Die „primäre Reaktion“ entspricht dem Verlauf bei entzündlichen und toxischen Leberzellschädigungen. Hier wird der AFP-Anstieg meist mit der Leberregeneration in Zusammenhang gebracht. Es wurde festgestellt, daß die AFP-Bildung in dieser Phase in den Übergangszellen stattfindet (23), die an der normalen Leberregeneration teilnehmen. Dabei wird angenommen, daß die AFP-Synthese nur im Übergangsstadium der Leberzelldifferenzierung auftritt, und zwar dem mit noch nicht abgeschlossener Differenzierung, der funktionell dem Zustand der Embryonalzelle entspricht. Die biologische Bedeutung der AFP-Bildung in dieser Phase ist jedoch nicht bekannt. Für die Neosynthese des AFP in Malignomen gibt es verschiedene Hypothesen. Hiernach soll die genetische Information zur AFP-Bildung

— durch Persistenz spezieller Hepatoblasten beim primären Leberzellkarzinom (2) bzw. Dottersack-Entodermähnlicher Zellen bei embryonalen Tumoren (14),
— durch Rückdifferenzierung von Hepatozyten (54),
— durch Verbleiben von noch undifferenzierten Stammzellen (38),
— oder durch Synthesehemmung eines als Repressor agierenden Proteins und damit Depression eines zuvor reprimierten Genoms (16)

gegeben sein.

23.5.2.2. Pathobiochemie der AFP-Bildung in embryonalen Tumoren

Die AFP-Synthese erfolgt nur in den maligne entarteten Dottersackbestandteilen. Ihr Anteil bei den verschiedenen Arten embryonaler Tumoren ist ausschlaggebend für die AFP-Konzentration im Serum (37).

23.5.2.3. Pathobiochemie der AFP-Bildung bei gastrointestinalen Erkrankungen

In Anlehnung an die AFP-Bildung in der Schleimhaut des fetalen Gastrointestinaltrakts, findet man häufiger als bei anderen Tumoren, aber weniger häufig als primären

Leberzellkarzinom, erhöhte AFP-Konzentrationen im Serum bei gastrointestinalen Tumoren und in Analogie zur Leber vorübergehende geringe Anstiege bei entzündlichen Veränderungen vorwiegend im Bereich des Magens und des Dickdarms.

23.5.2.4. Pathobiochemie der AFP-Bildung bei anderen Erkrankungen

Bei einer Reihe genetisch bedingter Erkrankungen, z. B. Tyrosinose, Mukoviszidose, Ataxia teleangiectasia, Down Syndrom, wurden ebenfalls erhöhte AFP-Konzentrationen im Serum festgestellt. Über die Herkunft des Antigens in diesen Fällen gibt es vorerst nur Vermutungen.

23.5.2.5. Korrelationen zwischen Tumor- und Serum-AFP

- Fetales AFP, sowie AFP aus primärem Leberzell-Karzinom und aus embryonalen Tumoren ist biochemisch (18) und immunologisch (43) identisch, ebenso AFP aus primärem Leberzell-Karzinom und Serum-AFP (26).
- Der AFP-Gehalt in Tumorgeweben beträgt 12—630 μg/g Feuchtgewicht. Unterschiede zwischen Primärtumor und Metastasen bestehen nicht (28).
- Die zirkulierende Turmorantigenmenge ist 3—10mal größer als der AFP-Gehalt in Geweben (28).
- Der AFP-Gehalt im Serum ist nur abhängig von der insgesamt produzierten AFP-Menge, die in keinem Verhältnis zur Größe des Tumors steht. Auf das Tumorgewicht oder die AFP-Konzentration im Gewebe kann daher aus der Konzentration des Serum-AFP nicht geschlossen werden.
- Es konnten auch keine Korrelationen nachgewiesen werden zwischen der AFP-Serumkonzentration und
  - dem Tumorwachstum (31),
  - dem Stadium und der Schwere der Erkrankung (39) und
  - dem Malignitätsgrad (1).

23.6. Diagnostische Wertigkeit

23.6.1. Pathologische bzw. Risikoschwangerschaft

Die diagnostische Bedeutung des AFP bezieht sich in diesem Zusammenhang vor allem auf 2 Problemkreise:

1. Pränatale Diagnostik fetaler Mißbildungen.
2. Bestimmung des Gestationsalters.

23.6.1.1. Pränatale Diagnostik

Hierbei ist folgendes zu beachten:
Fetale Mißbildungen auf Grund von Schlußstörungen des Neuralrohres, z. B.

- offene Spina bifida (11),
- Anencephalus (10)
- Meningomyelozele (34),

ferner

- Ösophagusatresie (49)
- Kongenitale Nephrose und
- Omphalozele

führen primär zu erhöhten AFP-Konzentrationen im Fruchtwasser mit nachfolgendem Anstieg im mütterlichen Serum (s. a. 4.1.). Bei intrauterinem Fruchttod werden sehr hohe AFP-Konzentrationen im Fruchtwasser beobachtet (50).
Tabelle 2 gibt einen Vergleich zwischen normalen und pathologischen AFP-Konzentrationen im Fruchtwasser und mütterlichen Serum.

Tabelle 2
Normale und pathologische Konzentrationen des AFP im Fruchtwasser und mütterlichen Serum

Zeit	Fruchtwasser		mütterl. Serum	
	normal μg/l	pathol. μg/l	normal μg/l	pathol. μg/l
Trimester				
I.			bis 120	bis
II.	2800—26000	bis ca.	bis 360	über
III.	15—535	50000	bis 550	1000
Ref.	(46, 51)	(45, 51)	(47, 48)	(40)

Die AFP-Bestimmung im Fruchtwasser kann einen AFP-Anstieg früher und empfindlicher anzeigen. Für die Praxis und vor allem für Screening und Verlaufskontrollen bei Verdacht auf Neutralrohrdefekt oder fetalen Tod wird die Bestimmung im leichter zugänglichen mütterlichen Serum empfohlen. Es ist aber zu beachten, daß auch plazentare Störungen beim „fetal distress" zu erhöhten AFP-Konzentrationen im Blut der Mutter führen können.

23.6.1.2. Gestationsalter (Reifebeurteilung)

Zur Bestimmung des Gestationsalters ist die AFP-Bestimmung bevorzugt im Nabelschnurserum durchzuführen. Die Konzentrationen zur Beurteilung sind in Tabelle 3 angegeben.

Tabelle 3
AFP-Konzentrationen im Nabelschnurserum in Abhängigkeit vom Gestationsalter

Reifegrad	AFP (mg/l)	Ref.
reife Neugeborene	0—200 (Mittel 50—70)	(29)
unreife Neugeborene	100—1500	(29)
Frühgeborene	Mittel 380	(20)
unter 36. SSW	Mittel 680	(24)

23.6.2. Maligne Erkrankungen

Die Bedeutung der AFP-Bestimmung im Serum bei malignen Erkrankungen beschränkt sich im wesentlichen auf folgende Fragestellungen:

- Diagnostik und Verlaufskontrolle des primären Leberzellkarzinoms
- Differentialdiagnostik und Verlaufskontrolle embryonaler Tumoren.

23.6.2.1. Primäre Leberzell-Karzinome

Bei rund 90% der Patienten mit primärem Leberzell-Karzinom werden AFP-Konzentrationen im Serum von über 20 µg/l gemessen, die bis in Größenordnungen von 100000 µg/l ansteigen können. Wegen des möglichen Entstehens eines primären Leberkarzinoms auf dem Boden einer Leberzirrhose wird die AFP-Bestimmung als Kontrolluntersuchung bei dieser Risikogruppe empfohlen.

Da die AFP-Konzentration im Serum abhängig ist von der Gesamtmenge des produzierten Antigens, kann die AFP-Bestimmung zur Verlaufskontrolle bei Patienten mit primären Leberzell-Karzinom eingesetzt werden. Nach partieller Hepatektomie wird ein Abfall beobachtet, mit zunehmender Progredienz steigt AFP im Serum an; ein Wiederanstieg nach vorherigem Abfall deutet auf eine Rezidivierung (32).

23.6.2.2. Embryonale Tumoren

Entsprechend der fetalen Bildung des AFP im Dottersack, ist eine erneute AFP-Synthese zu beobachten bei embryonalen Tumoren, die über Dottersackanteile verfügen. Das ist besonders ausgeprägt bei den eigentlichen Dottersacktumoren oder entodermalen Sinustumoren. Bei 80—100% der Patienten mit diesen Erkrankungen findet man erhöhte AFP-Konzentrationen im Serum.

Bei malignen Teratomen oder Terato-Karzinomen hängt die AFP-Produktion entscheidend vom Gehalt an Dottersackanteilen ab, wobei eine direkte Beziehung zur Serum-AFP-Konzentration festgestellt werden konnte (37). Bei 60—70% der Patienten mit malignen Teratomen wurden erhöhte AFP-Werte im Serum gefunden.

Bei Keimzelltumoren ohne Dottersackanteile, z. B. Seminome (sofern sie nicht als Embryonalzell-Karzinome metastasieren), Chorienepitheliome, Dysgerminome und Dermoidcysten, fehlt die AFP-Produktion und damit der AFP-Anstieg im Serum.

Man kann daher die AFP-Bestimmung im Serum anwenden

- zur Unterscheidung von AFP-produzierenden und nicht produzierenden Keimzelltumoren,
- zur Verlaufskontrolle bei den AFP-positiven Erkrankungen, da die AFP-Serumkonzentration mit Progredienz, Rezidi-

vierung und Metastasierung korreliert (17) und
- zur Therapiekontrolle bei Radio- und Chemotherapie von embryonalen Tumoren (44).

23.6.2.3. Gastrointestinale Tumoren

Da AFP auch in der Schleimhaut des fetalen Gastrointestinaltrakts synthetisiert wird, können erhöhte AFP-Konzentrationen im Serum auch bei Patienten mit gastrointestinalen Karzinomen gefunden werden, was die Spezifität des AFP-Nachweises beim primären Leberzell-Karzinom einschränkt und bei Befundinterpretationen berücksichtigt werden muß. Die Konzentrationsanstiege des AFP sind jedoch bei den gastrointestinalen Tumoren nicht so hoch und nicht so häufig wie beim primären Leberzell-Karzinom und beschränken sich vorwiegend auf fortgeschrittene Stadien mit Metastasen. Bei Magen- und Colon-Karzinomen wurden in 50 bis 60% der Fälle AFP-Konzentrationen im Serum über 20 µg/l gefunden, bei Pankreas- und Gallenblasen-Karzinomen 30—40% (25). Dabei finden sich selten Konzentrationen über 100 µg/l.

23.6.3. Nicht maligne Erkrankungen

Bei einer Reihe nicht maligner, vorwiegend entzündlicher Erkrankungen wurden ebenfalls erhöhte AFP-Konzentrationen im Serum nachgewiesen. Dabei handelt es sich jedoch durchweg nur um leichte Anstiege von vorübergehendem Charakter. Im Zusammenhang mit der in regenerierender Leber beobachteten AFP-Synthese ergaben sich erhöhte AFP-Konzentrationen im Serum von Patienten mit akuter Hepatitis und mit Leberzirrhose (25).
Die bei einigen genetisch bedingten Erkrankungen wie Tyrosinose, Muskoviszidose, Ataxia teleangiectasia und Down-Syndrom nachgewiesenen erhöhten AFP-Konzentrationen im Serum besitzen vorerst empirischen Charakter.
Aus allen diesen Beobachtungen ist keine diagnostische Wertigkeit abzuleiten, zumal systematische Untersuchungen hierzu meist noch fehlen.

23.7. Analytik

23.7.1. Bestimmungsmethoden

Eine Übersicht über die am häufigsten angewendeten Methoden zur AFP-Bestimmung im Serum und ihre Nachweisgrenzen ist in Tabelle 4 gegeben.

Tabelle 4
Analysenverfahren zur AFP-Bestimmung

Verfahren	Nachweisgrenze (µg/l)	Ref.
Einfache radiale Immunodiffusion (RID)	ca. 10000	(52)
Doppelte radiale Immunodiffusion (DRID)	5000	(27)
Überwanderungs-elektrophorese	2000	(8)
Elektroimmunodiffusion (EID)	2000	(35)
Latex-Agglutination	1500	(27)
Passive Hämagglutination	50	(27)
Enzym-Immunoassay (EIA)	1—3	(7)
Radio-Immunoassay (RIA)	0,25—2,5	

23.7.2. Empfehlungen zur Analytik

Die sehr hohen Konzentrationen des AFP im Fetalserum und im Fruchtwasser (vgl. Tab. 1) erlauben im Rahmen der pränatalen Diagnostik und zur Reifebeurteilung die Anwendung weniger empfindlicher Verfahren, z. B. der einfachen radialen Immunodiffusion (RID).
Die AFP-Bestimmung im mütterlichen Serum erfordert dagegen schon den Einsatz empfindlicherer Verfahren mit Nachweisgrenzen unter 1000 µg/l.
Die z. T. stark erhöhten AFP-Konzentrationen bei Patienten mit primärem Leberzell-Karzinom können zwar ebenfalls bereits mit

wenig empfindlichen Methoden bestimmt werden, es besteht jedoch dabei die Gefahr, daß geringere AFP-Erhöhungen nicht erkannt werden. Es wird daher für alle AFP-Bestimmungen im Serum zur Diagnostik und Verlaufskontrolle maligner Erkrankungen die Anwendung empfindlicher Verfahren wie Radio- oder Enzym-Immunoassay empfohlen.

Für diese Untersuchungsmethoden wurden folgende Variationskoeffizienten ermittelt:

	EIA	RIA
VK i. d. Serie	6,9%	4,5%
VK v. Tag zu Tag	10 %	5,5%
Ref.	(7)	(22)

23.8. Referenzbereiche

AFP-Konzentrationen im Serum gesunder Erwachsener sind derzeit nur mit Hilfe von Radio- oder Enzym-Immunoassays meßbar. Für die einzelnen Methoden gibt es jedoch noch ziemlich unterschiedliche Angaben.

Im allgemeinen gilt für den oberen Normbereich

für EIA: bis 50 µg/l (ng/ml) (5)

für RIA: bis 20 µg/l (ng/ml) (40)

Über Geschlechts- und Altersabhängigkeit der Referenzwerte ist nichts bekannt.

23.9. Präanalytische Faktoren

AFP ist eine ziemlich stabile Substanz, so daß spezielle Vorkehrungen bei der Blutabnahme nicht erforderlich sind. Wird das Serum eingefroren und bei —18 bis —20 °C gelagert, so ist AFP über Monate haltbar.

23.10. Zusammenfassung

- AFP ist ein onkofetales Protein, das physiologisch während der Fetalperiode in der Leber, im Dottersack und in der Schleimhaut des Gastrointestinaltrakts synthetisiert wird.
- Es gelangt in das fetale Serum und über den fetalen Harn in das Fruchtwasser, sowie über die Plazenta in das mütterliche Blut.
- Bei fetalen Mißbildungen sowie beim „fetal distress“ kommt es zu Verteilungsstörungen des AFP. Diese führen zu Konzentrationserhöhungen im Fruchtwasser bzw. mütterlichen Blut. Die Messung der AFP-Konzentration in diesen Körperflüssigkeiten ist geeignet zur Überwachung von Risikoschwangerschaften.
- Es besteht eine direkte Korrelation zwischen AFP-Konzentration im Fetalserum und Gestationsalter. Die Messung der AFP-Konzentration im fetalen bzw. Neugeborenen-Serum bietet damit eine Möglichkeit zur Reifebeurteilung des Neugeborenen.
- Zum Zeitpunkt der Geburt fällt die AFP-Synthese stark ab. Nach der Geburt wird AFP nur noch in sehr geringem Umfang gebildet. Eine erneute Synthese kann einsetzen bei maligner Entartung der Zellen oder im Zusammenhang mit entzündlichen Veränderungen.
- In Analogie zu den fetalen Syntheseorten wurde eine erneute AFP-Bildung beobachtet
  - bei primären Leberzell-Karzinomen und entzündlichen Lebererkrankungen,
  - bei embryonalen Tumoren mit Dottersackstrukturen und
  - bei gastrointestinalen Tumoren mit Lebermetastasierung.
- Die AFP-Bestimmung kann genutzt werden zur Diagnostik eines primären Leberzellkarzinoms, zur Verlaufskontrolle bei Patienten mit langdauernder Leberzirrhose zur frühzeitigen Erkennung einer Malignisierung, zur Verlaufs- und Therapiekontrolle bei Patienten mit primärem Leberzell-Karzinom sowie zur Diagnostik, Verlaufs- und Therapiekontrolle bei Patienten mit AFP-produzierenden embryonalen Tumoren.
- Aus der Höhe der AFP-Konzentration kann eine gewisse Differenzierung zwischen malignen und benignen Prozessen abgeleitet werden.

— Zur Bestimmung im Serum wird die Anwendung eines empfindlichen Verfahrens (Radio- bzw. Enzymimmunoassay) empfohlen, weil dadurch die gesamte Indikationsbreite erfaßt werden kann.

Literatur

1. ABELEV, G. I.: Advanc. Cancer Res. **14** (1971) 295—358.
2. ABELEV, G. I.: Neoplasma (Bratisl.) **20** (1973) 563—566.
3. ADINOLFI, A. et al.: Biochim. biophys. Acta (Amst.) **251** (1971) 197—207.
4. ALPERT, E. et al.: J. biol. Chem. **47** (1972) 3792—3798.
5. ALPERT, E., R. L. COSTON: Clin. chim. acta **58** (1975) 77—84.
6. BAKIROV, R. D.: Bjull. eksp. Biol. Med. **65** (1968) 45—47.
7. BELANGER, L. et al.: Clin. Chem. **22** (1976) 198—204.
8. BOREL-GIRAUD, N. et al.: Clin. chim. acta **49** (1973) 169—175.
9. BRANCH, E. R.: Int. J. Cancer **10** (1972) 451 to 457.
10. BROCK, D. J. et al.: Lancet **II** (1973) 923—924.
11. BROCK, D. J. et al.: Lancet **I** (1974) 767—769.
12. CHAYVIALLE, J. A., P. C. GANGULI: Lancet I (1973) 1355—1357.
13. GANROT, P. O., E. TRELL: Acta med. scand. **188** (1970) 303—305.
14. GITLIN D., A. PERRICELLI: Nature (Lond.) **228** (1970) 995—997.
15. GITLIN, D. et al.: Cancer Res. **32** (1972) 979 to 982.
16. GRABAR, B.: Prot. biol. Fluids **18** (1971) 201 to 202.
17. GRIGOR, K. M. et al.: Brit. J. Cancer **35** (1977) 52—58.
18. GUSEV, A. I. et al.: Bjull. eksp. Biol. Med. **71** (1971) 69—72.
19. HIRAI, H. et al.: GANN Monogr. on Cancer Res. **14** (1973) 19—33.
20. HYVARINEN, M. et al.: J. Pediat. **82** (1973) 430—437.
21. KEKOMÄKI, M. et al.: Int. J. Cancer **8** (1971) 250—258.
22. KIRKPATRICK, A. et al.: Clin. Chem. **23** (1977) 50—59.
23. KITAGAWA, T. et al.: GANN Monogr. on Cancer Res. **14** (1973) 249.
24. LARDINOIS, R. et al.: Clin. chim. acta **37** (1972) 81—90.
25. LEHMANN, F. G.: Leber Magen Darm **5** (1975) 144—158.
26. LEHMANN, F. G., D. LEHMANN: Verh. dtsch. Ges. inn. Med. **78** (1972) 841—845.
27. LEHMANN, F. G., D. LEHMANN: Z. Klin. Chem. **11** (1973) 339—347.
28. LEHMANN, F. G., D. LEHMANN: Klin. Wschr. **52** (1974) 222—232.
29. MARKLEIN, G., M. RINGS: Z. Kinderheilk. **113** (1972) 327—335.
30. MASOPUST, J. et al.: Prot. biol. Fluids **18** (1971) 37—42.
31. MASSEYEFF, R. F.: GANN Monogr. on Cancer Res. **14** (1973) 3—18.
32. MCINTIRE, K. R. et al.: Cancer Res. **32** (1972) 1941—1946.
33. MUKOJIMA, T. et al.: Tumor Res. **8** (1973) 194.
34. NEVIN, N. C. et al.: Lancet **I** (1973) 1385.
35. NØRGAARD-PEDERSEN, B.: Clin. chim. Acta **38** (1972) 163—170.
36. NØRGAARD-PEDERSEN, B.: Acta paed. scand. **62** (1973) 167—172.
37. NØRGAARD-PEDERSEN, B. et al.: Acta pathol. microbiol. scand. Sect. A **83** (1975) 573—589.
38. PIERCE, G. B.: Fed. Proc. **29** (1970) 1248—1254.
39. PURVES, L. R. et al.: Lancet **I** (1968) 921—922.
40. PURVES, L. R., M. PURVES: S. Afr. med. J. **46** (1972) 1290—1297.
41. RUOSLAHTI, E., M. SEPPÄLÄ: Intern. J. Cancer **7** (1971) 218—225.
42. RUOSLAHTI, E. et al.: Intern. J. Cancer **8** (1971) 283—288.
43. RUOSLAHTI, E. et al.: Scand. J. clin. Lab. Invest. **27** (1971) 57.
44. SELL, A. et al.: Int. J. Cancer **18** (1976) 574—580.
45. SELLER, M. et al.: Lancet **I** (1974) 428—429.
46. SEPPÄLÄ, M., E. RUOSLAHTI: Amer. J. Obstet. Gynec. **114** (1972) 595—598.
47. SEPPÄLÄ, M., E. RUOSLAHTI: Lancet **I** (1972) 375—376.
48. SEPPÄLÄ, M., E. RUOSLAHTI: Amer. J. Obstet. Gynec. **112** (1972) 208—212.
49. SEPPÄLÄ, M.: Obstet. and Gynec. **42** (1973) 613—614.
50. SEPPÄLÄ, M., E. RUOSLAHTI: Obstet. and Gynec. **42** (1973) 701—706.
51. SEPPÄLÄ, M., E. RUOSLAHTI: J. Perinat. Med. **1** (1973) 104—113.
52. SHIBATA, K. et al.: Z. Immun. Forschung **146** (1973) 71—80.
53. SLADE, B.: Nature (Lond.) **246** (1973) 493—494.
54. URIEL, J.: Path. et Biol. **17** (1969) 877—884.
55. URIEL, J. et al.: Biochem. biophys. Res. Comm. **46** (1972) 1175—1180.

24. Carcinoembryonales Antigen (CEA)

von Renate ZIEGENBEIN

24.1. Bezeichnung
24.2. Allgemeine Charakterisierung
24.3. Physikochemische Charakterisierung
24.3.1. Molekulare Eigenschaften und Struktur
24.3.2. Physikochemische Konstanten und Eigenschaften
24.4. Biochemische Charakterisierung
24.4.1. Syntheseort
24.4.2. Verteilungsräume
24.4.3. Abbau, Elimination
24.4.4. Umsatz, Halbwertzeit
24.4.5. Funktion
24.5. Pathobiochemische Charakterisierung
24.6. Diagnostische Wertigkeit
24.6.1. Maligne Erkrankungen
24.6.1.1. Gastrointestinale Tumoren
24.6.1.1.1. Colon/Rektum-Karzinome
24.6.1.1.2. Andere gastrointestinale Tumoren
24.6.1.2. Extragastrointestinale Tumoren
24.6.1.2.1. Bronchial-Karzinome
24.6.1.2.2. Mamma-Karzinome
24.6.1.2.3. Urotheliale Karzinome
24.6.1.2.4. Gynäkologische Tumoren
24.6.2. Nicht maligne Erkrankungen
24.6.3. Allgemeine Gesichtspunkte für die klinische Anwendung der CEA-Bestimmung im Plasma
24.7. Analytik
24.8. Referenzbereiche
24.9. Präanalytische Faktoren
24.10. Zusammenfassung
Literatur

24.1. Bezeichnung

Carcinoembryonales Antigen
Allgemeine Abkürzung: CEA.

24.2. Allgemeine Charakterisierung

CEA gehört zur Gruppe der onkofetalen Proteine. Es wird physiologisch während der Embryonal- bzw. Fetalperiode in bestimmten Geweben gebildet. Postnatal wird die Synthese eingestellt bzw. stark vermindert. Im Zusammenhang mit malignen oder entzündlichen Veränderungen der Gewebe kann sie wieder einsetzen bzw. zunehmen.

24.3. Physikochemische Charakterisierung

24.3.1. Molekulare Eigenschaften und Struktur

CEA ist ein Glykoprotein mit einem Kohlenhydratanteil von ca. 60%.
Das Molgewicht beträgt etwa 180000. Bei Präparationen verschiedener Herkunft kann es zwischen 150000 und 200000 variieren (Übersichten s. 29, 48).
CEA wandert elektrophoretisch als β-Globulin.
Eine strukturell präzise Definition des CEA-Moleküls ist gegenwärtig nicht möglich, da zahlreiche CEA-Varianten bekannt sind, die sich

- elektrophoretisch und chromatographisch auf Grund von Ladungsunterschieden,
- immunologisch durch Differenzen in den antigenen Eigenschaften
- und durch Abweichungen in den Molgewichten unterscheiden.

Die strukturelle Heterogenität scheint im wesentlichen auf die Kohlenhydratkomponente beschränkt zu sein, da Sequenzanalysen ergeben haben, daß die Polypeptidkette des CEA als definiertes Molekül zu betrachten ist (43). So zeigen Aminosäureanalysen verschiedener CEA-Präparationen im Prinzip gleiche Resultate: Einen hohen Anteil von Carboxyl-

und Hydroxylaminosäuren, relativ wenig basische Aminosäuren und sehr wenig schwefelhaltige (47).
In der Kohlenhydratzusammensetzung des CEA verschiedener Herkunft gibt es dagegen größere quantitative Unterschiede (s. Tab. 1). N-Azetylglukosamin und Galaktose sind die Polysaccharide mit den höchsten Anteilen, der Sialinsäuregehalt zeigt die größten Schwankungen. Bisher ist nichts bekannt über den strukturellen Bau der Kohlenhydratkette und darüber, ob sich ein oder mehrere Ketten im Glykoproteinmolekül befinden.
Das komplexe CEA-Molekül enthält mehrere antigene Determinanten. Es wird angenommen, daß die allen Varianten gemeinsame CEA-Determinante auf dem strukturell weniger variablen Polypeptidanteil des Moleküls lokalisiert ist (43). Zweifellos ist jedoch auch die Polysaccharidkomponente an der Prägung antigener Eigenschaften beteiligt. Eine antigene Verwandtschaft scheint mit den ABH-Blutgruppensubstanzen zu bestehen, vor allem mit der Blutgruppensubstanz A (22). Es ist jedoch noch nicht mit Sicherheit erwiesen, ob die entsprechende Antigen-Determinante tatsächlich Bestandteil des CEA-Moleküls ist, oder ob es sich nur um eine Verunreinigung oder ein Addukt handelt.
Verschiedene Resultate weisen darauf hin, daß CEA auch tumor- bzw. gewebsspezifische Antigen-Determinanten enthält (40), über deren Struktur jedoch nichts bekannt ist.

Tabelle 1
Kohlenhydratzusammensetzung verschiedener CEA-Präparationen (nach TERRY u. a. (48))

N-Azetylglukosamin	77 —113 µmol/100 mg CEA
Galaktose	56 — 82 µmol/100 mg CEA
Fukose	42 — 63 µmol/100 mg CEA
Mannose	39 — 61 µmol/100 mg CEA
N-Azetyl-galaktosamin	7,4— 22 µmol/100 mg CEA
Sialinsäure	0,2— 21 µmol/100 mg CEA

Eine besondere Gruppe stellen die Substanzen mit „CEA-like activity" dar. Sie besitzen eine antigene CEA-Determinante, können daher CEA immunologisch vortäuschen, weisen jedoch strukturell mehr oder weniger starke Abweichungen vom eigentlichen CEA-Molekül auf.
Tabelle 2 gibt eine Übersicht über die wichtigsten bisher beschriebenen Vertreter dieser Substanzgruppe.

Alle diese CEA- oder CEA-ähnlichen Varianten beeinträchtigen die Spezifität der immunologischen CEA-Bestimmung. Daraus erklärt sich ein Teil der widersprüchlichen Resultate hinsichtlich Vorkommen und pathologischen Befunden. Eine strukturelle Abgrenzung der einzelnen Formen ist schwierig, da ihre chemische Zusammensetzung und Konfiguration noch weitgehend unbekannt ist. Zur Präzisierung der Analytik wäre eine Standardisierung der immunchemischen Bestimmungsmethoden dringend erforderlich.

24.3.2. Physikochemische Konstanten und Eigenschaften

Isoelektrischer Punkt:	zwischen pH 3,5 und 4,5 bei CEA verschiedener Herkunft (1)
Sedimentationskoeffizient:	zwischen 2 und 10,2 S meist zwischen 6,8 und 8,5 S (4).

CEA ist löslich in Perchlorsäure. Es ist relativ hitzestabil und besitzt keine Lipid- oder Enzymeigenschaften (26).

24.4. Biochemische Charakterisierung

24.4.1. Syntheseort

Physiologisch wird CEA bevorzugt, aber nicht ausschließlich, im fetalen Gastrointestinaltrakt gebildet. Postnatal findet sich auch in normalen gastrointestinalen Geweben eine meßbare, aber geringe CEA-Produktion, die bei maligner Entartung der Gewebe zunimmt. Die Synthese in extragastrointestinalen Geweben ist vergleichsweise wesentlich geringer (s. Tab. 3).
Intrazellulär konnte CEA im sogenannten Glykokalix, einer unmittelbar der Zellmembran anliegenden Schleimschicht (18) und bei verschiedenen Verdauungstrakt-Karzinomen im Cytoplasma nachgewiesen werden (10).

Tabelle 2
Substanzen mit „CEA-like activity“

Abkürzung (Bezeichnung)	Charakterisierung	Vorkommen (isoliert aus)	Literatur
NCA (non specific crossreacting antigen)	Glykoprotein, MW ca. 70000, β-Globulin Sed.Koeff. 3,5 S	(Colon-Ca u. norm. Colonschleimhaut)	V. KLEIST u. a. (27)
NGP (normal glyko-protein)	Glykoprotein, kleiner als CEA KH:Gehalt: 25%	(normaler Lunge, Milz, Leber, Mamma, Pankreas, Darm)	MACH u. PUSZTASZERI (35)
CEX	wahrscheinlich mit NCA und NGP übereinstimmendes Antigen		DARCY u. a. (7)
CCEA-2	MW: 40—50000		TURBERVILLE u. a. (49)
NCA-2	Glykoprotein α-Globulin MW: 60000	im Mekonium im Cytoplasma u. d. Zwischenzellwänden normaler Magen- u. Colonschleimhautzellen, (Stuhl v. Patienten mit Gastrointestinal- u. a. Tumoren)	HIRSCH-MARIE u. a. (21)
NC (normal colon mucosa antigen		(norm. u. kanzerösen Colon- u. Darmpolypen)	TAPPEINER u. a. (46)
CMA		in normaler Colon-Schleimhaut des Erwachsenen, fehlt im fetalen Darm u. bei Colon-Ca, bei Colon-Polypen vermindert	BURTIN u. a. (2)
MTA (membrane associated tissular autoantigen)	Glykoprotein, α-Globulin, MW: 23—24000 Sed.Koeff. 2,68 S perchlorsäurelöslich	(Plasmamembran normaler, fetaler u. maligner Zellen, z. B. norm. Darm, Magen, Ösophagus, Lunge, Niere, Milz, fetalem Darm, entzündlicher Gallenblase, Colon- u. Bronchial-Ca)	V. KLEIST u. a. (26)
CELIA (CEA-like antigen)	MW ähnlich CEA	in normalem Magensaft	VUENTO u. a. (51)
BCGP (breast cancer glycoprotein)	Glykoprotein	(Lebermetastasen von Mamma-Ca-Patienten)	KUO u. a. (28)
PCA-AS-TU	β-Globulin MW zwischen IgG u. IgA	(Bronchial-Ca)	SCHLIPKÖTER u. a. (41)

Tabelle 3
CEA-Konzentrationen in Perchlorsäureextrakten verschiedener Gewebe (nach KHOO u. a. (25)

	Gastrointestinale Gewebe µg CEA/g Gewebe	Extragastrointestinale Gewebe µg CEA/g Gewebe
fetale	ca. 50—200	unter 10
maligne	über 200	ca. 20—150
normale	ca. 30— 90	ca. 10— 20

24.4.2. Verteilungsräume

Das in den Geweben gebildete CEA gelangt in die Zirkulation. Über den Mechanismus der Ausscheidung ist jedoch noch nichts bekannt. Ebenso fehlen noch Hinweise auf mögliche entwicklungsbedingte Abhängigkeiten im Zusammenhang mit der physiologischen Synthese im fetalen Organismus. Erhöhte CEA-Konzentrationen im mütterlichen Serum während der Schwangerschaft werden nicht regelmäßig beobachtet (11).
Beim Erwachsenen finden sich neben einer geringen CEA-Konzentration im Plasma normalerweise auch geringe Mengen im Harn und im Stuhl (16).

24.4.3. Abbau, Elimination

CEA wird vermutlich aus den gastrointestinalen Bildungsorten teilweise mit dem Stuhl ausgeschieden, zum anderen Teil gelangt es über Zirkulation und Nieren in den Harn.
Über mögliche Abbaumechanismen innerhalb des Organismus ist nichts bekannt.

24.4.4. Umsatz, Halbwertzeit

Es wurde festgestellt, daß nach Injektion von humanem CEA bei Kaninchen und Hunden etwa 70% innerhalb einer Stunde aus dem Blutkreislauf verschwinden und hauptsächlich in der Leber angesammelt werden, während der restliche CEA-Spiegel sehr viel langsamer absinkt (44).

24.4.5. Funktion

Über die biochemische Funktion des CEA gibt es noch keine gesicherten Vorstellungen.

24.5. Pathobiochemische Charakterisierung

Die gegenwärtigen Kenntnisse über die Pathobiochemie des CEA beziehen sich im wesentlichen auf die Synthesesteigerung des Proteins im Zusammenhang mit malignen und entzündlichen Gewebsveränderungen. Diese Neosynthese soll durch Depression normalerweise in der differenzierten Zelle reprimierter Gene zustande kommen (17).
Das so gebildete CEA gelangt in den Blutkreislauf und führt zu erhöhter Konzentration des Antigens im Plasma. Dabei wird die Höhe des Plasma-Spiegels von folgenden Faktoren beeinflußt:

— der Anzahl CEA-bildender Zellen,
— der Syntheserate,
— der Freisetzungsrate aus der Zelle,
— der Vaskularisierung des Gewebes,
— der Abbau- und Eliminierungsrate.

Die häufigsten und höchsten Anstiege der Plasma-CEA-Konzentration werden bei Patienten mit malignen Neoplasien des Gastrointestinaltrakts, vor allem bei colorektalen und Pankreas-Karzinomen beobachtet.
Daneben finden sich erhöhte CEA-Spiegel im Plasma jedoch auch bei Patienten mit Tumoren anderer Lokalisation sowie bei einer Reihe nicht maligner Erkrankungen. Die prozentuale Häufigkeit erhöhter Werte ist jedoch bei den nicht gastrointestinalen Tumoren geringer (s. Tab. 4). Bei den nicht malignen Erkrankungen werden im allgemeinen nur geringe und passagere CEA-Anstiege gefunden.

Tabelle 4
Häufigkeiten erhöhter (> 2,5 µg/l) CEA-Konzentrationen im Plasma (nach LAMERZ u. FATEH-MOGHADAM (29)

maligne	Erkrankungen	nicht maligne	Erkrankungen
	%		%
Colon/Rektum-Ca	71	M. CROHN	27
Pankreas-Ca	80	Divertikulitis	23
Magen-Ca	45	Colitis ulcerosa	18
Bronchial-Ca	74	Polypen	16
Mamma-Ca	54	Pankreatitis	43
Blasen-Ca	28	Magen/Duodenal-Ulkus	30
Cervix/Uterus-Ca	43	Leberzirrhose	61
Ovarial-Ca	31	Akute Virushepatitis	17
Prostata-Ca	34		
Hepatom	69	Gesunde	6
mal. Melanom	50	Raucher	19
Leukämie	35	Nichtraucher	3

24.6. Diagnostische Wertigkeit

24.6.1. Maligne Erkrankungen

24.6.1.1. Gastrointestinale Tumoren

24.6.1.1.1. Colon/Rektum-Karzinome

Die höchsten positiven Trefferquoten und die höchsten absoluten CEA-Werte im Plasma finden sich bei Patienten mit colorektalen Karzinomen. Obwohl im Einzelfall keine direkte Beziehung zwischen Tumorgröße und Plasma-CEA-Konzentration nachgewiesen werden konnte, besteht im Kollektiv eine deutliche Tendenz zu höheren CEA-Werten und zunehmender Häufigkeit positiver Befunde bei Patienten mit fortgeschrittenen Erkrankungen.

Abbildung 1 zeigt CEA-Konzentrationen und ihre Häufigkeitsverteilung in Abhängigkeit von den verschiedenen Erkrankungsstadien. Hiernach beträgt der Anteil von Patienten mit erhöhten Plasma-CEA-Konzentrationen im Anfangsstadium etwa 40% und mit ausgedehnter Erkrankung (fortgeschrittener Tumor mit Fernmetastasen) etwa 90%.

Bei nur gering erhöhten CEA-Werten ist es nicht möglich, zwischen malignen und nicht malignen Dickdarmerkrankungen zu unterscheiden. Beim Vergleich von Patienten mit Dickdarm-Karzinomen und Dickdarmpolypen zeigt sich z. B. daß etwa die Hälfte der Patienten mit Polypen CEA-Werte im Konzentrationsbereich zwischen 2,5 und 10 µg/l aufweist ebenso wie der größte Teil der Karzinompatienten (s. Abb. 2). Eine Unterscheidung beider Erkrankungsgruppen ist nur im Falle höherer CEA-Konzentrationen (hier über 10 µg/l) möglich. Es ist jedoch schwierig, eine eindeutige Grenzkonzentration für die Differenzierung maligne — benigne festzulegen, es werden hierzu Werte zwischen 10 und 50 µg/l angegeben. Im allgemeinen kann man jedoch davon ausgehen, je höher die CEA-Konzentration im Plasma, um so wahrscheinlicher ist die Malignität und um so fortgeschrittener ist das Stadium der Erkrankung.

Das bedeutet andererseits, daß nur hohe CEA-Werte auch diagnostisch eindeutige Schlußfolgerungen zulassen, was statistisch bei etwa einem Viertel der Karzinompatienten möglich ist.

Umfassender als für die Diagnostik ist der Wert der CEA-Bestimmung für die Verlaufskontrolle. Hier hat sich gezeigt, daß die Untersuchung geeignet ist zur Beurteilung des operativen Erfolges nach der Entfer-

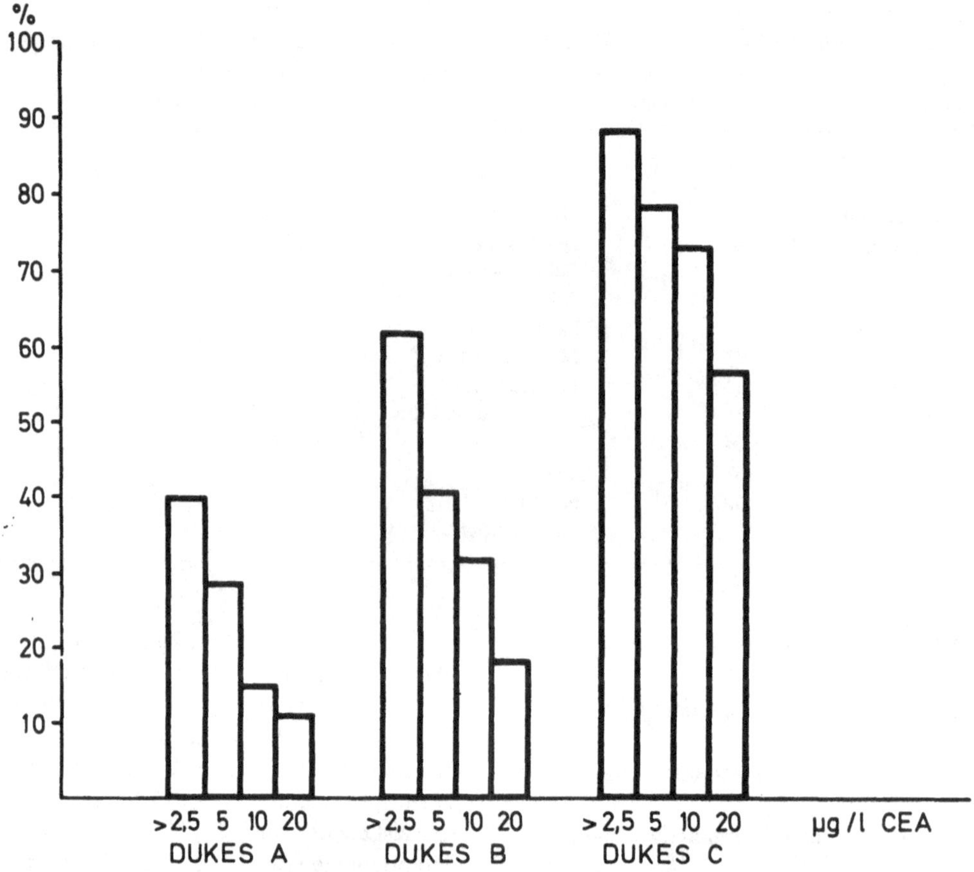

Abb. 1
Häufigkeit erhöhter CEA-Plasma-Konzentrationen bei Patienten mit Dickdarm-Karzinomen verschiedener Stadien (nach LEHMANN (31))

nung lokal begrenzter, CEA produzierender Dickdarm-Karzinome und zur frühzeitigen Erkennung von Rezidiven oder Metastasen (38).

Bei totaler Tumorentfernung sinkt ein präoperativ erhöhter CEA-Spiegel innerhalb von 1—2 Wochen auf Werte im Normbereich (33). Bei unvollständiger Tumorresektion oder im Falle intraoperativ nicht erkannter Metastasierung kommt es zu keinem oder nur zu einem geringen Abfall des Plasma-CEA-Wertes mit rascher Tendenz zu weiterem Anstieg.

Posttherapeutisch zeigt eine stetige Zunahme des CEA-Spiegels ein Lokalrezidiv oder eine Metastasierung an. Das kann bereits lange vor den klinischen Anzeichen erfolgen, die diesbezüglichen Angaben liegen zwischen 10 Wochen und 13 Monaten (34). Bei etwa 15% der Patienten wurde in einer größeren Studie bei Rezidivierung jedoch kein CEA-Anstieg beobachtet (23).

Präoperativ normale CEA-Konzentrationen verhalten sich in der postoperativen Verlaufskontrolle bei der Bildung von Rezidiven und/oder Metastasen analog den Fällen mit präoperativer CEA-Erhöhung. Patienten mit präoperativ niedrigem CEA-Spiegel scheinen jedoch postoperativ eine längere krankheitsfreie Periode zu haben. Sie beträgt im Durchschnitt 19 Monate gegenüber 11,5 Monaten bei den Patienten mit präoperativ hohen CEA-Werten so daß sich hieraus prognostische Schlüsse ableiten lassen (23).

Weniger drastische, aber durchaus meßbare

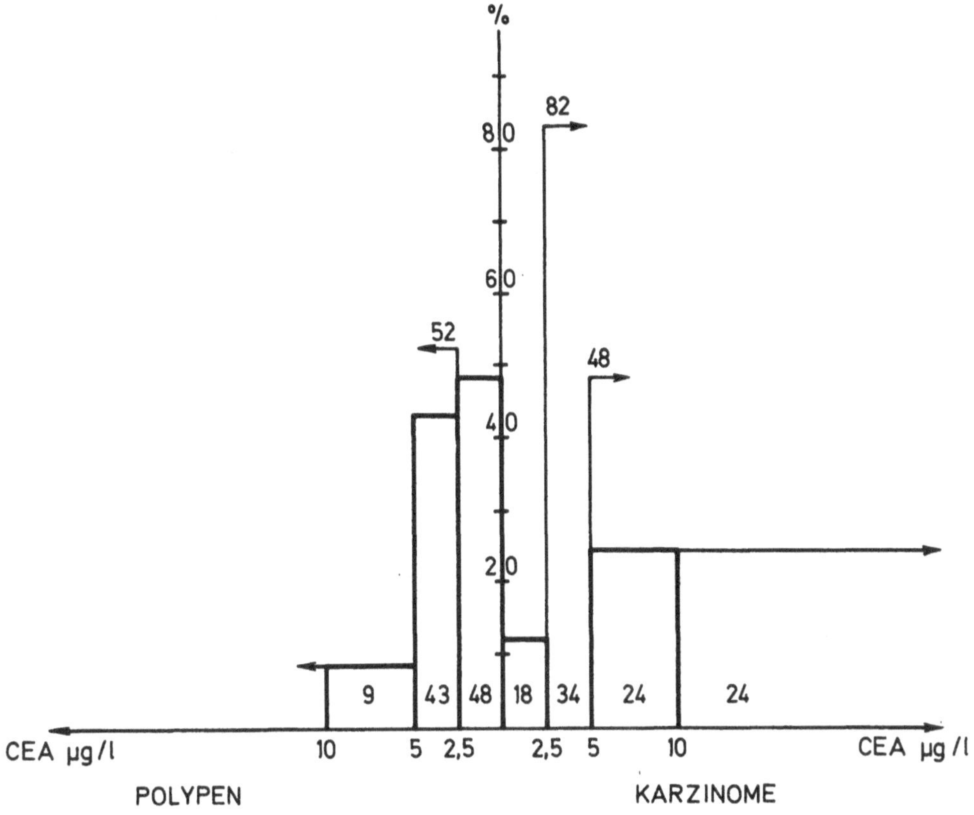

Abb. 2
Häufigkeitsverteilung von Plasma-CEA-Werten verschiedener Konzentrationsbereiche bei Patienten mit Dickdarm-Karzinomen und -Polypen (ZIEGENBEIN u. a. (55))

Veränderungen der CEA-Konzentration im Plasma treten im Verlauf einer Strahlen- oder Chemotherapie auf und lassen sich zur Beurteilung des Therapieerfolges heranziehen (8).

24.6.1.1.2. Andere gastrointestinale Tumoren

Von den übrigen gastrointestinalen Tumoren zeigen Pankreas- und Magen-Karzinome am häufigsten erhöhte Plasma-CEA-Werte, es folgen Mundhöhlen-, Ösophagus- und Dünndarm-Karzinome. Auch hier gilt, daß mit fortschreitender Erkrankung die Wahrscheinlichkeit erhöhter CEA-Konzentrationen im Plasma zunimmt.

Die CEA-Bestimmung ermöglicht daher keine Frühdiagnose maligner gastrointestinaler Erkrankungen, ein erhöhter Wert kann jedoch eine diagnostische Hilfe darstellen. Allerdings muß hier ebenfalls berücksichtigt werden, daß auch entsprechende entzündliche Prozesse CEA-Anstiege verursachen. So ist eine Differentialdiagnose zwischen Pankreas-Karzinom und chronischer Pankreatitis bei CEA-Plasma-Konzentrationen unter 40 µg/l nicht möglich; erst Werte darüber sprechen für eine maligne Erkrankung (12). Andere Autoren empfehlen zur Differentialdiagnose zwischen Pankreas-Karzinom und Pankreatitis eine kombinierte CEA-Bestimmung im Pankreas-Saft und im Plasma (42). Dabei sollen bei Patienten ohne Malignom die CEA-Werte im Plasma unter 2,5 µg/l und im Pankreas-Saft unter 30 µg/l liegen. Als durchschnittliche Konzentrationen im Pankreas-Saft werden angegeben

bei Pankreas-Ca:	309 µg/l
bei Pankreatitis:	18,6 µg/l
bei Kontrollen:	8,1 µg/l

Im Zusammenhang mit Verlaufskontrollen wurden auch bei diesen gastroinstinalen Tumoren folgende Feststellungen getroffen:

— eine anhaltende Zunahme des Plasma-CEA ist ein sicherer Hinweis auf Pro gredienz,
— konstant normale Konzentrationen deuten auf eine gute Prognose (45).

Im Therapieverlauf lassen sich vor allem bei Chemotherapie nicht immer direkte Beziehungen zum CEA-Wert erkennen. Remissionen sind jedoch im allgemeinen von einer Verminderung erhöhter CEA-Konzentrationen begleitet.

24.6.1.2. Extragastrointestinale Tumoren

24.6.1.2.1. Bronchial-Karzinome

Bei Patienten mit Bronchial-Karzinomen wurden folgende Häufigkeitsverteilungen für die verschiedenen Konzentrationsbereiche des Plasma-CEA gefunden (32):

76% über 2,5 µg/l
52% über 5 µg/l
30% über 10 µg/l
20% über 20 µg/l

Dabei besteht kein Unterschied zwischen den verschiedenen histologischen Typen.

Die Untersuchung des diagnostischen und prognostischen Westes der Bestimmung führte zu folgenden Resultaten (5):

— die CEA-Konzentration im Plasma korreliert im Einzelfall nicht mit Überlebenszeit und Stadium; auch bei fortgeschrittener Erkrankung werden häufig normale oder nur gering erhöhte Werte gefunden,
— CEA-Werte über 20 µg/l können aber als Zeichen einer ausgedehnten Erkrankung und möglicher Inoperabilität gewertet werden.

Entsprechend ergaben sich für Patienten mit stärker erhöhten CEA-Konzentrationen Hinweise auf eine schlechtere Prognose. Für die Verlaufskontrolle zeigten sich gute Korrelationen zwischen Plasma-CEA-Werte und operativem Behandlungserfolg, weniger eindeutig waren die Beziehungen bei Strahlen- oder Chemotherapie.

24.6.1.2.2. Mamma-Karzinome

Für diese Patientengruppe wurden folgende prozentualen Häufigkeiten erhöhter CEA-Konzentrationen im Plasma gefunden (32):

57% über 2,5 µg/l
40% über 5 µg/l
24% über 5 µg/l
18% über 20 µg/l.

Es bestehen keine Beziehungen zur histologischen Differenzierung, aber eine deutliche Abhängigkeit zwischen Positivitätsrate und Stadium der Erkrankung (49). Unter Zugrundelegung der UICC-Stadieneinteilung und einer oberen Normgrenze von 4 µg/l ergaben sich folgende positiven Trefferquoten:

Stadium I = 14,8%
Stadium II = 23,7%
Stadium III = 73,1%
Stadium IV = 20 %.

Für die Therapiekontrolle gilt ähnliches wie bei anderen Karzinomen: Nach operativer Entfernung sämtlichen CEA-synthetisierenden Gewebes kommt es allgemein zu einer Normalisierung des Plasma-CEA-Spiegels, bei Hormon- oder Chemotherapie erfolgen die Veränderungen weniger rapide (3).

Bei Patienten mit prätherapeutisch hohen CEA-Konzentrationen wird auch hier meist ein ungünstigerer Krankheitsverlauf mit früher Rezidivierung oder Metastasierung beobachtet.

24.6.1.2.3. Urotheliale Karzinome

Charakteristisch für urotheliale Karzinone ist eine in etwa 50% der Fälle nachweisbare erhöhte CEA-Konzentration im Harn. Die Aussage wird jedoch beeinträchtigt durch Harnwegsinfekte, die ebenfalls mit einem CEA-Anstieg einhergehen. Im Serum ist CEA nur bei fortgeschrittenem Blasen-Karzinom erhöht. Es wird daher der CEA-Bestimmung sowohl im Serum wie im Harn ein diagnostischer Wert bei urothelialen Karzinomen abgesprochen (6), so daß sich ihr Einsatz auch hier auf die Therapie- und Verlaufskontrolle beschränkt.

Hier zeigt sich die CEA-Bestimmung im

Harn geeignet zur Kontrolle der Strahlentherapie. Im Verlauf der Bestrahlung kommt es zu einem Anstieg der CEA-Konzentration im Harn, der etwa in der Mitte der Bestrahlung höchste Werte erreicht, was auf die Tumorzerstörung zurückgeführt wird. Bei erfolgreicher Strahlentherapie normalisiert sich danach der CEA-Gehalt im Harn, bei Strahlenresistenz werden dagegen anhalted hohe Werte gemessen. Ein Wiederanstieg nach vorausgegangenem Abfall ist auch hier als Zeichen einer Rezidivierung zu betrachten (53).

24.6.1.2.4. Gynäkologische Tumoren

Auch für diese Tumoren ist die CEA-Bestimmung im Plasma als diagnostischer Test kaum brauchbar, obwohl der Anteil erhöhter CEA-Werte bei Patientinnen mit malignen Erkrankungen höher ist als mit benignen oder bei Gesunden. Erhöhte CEA-Werte im Plasma wurden gefunden.

- bei ca. 30% Patientinnen mit endometrialen Adenokarzinomen,
- bei ca. 50% mit Ovarial-Karzinomen und
- bei ca. 60% mit Cervix-Karzinomen.

Die Plasma-CEA-Konzentration korreliert mit dem Stadium der Erkrankung und mit der vasculären Invasion der Tumorzellen, bei Ovarial-Karzinomen auch mit dem Zelltyp, weniger dagegen mit dem CEA-Gehalt des Tumors selbst. Sie ist im allgemeinen am höchsten bei undifferenzierten Cervix- und Endometrium-Neoplasien, sowie bei gut differenzierten mucinösen Ovarial-Tumoren.
Nach vollständiger chirurgischer Tumorentfernung normalisieren sich die Plasma-CEA-Werte innerhalb von 4—8 Wochen, während sie bei unvollständiger Tumorentfernung erhöht bleiben. Unter der Strahlentherapie kommt es durch die verstärkte Freisetzung aus dem Gewebe zu einem Anstieg der Plasma-CEA-Konzentration, die sich nach erfolgreicher Therapie wieder normalisiert, was jedoch wesentlich länger dauert als nach chirurgischer Tumorentfernung (bis zu 4 Monaten). Ein stetiger Anstieg im weiteren Verlauf der Erkrankung deutet auch hier mit großer Wahrscheinlichkeit auf eine Rezidivierung oder Metastasierung (50).

24.6.2. Nicht maligne Erkrankungen

Bei entzündlichen und degenerativen Erkrankungen vor allem des Gastrointestinaltraktes, aber auch der Leber, der Lunge sowie bei gutartigen Erkrankungen der Mamma können ebenfalls erhöhte CEA-Konzentrationen im Plasma auftreten. Im Vergleich zu den malignen Erkrankungen der verschiedenen Organe sind die prozentualen Anteile erhöhter Werte jedoch wesentlich geringer und die CEA-Konzentrationen im Plasma übersteigen selten 10 µg/l. Die Positivitätsraten liegen im allgemeinen zwischen 10 und 50% und sind am höchsten bei Pankreatitis (9) und bei alkoholischer Leber zirrhose (36).
Selbst bei gesunden Personen wurden erhöhte CEA-Werte beobachtet, sofern es sich um Raucher handelt. Bei Rauchern lag der Anteil erhöhter Plasma-CEA-Konzentrationen bei ca. 20%, bei Nichtrauchern dagegen nur bei 2—3% (s. Tab. 4).

24.6.3. Allgemeine Gesichtspunkte für die klinische Anwendung der CEA-Bestimmung im Plasma

- Die CEA-Bestimmung im Serum oder Plasma ist für die *Diagnostik* maligner Erkrankungen nur von begrenzter Aussagefähigkeit, folgende Umstände sind zu berücksichtigen: Im Konzentrationsbereich bis zu 10 µg/l ist die Untersuchung unspezifisch für Malignome wegen der ausgeprägten Interferenz mit benignen Erkrankungen. Werte zwischen 10 und 20 µg/l sprechen eher für eine maligne Erkrankung, über 20 µg/l ausschließlich für eine solche. Werte dieser Größenordnung werden jedoch meist nur bei Patienten mit Karzinomen fortgeschrittener Stadien beobachtet.
- Am häufigsten (ca. 80%) ist die Plasma-CEA-Konzentration bei Patienten mit Dickdarm- und Pankreas-Karzinomen erhöht, es folgen Bronchial- und Mamma-Karzinome (ca. 70 resp. 50%).

- Speziell bei urothelialen Karzinomen werden erhöhte CEA-Werte im Harn gefunden, der diagnostische Wert der Bestimmung wird jedoch durch Harnwegsinfektionen beeinträchtigt, bei denen ebenfalls die Harn-CEA-Werte erhöht sind.
- Höhe des CEA-Spiegels und Häufigkeit erhöhter Werte nehmen im allgemeinen zu mit der Schwere und Ausdehnung der Erkrankung.
- Ihre bevorzugte Anwendung findet die Plasma-CEA-Bestimmung in der *Verlaufskontrolle*.

Vor allem nach chirurgischer Tumorentfernung sinken präoperativ erhöhte CEA-Werte innerhalb von 8—14 Tagen auf Konzentrationen im Normbereich, was bei Verbleiben von Tumorresten oder bei okkulter Metastasierung nicht erfolgt.

Unter der Strahlentherapie wird im allgemeinen ein durch Tumorzerfall bedingter Anstieg der CEA-Konzentration im Plasma beobachtet. Bei erfolgreicher Therapie erfolgt nach beendeter Bestrahlung eine langsame Normalisierung.

Schwieriger gestaltet sich eine Verlaufsbeobachtung unter Chemotherapie, da hier weniger abrupte Veränderungen der Tumormasse auftreten. Allgemein normalisieren sich jedoch auch hier erhöhte CEA-Werte bei erfolgreicher Therapie.

- Prätherapeutisch erhöhte CEA-Werte sprechen häufig für eine schlechtere *Prognose*.
- Eine posttherapeutisch stetige erneute Zunahme der Plasma-CEA-Konzentration ist ein frühes Anzeichen für *Metastasen* und/oder *Rezidive*.

24.7. Analytik

Für Diagnostik, Therapie- und Verlaufskontrolle kommt nur eine quantitative Bestimmung mit hinreichender Empfindlichkeit in Frage. Die einzigen hierfür geeigneten Methoden sind Radio- bzw. Enzym-Immunoassays.

Die am häufigsten angewendeten Methoden zur CEA-Bestimmung sind Radioimmunoassays (RIA), für die verschiedene Techniken beschrieben worden sind, je nach der Art der Trennung des markierten Antigen-Antikörperkomplexes vom überschüssigen markierten Antigen. Man unterscheidet folgende Varianten:

- Ammonsulfatfällung: Wurde bei der ersten, von GOLD und THOMSON (19) entwickelten CEA-Bestimmung angewendet.
- Z-Gel-Methode: Von HANSEN u. a. (20) eingeführte Fällung mit Zirkonylphosphatgel.
- Doppelantikörpermethode: Von EGAN u. a. (13) beschriebene Fällung des Antigen-Antikörperkomplexes mit einem zweiten Antikörper (Anti-Spezies-Immunglobulin).
- Feste-Phasen-Technik: Nach MCPHERSON u. a. (37): Fixierung des Antikörpers an eine feste Phase.

Von FRACKELTON u. a. (14) wurde auch ein Enzym-Immuno-Assay mit Galaktosidase als Marker-Enzym beschrieben, der eine gute Übereinstimmung mit dem Z-Gel- und Doppelantikörper-RIA zeigte (54).

Wegen der unterschiedlichen immunologischen Präparationen sind die mit verschiedenen Methoden, aber auch die mit gleichen Methoden von verschiedenen Untersuchern erzielten Resultate nicht immer absolut miteinander vergleichbar; das gilt auch für kommerzielle Test-Kits (52). Das Problem der notwendigen Standardisierung der Untersuchung ist noch nicht gelöst. Es gibt noch keinen universell akzeptierten CEA-Standard.

Im allgemeinen bezieht man sich auf folgende Präparationen:

- CEA-Präparat der Arbeitsgruppe von GOLD und HANSEN,
- CEA-Präparat vom Chester Beattie Institute for Cancer Research (15),
- CEA-Standard vom National Institute for Biological Standards and Control (NIBSC) (London) (30).

24.8. Referenzbereiche

Die Referenzbereiche sind abhängig von der jeweiligen Methodik. Für die verschiedenen RIA-Varianten werden als obere Normgrenzen angegeben:

- Ammonsulfat-Methode
  Z-Gel-Methode (19, 20) 2,5 µg/l

— Mikro-RIA	(24)	5 µg/l
— Doppelantikörper-methode	(13)	12,5 µg/l

24.9. Präanalytische Faktoren

Für CEA-Bestimmung wird entweder Serum (Doppelantikörpermethode) oder EDTA-Plasma (Z-Gel-Methode) verwendet.
CEA ist außerordentlich stabil und bleibt im eingefrorenen Zustand bei Tiefkühllagerung über Jahre unverändert.

24.10. Zusammenfassung

- CEA ist ein onkofetales Glykoprotein mit β-Mobilität, das in zahlreichen Strukturvarianten existiert.
- Es wird physiologisch bevorzugt im fetalen Gastrointestinaltrakt gebildet. Beim Erwachsenen ist die Synthese in gesunden Geweben stark vermindert, sie kann zunehmen bei maligner oder entzündlicher Veränderung der Zellen.
- Die biochemische Funktion des CEA ist noch unbekannt.
- Das intrazellulär synthetisierte CEA wird an die Zirkulation abgegeben. Die Höhe der CEA-Konzentration im Plasma ist abhängig von der Syntheserate, von der Anzahl CEA-bildender Zellen, von der Vaskularisierung des Gewebes, von der Freisetzungsrate sowie von der Abbau- und Eliminierungsgeschwindigkeit.
- Die CEA-Synthese ist besonders hoch in malignen colorektalen und Pankreas-Tumoren, so daß bei diesen Erkrankungen am häufigsten erhöhte CEA-Konzentrationen im Plasma gefunden werden.
- Bei einem oberen Normwert von 2,5 µg/l erlauben erhöhte CEA-Werte bis zu 10 µg/l keine Differenzierung zwischen einer malignen und einer benignen Erkrankung. CEA-Konzentrationen über 10 µg/l sprechen mit annähernder, über 20 µg/l mit großer Wahrscheinlichkeit für eine maligne Erkrankung.
- Je höher der CEA-Spiegel im Serum, um so fortgeschrittener ist die Erkrankung.
- Prätherapeutisch erhöhte CEA-Werte deuten auf eine schlechtere Prognose hin.
- Die Kontrolle einer Plasma-CEA-Konzentration erlaubt Rückschlüsse auf den Therapieerfolg. Besonders eindeutig ist die Korrelation zur chirurgischen Tumorentfernung. Vollständige Resektionen führen in 8—14 Tagen nach der Operation zur Normalisierung präoperativ erhöhter Werte, was bei unvollständiger Resektion oder okkulter Metastasierung nicht der Fall ist. Bei Strahlen- und Chemotherapie sind analoge, aber weniger drastische Veränderungen zu erkennen.
- Ein stetiger Anstieg der Plasma-CEA-Konzentration im weiteren Krankheitsverlauf ist ein frühes Anzeichen einer Metastasierung oder Rezidivierung.
- Die Bestimmung des CEA im Plasma bzw. Serum erfolgt am besten mit einem Immunoassay.

Literatur

1. Banjo, C. et al.: Cancer Res. **34** (1974) 2114 to 2121.
2. Burtin, P. et al.: Cancer Res. **31** (1971) 1038 to 1041.
3. Chu, T. M., T. Nemoto: J. Natl. Cancer Inst. **51** (1973) 1119—1121.
4. Coligan, J. E. et al.: Immunochemistry **9** (1972) 377—386.
5. Concannon, J. P. et al.: Cancer **34** (1974) 184—192.
6. Coombes, G. B. et al.: Brit. J. Cancer **31** (1975) 135—142.
7. Darcy, D. A. et al.: Brit. J. Cancer **28** (1973) 147—160.
8. Delwiche, R. F. et al.: Gastroenterology **64** (1973) 881.
9. Delwiche, R. F. et al.: Cancer **31** (1973) 328—330.
10. Denk, R. et al.: Int. J. Cancer **10** (1972) 262.
11. Dent, P. B. et al.: Cancer **42** (1978) 224—228.
12. Dilawari, J. B. et al.: Brit. Med. J. **2** (1975) 668—670.

13. Egan, M. L. et al.: Immunochemistry **9** (1972) 289—299.
14. Frackelton, A. R. et al.: Cancer Res. **36** (1976) 2845—2849.
15. Freed, D. L. J.: Chapter 18: The carcinoembryonie antigen. In: Truelova, S. C., D. P. Jewell: Topies in gastroenterology. Blackwell Scientific Publication Oxford—London—Edinburgh—Melbourne, 1973.
16. Freed, D. L. J., G. Taylor: Brit. med. J. 1972 I, 85.
17. Gold, P., S. O. Freedman: J. exp. Med. **122** (1965) 467—481.
18. Gold, P. et al.: Cancer Res. **28** (1968) 1331 to 1334.
19. Gold, P. et al.: J. Allergy **45** (1970) 112.
20. Hansen, H. J. et al.: Clin. Res. **19** (1971) 143—147.
21. Hirsch-Marie, H. et al.: Digestion **9** (1973) 196.
22. Holburn, A. M. et al.: Immunology **26** (1974) 831—843.
23. Jubert, A. V. et al.: Cancer **42** (1978) 635—639.
24. Khoo, S. K., I. R. Mackay: J. clin. Pathol. **26** (1973) 470—475.
25. Khoo, S. K. et al.: Int. J. Cancer **11** (1973) 681.
26. Kleist, S. v., P. Burtin: Cancer Res. **29** (1969) 1961.
27. Kleist, S. v. et al.: Proc. nat. Acad. Sci, USA **69** (1972) 2492—2494.
28. Kuo, T. et al.: Int. J. Cancer **12** (1973) 532—542.
29. Lamerz, R., A. Fateh-Moghadam: Klin. Wschr. **53** (1975) 193—203.
30. Laurence, D. J. R. et al.: Brit. J. Cancer **32** (1975) 295—299.
31. Lehmann, F. G.: Leber Magen Darm **5** (1975) 144—158.
32. Lehmann, F. G.: Internist **16** (1975) 214—222.
33. Mach, J. P. et al.: Bull. du Cancer **63** (1976) 551—562.
34. Mach, J. P. et al.: Lancet **II** (1974) 535—540.
35. Mach, J. P., G. Pusztaszeri: Immunochemistry **9** (1972) 1031—1034.
36. Massart, J. P. et al.: Bull. du Cancer **63** (1976) 639—648.
37. McPherson, T. A. et al.: Int. J. Cancer **12** (1973) 42.
38. Minton, J. P., E. W. Martin: Cancer **42** (1978) 1422—1427.
39. Myers, R. E. et al.: Cancer **42** (1978) 1520 to 1526.
40. Rule, A. H., C. Goleski-Reilly: Immunol. Comm. **2** (1973) 213.
41. Schlipköter, H. W. et al.: Zbl. Bakt. Hyg. I. Abt. Orig. B **158** (1973) 109.
42. Sharma, M. P. et al.: Cancer **38** (1976) 2457 ti 2461.
43. Shively, J. E. et al.: Cancer Res. **38** (1978) 2199—2208.
44. Shuster, J. et al.: Cancer Res. **33** (1973) 65.
45. Skarin, A. T. et al.: Cancer **33** (1974) 1239 to 1245.
46. Tappeiner, G. et al.: Virchows Arch. Abt. A **360** (1973) 129.
47. Terry, W. D. et al.: J. exp. Med. **136** (1972) 200—204.
48. Terry, W. D. et al.: Transplant. Rev. **20** (1974) 100—129.
49. Turberville, C. et al.: Immunochemistry **10** (1973) 841—843.
50. van Nagell, J. R. et al.: Cancer **42** (1978) 1527—1532.
51. Vuento, M. et al.: Int. J. Cancer **18** (1976) 156—160.
52. Wagener, C., H. Breuer: J. Clin. Chem. Clin. Biochem. **16** (1978) 323—327.
53. Wahren, B. et al.: Cancer **36** (1975) 1490—1495.
54. Weltman, J. K., A. R. Frackelton: Cancer Res. **36** (1976) 2850—2853.
55. Ziegenbein, R. et al.: Arch. Geschwulstforsch. **50** (1980) 165—168.

25. Schwangerschafts-assoziiertes α-2-Glykoprotein (PAAG)

von Tomas Porstmann

25.1. Allgemeine Charakterisierung
25.2. Physikochemische Charakterisierung
25.2.1. Molekulare Eigenschaften und Struktur
25.2.2. Physikochemische Konstanten
25.2.3. Speziesspezifität
25.3. Biochemische Charakterisierung
25.3.1. Syntheseort
25.3.2. Verteilungsräume und Verteilungscharakteristik
25.3.3. Abbau, Elimination, Halbwertzeit
25.3.4. Biologische Funktion
25.3.5. Bindungsfähigkeit für Substanzen
25.3.6. Biochemische Regulation und physiologische Einflußfaktoren
25.4. Pathobiochemie
25.5. Diagnostische Wertigkeit
25.5.1. Schwangerschaft
25.5.2. Maligne Erkrankungen
25.5.2.1. Mammakarzinom
25.5.2.2. Bronchialkarzinom
25.5.2.3. Colorectale Tumoren
25.5.2.4. Malignes Melanom
25.5.2.5. Genitaltumoren
25.5.3. Benigne Erkrankungen
25.6. Analytik
25.7. Referenzbereiche
25.8. Präanalytische Faktoren
25.9. Zusammenfassung
Literatur

25.1. Allgemeine Charakterisierung

Das schwangerschafts-assoziierte α-2-Glykoprotein gehört zu einer Gruppe von Eiweißen, deren Konzentration im Serum während der Schwangerschaft erheblich ansteigt. Im Gegensatz zu den schwangerschafts-spezifischen Proteinen lassen sich die schwangerschafts-assoziierten auch bei nicht schwangeren Frauen und bei Männern in unterschiedlichen Serumkonzentrationen nachweisen. Das schwangerschafts-assoziierte α-2-Glykoprotein wird zu den unspezifisch immunosuppressiv wirkenden Serumfaktoren gezählt, die möglicherweise eine Rolle bei der Aufrechterhaltung der immunologischen Homöostase zwischen Mutter und Foet spielen (21, 36, 48, 55).

Synonyme:
- PZ-Protein, Protein der „pregnancy zone“
- PAG (Pa1) pregnancy associated globulin
- Xh, X-chromosomal gesteuertes Serumprotein, identifiziert durch ein Antiserum erzeugt im Pferd (horse)
- Xm, X-chromosomal gesteuertes Makroglobulin
- α-2-P, α-2-Pregnoglobulin
- SP3, Schwangerschaftsprotein 3
- PAM, pregnancy associated macroglobulin

1975 Vorschlag zur Nomenklaturvereinheitlichung: PAAG, pregnancy associated α-2-glycopotein.

25.2. Physikochemische Charakterisierung

25.2.1. Molekulare Eigenschaften und Struktur

PAAG ist ein Glykoprotein mit einem Kohlenhydratgehalt von 9,9 bis 12,2% (Lit. bei 20, 63). Zuckerkomponenten: Hexosen 49 bis 86%, Hexosamin 6 bis 30% und Sialinsäure 10 bis 23%, die Aminosäureanalyse zeigt reichlich Glutaminsäure, Serin und Valin, in geringen Mengen kommen vor Cystin, Methionin und Tryptophan (20, 63). Die Molekulargewichtsangaben schwanken zwischen 350000 und 504000 (20, 47, 71).

Widersprüchliche Molekulargewichtsbestimmungen durch analytische Gelfiltration im Vergleich zu anderen Methoden deuten auf eine starke Asymmetrie des Moleküls hin (64). Gereinigtes PAAG hat besonders unter Lagerungsbedingungen bei —20 °C eine starke Aggregationsneigung zu höhermolekularen Komplexen (64). Mercaptoäthanolbehandlung spaltet das Molekül in zwei identische Untereinheiten, die im MW zwischen 172000 und 194000 bestimmt wurden (20, 47, 64). Untereinheiten mit dem MW 90000 wurden ebenfalls beschrieben (20). Die Untereinheiten zeigen die gleiche serologische Spezifität wie intakte Moleküle (64), allogene Varianten (Polymorphismen) von PAAG sind nicht bekannt.

25.2.2. Physikochemische Konstanten

Sedimentationskoeffizient:	intaktes Molekül 11,5 bis 12,0 S (20, 64), Untereinheiten 8,5 S (64)	
molarer Extinktionskoeffizient ($E_{1\,cm}^{1\%}$ 277 nm):	9,7	(20)
isoelektrischer Punkt:	pH 4,5 bis 5,0	(20, 47, 63)
partielles spezifisches Volumen (V_{20}):	0,724 ml/g	(20)
elektrophoretische Mobilität:	$4{,}2 \times 10^{-1}$ cm^2 V^{-1} sec^{-1}	(34)

25.2.3. Speziesspezifität

Immunochemische Identität mit einem schwangerschafts-assoziierten Protein beim Rhesusaffen und Teilidentität mit einem entsprechenden Eiweiß beim Hund wurde mit einem Antiserum gegen menschliches PAAG (anti-human PAAG) nachgewiesen (19, 57).

25.3. Biochemische Charakterisierung

25.3.1. Syntheseort

Die Plazenta scheidet als Produktionsstätte für PAAG mit Sicherheit aus (50, 65). Autoradiographische Untersuchungen nach Zugabe von markierten Aminosäuren zu oestrogenstimulierten Lymphozytenkulturen geben Hinweise auf die PAAG-Produktion durch Lymphozyten und/oder Monozyten (42, 62). 20 Stunden nach Enfernung von membrangebundenem PAAG durch Trypsinierung wurde eine völlige Restauration des PAAG-Membranbesatzes nachgewiesen (76). Meßbare PAAG-Syntheseleistungen konnte nur an Lymphozyten von Schwangeren, an oestrogenstimulierten Lymphozyten von Nichtschwangeren und an Lymphozyten von Frauen mit chronischer lymphatischer Leukämie erbracht werden (42, 62). Als weiterer Bildungsort von PAAG wird das mononukeläre Phagozytensystem der Leber und anderer Organe angesehen (15, 65). Mittels Immunofluoreszenz wurde PAAG auf der Membran von T-Lymphozyten und Monozyten nachgewiesen (53). In anderen Untersuchungen wurde es an der Zellmembran zirkulierender B-Lymphozyten gefunden, wobei die Zahl PAAG-positiver Lymphozyten bei Patienten mit chronisch lymphatischer Leukämie signifikant erhöht war (76). Übereinstimmend wurde in beiden Untersuchungen keine Korrelation zwischen PAAG-Serumspiegel und Anzahl PAAG-positiver Lymphozyten gefunden.

Der PAAG-Nachweis mittels Radioimmunoassay in Kulturüberständen von humanen lymphoiden Tumorzellinien unterstützt einerseits Hinweise zur PAAG-Produktion und -Exkretion durch Zellen des lymphatischen Systems, kann andererseits aber auch als ektope Produktion interpretiert werden, wofür auch die PAAG-Synthese durch HeLa-Zellen und durch Zellen eines undifferenzierten Lungenkarzinoms (U-1285) spricht (44).

25.3.2. Verteilungsräume und Verteilungscharakteristik

PAAG wurde mittels Immunopräzipitationstechniken im Serum, Fruchtwasser, Urin und Speichel nachgewiesen (80). Im Kolostrum, Zervixsekret und Nabelschnurserum konnte PAAG mit entsprechenden Methoden nicht gefunden werden (70). Die PAAG-Konzentration im Fruchtwasser entsprach der mütterlichen Serumkonzentration. Im Urin war PAAG erst nach Konzentrierung in geringen Mengen nachweisbar.

25.3.3. Abbau, Elimination, Halbwertzeit

Über Abbauort und Eliminationsort von PAAG existieren keine Angaben. Die Halbwertzeit von PAAG wurde auf Grund des raschen Abfalls nach Entbindung mit 6 bis 7 Tagen bestimmt (14, 16).

25.3.4. Biologische Funktion

SCHOULTZ et al. (48) wiesen erstmals eine immunosuppressive Wirkung von PAAG in vitro durch Hemmung der mitogeninduzierten Lymphozytentransformation nach. Die Hemmung der Concanavalin A, Tuberculin purified protein derivate und der Phythämagglutinin induzierten Lymphozytentransformation (13, 54, 55) sowie die Hemmung der Lymphozytenmischkultur mit einer PAAG-reichen Fraktion aus Schwangerenserum (13, 26) wurde als Hinweis für die Beeinflussung der T-Lymphozytenfunktion durch dieses Protein gewertet. Die dabei eingesetzten PAAG-Konzentrationen liegen im Bereich der PAAG-Serumkonzentrationen der Spätschwangerschaft oder noch darunter (13, 55). Die Lymphozytenmischkultur wird beispielsweise bei PAAG-Konzentrationen von 80 mg/l vermindert und ab 160 mg/l voll gehemmt (46). Andere Untersucher fanden keine Korrelation zwischen PAAG-Konzentration und Ausmaß der Transformationshemmung (45, 52, 55). STIMSON und BLACKSTOCK (61) sowie BIRKELAND et al. (13) beschrieben eine Reduzierung der Migrationshemmung im Leukozytenmigrationshemmtest durch PAAG. Dabei war der Hemmeffekt bei Verwendung von Leukozytenpräparaten größer als bei Einsatz gereinigter Lymphozyten, woraus die notwendige Anwensenheit mehrerer Zellpopulationen zur optimalen Wirkungsentfaltung von PAAG abgeleitet wurde (61). Im Makrophagen-Elektrophorese-Mobilitätstest verringerte Human-PAAG die Wanderungshemmung von Meerschweinchenmakrophagen nach Kontakt mit lymphokinhaltigen Überständen von sensibilisierten Lymphozyten tumortragender Mäuse. Gleiche Resultate mit diesem System wurden durch Sera von Schwangeren und von Frauen unter hormoneller Kontrazeption erzielt. Sie werden dahingehend interpretiert, daß PAAG durch Verhinderung der Antigenerkennung bzw. der Reaktion mit dem Antigen als mögliche Folge einer T-Zellrezeptorblokkade die afferente Phase der Immunantwort unterbricht (69, 70). In gleicher Wirkungsweise könnte PAAG die gemischte Lymphozytenreaktion (MLR) unterdrücken, indem die T-Lymphozyten als Responderzellen mit den als Stimulatorzellen fungierenden B-Lymphozyten nicht mehr reagieren können. THOMSON et al. (76) fanden eine Blockierung des Fc-Rezeptors auf B-Lymphozyten durch die isolierten Fab von anti-PAAG Antikörpern. Da eine Kopplung zwischen Fc-Rezeptor und den HLA-D Antigenen (Stimulatorantigen in der MLR) besteht und die B-Zellbehandlung mit anti-HLA-D Antiseren den PAAG-Nachweis auf B-Lymphozyten erheblich verringert, könnte PAAG auch in Verbindung mit den HLA-D Antigenen stehen und deren stimulierende Wirkung in der MLR blockieren (40).

Homologe Herztransplantate bei mit humanem PAAG behandelten Mäusen zeigten eine zwar signifikante aber praktisch nicht relevante Verlängerung der Transplantatüberlebenszeit von durchschnittlich 3 Tagen (72).

Für eine Beteiligung von PAAG bei der Erhaltung der immunologischen Balance zwischen Mutter und Foet sprechen niedrigere PAAG-Konzentrationen bei ABO-Kompatibilität und Kompatibilität im sauren Phosphatase-System zwischen Mutter und Foet (46) sowie ein gegenläufiges Verhalten von Geburtsgewicht des Kindes und der PAAG-Konzentration im mütterlichen Serum (33). Schwangere mit Diabetes mellitus wiesen erhöhte PAAG-Serumkonzentrationen signifikant häufiger auf, wenn eine Inkompatibilität im Rhesussystem vorlag (67). Bei gesunden Schwangeren lag diese Beziehung allerdings nicht vor (72).

25.3.5. Bindungsfähigkeit für Substanzen

Obwohl die PAAG-Bildung durch Oestrogene stimuliert wird (25, 37, 38) und eine geringe Affinität von PAAG zu Steroidhormonen, vor allem zu Oestriol nachgewiesen wurde (18), konnten Bindungsstudien von markierten Hormonen mit PAAG eine vermutete Funktion als Transportprotein für Steroide nicht bestätigen (70).

25.3.6. Biochemische Regulation und physiologische Einflußfaktoren

Die PAAG-Serumkonzentration unterliegt hormonellen Einflüssen. Der PAAG-Anstieg während der Schwangerschaft beginnt mit der Nidation des Eies und scheint die physiologische Reaktion auf die vermehrte Oestrogenproduktion zu sein, obwohl keine Korrelation zwischen Oestrogenspiegel und PAAG-Serumkonzentration besteht (28). So erfolgt trotz ständig steigender Oestrogenproduktion während der Schwangerschaft lediglich im ersten Trimenon ein rascher PAAG-Konzentrationsanstieg. Danach bleibt der erhöhte PAAG-Spiegel im zweiten Trimenon nahezu konstant, um gegen Ende der Schwangerschaft geringfügig und nach der Geburt steil abzufallen (Lit. bei 36, 57). Durch Einnahme oraler oestrogenhaltiger Kontrazeptiva wird die Serumkonzentration von PAAG besonders im ersten Behandlungsmonat erhöht, währenddessen bei Einnahme nicht oestrogenhaltiger Kontrazeptiva der PAAG-Spiegel unverändert bleibt (12, 25, 70). Die Höhe des PAAG-Spiegels steigt mit zunehmender Behandlungsdauer und ist bei Kombinationspräparaten abhängig vom Oestrogenanteil, erreicht mit Maximalwerten um 500 mg/l allerdings nur etwa die Hälfte der durchschnittlichen PAAG-Konzentration im 3. Trimenon der Schwangerschaft (27, 59). Zu beachten ist eine große Variabilität in den PAAG-Anstiegen bei den verschiedenen Personen, die wahrscheinlich genetisch fixiert ist. So reagiert ein geringer Teil von Frauen sowohl auf Oestrogenapplikation als auch bei Schwangerschaft nur mit geringfügigen PAAG-Anstiegen als „non inducer" (29). Auch oestrogenbehandelte Männer reagieren mit einem Anstieg der PAAG-Serumkonzentration. Der Konzentrationsanstieg von PAG bei Frauen mit zunehmendem Alter mit Maximalwerten in der Menopause (25) sowie das völlig uncharakteristische Verhalten täglich bestimmter PAAG-Serumspiegel während des Menstrualzyklus (30) sprechen gegen eine alleinige Regulation der Spiegelhöhe von PAAG durch endogene Oestrogene.

25.4. Pathobiochemie

Die gegenwärtigen Untersuchungen beziehen sich auf die Syntheseverringerung während der Schwangerschaft und auf die Synthesesteigerung bei malignen Prozessen.
Obwohl die Serumspiegelanstiege von PAAG während der Schwangerschaft erhebliche individuelle Unterschiede zeigen, gibt es eindeutige Beziehungen zwischen PAAG-Konzentration und Schwangerschaftsprognose bei Risikoschwangerschaften. Schwangere mit drohendem Abort ohne nachweisbaren PAAG-Anstieg abortieren wesentlich häufiger als solche, deren PAAG-Spiegel im für diesen Schwangerschaftszeitraum entsprechendem Normalbereich liegt (8). Bei „missed abortion" und Abort mit Plazentadestruktion wurden besonders niedrige PAAG-Serumkonzentrationen, bei inkompletten Aborten mit intakter Plazenta dagegen normale PAAG-Konzentrationen bestimmt (74).
Während Beckman et al. (8) sowie andere Untersucher den niedrigen PAAG-Spiegel bei Aborten als Folge einer insuffizienten Plazenta mit verringerter Oestrogenproduktion ansehen, sieht Bundschuh (21) in dem niedrigen PAAG-Spiegel einen ursächlichen Faktor, der zur immunologischen Reaktion der Mutter gegenüber dem Embryo und damit zum Abort führt. Bei Schwangerschaftsübertragungen wurden weitere PAAG-Erhöhungen im 3. Trimester beobachtet (68).
Bei verschiedenen Tumoren ist die PAAG-

Serumkonzentration erhöht. Im Verlauf des Tumorwachstums ist der PAAG-Anstieg im allgemeinen wesentlich geringer als die durch Schwangerschaft induzierte PAAG-Erhöhung. Die biologische Bedeutung und der pathobiochemische Mechanismus der steigenden PAAG-Werte sind unklar (Lit. bei 17).
PAAG-Erhöhungen wurden nach operativen Eingriffen (22) und bei rheumatischen Erkrankungen gefunden (41, 43). Trotzdem wird eine ursprünglich diskutierte Zuordnung des PAAG zur Gruppe der Proteine der „akuten Phase" (14) abgelehnt, da die PAAG-Anstiege wesentlich diskreter sind und die maximalen PAAG-Konzentrationen mit 6 bis 7 Tagen postoperativ später erreicht wird als z. B. beim C-reaktiven Protein oder beim Haptoglobin (37, 39).
Die Wirkung von PAAG als Stabilisator lysosomaler Membranen konnte nur in vitro nachgewiesen werden. Inwieweit diese Eigenschaft in vivo Bedeutung besitzt, ist nicht bekannt. Trotz des Nachweises von PAAG in den Deziduazellen des schwangeren Uterus konnte keine Beziehung zu den dort produzierten Prostaglandinen hergestellt werden (77).

25.5. Diagnostische Wertigkeit

25.5.1. Schwangerschaft

Bei Risikoschwangerschaft ist die PAAG-Spiegelbestimmung zur Prognoseeinschätzung geeignet. Einmalige Bestimmungen sind jedoch wegen der großen Variationsbreite des PAAG-Spiegels bei normalen Schwangerschaftsverläufen diagnostisch wertlos. Bleibt bei Verlaufsuntersuchungen der im 1. Trimenon übliche exponentielle Anstieg der PAAG-Serumkonzentration aus, so ist die Prognose ungünstig zu beurteilen (12, 28, 74). 90 Prozent der Frauen mit Aborten bis zur 13. Schwangerschaftswoche zeigten keinen oder einen ganz geringen PAAG-Konzentrationsanstieg mit Serumkonzentrationen unter 100 mg/l (36), wähwährend die PAAG-Spiegel bei normalen Schwangerschaften für den gleichen Zeitraum zwischen 100 mg/l und 400 mg/l angegeben werden (28, 36, 57). Beim Abortgeschehen jenseits der 13. Schwangerschaftswoche sind kaum noch erniedrigte PAAG-Spiegel gegenüber der Normalschwangerschaft zu verzeichnen (12). PAAG- und HCG-Spiegel geben gleich gute Aussagen zur Einschätzung der Schwangerschaftsprognose bei Plazentastörungen (28).
Bei der PAAG-Bestimmung zur Verlaufskontrolle der Schwangerschaft ist zu berücksichtigen, daß etwa 25% normaler Schwangerschaftsverläufe bis zur 12. Woche PAAG-Spiegel aufweisen, die im Bereich der PAAG-Konzentrationen der Schwangeren mit Spontanabort liegen (12), so daß erst durch Kombination mit anderen paraklinischen und klinischen Befunden präzise Aussagen in bezug auf einen drohenden Abort möglich sind.
Nach Entbindung sinkt der PAAG-Spiegel rasch ab und erreicht nach etwa 4 bis 8 Wochen seinen Ausgangswert vor der Schwangerschaft (12, 14, 16, 18, 57). Unter Oestrogenapplikation zur Laktationshemmung wird die Konzentrationsverringerung von PAAG wesentlich verzögert (12).

25.5.2. Maligne Erkrankungen

Über erhöhte PAAG-Serumkonzentrationen bei malignen Tumoren wurde Anfang der 70er Jahre durch Bohn (15), Horne (38) und Stimson (59) berichtet und die Möglichkeit der PAAG-Bestimmung zur Überwachung von Krankheitsverlauf und zur Therapiekontrolle diskutiert. Einzelbestimmungen im Sinne eines Screenings zur Tumordiagnostik sind wegen der großen biologischen Variabilität der Serumkonzentration von PAAG und des PAAG-Anstieges bei anderen, nicht malignen Erkrankungen sowie bei der verbreiteten Einnahme oraler Kontrazeptiva abzulehnen.
Bei der einmaligen Untersuchung von 100 Tumorträgern beiderlei Geschlechts hatten beispielsweise 68% der Frauen und 48% der Männer höhere PAAG-Konzentrationen als die Kontrollgruppe, mehr als ein Drit-

tel der Tumorkranken lag mit seinem PAAG-Spiegel allerdings noch unter dem PAAG-Kontrollwert (75).
Häufig ist eine Tumorprogredienz von steigenden PAAG-Serumkonzentrationen begleitet, wohingegen bei erfolgreicher Tumortherapie durch Resektion oder Chemotherapie im allgemeinen der PAAG-Spiegel absinkt (17). Aber auch konstant bleibende PAAG-Werte oder sogar PAAG-Anstiege, allerdings noch im Normbereich der entsprechenden Altersgruppe wurden bestimmt, ohne daß klinisch Anhaltspunkte für ein Tumorrezidiv oder für Metastasen bis zu diesem Zeitpunkt vorlagen (35).
Bei der Bewertung des PAAG-Spiegels für den Therapieverlauf bei Tumorträgern unter Chemotherapie sollten die Leukozytenzahlen bei der Interpretation der PAAG-Werte stets mit berücksichtigt werden. Nach vorläufigen Untersuchungen scheint zwischen beiden Parametern ein Zusammenhang zu bestehen, da sinkende PAAG-Werte bei therapiebedingter Leukopenie (Bildungsstätte?) beobachtet wurden (49).

25.5.2.1. Mammakarzinom

An dieser Patientengruppe wurde erstmalig eine Korrelation zwischen klinischem Verlauf der Erkrankung und der PAAG-Serumkonzentration nachgewiesen (56). Ein Ansteigen der PAAG-Werte bei Metastasierung (2) und die gefundene positive Korrelation zwischen Metastasierungsgrad und PAAG-Serumkonzentration (1) konnte von anderen Untersuchern nicht bestätigt werden (23). Trotzdem lassen die von mehreren Arbeitsgruppen an einem umfangreichen Patientengut durchgeführten Verlaufsstudien eindeutig erkennen, daß ein postoperativer Abfall der PAAG-Serumkonzentration mit niedrig bleibenden Werten mit einer günstigen Prognose vergesellschaftet ist (6, 58, 60). Ein konstant bleibender Spiegel bzw. ein Wiederanstieg postoperativ gesunkener Werte deutet auf eine unvollständige Tumorresektion, auf Rezidivierung oder Metastasierung hin. Ein erneuter Anstieg der PAAG-Konzentration wurde in Abständen von 1 Monat bis 21 Monaten vor der klinischen Manifestation von Metastasen beobachtet (2). Bei Erhöhung um zwei Drittel des Ausgangswertes in einem Zeitraum von 1,5 bis 15 Monaten nach operativer Tumorentfernung beträgt das Risiko der Metastasenentwicklung 2 zu 1 (1).

25.5.2.2. Bronchialkarzinom

Auch hierbei wiesen zwei Drittel der in einer Verlaufsstudie untersuchten Patienten eine Korrelation zwischen PAAG-Spiegel und Krankheitsverlauf auf (4, 5, 32). Zwischen histologischer Klassifikation und PAAG-Spiegel ließen sich bisher keine Beziehungen herstellen, metastasierte Prozesse zeigten keine signifikant höheren Werte als lokal begrenzte Tumoren (5, 32). Bei einmaliger Untersuchung von Patienten hatten lediglich 16% höhere PAAG-Serumkonzentrationen als die entsprechenden Kontrollen. Dabei wurde eine Diskordanz zwischen PAAG- und CEA-Spiegel gefunden. Fälle mit erhöhtem PAAG-Spiegel wiesen CEA-Konzentrationen im Normbereich auf und umgekehrt (24).

25.5.2.3. Colorectale Tumoren

Patienten mit invasiven Tumoren oder mit Fernmetastasen wiesen postoperativ signifikant höhere PAAG-Werte als präoperativ auf (78). Beim Vergleich des diagnostischen Wertes von PAAG- und CEA-Bestimmungen war die CEA-Quantifizierung der des PAAG zur Erfassung von Tumorrezidiven eindeutig überlegen (79).

25.5.2.4. Malignes Melanom

Im Gegensatz zu Patienten mit anderen Tumoren wiesen sowohl die männlichen als auch die weiblichen Melanompatienten signifikant höhere PAAG-Spiegel auf als die gleichaltrigen und gleichgeschlechtlichen Kontrollgruppen (3). Ein stadienabhängiger Anstieg der PAAG-Serumkonzentration war bei Frauen ausgeprägter als bei Männern (3). Bei Metastasierung wurden steigende PAAG-Werte trotz intensiver Chemotherapie gefunden. Erst nach Ansprechen auf die Chemotherapie mit Ausbleiben weiterer Metastasen kam es zur Senkung der PAAG-Konzentration im Serum (56).

25.5.2.5. Genitaltumoren

Bei Portio-, Kollum-, Korpus- und Ovarialkarzinomen wurden im Vergleich zu den präoperativ ermittelten PAAG-Konzentrationen im Zeitraum von 8 bis 12 Wochen bzw. 1,5 Jahren postoperativ erheblich verringerte Werte bestimmt (35). Die PAAG-Konzentration weist keinerlei Beziehung zum Sitz des Primärtumors oder zur histologischen Klassifizierung auf (35). Über die PAAG-Konzentration

in bezug auf das Tumorstadium existieren widersprüchliche Angaben. Während in einer Studie bei 60% der Patienten die auch schon für andere Tumoren beschriebene Korrelation zwischen PAAG-Serumkonzentration und Krankheitsgeschehen gefunden wurde (7), ließen andere Untersuchungen an Patienten mit Zervix- und Korpuskarzinom keinen Zusammenhang erkennen (35). Neuere Verlaufskontrollen ergaben in nur 40% der Fälle eine Übereinstimmung zwischen PAAG-Spiegel und klinischem Verlauf. Die PAAG-Quantifizierung zur Prognoseeinschätzung des Zervixkarzinoms wird als ungeeignet dargestellt (73). Bei Trophoblastentumoren waren die PAAG-Werte höher als bei den Kontrollen und sanken unter Chemotherapie ab (12). Der klinische Verlauf wird durch die Spiegelhöhe des humanen Choriongonadotropins (HCG) und des schwangerschaftsspezifischen β-1-Glykoproteins (SP1) jedoch besser repräsentiert als durch die PAAG-Werte (17).
Besonders hohe PAAG-Spiegel (bis zu 8000 mg/l) sind bei Prostatakarzinomen beschrieben worden (46). Sie sind jedoch weniger durch den Tumor als vielmehr durch seine Behandlung mit Oestrogenen bedingt. Patienten mit Hodentumoren hatten eine mehr als doppelt so hohe mittlere PAAG-Serumkonzentration wie männliche Normalpersonen dieser Altersgruppe (56).

25.5.3. Benigne Erkrankungen

In zwei Studien wurden übereinstimmend höhere PAAG-Werte bei rheumatischer Arthritis gegenüber Normalpersonen bzw. Patienten mit osteoporotischer Arthritis gefunden (41, 43). Konzentrationsvergleiche des PAAG im Serum und in der Synovialflüssigkeit geben Hinweise für eine lokale PAAG-Synthese in der entzündeten Synovia (41). Während in der einen Untersuchung keine Übereinstimmung zwischen Aktivitätsverlauf der Erkrankung und PAAG-Serumspiegel nachgewiesen werden konnte (41) wurde in der anderen ein enger Zusammenhang zwischen beiden und eine positive Korrelation zwischen PAAG-Konzentration und der immunosuppressiven Wirkung des Rheumatikerserums gefunden (43).
Eine PAAG-Erhöhung bei Psoriasis, die mit Dauersymptomen positiv und mit der Blutgruppenkonstellation A, Duffy negativ korreliert war, ließ sich statistisch nicht sichern (10).

25.6. Analytik

Für Verlaufs- und Therapiekontrolle bei Schwangerschaft und Tumor kommen nur quantitative Bestimmungen des PAAG in Frage. Als Methoden zur PAAG-Quantifizierung wurden bisher mit folgender unteren Nachweisgrenze eingesetzt:

— einfache radiale Immunodiffusion	5,0 mg/l	(70)
— Elektroimmunodiffusion	5,0 mg/l	(5)
— Nephelometrie	1,0 mg/l	(11)
— Enzymimmunoassay	0,2 mg/l	(66)
— Radioimmunoassay	0,032 mg/l	(31).

Die Immunodiffusionstechniken sind für die PAAG-Quantifizierung nur bedingt geeignet, da die PAAG-Konzentration bei Kindern, Männern und männlichen Tumorpatienten nach Therapie teilweise unter der unteren Nachweisgrenze dieser Methoden liegen. Die modifizierte Nephelometrie (11) sowie der Enzymimmunoassay (66) sind wegen ihres Meßbereiches sowie ihrer Praktikabilität für Routineuntersuchungen die Methoden der Wahl.
Monospezifische anti-PAAG Antiseren werden von mehreren Firmen vertrieben. Gereinigtes PAAG oder PAAG-Standard sind dagegen kommerziell nicht verfügbar. Die meisten Arbeitsgruppen beziehen sich auf einen Standard von Bohn und Winckler (Behringwerke, BRD).

25.7. Referenzbereiche

Die Referenzbereiche sind abhängig von: Geschlecht, Alter und Medikamenteneinnahme (oestrogenhaltige Präparate). Frauen haben einen höheren PAAG-Spiegel als Männer und einen viel ausgeprägteren Altersgang mit Maximalwerten in der Altersgruppe um 60 Jahre (25). Oestrogenhaltige Präparate führen bei beiden Geschlechtern zu individuell verschieden hohen PAAG-Anstiegen im Serum.

Fy(a—)-Individuen der Blutgruppe 0 haben annähernd doppelt so hohe PAAG-Serumkonzentrationen wie Fy(a+)-Individuen (9).

Orientierende PAAG-Serumkonzentrationen:

Referenzbereiche:	Frauen	2 bis 93 mg/l
	Männer	0 bis 20 mg/l

Referenzbereiche in der Schwangerschaft:

Ende 1. Trimenon	
Ende 2. Trimenon	bis 890 mg/l
Geburtstermin	bis 650 mg/l

25.8. Präanalytische Faktoren

Zur PAAG-Bestimmung wird Serum verwendet. Die zu untersuchenden Serumproben können bei —20 °C gelagert werden.

25.9. Zusammenfassung

— PAAG ist ein schwangerschafts-assoziiertes Glykoprotein, das in niedrigen Konzentrationen auch bei nicht schwangeren Frauen und in Spuren bei Männern vorkommt.

— PAAG wird höchstwahrscheinlich in Lymphozyten und/oder Makrophagen gebildet.

— PAAG zeigt in vitro immunosuppressive Wirkungen. Ein Beweis für seine in vivo Wirkung steht aus. Die biologische Funktion von PAAG ist noch unbekannt.

— PAAG-Bestimmungen als Verlaufskontrolle sind in Zusammenhang mit anderen klinischen Befunden zur Prognoseeinschätzung der Schwangerschaft geeignet.

— PAAG-Serumkonzentrationen steigen im allgemeinen während der Schwangerschaft erheblich an. Beim Ausbleiben des typischen Anstieges während des 1. Trimenon ist bei Risikoschwangerschaften die Prognose ungünstig, ein Abort mehr als doppelt so häufig wie bei PAAG-Werten, die im Referenzbereich für diesen Schwangerschaftsabschnitt liegen.

— PAAG-Konzentrationserhöhungen werden häufig bei Tumoren beobachtet. Zur Tumordiagnostik im Sinne eines Screeningparameters ist die Bestimmung von PAAG jedoch nicht geeignet.

— PAAG-Bestimmungen sind bedingt geeignet zur Verlaufskontrolle bei Tumortherapie sowie zur Prognoseeinschätzung. Nach operativer Tumorentfernung sinken die PAAG-Werte gegenüber den präoperativen Werten ab. Bei Chemotherapie kann die im allgemeinen geringere Senkung durch therapiebedingte Leukopenie verstärkt werden. Radiotherapie kann zu transitorischen PAAG-Erhöhungen führen. Bei Resttumor, Rezidivierung oder Metastasierung bleibt der PAAG-Abfall aus oder bereits gesunkene Spiegel steigen bis zu mehreren Monaten vor klinischer Manifestation der Metastasen wieder an.

— PAAG-Serumkonzentrationen sollten mittels Nephelometrie oder Enzymimmunoassay bestimmt werden.

Literatur

1. ANDERSON, J. M. et al.: Europ. J. Cancer **15** (1979) 709—714.
2. ANDERSON, J. M. et al.: Brit. J. Surg. **63** (1976) 819—822.
3. BAUER, H. W. et al.: Europ. J. Cancer **15** (1979) 123—126.
4. BAUER, H. W. et al.: Prax. Pneumol. **32** (1978ä 194—199.
5. BAUER, H. W. et al.: Thoraxchirurgie **25** (1977) 139—145.
6. BAUER, H. W. et al.: Langenbecks Arch. klin. Chir. **344** (1977) 69.
7. BAUER, H. W., H. KRAUS: Onkologie **1** (1978) 180.
8. BECKMAN, G. et al.: Acta Obstet. Gynecol. Scand. **53** (1974) 177—180.
9. BECKMAN, L. et al.: Hum. Hered. **29** (1979) 257—260.
10. BECKMAN, L. et al.: Acta Dermatovener. **57** (1977) 403—406.
11. BERG, O., J. HEMMINGSEN: Clin. Chim. Acta **92** (1979) 323—328.
12. BERNE, B. H.: In: Protides of biological fluids **24** (1976) 165—179. Ed. H. PEETERS, Pergamon Press, Oxford, New York.

13. Birkeland, S. A. et al.: Acta path. microbiol. scand. **87** (1979) 235—240.
14. Bohn, H.: Blut **26** (1973) 205—209.
15. Bohn, H.: Arch. Gynäkol. **213** (1972) 54—72.
16. Bohn, H.: Arch. Gynäkol. **210** (1971) 440—457.
17. Bohn, H., H. W. Bauer: Laboratoriumsblätter **29** (1979) 119—127.
18. Bohn, H., T. Kranz: Arch. Gynäkol. **215** (1973) 63.
19. Bohn, H., H. Ronneberger: Arch. Gynäkol. **215** (1973) 63—71.
20. Bohn, H., W. Winckler: Blut **33** (1976) 377 to 388.
21. Bundschuh, G.: Dt. Gesundh.-Wesen **30** (1975) 1263—1270.
22. Bundschuh, G. et al.: Zbl. Gynäk. **97** (1975) 44—48.
23. Burnett, D. et al.: Lancet **1** (1977) 257—258.
24. Burt, R. W. et al.: Brit. J. Cancer **37** (1978) 714—717.
25. Damber, M.-G. et al.: Acta Obstet. Gynecol. Scand. **56** (1977) 95—99.
26. Damber, M.-G. et a.: FEBS Lett. **58** (1975) 29.
27. Damber, M.-G. et al.: Am. J. Obstet. Gynecol **124** (1976) 289—292.
28. Damber, M.-G. et al.: Obstet. Gynecol. **51** (1978) 677—681.
29. Damber, M.-G. et al.: Acta Obstet. Gynecol. Scand. **55** (1976) 321—323.
30. Damber, M.-G. et al.: Acta Obstet. Gynecol. Scand. **55** (1976) 467—468.
31. Damber, M.-G. et al.: Clin. Chim. Acta **66** (1976) 85—88.
32. Gropp, C. et al.: Oncology **34** (1977) 267—272.
33. Gubatz, W. et al.: Zbl. Gynäk. **99** (1977) 718 to 724.
34. Hofmann, R. et al.: Arch. Gynäkol. **208** (1970) 255—265.
35. Hofmann, R. et al.: Zbl. Gynäk. **101** (1979) 457—463.
36. Hofmann, R. et al.: Zbl. Gynäk. **99** (1977) 1601—1613.
37. Horne, C. H. W. et al.: Behring Inst. Mitt. **58** (1975) 50—53.
38. Horne, C. H. W. et al.: Clin. exp. Immunol. **13** (1973) 603—611.
39. Horne, C. H. W. et al.: Vox. Sang. **34** (1978) 329—334.
40. Horne, C. H. W. et al.: Experientia **35** (1979) 411—412.
41. Horne, C. H. W. et al.: Biomedicine **30** (1979) 90—94.
42. Horne, C. H. W. et al.: Scand. J. Immunol. **8** (1978) 75—80.
43. Kasukawa, R. et al.: Int. Archs. Allergy appl. Immun. **58** (1979) 67—74.
44. Lundgren, E. et al.: Int. J. Cancer **24** (1979) 45—48.
45. Okamura, K. et al.: Tohoku J. exp. Med. **130** (1980) 11—23.
46. Schoultz, B. von et al.: In: Protides of biological fluids **24** (1976) 189—192. Ed. H. Peeters, Pergamon Press, Oxford, New York.
47. Schoultz, B. von, T. Stigbrand: Acta Obstet. Gynec. Scand. **52** (1973) 51.
48. Schoultz, B. von et al.: FEBS Lett. **38** (1973) 23—26.
49. Schwenk, H. U., H. Steigenberger: Klin. Pädiat. **190** (1980) 453—459.
50. Sedlacek, H. H. et al.: Behring Inst. Mitt. **59** (1976) 81—91.
51. Stigbrand, T. et al.: In: Protides of biological fluids **24** (1976) 181—188. Ed. H. Peeters, Pergamon Press, Oxford, New York.
52. Stimson, W. H.: Clin. exp. Immunol. **40** (1980) 157—160.
53. Stimson, W. H.: Clin. exp. Immunol. **28** (1977) 445—452.
54. Stimson, W. H.: Clin. exp. Immunol. **25** (1976) 199—206.
55. Stimson, W. H.: Behring Inst. Mitt. **57** (1975) 42—49.
56. Stimson, W. H.: J. clin. Path. **28** (1975) 868—871.
57. Stimson, W. H.: J. Reprod. Fert. **43** (1975) 579—582.
58. Stimson, W. H.: Lancet **1** (1975) 777—779.
59. Stimson, W. H.: Endocrinol. **61** (1974) XXX to XXXI.
60. Stimson, W. H. et al.: Lancet **1** (1977) 542—543.
61. Stimson, W. H., J. C. Blackstock: Obstet. Gynecol. **48** (1976) 305—311.
62. Stimson, W. H., J. C. Blackstock: Experientia **31** (1975) 371—373.
63. Stimson, W. H., L. Euband-Scott: FEBS Lett. **23** (1972) 298—302.
64. Stimson, W. H., D. M. Farquarson: Int. J. Biochem. **9** (1978) 839—843.
65. Stimson, W. H. et al.: J. Clin. Lab. Immunol. **2** (1979) 235—238.
66. Stimson, W. H., S. M. Sinclair: FEBS Lett. **47** (1974) 190—192.
67. Straube, W. et al.: Arch. Gynäkol. **229** (1980) 271—278.
68. Straube, W. et al.: Arch. Gynäkol. **221** (1976) 119—129.
69. Straube, W. et al.: In: Protides of biological fluids **24** (1976) 197—201. Ed. H. Peeters, Pergamon Press, Oxford, New York.
70. Straube, W., B. Klausch, R. Hofmann: Disser-

tation (Prom. B) Wilhelm-Pieck-Universität Rostock 1976.

71. Straube, W. et al.: Arch. Gynäkol. **212** (1972) 230—245.

72. Svendsen, P. et al.: Acta path. microbiol. scand. **86** (1978) 199—201.

73. Tatra, G.: Wiener Klin. Wschr. **92** (1980) 314—317.

74. Than, G. N. et al.: Arch. Gynäkol. **218** (1975) 183—187.

75. Than, G. N. et al.: Arch. Gynäkol. **218** (1975) 125—130.

76. Thomson, A. W. et al.: Int. Archs. Allergy appl. Immun. **58** (1979) 251—259.

77. Towler, C. M., C. H. W. Horne: In: Protides of biological fluids **24** (1976) 217—222. Ed. H. Peeters, Pergamon Press, Oxford, New York.

78. Wood, C. B. et al.: Brit. J. Surg. **65** (1978) 653—656.

79. Wood, C. B. et al.: J. Clin. Path. **31** (1978) 1065—1067.

80. Yoshioka, N., K. Takahashi: Tohoku J. exp. Med. **122** (1977) 345—348.

26. Thyroxinbindendes Globulin (TBG)

von Peter Voss

26.1. Allgemeine Charakterisierung
26.2. Physikochemische Charakterisierung
26.2.1. Molekulare Eigenschaften und Struktur
26.2.2. Physikochemische Konstanten
26.2.3. TBG-Schilddrüsenhormonkomplexe
26.3. Biochemische Charakterisierung
26.3.1. Syntheseort
26.3.2. Verteilungsräume und Verteilungscharakteristik
26.3.3. Halbwertzeit und Abbaurate
26.3.4. Funktion
26.4. Pathobiochemische Charakterisierung
26.4.1. Pathologische Konzentrationsveränderungen
26.4.1.1. Erbliche Faktoren
26.4.1.2. Pathologische Schilddrüsenfunktion
26.4.1.3. Andere pathologische Einflüsse
26.4.1.4. Medikamentöse Einflüsse
26.5. Diagnostische Wertigkeit
26.6. Analytik
26.7. Referenzbereiche
27.7.1. Konzentration bei Mann und Frau
26.7.2. Einflußfaktoren
26.7.2.1. Konzentration im menstruellen Zyklus
26.7.2.2. Konzentration in der Schwangerschaft
26.7.2.3. Konzentration unter oralen Kontrazeptiva
26.7.2.4. Konzentration in Abhängigkeit vom Alter
26.8. Zusammenfassung
Literatur

26.1. Allgemeine Charakterisierung

Das Thyroxinbindende Globulin (TBG) wurde 1952 von GORDON et al. (24) entdeckt. Die Isolierung und Charakterisierung wurde zuerst von MARSHALL und PENSKY (52, 53, 57) vorgenommen. TBG ist das wichtigste Trägerprotein für die beiden stoffwechselaktiven Schilddrüsenhormone Trijodthyronin (T_3) und Thyroxin (T_4). Beide Hormone werden daneben in geringerem Maße auch vom Präalbumin und Albumin gebunden. Ihre Bedeutung für den Hormontransport ist aber wesentlich geringer. Die Affinität von T_3 und T_4 zu den Trägerproteinen ist so groß, daß weniger als 0,5% der Gesamthormonkonzentration in freier, ungebundener Form vorliegen (58, 59) und somit stoffwechselwirksam werden können. Die Konzentration des TBG im Serum spielt daher eine wichtige Rolle im Stoffwechsel der Schilddrüse.

26.2. Physikochemische Charakterisierung

26.2.1. Molekulare Eigenschaften und Struktur

TBG ist ein Glykoprotein. Es wandert elektrophoretisch zwischen den α-1- und α-2-Globulinen und wird daher auch als inter-α-Globulin (58, 59, 75) bezeichnet. Es ist offenbar ein sehr labiles Molekül, das leicht denaturiert.

Nach einmaligem Auftauen des bei —20 °C eingefrorenen Präparats tritt bereits 20% Bindungsverlust zu T_4 ein (46). Kompletter Verlust dieser Bindungsfähigkeit setzt nach 48-stündigem Schütteln bei 4 °C (46) und nach Behandlung mit 8 m Harnstoff (27) ein. TBG denaturiert auch die Abhängigkeit vom pH-Wert und der Temperatur. So bei pH = 10,5 und 35 °C, sowie pH = 9 und 50 °C (20, 36). Bei Raumtemperatur ist es im pH-Bereich 6,5—11,5 stabil (20). TAKEMURA et al. (73) bestimmten für die monomolekulare Denaturierungsreaktion

$$TBG_{nativ} \rightarrow TBG_{denaturiert}$$

die Geschwindigkeitskonstante K bei zwei verschiedenen Temperaturen

$$K_{52{,}5\,°C} = 0{,}00458$$
$$K_{60\,°C} = 0{,}10801\,.$$

Tabelle 1
Ermittelte Molekulargewichte und Kohlenhydratanteile

Autor		Molekulargewicht	Kohlenhydratanteil
GERSHENGORN et al.	(20)	54000	23%
GIORGIO et al.	(21)	58000	13%
HAMADA et al.	(25)	36500	15%
SEAL et al.	(ref. in 36)	59000	32%
HORN et al.	(37)	57000	15%
KAGEDAL et al.	(42)	58000	
KORCEK et al.	(46)	65000 ± 450	13%
MARSHALL et al.	(52)	54000	
NILSSON et al.	(56)	54000—55000	7,5%
PENSKY et al.	(57)	63000—65000	
RAOUF et al.	(62)	59000	

Sie berechneten die Denaturierungsaktivierungsenergie

$$E = 376{,}2 \pm 139{,}8\ \mathrm{J/Mol}\,.$$

Das mag der Grund dafür sein, daß die einzelnen Autoren unterschiedlich reine TBG-Präparate erhielten (9, 20, 21, 36, 37, 46, 52, 53, 57, 62, 77). Anders sind die Unterschiede im Molekulargewicht, der Aminosäuresequenz, im Kohlenhydratanteil und der molekularen Struktur nicht erklärbar. Die ermittelten Molekulargewichte und Kohlenhydratanteile sind in Tabelle 1 angegeben
Die meisten Autoren (10, 20, 46, 62, 71) nehmen auf Grund vielfach durchgeführter, modifizierter Untersuchungsmethoden für TBG eine einfache Polypeptidkette an. Doch gibt es auch Autoren (37, 53), die mittels IEF eine Mikroheterogenität nachgewiesen haben wollen. NILSSON et al. (56) diskutieren analog zum Präalbumin sogar eine Struktur, wonach TBG aus 4 identischen Untereinheiten aufgebaut sein soll. Durch Abbau des Proteins sowohl vom NH_2-terminalen als auch COOH-terminalen Ende (10, 20) her, konnte eine einfache Polypeptidkette nachgewiesen werden. In jüngster Zeit ermittelten RAOUF et al. (62) und GERSHENGORN et al. (20) durch Messen des Zirkulardichroismus im fernen UV-Bereich, daß die einfache Polypeptidkette des TBG zu 24% aus einer α-Helix und gleichfalls zu 24% aus einer

Tabelle 2
Ermittelte physikochemische Konstanten des TBG

Parameter						Literatur-stelle
S_W^{20}	$E_{1\,cm}^{1\,\%}$, 280 nm	$Ex_{280/260}$	D_W^{20}	IEP [pH]	Stokes-Radius a	
3,0	7,25	1,35	$8{,}05 \times 10^{-7}$	3,8	$2{,}88 \times 10^{-7}$	25
3,6	8,43	1,64				ref. in 36
3,92	8,9					21
3,91						52
3,4	6,9					57
3,4						46
3,92	6,17					20
3,95			$6{,}2 \times 10^{-7}$		$3{,}7 \times 10^{-7}$	56

Tabelle 3
Die elektrophoretische Mobilität des TBG (75)

TBG	pH	Mobilität $[10^5 \times cm^2\ V^{-1}\ sec^{-1}]$
Reinsubstanz	8,6	4,9
gemischt mit nativem Serum	8,6	4,7
Reinsubstanz	4,5	1,8
gemischt mit nativem Serum	4,5	1,7

β-Struktur besteht. Der niedrige Gehalt an β-Struktur bewirkt offenbar die leichte Denaturierbarkeit (20, 62). Durch Bestimmen der Relaxationszeit aus Fluoreszenzmessungen folgern GERSHENGORN et al. (20), daß das TBG in seiner Tertiärstruktur ein kompaktes, symmetrisches Molekül darstellt.

26.2.2. Physikochemische Konstanten

Die ermittelten physikochemischen Konstanten gibt Tabelle 2 wieder.
Die Reinigung erfolgt mittels Affinitätschromatographie über mit T_3 oder T_4 gebundener Sepharose (37, 52, 53, 57, 62).
Die elektrophoretische Mobilität wird von TATA (75) wie in Tabelle 3 angegeben.

26.2.3. TBG-Schilddrüsenhormonkomplexe

Die beiden Hormone T_3 und T_4 werden mit hoher, aber unterschiedlicher Affinität vom TBG gebunden, wobei die Affinität zum T_4 am größten ist (Tabelle 4). Ein TBG-Molekül kann maximal nur ein T_4-Molekül oder ein T_3-Molekül binden (27, 47, 56, 62). Im Falle des T_3 ist die Bindung jedoch offenbar komplexer, denn es scheint zwei verschiedene Klassen von Bindungsplätzen am TBG-Molekül zu geben, so daß Bindungszahlen bis 1,4 möglich sind (47) (Tabelle 5). Derzeit gibt es dafür keine Erklärung.

Die TBG-T_4-Bindung ist wie folgt charakterisiert (10, 20, 27, 36, 56):
- Für die optimale Bindung sind alle 4 Jodatome notwendig.
- Es muß eine freie phenolische OH-Gruppe vorliegen.
- Die Alaninseitenkette ist an der Bindung direkt beteiligt.
- Freie NH_2- und COOH-Gruppen des TBG sind nicht notwendig.
- Der optimale pH-Bereich liegt bei 6,8—7,7, bei pH < 5 erfolgt absoluter Hormonbindungsverlust.
- Lysinrest des TBG ist an der Bindung beteiligt.
- Calciumionen inhibieren reversibel die Bindung.

Tabelle 4
Die Assoziationskonstanten der TBG-T_4- und TBG-T_3-Komplexe

K_{T_4} $[M^{-1}]$	K_{T_3} $[M^{-1}]$	pH	Temperatur [°C]	Literaturstelle
$6,3 \times 10^9$	$5,4 \times 10^8$			56
$2,3 \times 10^{10}$			23	36
$1,7 \times 10^{10}$			37	36
7×10^9	6×10^8			37
$4,73 \times 10^{10}$		7,4	5	47
$1,55 \times 10^{10}$		7,4	25	47
$9,08 \times 10^9$		7,4	37	47
$2,9 \times 10^{10}$				17
	3×10^8			33

Tabelle 5
Die Assoziationskonstanten des TBG-T_3-Komplexes in Abhängigkeit von der Bindungszahl n und Temperatur (47)

Temperatur [°C]	n_1	$K^1_{T_3}$ [M^{-1}]	n_2	$K^2_{T_3}$ [M^{-1}]
5	1,04	$3{,}35 \times 10^9$	1,40	$0{,}69 \times 10^8$
25	1,04	$6{,}5 \times 10^8$	0,77	$0{,}43 \times 10^8$
37	1,02	$4{,}32 \times 10^8$	1,00	$0{,}056 \times 10^8$

1 µg TBG bindet maximal 12 ng T_4 oder 10 ng T_3 (37), wobei die theoretisch verfügbare Bindungskapazität nie abgesättigt (59) ist. Die Bindungsaffinität des Präalbumin gegenüber T_4 liegt bei etwa 10^8 M^{-1} (37), wobei es bei normaler Syntheseleistung der Leber ein gegensinniges Verhalten zum TBG zeigt (66, 67).
Das stoffwechselinaktive reverse Trijodthyronin (r-T_3) (58, 59) wird kaum vom TBG gebunden (66).

26.3. Biochemische Charakterisierung

26.3.1. Syntheseort

Als Syntheseort werden die Leberparenchymzellen (18, 19, 22, 23, 59, 67) angegeben.

Durch Versuche mit weiblichen Rhesusaffen denen Östradiolkapseln eingepflanzt worden waren, konnte eine beträchtliche Steigerung der TBG-Synthese nachgewiesen werden (23). Demnach verhält sich die Leber hinsichtlich der TBG-Synthese als östrogenabhängiges Organ. Die Fähigkeit, TBG zu synthetisieren, scheint an das X-Chromosom gebunden, dominant vererbbar zu sein (44, 67).

26.3.2. Verteilungsräume und Verteilungscharakteristik

Die TBG-Konzentration im Serum wird bestimmt durch die Syntheserate, Abbaurate und durch seine Verteilung zwischen intravasculärem und extravasculärem Kompartiment. Es ist hauptsächlich im intrazellulären Raum konzentriert (63).

26.3.3. Halbwertzeit und Abbaurate

Die Halbwertzeit und Abbaurate sind vom Schilddrüsenfunktionszustand und bestimmten Erkrankungen abhängig. Bei Normalpersonen beträgt die Halbwertzeit 5,0 ± 1,2 Tage (9) bzw. 5,29 ± 0,42 Tage (63), während die Abbaurate 17,8 ± 2,1 mg/Tag (9) bzw. 0,219 ± 0,029 µMol/Tag (63) beträgt. Refetoff et al. (63) haben durch intravenöse Injektion radioaktiver TBG- und T_4-Präparate den TBG-Metabolismus eingehend studiert.

26.3.4. Funktion

Die allgemeine Funktion des TBG ist identisch mit denen aller Trägerproteine (siehe SHBG, Kapitel 27.3.3.). Die physiologische Bedeutung des TBG liegt in seiner Fähigkeit, die beiden Schilddrüsenhormone T_3 und T_4 mit hoher Affinität zu binden. So liegen nur 0,3—0,5% des totalen T_3 und 0,03—0,05% des totalen T_4 in freier, ungebundener Form (58, 67) vor. 70—80% von T_3 und T_4 sind an TBG, etwa 15% an Präalbumin und etwa 5% an Albumin gebunden (37, 59). Die Bedeutung des Präalbumin für den Hormontransport gewinnt in Fällen mit TBG-Mangel an Bedeutung. Die TBG-Konzentration im Serum ist von endogenen, metabolischen und hormonellen sowie auch von exogenen Faktoren abhängig (37, 67), so daß stets die Konzentrationen an freiem, ungebundenem T_3 und T_4 konstant gehalten werden können.

Bemerkenswert ist, daß von einigen Autoren auch unbekannte Faktoren beschrieben werden, die Einfluß auf die Bindung von T_3 und T_4 am TBG nehmen. Man spricht in diesem Zusammenhang von Autoantikörpern gegen die Schilddrüsenhormone und hormonbindenden Immunglobulinen (LATS, HTS) (1, 41, 53, 58, 67, 77).

26.4. Pathobiochemische Charakterisierung

26.4.1. Pathologische Konzentrationsveränderungen

26.4.1.1. Erbliche Faktoren

Das absolute Fehlen von TBG (Athyreopexinämie) wurde erstmals von Tanaka et al. (74) beschrieben. Zwischenzeitlich berichten viele Autoren (3, 8, 14, 26, 30, 37, 43, 44, 45, 59, 61, 63, 76) über diese Erscheinung bzw. einer stark herabgesetzten Serumkonzentration, die auf die Koinzidenz eines autosomalen und X-chromosomalen Erbgangs zurückzuführen ist. Bemerkenswert ist, daß der TBG-Mangel manchmal von der hypertrophen obstruktiven Kardiomyopathie (14, 43) sowie einem Glukose-6-phosphatdehydrogenasemangel (50) begleitet wird. Trotzdem besitzen diese Menschen eine euthyreote Stoffwechsellage. Die Schilddrüsenhormone werden dann vom Präalbumin und Albumin transportiert, wobei die T_3- und T_4-Synthese vermindert ist (37).

Laborwerte (37):

Gesamt-T_4 = 37,3 ± 14,2 nmol/l n = 30

TBG = 9,0 ± 4,3 mg/l

Andererseits gibt es auch einen vererbbaren, offenbar X-chromosomal gebundenen TBG-Exzeß (5, 30, 37, 44, 45, 63). Durch gleichzeitige Erhöhung der T_3- und T_4-Synthese stellt der Organismus wiederum die euthyreote Stoffwechsellage ein.

Laborwerte (37):

Gesamt-T_4 = 133,8 ± 4,5 nmol/l n = 6

TBG = 42,2 ± 1,7 mg/l

26.4.1.2. Pathologische Schilddrüsenfunktion

Über den Einfluß der pathologischen Schilddrüsenfunktion auf die TBG-Serumkonzentration gibt es unterschiedliche Auffassungen. Während einige Autoren bei der Hyperthyreose und Hypothyreose signifikante Differenzen zur Euthyreose beschreiben (2, 5, 8, 9, 25, 32, 38, 62), finden andere diesen Unterschied nicht (37, 38, 51, 59, 69). Die Erklärung für diese Diskrepanzen liegt offenbar in der unterschiedlichen Reinheit der eingesetzten TBG-Präparate (siehe Kap. 26.2.1.), der verwendeten Analysenmethodik und dem Schweregrad der Erkrankung. Bei der Auswertung der TBG-Halbwertzeit von zwei hyperthyreoten Patienten fällt die Verkürzung gegenüber Normalpersonen auf (63).

26.4.1.3. Andere pathologische Einflüsse

Bei einer Reihe von Erkrankungen kommt es zu Veränderungen der TBG-Serumkonzentration.

TBG-Erniedrigung (2, 13, 17, 29, 34, 37, 39, 51, 59, 63, 64, 67):

- schwere Allgemeinerkrankungen
- dekompensierte Leberzirrhose
- Nephropathie
- Enteropathie
- Hypoproteinämie
- Diabetes mellitus
- dekompensierte Azidose
- Schwangerschaftsgestosen
- Nulldiät
- Akromegalie

TBG-Erhöhung (18, 59, 64, 67, 68):

- kompensierte Leberzirrhose
- akute Hepatitis
- Minderwuchs
- akute intermittierende Porphyrie
- Leberzellkarzinom

Refetoff et al. (63) fanden beim multiplen Myelom, Brustkrebs, Diabetes mellitus, exogener Fettsucht und Ovarialkarzinom signifikant verkürzte TBG-Halbwertzeiten und erhöhte Abbauraten.

Beim Morbus Cushing sind keine Veränderungen in der TBG-Serumkonzentration gemessen worden (67).

26.4.1.4. Medikamentöse Einflüsse

Unter dem Einfluß von einigen Medikamenten kommt es zu einer Veränderung der TBG-Serumkonzentration.

TBG-Erniedrigung (28, 37, 64, 67):

— Androgene
— anabole Steroide
— Antigonadotropin (Danazol)
— Trijodthyronin

TBG-Erhöhung (2, 23, 37, 51, 54, 62, 64):

— Östrogene
— Östrogenderivate

Nach exogener Zufuhr von TSH tritt keine Änderung der TBG-Serumkonzentration auf (67).

Zum anderen sind eine Reihe von Präparaten bekannt, die die TBG-Bindungskapazität beeinflussen (49, 64, 67)

— Salicylate
— Prednisolon
— Diphenylhydantoin.

26.5. Diagnostische Wertigkeit

Bei der Beurteilung der Schilddrüsenfunktion kommt dem TBG als wichtigstem Trägerprotein für T_3 und T_4 eine bedeutende Rolle zu. Für die metabolische Aktivität von T_3 und T_4 sind nicht ihre Gesamtkonzentrationen wichtig, sondern allein der freie, ungebundene Anteil (37, 58). Gegenwärtig ist es in der Routinediagnostik noch nicht allgemein üblich, diesen Anteil zu bestimmen. Man bestimmt mittels T_3- und T_4-RIA jeweils nur die Gesamtkonzentrationen. Diese sind aber in Abhängigkeit von der TBG-Serumkonzentration verändert, da der Organismus unter allen Bedingungen versucht, den physiologisch wirksamen, freien Anteil an T_3 und T_4 konstant zu halten. Durch Bildung der T_3/TBG- und T_4/TBG-Quotienten erhält man Parameter, die sehr gut mit den freien Hormonanteilen korrelieren und die euthyreote Stoffwechsellage anzeigen (26, 33, 34, 35, 37, 59, 60, 65, 66, 67, 69).

Allgemein besteht die Bedeutung der quantitativen TBG-Bestimmung bei der Frage nach Grenz-Hyperthyreose und -Hypothyreose, methodisch bedingten Fehlbestimmungen bei Vorhandensein von Autoantikörpern, hormonellen und medikamentösen Beeinflussungen (Schwangerschaft, Antikonzeptiva), physiologisch bedingte Wechsel (Präpubertät, Alter) sowie bei einigen Erkrankungen.

26.6. Analytik

Gegenwärtig werden noch in der Routinediagnostik mittels indirekter Methoden durch die Bestimmung der Bindungskapazität der Trägerproteine (T_3-in-vitro-Tests) Aussagen über die Funktion der Trägerproteine gemacht. Da aber sowohl endogen gebundenes T_3 und T_4 vorliegt, sowie bestimmte Medikamente die freien Bindungsplätze an den Trägerproteinen blockieren können, erhält man oft Werte, die nicht die wirkliche Situation widerspiegeln (26, 37, 58, 59, 60, 65, 67, 70). Dies gilt auch für den ETR-Test.

Deshalb ist in der Vergangenheit schon bald nach den ersten Reindarstellungen des TBG an direkten quantitativen Methoden gearbeitet worden. Gegenwärtig gibt es eine Reihe davon, die alle auf immunchemischer Basis arbeiten.

— EID (5, 48)
— RID (12, 42)
— nichtkompetitiver LBA (2)
— kompetitiver LBA (CLBA) (11, 66, 67)
— RIA (7, 8, 9, 15, 18, 32, 33, 37, 40, 51, 62, 69, 72)

Praktische Bedeutung haben gegenwärtig der TBG-RIA und der TBG-CLBA erlangt. Beide Methoden sind hinsichtlich der Richtigkeit und Leistungsfähigkeit gleich. Die Empfindlichkeit des TBG-RIA ist etwas größer. Der wesentliche Unterschied zwischen beiden Methoden besteht darin, daß die Ergebnisse mit dem TBG-CLBA außer der TBG-Konzentration auch die Bindungskapazität erfassen und somit neben der Konzentration auch die Funktion des TBG. Die TBG-RIA-Ergebnisse messen nur die Konzentration.

— CLBA-Methodik:

Entfernen der endogen vorhandenen Schilddrüsenhormone im Serum, Zugabe eines T_3-Antiserums,

Zugabe von radioaktivem T_3, Transportproteine und T_3-Antiserum konkurrieren um das radioaktive T_3, Entfernen des nichtgebundenen radioaktiven T_3, Messen der Restradioaktivität.

— RIA-Methodik:

Zugabe von ^{125}J-TBG und TBG-Antiserum zum Serum, Konkurrenz des nativen TBG und des ^{125}J-TBG um die Bindungsplätze am Antiserum. Entfernen des nichtgebundenen ^{125}J-TBG und nativen TBG, Messen der Restradioaktivität.

Variationskoeffizienten beim RIA (62)

VK i. d. Serie	5,6%	n = 20
VK v. Tag zu Tag	6,4%	n = 7

Die Variationskoeffizienten beim kompetitiven LBA (67) und nichtkompetitiven LBA (2) sollen in der gleichen Größenordnung wie beim RIA liegen.

26.7. Referenzbereiche

26.7.1. Konzentration bei Mann und Frau

Hinsichtlich der geschlechtsabhängigen Konzentration des TBG im reproduktionsfähigen Alter gibt es widersprüchliche Aussagen. Einige Autoren (4, 18, 42, 57, 62) finden geringe, aber signifikante Unterschiede zwischen den Werten bei Mann und Frau, andere Autoren nicht (Tabelle 6 und 7).

Wertet man die erzielten Ergebnisse kritisch, so sind die Unterschiede von Autor zu Autor (16) wesentlich größer als von Mann zu Frau, so daß zukünftig vorrangig an einem einheitlichen TBG-Standard gearbeitet werden muß.

Tabelle 6
TBG-Normalwerte von Mann und Frau im reproduktionsfähigen Alter

Autor	TBG [mg/l] ± SD		Methode
	Mann	Frau	
Gershengorn et al. (18)	13,7 ± 3,7	16,6 ± 5,6	RIA
Raouf et al. (62)	15,3 ± 2,1	18,4 ± 2,7	RIA
	n = 34	n = 32	

Tabelle 7
TBG-Normalwerte Erwachsener im reproduktionsfähigen Alter

Autor	n	TBG [mg/l] ± SD	Methode
Bastomsky et al. (2)		31,6	nichtkompetitiver LBA
Castro et al. (8)		16,6 ± 0,7	RIA
Chavalieri et al. (9)	6	21,5 ± 5,1	RIA
De Nayer et al. (12)	28	19,5 ± 3,8	RID
Burr et al. (43)	42	11,85 ± 0,62	EID
Levy et al. (51)	51	34 ± 1	RIA
Pickardt et al. (59)	50	20,1 ± 4,4	RIA
Rudorff et al. (67)	37	19,5 ± 5,0	RIA
Seidel et al. (69)	67	21,9 ± 3,8	RIA

26.7.2. Einflußfaktoren

26.7.2.1. Konzentration im menstruellen Zyklus

Horn et al. (37) untersuchten bei 5 Frauen (Alter: 22—28 Jahre) die TBG-Serumkonzentrationen in 3- bis 5-tägigen Abständen während des menstruellen Zyklus. Dabei fanden sie, daß die Streuung der TBG-Werte bei den einzelnen Frauen nicht höher ist als die Streuung der Methode (VK = 4,3 %). Offenbar reichen die kurzfristigen Östrogenerhöhungen in der Zyklusmitte nicht aus, Veränderungen in der TBG-Synthese zu bewirken.

26.7.2.2. Konzentration in der Schwangerschaft

Von allen Autoren wird übereinstimmend berichtet, daß es während der Schwangerschaft zu einer signifikanten TBG-Erhöhung im Serum kommt (2, 4, 5, 12, 34, 51, 55, 62, 66, 67) (Tabelle 8).
In den ersten 8 Wochen der Schwangerschaft erfolgt ein mittlerer Anstieg. Danach steigen die TBG-Serumkonzentrationen kontinuierlich bis zum 3. Trimenon erheblich an und bleiben bis zum Ende der Schwangerschaft konstant (37).

Mit dem TBG-Anstieg geht auch der Anstieg der Gesamtkonzentration von T_3 und T_4 einher, so daß der freie Anteil an Schilddrüsenhormonen etwa konstant bleibt (37). 4—6 Wochen nach der Geburt haben sich die Werte fast wieder normalisiert.

Zwischen Mutter und Kind besteht zum Zeitpunkt der Geburt ein Konzentrationsgefälle zugunsten der Mutter. Messungen im Nabelschnurblut der Säuglinge und im Serum der Mutter ergaben, daß letztere etwa 1,5 bis 2fach höhere Werte (40, 62) aufweisen. Unterschiedliche Reifegrade der Neugeborenen bedingen auch bei ihnen veränderte TBG-Serumkonzentrationen (40).

26.7.2.3. Konzentration unter oralen Kontrazeptiva

Die Einnahme von oralen Kontrazeptiva bewirkt in der Regel eine Erhöhung der TBG-Serumkonzentration (2, 4, 5, 37, 51, 54, 59, 62, 66, 69).
Offensichtlich besteht eine Östrogendosis-Wirkungsbeziehung (54, 59, 66). Präparate mit betont östrogener Wirksamkeit haben einen höheren TBG-Anstieg zur Folge als Präparate die mehr gestagen betont sind. Das Ausmaß des Anstiegs hängt offenbar von der Art des beteiligten Progestagens ab (34, 54). Präparate mit 0,05 mg Äthinylöstradiol bewirken keine Veränderung der TBG-Serumkonzentration. Als maximale Veränderung wurden bisher etwa doppelt so hohe Werte im Vergleich zum Normalkollektiv gemessen.

26.7.2.4. Konzentration in Abhängigkeit vom Alter

Bei den Neugeborenen kommt es schon 48 Std. nach der Geburt zu einem signifikanten Anstieg der TBG-Serumkonzentra-

Tabelle 8
Die TBG- und T_4-Serumkonzentrationen in Abhängigkeit von der Schwangerschaftswoche (SSW) (67)

SSW	n	TBG [mg/l] ± SD	T_4 [nmol/l] ± SD
Normalpersonen	39	17,7 ± 6,9	108 ± 20
6.—10.	15	43,1 ± 6,9	147 ± 19
11.—20.	25	61,0 ± 10,9	167 ± 41
21.—30.	30	70,9 ± 11,8	178 ± 53
31.—40.	20	72,3 ± 10,3	156 ± 49
4—6 nach d. Geburt	8	32,7 ± 12,6	130 ± 20

Tabelle 9
Die TBG-Serumkonzentration in Abhängigkeit vom Lebensalter (35)

Alter [Jahre]	Nabelschnur-blut	1/12—6/12	7/12—2	5—12	19—25	30—45	60—95
n	5	13	13	15	28	6	21
TBG [mg/l] ± SD	11,4 ± 1,8	13,0 ± 1,4	14,4 ± 1,4	13,0 ± 1,6	9,5 ± 1,4	10,8 ± 1,0	12,8 ± 1,5

tion (15, 32, 37, 40, 67, 72), die bis zur Pubertät anhält. Zwischen dem 20. und 50. Lebensjahr findet man ein Minimum der TBG-Werte. Danach erfolgt wieder ein mäßiger Anstieg (6, 7, 33, 34, 37, 40, 67). Dieser Wiederanstieg im Alter ist etwas umstritten (31, 62) (Tabelle 9).

T_4 und T_3 sind entsprechend den TBG-Konzentrationen gleichsinnig verändert. Man findet von der Geburt bis zur Pubertät erhöhte Schilddrüsenhormonkonzentrationen. Bis zum Alter von 50—60 Jahren besteht Konkordanz zwischen den TBG- sowie den Schilddrüsenhormonkonzentrationen (32, 35). Danach fällt die Gesamtkonzentration von T_4 auf 66% und T_3 auf 58% im Vergleich zu den Werten während der reproduktiven Phase des Lebens ab, so daß zwangsläufig eine Verringerung der freien Hormonanteile eintritt.

26.8. Zusammenfassung

TBG wird in der Leber synthetisiert. Es ist ein Glykoprotein und wandert elektrophoretisch als inter-α-Globulin. TBG stellt ein sehr labiles Molekül dar. Es ist das wichtigste Trägerprotein für die beiden stoffwechselwirksamen Schilddrüsenhormone T_3 und T_4. Die beiden Hormone werden mit hoher Affinität gebunden, wobei der T_4-TBG-Komplex die kleinste Assoziationskonstante besitzt. Der freie, ungebundene Anteil von T_3 und T_4 beträgt maximal 0,5% der Gesamthormonkonzentration. Die Konzentration des TBG ist wenig geschlechtsspezifisch, aber altersabhängig. Im Verlaufe des Lebens gibt es in der Präpubertät und im Alter höhere Konzentrationen als in der reproduktiven Phase des Lebens.

Während der Schwangerschaft und unter Einnahme von oralen Kontrazeptiva ist die TBG-Serumkonzentration erhöht. Es sind weitere medikamentöse Beeinflussungen bekannt. Interessant ist, daß es sowohl einen erblichen TBG-Mangel als auch einen TBG-Exzeß gibt. Schilddrüsenfunktionsstörungen, Leberzirrhose, Tumore, Hepatitiden, Nephropathien, schwere Allgemeinerkrankungen, Hypoproteinämien u. a. führen zu stark veränderten Serumkonzentrationen. Die indirekte oder direkte Bestimmung des TBG ist für das bessere Verständnis der Schilddrüsenfunktion notwendig. Gegenwärtig zeigt sich ein Trend zur direkten quantitativen Bestimmung mittels TBG-RIA ab.

Literatur

1. Bános, C., J. Takó: Acta Endocrinol. **66** (1971) 162—168.
2. Bastomsky, C. H. et al.: Clin. chim. Acta **74** (1977) 51.
3. Bode, H. H. et al.: J. Clin. Endocrinol. Metab. **37** (1973) 25—29.
4. Bradwell, A. R. et al.: Clin. chim. Acta **71** (1976) 501—510.
5. Burr, W. A. et al.: Brit. Med. J. **1** (1977) 485—488.
6. Burrows, A. V. et al.: Brit. Med. J. **4** (1975) 437.
7. Burrows, A. W. et al.: Clin. Endocrinol. **7** (1977) 289.
8. Castro, A., E. Ugarte: Res. Comm. Chem. Path. Pharmacol. **7** (1974) 453—458.
9. Chavalieri, R. R. et al.: J. Clin. Invest. **56** (1975) 79—87.
10. Cheng, S.-Y.: Biochem. Biophys. Res. Commun. **79** (1977) 1212—1218.

11. Chopra, I. J. et al.: J. Clin. Endocrinol. Metab. **35** (1972) 565.
12. De Nayer, Ph., B. Luypaert: Horm. Metab. Res. 10 (1978) 314—318.
13. During, R. et al.: Zbl. Gynäk. **99** (1977) 737—742.
14. Eichstädt, H. et al.: Z. f. Kardiol. **67** (1978) 188.
15. Fisher, D. A. et al.: J. Clin. Endocrinol. Metab. **45** (1977) 191.
16. Gatz, H. et al.: Acta Endocrinol. Suppl. **193** (1975) 14.
17. Gavin, L. A.: J. Clin. Endocrinol. Metab. **46** (1978) 125.
18. Gershengorn, M. C. et al.: J. Clin. Endocrinol. Metab. **42** (1976) 907—911.
19. Gershengorn, M. C.: Biochem. Biophys. Res. Comm. **71** (1976) 76—82.
20. Gershengorn, M. C. et al.: J. Biol. Chem. **252** (1977) 8713—8718, 8719—8723.
21. Giorgio, N. A., M. Tabachnik: J. Biol. Chem. **243** (1968) 2247—2259.
22. Glinoer, D. et al.: Biochim. Biophys. Acta **418** (1976) 232—244.
23. Glinoer, D. et al.: Endocrinology **100** (1977) 9—17, 807—813.
24. Gordon, A. H. et al.: Nature **169** (1952) 19.
25. Hamada, S. et al.: Clin. Res. **17** (1970) 589.
26. Hansen, E. et al.: Acta Endocrinol. **80** (1975) 297—301.
27. Hao, Y. L.: Endocrinology **88** (1971) 81—92.
28. Harvey, R. F. et al.: Acta Endocrinol **63** (1970) 527—532.
29. Harvey, R. F.: Lancet **1** (1971) 208—212.
30. Herrmann, J. et al.: Internist **13** (1972) 37—40.
31. Herrmann, H. J. et al.: Horm. Metab. Res. **6** (1974) 239—240.
32. Hesch, R.-D. et al.: Clin. chim. Acta **70** (1976) 33.
33. Hesch, R.-D. et al.: Europ. J. clin. Invest. **6** (1976) 139—145.
34. Hesch, R.-D.: Dtsch. Med. Wschr. **102** (1977) 1386—1388.
35. Hesch, R.-D.: Horm. Metab. Res. **9** (1977) 141.
36. Hocman, G.: Int. J. Biochem. **9** (1978) 9—12, 295—298, 639—646.
37. Horn, K. et al.: Klin. Wschr. **55** (1977) 881—894.
38. Inada, M., K. Sterling: J. Clin. Invest. **46** (1967) 1442—1450.
39. Inada, M. et al.: J. Clin. Endocrinol. Metab. **36** (1973) 590—597.
40. Jacobsen, B. B. et al.: Paediatr. Scand. **68** (1979) 43—48, 49—55.
41. Jörgensen, P. H. et al.: Acta Med. Scand. **205** (1979) 375.
42. Kagedal, B., M. Källberg: Clin. Chem. **23** (1977) 1694—1699.
43. Kallee, E. et al.: Klin. Wschr. **56** (1978) 1213—1216.
44. Köbberling, J., D. Emrich: Humangenetik **14** (1972) 85—94.
45. Köbberling, J. et al.: Dtsch. Med. Wschr. **97** (1972) 194—196.
46. Korcek, L., M. Tabachnik: Biochim. Biophys. acta **371** (1974) 323—336.
47. Korcek, L.: J. Biol. Chem. **251** (1976) 3558—3562.
48. Kranz, T. et al.: Z. Klin. Chem. Klin. Biochem. **12** (1974) 124—127.
49. Larsen, P. R.: J. Clin. Invest. **51** (1972) 1125—1134.
50. Leiba, S. et al.: J. Clin. Endocrinol. Metab. **38** (1974) 569.
51. Levy, P. et al.: J. Clin. Endocrinol. Metab. **32** (1971) 372—381.
52. Marshall, J. S., J. Pensky: J. Clin. Invest. **48** (1969) 508—515.
53. Marshall, J. S. et al.: Arch. Biochem. Biophys. **156** (1973) 456—462.
54. Medau, H. J., R. Rauskolb: Klin. Wschr. **53** (1975) 727—729.
55. Mulaisho, C. R. et al.: Acta Endocrinol. **85** (1977) 314.
56. Nilsson, S. F., P. A. Peterson: J. Biol. Chem. **250** (1975) 8543—8553.
57. Pensky, J., J. S. Marshall: Arch. Biochem. Biophys. **135** (1969) 304—310.
58. Pfannenstiel, P.: Diagnostik von Schilddrüsenerkrankungen. Byk-Mallinckrodt Radiopharmazeutika-Diagnostika. Dietzenbach-Steinberg, 1976, 12—20.
59. Pickardt, C. R. et al.: Internist **18** (1977) 538—543.
60. Premachandra, B. N. et al.: J. Clin. Endocrinol. Metab. **42** (1976) 309.
61. Premachandra, B. N. et al.: Am J. Med. Sci. **274** (1977) 189.
62. Raouf, A. A. M. et al.: Clin. chim. Acta **104** (1980) 25—41.
63. Refetoff, S. et al.: J. Clin. Invest. **57** (1976) 485—495.
64. Ritzmann, S. E., J. C. Daniels: Serum Protein Abnormalities, Diagnostic and Clinical Aspects. Little Brown and Company. Boston 1975, 236—237.
65. Rosenbaum, J. M. et al.: Amer. J. Clin. Path. **50** (1968) 336.

66. RUDORFF, K.-H. et al.: Med. Klinik **73** (1978) 1109—1113.

67. RUDORFF, K.-H.: Fortschr. Med. **97** (1979) 2038—2046.

68. SCHÖNBERGER, W. et al.: Mschr. Kinderheilk. **125** (1977) 493.

69. SEIDEL, CH. et al.: Dt. Gesundh.-Wesen **35** (1980) 460—466.

70. SELIGSON, M., D. SELIGSON: Clin. chim. Acta **89** (1978) 47—58.

71. STERLING, K. et al.: J. Clin. Invest. **50** (1971) 1758—1771.

72. STUBBE, P. et al.: Horm. Metab. Res. **10** (1978) 58—61.

73. TAKEMURA, Y. et al.: J. Clin. Endocrinol. Metab. **32** (1971) 222—224.

74. TANAKA, S., P. STARR: J. Clin. Endocrinol. Metab. **19** (1959) 84—91, 485.

75. TATA, J. R.: Nature **189** (1961) 573.

76. TORKINGTON, P. et al.: Brit. Med. J. **3** (1970) 27.

77. WU, S.-Y., W. L. GREEN: J. Clin. Endocrinol. Metab. **42** (1976) 642.

27. Sexhormonbindendes Globulin (SHBG)

von Peter Voss

27.1. Allgemeine Charakterisierung
27.2. Physikochemische Charakterisierung
27.2.1. Molekulare Eigenschaften und Struktur
27.2.2. Physikochemische Konstanten
27.2.3. SHBG-Steroid-Komplexe
27.2.3.1. Komplexarten
27.2.3.2. Bindungsverhalten der Sexualhormone gegenüber verschiedenen Proteinen
27.3. Biochemische Charakterisierung
27.3.1. Syntheseort
27.3.2. Verteilungsräume und Verteilungscharakteristik
27.3.3. Funktion
27.4. Pathobiochemische Charakterisierung
27.4.1. Pathologische Konzentrationsveränderungen
27.4.2. Medikamentöse Einflüsse
27.5. Diagnostische Wertigkeit
27.6. Analytik
27.7. Referenzbereiche
27.7.1. Konzentration bei Mann und Frau
27.7.2. Einflußfaktoren
27.7.2.1. Konzentration im menstruellen Zyklus
27.7.2.2. Konzentration während der Schwangerschaft
27.7.2.3. Konzentration unter oralen Kontrazeptiva
27.7.2.4. Konzentration in Abhängigkeit vom Alter
27.8. Zusammenfassung
Literatur

27.1. Allgemeine Charakterisierung

Das Sexhormonbindende Globulin (SHBG) wurde 1958 von Doughaday (20) entdeckt. Es ist das spezifische Trägerprotein für die männlichen und weiblichen Sexualhormone im Blut. Ältere Bezeichnungen sind Steroidbindendes β-Globulin, Östradiolbindendes und Testosteronbindendes Globulin. Neuerdings konnte Bohn (12) zeigen, daß das Schwangerschaftsprotein SP 2 mit dem SHBG identisch ist.

Anfangs wurde angenommen, daß dieses Protein nur bei den Primaten vorkommt. In jüngster Zeit ist auch bei anderen Mammaliern wie Rind, Ziege, Schaf, Kaninchen, aber auch bei Reptilien, Amphibien und Fischen ein analoges Protein gefunden worden. Andererseits steht der Nachweis eines solchen Proteins bei Ratte, Maus, Huhn und Meerschweinchen noch aus. Interessant ist, daß man bei dem evolutionsgeschichtlich sehr alten Lebewesen Hai ein Protein findet, daß universell alle wichtigen Steroide an der gleichen Bindungsstelle mit hoher Affinität bindet. Mit großer Wahrscheinlichkeit ist dieses Protein ein Vorläufer der bei höheren Vertebraten nachgewiesenen steroidspezifischen Trägerproteine.

27.2. Physikochemische Charakterisierung

27.2.1. Molekulare Eigenschaften und Struktur

SHBG ist ein Glykoprotein (8, 46, 62). Es wandert elektrophoretisch als β-1-Globulin (8, 28). Die Größe des Molekulargewichts wird von den einzelnen Autoren unterschiedlich angegeben (Tabelle 1).

Es wird vermutet, daß SHBG im Serum dimer vorliegt (18, 28), obgleich bei Gegenwart von 4 m Harnstoff eine Dissoziation in Untereinheiten nicht beobachtet wird. Bohn (8) konnte aber auch zeigen, daß gereinigtes SHBG nach Inkubation in 1%iger Natriumdodecylsulfatlösung und bei Polyacrylamiddiskelektrophorese in 4 identische Untereinheiten zerfällt, deren Molekulargewicht er mit etwa 16000 beziffert. Daß SHBG eine Mikroheterogenität besitzt, wurde auch schon von anderen Autoren (30, 62) beobachtet.
Mischke et al. (46) fanden mit der Isoelektrofokusierung bei hochgereinigtem SHBG aus der humanen Serumfraktion COHN IV-4 4 verschiedene Banden.

Tabelle 1
Ermittelte Molekulargewichte

Autor	Methode	Molekulargewicht
Mercier-Bodard (43)	Ultrazentrifugation	52000
Gueriguian, Perlman (28)	Gelfiltration	100000
Van Baelen et al. (63)	Gelfiltration	100000
Corvol et al. (18)	PADE	98000—115000
Mickelson et al. (45)	Ultrazentrifugation, Gelelektrophorese	52000
Bohn (8)	Ultrazentrifugation	65000

Nach Inkubation mit Neuraminidase verschwindet die Mikroheterogenität und es liegt nur noch eine Bande vor (Asiolo-SHBG).
Nach Abspaltung der Neuraminsäure mit Neuraminidase hat SHBG die Beweglichkeit eines γ-Globulins (8). Es ist mit 50%iger Ammoniumsulfatlösung fällbar. Die Affinität zu den Steroiden bleibt auch ohne Neuraminsäure im Molekül erhalten (15, 62). Eine irreversible Denaturierung und Verlust der Bindungsfähigkeit tritt bei Temperaturen oberhalb von 65 °C ein (19, 65). Steroidfreies SHBG hat eine größere Thermolabilität (23). Der Kohlenhydratanteil beträgt 12,6% (8).

27.2.2. Physikochemische Konstanten

- Sedimentationskonstante 4,1 S (8) (nach Abspaltung der Neuraminsäure, bei pH = 8,6 in Phosphatpuffer)
- Sedimentationskonstante 1,1 S (8) (in 1%iger Natriumdodecylsulfatlösung)

Offensichtlich findet eine Zerlegung in Untereinheiten statt.

- Absorptionsmaximum 280 nm
- Extinktionskoeffizient (280 nm, in 1/15 m Phosphatpuffer, pH = 7,0) $E^{1\,\%} = 12{,}5$ (8)

27.2.3. SHBG-Steroid-Komplexe

27.2.3.1. Komplexarten

Die physiologische Bedeutung des SHBG liegt in seiner Eigenschaft, die Sexualhormone und andere wichtige Steroide zu binden. Eine besonders hohe Affinität zeigen die 17 β-Hydroxysteroide wie 5 α-Dihydrotestosteron (5α-DHT), Testosteron und Östradiol (22, 28, 36, 48, 58, 63, 65). Des weiteren werden auch Dehydroepiandrosteron (DHEA), Androstendion, Östron, Progesteron und 5 α-Androstane gebunden (12, 54, 59).
5 β-Androstane, Epitestosteron, Cortisol, Corticosteron und synthetisches Diäthylstilböstron besitzen keine Affinität zu SHBG (6, 46, 54). Anabole Steroide besitzen im Vergleich zum Testosteron eine geringere Affinität (7). Allgemein gilt: Je polarer das Steroidmolekül um so geringer ist seine Affinität zu den Plasmaproteinen (Polaritätsregel) (54).
Hinsichtlich der Bindungsstärke bestehen aber deutliche quantitative Unterschiede. Die Affinitätsstärke zum SHBG folgt der Reihenfolge 5 α-DHT > Testosteron > > Östradiol. Die Anlagerung von Östriol ist dagegen wesentlich schwächer. Östriol soll nach Bohn (12) vor allem vom schwangerschaftsassoziierten α-2-Glykoprotein (SP 3) gebunden werden. Die Assoziationskonstanten der SHBG-Steroid-Komplexe betragen etwa 10^7—10^8 M^{-1} (24, 30, 49, 70) Tabelle 2 zeigt die ermittelten Assoziationskonstanten.
Testosteron und Androstendion besitzen eine geringere Affinität zu SHBG als 5 α-DHT (33, 36). Die Assoziationskonstante SHBG-Testosteron nimmt beispiels-

Tabelle 2
Assoziationskonstanten der SHBG-Steroidkomplexe

$K_{5\alpha\text{-}DHT}$ $[M^{-1}]$	$K_{Testosteron}$ $[M^{-1}]$	$K_{Östradiol}$ $[M^{-1}]$	Literaturstelle
	5×10^8 (bei 37 °C)	$1{,}3 \times 10^8$ (bei 37 °C)	(72)
	$1{,}6 \times 10^9$	6×10^8	(59)
$1{,}0 \times 10^9$ (bei 3 °C)			(68)
$2{,}2 \times 10^9$ (bei 4 °C)			(56)

weise bei einem Temperaturgefälle von 37 °C auf 4 °C um das Dreifache zu (24). Die Temperaturabhängigkeit der Komplexe gibt die Möglichkeit, anwesende Steroide bei erhöhter Temperatur zu entfernen (71).
Der optimale pH-Bereich für die SHBG-Steroid-Bindung liegt bei 6—8,5 (27). Unterhalb von pH = 5 und oberhalb von pH = 10 erfolgt keine Bindung der Steroide an SHBG.

27.2.3.2. Bindungsverhalten der Sexualhormone gegenüber verschiedenen Proteinen

Allen Steroiden ist gemeinsam, daß sie nicht nur von ihrem spezifischen Trägerprotein gebunden werden. Dies gilt auch für die Sexualsteroide, die zu anderen Plasmaproteinen ebenfalls eine gewisse Affinität besitzen. So beträgt allgemein die Assoziationskonstante Albumin-Steroid K = 10^3 bis 10^4 M^{-1} (60).
Tabelle 3 zeigt die Assoziationskonstanten von Testosteron und Östradiol zu anderen Proteinen (59).
Tabelle 4 gibt die Bindungsverteilung des Testosterons an verschiedene Proteine wieder.

27.3. Biochemische Charakterisierung

27.3.1. Syntheseort

Als Syntheseort wird die Leber angenommen. Die Leber verhält sich offensichtlich wie ein östrogenabhängiges Organ, da durch Östradiolgaben ein Anstieg vieler Proteinparameter beobachtet wird. Humane Östradiolrezeptoren konnten aber bisher nicht nachgewiesen werden.

27.3.2. Verteilungsräume und Verteilungscharakteristik

SHBG wurde bisher im Blut, im Fruchtwasser (60) und in geringen Mengen im Cytoplasma der Prostata gefunden. Die Androgene aus dem Plasma diffundieren an SHBG gebunden durch die Zellmembran.

Tabelle 3
Assoziationskonstanten von Testosteron und Östradiol zu Transcortin bzw. saurem α-1-Glykoprotein

Protein	$K_{Testosteron}$ $[M^{-1}]$	$K_{Östradiol}$ $[M^{-1}]$
Transcortin	$1{,}4 \times 10^6$	2×10^4
saures α-1-Glykoprotein	6×10^5	1×10^5

Tabelle 4
Die Bindungsverteilung des Testosterons an verschiedene Proteine bei Mann und Frau (59)

Protein	Mann	Frau
SHBG	58 %	81,1 %
Albumin	38 %	18 %
Transcortin	2–3 %	–
freier Anteil	1–2 %	0,9 %

In den LEYDIGschen Zwischenzellen des Hodens erfolgt der Transport der dort synthetisierten Androgene allerdings über das Androgenbindende Protein (ABP), MG = 90000 (31, 51, 53).

27.3.3. Funktion

Allgemein werden den Trägerproteinen folgende Aufgaben zugeschrieben (3, 29, 59):

1. Schutz der zirkulierenden Steroidhormone vor den inaktivierenden Enzymen im Blut und den entsprechenden Organen. Dadurch wird die biologische Halbwertzeit dieser Hormone erhöht.
2. Aufgaben eines Pufferkompartiments aus dem die Steroidhormone durch Dissoziation leicht freigesetzt werden.
3. Neutralisation extremer Steroidproduktionsraten z. B. während der Schwangerschaft für den hormonellen Status von Mutter und Kind.
4. Einflußnahme auf die intrazelluläre Aktivität der Steroidhormone durch die Kompetition der extrazellulären Trägerproteine mit dem intrazellulären Rezeptor um das Steroidmolekül.

Die physiologische Bedeutung des SHBG (59, 66) liegt in seiner Fähigkeit, die männlichen und weiblichen Sexualhormone mit hoher Affinität zu binden. Dabei ist besonders wichtig, daß diese Steroidhormone alle an der gleichen Bindungsstelle mit einer unterschiedlichen Affinität zum SHBG angelagert werden. Auf Grund dieser Tatsache ist es dem Organismus offenbar möglich, außerhalb der hypohysären Regulation das Verhältnis der freien Anteile von Testosteron und Östradiol zusätzlich zu regeln (41, 59).

So führt beispielsweise ein Ansteigen von Testosteron im Blut auf Grund seiner größeren Assoziationskonstante zu einer Verdrängung des Östradiol vom SHBG. Das freigesetzte Östradiol stimuliert die Synthese von SHBG, welches dann selbst wieder gebunden wird. Steigt primär Östradiol an, so bewirkt es durch die vermehrte SHBG-Synthese seine eigene Bindung. Folglich ergibt sich daraus, daß beim männlichen Säuger die Östradiolclearance größer ist als für die Androgene. Offensichtlich spielt SHBG eine wichtige Rolle bei der Regulation der effektiven Androgen- und Östradiolkonzentration im Blut. Diese Funktion ist auch nicht bei der Schwangerschaft eingeschränkt.
So ist in der Schwangerschaft 97 % des Testosterons an SHBG, 2,8 % an Albumin gebunden, während der freie Anteil lediglich 0,2 % beträgt (59). Auf diese Weise bleibt der Gehalt an freiem Testosteron trotz erhöhter Syntheserate in den Nebennierenrinden und Ovarien wegen der erhöhten SHBG-Konzentration konstant. SHBG sorgt offenbar dafür, daß keine Virilisierung weiblicher Feten stattfindet (59, 68).

Es gibt viele Hinweise, daß SHBG in beiden Geschlechtern bei der effektiven Sexualsteroidkonzentration mitwirkt. Seine exakte, umfassende Funktion ist bisher nicht eindeutig bekannt.

27.4. Pathobiochemische Charakterisierung

27.4.1. Pathologische Konzentrationsveränderungen

Bei einer Reihe von Erkrankungen kommt es zu Veränderungen in der SHBG-Synthese. So ist bekannt, daß bei Hirsutismus erniedrigte Blutkonzentrationen auftreten (25, 54, 59, 69). Erhöhte Werte werden dagegen bei Leberzirrhose (68, 72), malignen Tumoren (8, 9, 10, 69), nichtneoplastischen Erkrankungen (9, 10) und hyperthyreoten Patienten (24, 47, 57) gefunden.

Die Hyperthyreose scheint eine sehr komplizierte endokrine Störung zu sein. Sie beeinflußt auch die Sekretion anderer Drüsen. So sind die Testosteron-, Östradiol.-, LH- und FSH-Serumkonzentrationen erhöht (1, 17). Hieraus ist nicht klar ersichtlich, ob die SHBG-Erhöhung eine direkte Folge der Schilddrüsenhormon- oder der Östradiolerhöhung ist. Staub et al. (57) untersuchten die Konzentration von SHBG bei hyperthyreoten Patienten und fanden eine gute Korrelation mit den Schilddrüsenhormonkonzentrationen.

27.4.2. Medikamentöse Einflüsse

Die Östradiolstimulation auf die SHBG-Synthese tritt auch bei der Behandlung des Prostatacarcinoms mit Östrogenpräparaten in Erscheinung (8, 34). Des weiteren ist eine Erhöhung der Konzentration nach Gabe von Schilddrüsenhormonpräparaten (24), bei Behandlung von Brustkrebs mit Tamoxifen (55) und Antikonvulsiva bei Epilepsie (5) zu beobachten.
Hohe Androgenspiegel (25, 66, 69) bewirken eine Hemmung der SHBG-Synthese. So wird die SHBG-Serumkonzentration um 50% nach Gabe einer hohen Dosis Testosteronpropionat oder -phenylpropionat im Vergleich zum Ausgangswert gesenkt (66). Offenbar ist durch diesen Fakt auch die niedrigere SHBG-Konzentration beim Mann gegenüber der Frau erklärbar.

27.5. Diagnostische Wertigkeit

Obgleich Abweichungen von der Norm in der Konzentration bei einigen Erkrankungen gefunden werden, ergibt sich gegenwärtig kein zwingender Grund für eine klinische Anwendung in der Diagnostik.
Bei trophoblastischen Erkrankungen könnte die SHBG-Bestimmung neben der HCG-Bestimmung eine Ergänzung sein. Möglicherweise könnte dieser Parameter für die Effektivitätsmessung bei der Therapie des Prostatacarcinoms mit Östrogenpräparaten an Bedeutung gewinnen (8, 34, 69). Bei der Behandlung der Hyperthyreose soll sich SHBG nach Staub et al. (57) als metabolischer Funktionstest für die Therapiekontrolle bewähren.

27.6. Analytik

Für die quantitative Bestimmung wurden verschiedene Methoden entwickelt. Gute Ergebnisse mit geringem Arbeitsaufwand werden nach Wagner (68) mit der Agarosegelelektrophorese erzielt. Vor der Bestimmung werden die endogenen Steroide mit gelatinebeschichteter Aktivkohle entfernt. Als radioaktiver Ligand wird im 3- bis 4fachen Überschuß [^{3}H]-5α-DHT zugegeben. Die Laufzeit beträgt bei 4 °C 2 Std. Man erhält eine lineare Beziehung zwischen Laufzeit und Peaks (verschiedene SHBG-Konzentrationen in nMol/l). Durch Extrapolation zur Laufzeit Null können die exakten Werte bestimmt werden. Dies ist notwendig, da der SHBG-5α-DHT-Komplex unter Sättigungsbedingungen bereits bei 1 Std. Laufzeit zu 16,5% dissoziiert ist.
Variationskoeffizienten

VK i. d. Serie	5,6%	bei n = 5
VK v. Tag zu Tag	7,0%	bei n = 10

Krieg und Arning (37) entwickelten mittels Agargelelektrophorese unter Verwendung von [^{3}H]-5 α-DHT eine Methode zur Bestimmung der SHBG-Bindungskapazität.

27.7. Referenzbereiche

27.7.1. Konzentration bei Mann und Frau

Die Konzentration ist bei Mann und Frau unterschiedlich. Im Durchschnitt ist sie bei der Frau doppelt so groß wie beim Mann. Bei beiden Geschlechtern ist eine Altersabhängigkeit der Konzentration feststellbar. Im Serum gesunder Probanden im reproduktionsfähigen Alter wurden je nach angewandter Methode und Autor unterschiedliche Werte gefunden (Tabelle 5).

Tabelle 5
Konzentrationsverhältnisse bei Mann und Frau in Abhängigkeit von der eingesetzten Methode und Autor

Methode	Konzentration beim Mann [nmol/l]	Konzentration bei der Frau [nmol/l]	Literaturstelle
Gleichgewichtsdialyse	39	80	24
Gleichgewichtsdialyse	39	78	13
Gelfiltration	46	74	66
Ammoniumsulfatfällung	36	60	32
Filterassay	44	98	44
Gleichgewichtsdialyse	60	102	56
AE	76	138	68
PADE	36	63	68
AE	38	—	37
EID	4 mg/l	8 mg/l	8

WAGNER (68) hält die mit der Agargelelektrophorese ermittelten Werte für die richtigen, da hierbei die während der Laufzeit auftretende Dissoziation des Komplexes [^{3}H]-5 α-DHT-SHBG durch die Extrapolation zur Laufzeit Null ausgeglichen wird.

27.7.2. Einflußfaktoren

27.7.2.1. Konzentration im menstruellen Zyklus

Untersuchungen zum Konzentrationsverhalten während des menstruellen Zyklus der Frau zeigten, daß über den gesamten Zeitraum keine signifikanten Schwankungen auftreten (8, 14, 48, 68). Das überrascht um so mehr, da bekannt ist, daß das Hormonprofil insbesondere auch die Östradiolkonzentration extremen Schwankungen unterliegt. WAGNER (68) untersuchte bei 2 gesunden Frauen, die über Jahre stabile Zyklen aufwiesen, die Serumkonzentrationen (Abb. 1).

27.7.2.2. Konzentration während der Schwangerschaft

In der Schwangerschaft steigen die SHBG-Serumwerte bis zur 24.—30. SSW an und bleiben dann bis zum Ende der Schwangerschaft nahezu konstant (37, 41, 48, 60, 61, 68). Bereits im ersten Trimester liegen die Werte schon signifikant über den Normalwerten (61). Im 3. Trimester werden von PEARLMAN (48) 2- bis 3fach, von MEAN et al. (41) 5fach und von WAGNER (68) 7- bis 8fach erhöhte Werte gemessen. KRIEG und ARNING (37) geben 330—500 nmol/l an. Zwischen Mutter und Kind besteht bei der Geburt ein beträchtliches Konzentrationsgefälle zu-

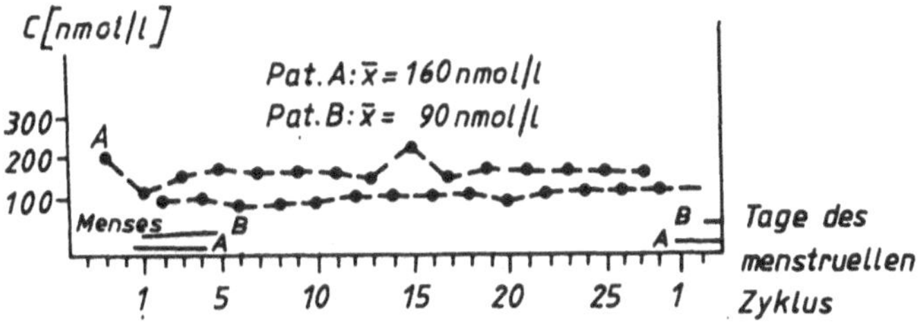

Abb. 1
Die SHBG-Serumkonzentration im Verlauf des menstruellen Zyklus

gunsten der Mutter. Dieses ist aber abhängig vom fetalen Geschlecht sowie der Anzahl der Feten (2, 4, 16).

2—4 Wochen nach der Geburt haben sich die Werte wieder normalisiert (8). Dies weist indirekt auf eine relativ große Halbwertzeit hin. Möglicherweise bedeutet das aber auch, daß die Syntheserate nur langsam abfällt.

Für letzteren Befund spricht auch die Tatsache, daß die Konzentration nach einer einzigen Gabe einer hohen Dosis Östradiol erst nach 5 Tagen die Werte von Schwangeren erreicht (66). Dies würde auch erklären, warum im menstruellen Zyklus der Frau keine signifikanten Schwankungen auftreten. Die Halbwertzeit ist derzeit nicht bekannt.

27.7.2.3. Konzentration unter oralen Kontrazeptiva

Bei Einnahme von oralen Kontrazeptiva steigen die Werte auf das 5- bis 6fache im Vergleich zu den Normalwerten der Frau (8, 50, 68). Pogmor und Jequier (50) konnten zeigen, daß der SHBG-Anstieg von der Östradiolkonzentration im Kontrazeptivum abhängig ist. So werden bei 50 μg Äthinylöstradiol pro Pille signifikant höhere SHBG-Werte gefunden, während dies bei einer 35 μg-Dosierung pro Pille nicht mehr der Fall ist. Die Progestagenkomponente wirkt dämpfend auf die SHBG-Synthese.

27.7.2.4. Konzentration in Abhängigkeit vom Alter

Nach der Geburt steigen die Werte bei beiden Geschlechtern in den ersten Lebensmonaten schnell an (4, 16). Dies ist die höchste Konzentration im Verlaufe des Lebens. Ab dem 6. Lebensmonat tritt ein geschlechtsspezifischer Abfall auf präpuberale Werte (4, 16, 26, 61, 68) ein. Diese insgesamt noch hohen Werte sind bisher schwer erklärbar, da nur eine minimale Steroidsynthese vorhanden ist. Möglicherweise gibt es eine andere biochemische Stimulation in der Präpubertät. Während der Pubertät sinken die Werte bis zur Geschlechtsreife bei beiden Geschlechtern ab (21, 39, 66). Wagner (68) fand diesen Tatbestand nur bei jungen Männern. Bei jungen Mädchen scheint die einsetzende Östrogensynthese ein Absinken der Werte zu verhindern.

Während der reproduktiven Phase des Lebens nimmt die Konzentration bei beiden Geschlechtern langsam ab. Sie ist bei der Frau im Mittel doppelt so hoch wie beim Mann. Dies scheint das Ergebnis der erheblichen Differenz in der Steroidproduktion zu sein. Ein signifikanter Abfall tritt bei der Frau mit dem Eintritt in die Menopause ein (Erlöschen der Östrogensynthese im

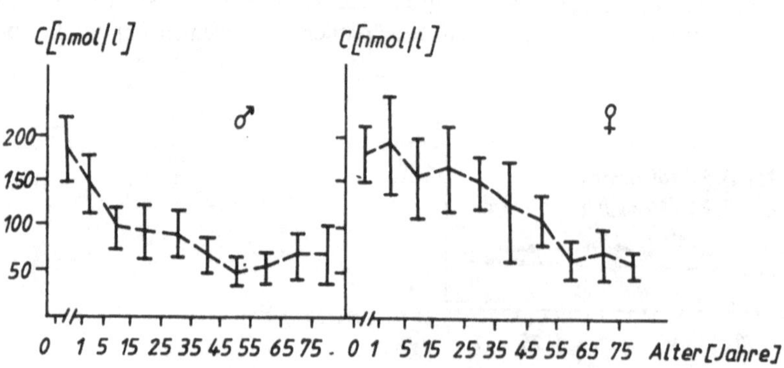

Abb. 2
Die SHBG-Serumkonzentration in Abhängigkeit vom Lebensalter

Ovar). Überraschend ist der Befund, daß ein geringer Anstieg bei 70— bis 90jährigen Männern (64, 68) einsetzen soll, der offensichtlich auf eine abnehmende Testosteronsynthese zurückzuführen ist. Abb. 2 zeigt die Konzentrationsverhältnisse in Abhängigkeit vom Lebensalter.

27.8. Zusammenfassung

SHBG ist das Trägerprotein für die männlichen und weiblichen Sexualhormone. Als Syntheseort wird die Leber angenommen. SHBG bindet mit großer Affinität in folgender Affinitätsreihe 5 α-DHT > Testosteron > Östradiol. Andere Steroide werden mit wesentlich geringerer Affinität gebunden. Über die unterschiedliche Affinität der Sexualhormone zum SHBG erfolgt im Organismus eine effektive Einstellung des freien Östrogen-Androgen-Verhältnisses. Die Konzentration ist geschlechts- und altersspezifisch. Während der Schwangerschaft und unter Einnahme von oralen Ovulationshemmern treten stark erhöhte Werte auf. Es sind weitere medikamentöse Beeinflussungen bekannt. Bei Leberzirrhose, malignen Tumoren, nichtneoplastischen Erkrankungen sowie bei Hyperthyreosen werden erhöhte Werte gefunden. Erniedrigte Werte weisen Frauen mit Hirsutismus auf. Ein zwingender Grund zur klinischen Anwendung des SHBG in der Diagnostik besteht zur Zeit nicht.

Literatur

1. Akande, G. O., D. C. Anderson: Brit. J. Obst. Gynecol. **82** (1975) 557.
2. Anderson, D. C. et al.: Clin. Endocrinol. **5** (1976) 657—669.
3. Anderson, J. N. et al.: J. Steroid Biochem. **5** (1974) 103.
4. August, G. P. et al.: J. Clin. Endocrinol. Metab. **29** (1969) 891.
5. Barragry, J. M. et al.: J. Neurol. Neurosurg. Psychiatry **41** (1978) 913—914.
6. Baulieu, E.-E. et al.: Rec. Progr. Hormone Res. **27** (1971) 351.
7. Bicikov, A. M. et al.: Endocrinol. exp. **11** (1977) 85—90.
8. Bohn, H.: Blut **29** (1974) 17—31.
9. Bohn, H.: Arch. Gyn. **213** (1972) 54.
10. Bohn, H.: Blut **26** (1973) 205.
11. Bohn, H.: Arch. Gyn. **210** (1971) 440.
12. Bohn, H., Th. Kranz: Arch. Gyn. **215** (1973) 63—71.
13. Burke, C. W., D. C. Anderson: Nature **240** (1972) 38.
14. Butler, J., P. F. Dixon: Ann. Endocrinol. **30** (1969) 217.
15. Chader, G. J., U. Westphal: Biochemistry **7** (1968) 4272.
16. Chaussain, J. L. et al.: Acta paediatr. Scand. **67** (1978) 649.
17. Chopka, J. J.: J. Clin. Endocrinol. Metab. **38** (1974) 269.
18. Corvol, P. L. et al.: J. Biol. Chem. **246** (1971) 3435.
19. Daughaday, W. H.: Physiol. Rev. **39** (1959) 885.
20. Daughaday, W. H.: J. Clin. Invest. **37** (1958) 511.
21. De Moor et al.: J. Clin. Endocrinol. **26** (1966) 71.
22. De Moor et al.: Excerpta Med. Intern. Congr., Ser. No 157 (1968) 159.
23. Doe, R. P. et al.: J. Clin. Endocrinol. **24** (1964) 1029.
24. Dray, F.: Rapports de la X. Réunion des Endocrinologistes des lauque Francaise, Paris (1969) 159.
25. Dray, F. et al.: Rev. Franc. Etud. Clin. Biol. **13** (1968) 622.
26. Faiman, C., J. S. C. Winter: In: Grumbach, M. M., G. D. Grave, F. E. Meyer. (Eds.). The control of the onset of puberty. J. Wiley and Sons. Inc., New York (1974) p. 32.
27. Forest, H. G. et al.: Steroids **12** (1968) 323.
28. Gueriguian, J. L., W. H. Pearlman: J. Biol. Chem. **243** (1968) 5226.
29. Hampe, R., L. Starka: Hormone Res. **6** (1975) 57.
30. Hansson, V. et al.: Steroids **20** (1973) 555.
31. Hansson, V. et al.: Acta Endocrinol. **77** (1974) 191.
32. Heyns, W., P. de Moor: Steroids **18** (1971) 709.
33. Horton, R. et al.: Steroids **10** (1967) 245.
34. Houghton, A. L. et al.: Brit. J. Urol. **49** (1977) 227—232.
35. Jungblut, P. W. et al.: Acta Endocrinol. **70** (1972) 185.
36. Kato, T., R. Horton: J. Clin. Endocrinol. Metab. **28** (1968) 1160.

37. Krieg, M., C. Arning: J. Clin. Chem. Clin. Biochem. **16** (1978) 429—434.
38. Lasnitzki, I., H. R. Franklin: J. Endocrinol. **64** (1975) 289.
39. Lutz, R. A. et al.: J. Clin. Chem. Clin. Biochem. **15** (1977) 57—67.
40. McGuire, W. L. et al.: Cancer Res. **37** (1977) 637.
41. Mean, F. et al.: Clin. chim. Acta **80** (1977) 171—180.
42. Mercier, C. et al.: Excerpta Med. Intern. Congr. Ser. No 101 (1966) 212.
43. Mercier-Bodard, C. et al.: Acta Endocrinol. Suppl. **147** (1970) 204.
44. Mickelson, K. E., P. H. Petra: FEBS Letters **44** (1974) 34.
45. Mickelson, K. E. et al.: Biochemistry **17** (1978) 1409—1415.
46. Mischke, W. et al.: Acta Endocrinol. **90** (1979) 737—742.
47. Mortimer, C. H. et al.: Brit. Med. J. 1977/I 138.
48. Pearlmann, W. M. et al.: J. Clin. Endocrinol. Metab. **27** (1967) 1012.
49. Pearlman, W. H. et al.: J. Biol. Chem. **244** (1969) 244.
50. Pogmore, J. R., A. M. Jequier: Brit. J. Obstet. Gyn. **86** (1979) 563—567.
51. Ritzen, E. M. et al.: J. Steroid Biochem. **5** (1974) 849.
52. Romen, A. M. et al.: Biochem. Biophys. acta **439** (1976) 175.
53. Rommerts, F. F. G. et al.: Steroids **28** (1976) 43.
54. Rosenfield, R. L.: J. Steroid Biochem. **6** (1975) 695.
55. Sakai, F. et al.: J. Endocrinol. **76** (1978) 219—226.
56. Shanbhag, V. P. et al.: J. Steroid Biochem. **4** (1973) 537.
57. Staub, J. J. et al.: Schweiz. med. Wschr. **108** (1978) 1909—1911.
58. Tavernetti, R. R. et al.: J. Clin. Endocrinol. Metab. **27** (1967) 920.
59. Träger, L.: Biosynthese Stoffwechsel Wirkung Steroidhormone. Springer-Verlag, Berlin—Heidelberg—New York (1977), 218—222.
60. Trams, G. et al.: Arch. Gyn. **224** (1977) 135.
61. Tulchinsky, D., I. J. Chopra: J. Clin. Endocrinol. Metab. **37** (1973) 873.
62. Van Baelen, H. et al.: Ann. Endocr. (Paris) **30** (1969) 199.
63. Van Baelen, H. et al.: Ann. Endocr. (Paris) **29** (1968) 153.
64. Vermeulen, A. et al.: J. Clin. Endocrinol. Metab. **34** (1972) 730.
65. Vermeulen, A., L. Verdonck: Steroids **11** (1968) 609.
66. Vermeulen, A. et al.: J. Clin. Endocrinol. Metab. **29** (1969) 1470.
67. Wagner, R. K.: Hoppe-Seyler's Z. Physiol. Chem. **353** (1972) 1235.
68. Wagner, R. K.: Acta Endocrinol. Suppl. **218** (1978) 5—73.
69. Wenn, R. V. et al.: Acta Endocrinol. **84** (1977) 850—859.
70. Westphal, U.: Arch. Biochem. **118** (1967) 556.
71. Westphal, U.: J. Amer. Oil Chemists. Soc. **41** (1964) 481.
72. Westphal, U.: Steroid-protein interactions: monographs on endocrinology. Vol. 4, Springer-Verlag, Berlin—Heidelberg—New York (1971).

28. Corticosteroidbindendes Globulin (CBG, Transcortin)

von Peter Voss

28.1. Allgemeine Charakterisierung
28.2. Physikochemische Charakterisierung
28.2.1. Molekulare Eigenschaften und Struktur
28.2.2. CBG-Corticosteroid-Komplexe
28.2.2.1. Allgemeines
28.2.2.2. Assoziationskonstanten
28.2.2.3. Dissoziationsgeschwindigkeitskonstanten
28.3. Biochemische Charakterisierung
28.3.1. Syntheseort und Verteilungsräume
28.3.2. Funktion
28.4. Pathobiochemische Charakterisierung
28.4.1. Pathologische Konzentrationsveränderungen
28.4.2. Medikamentöse Einflüsse
28.5. Diagnostische Wertigkeit
28.6. Analytik
28.7. Referenzbereiche
28.7.1. Konzentration bei Mann und Frau
28.7.2. Einflußfaktoren
28.7.2.1. Ernährung
28.7.2.2. Konzentration im mentruellen Zyklus
28.7.2.3. Konzentration während der Schwangerschaft
28.7.2.4. Konzentration unter oralen Kontrazeptiva
28.7.2.5. Konzentration in Abhängigkeit vom Alter
28.8. Zusammenfassung
Literatur

28.1. Allgemeine Charakterisierung

Das Corticosteroidbindende Globulin wurde 1956 von DAUGHADY (5) und 1957 von BUSH (2) entdeckt. Es ist das spezifische Trägerprotein für die verschiedenen Corticosteroide. Bemerkenswert ist, daß Progesteron ebenfalls mit hoher Affinität gebunden wird. Als eigentliches Trägerprotein für Progesteron wird derzeit das Orosomucoid (sα-1-GP) angesehen (34). Eine mäßige Affinität besteht zum Testosteron und Östradiol. CBG scheint in allen Vertebraten vorzukommen 27,· 29).

28.2. Physikochemische Charakterisierung

28.2.1. Molekulare Eigenschaften und Struktur

CBG ist ein Glykoprotein. Der Kohlenhydratanteil beträgt 21,6%. Es enthält Sialinsäure, die nicht essentiell für die Bindung zum Steroidmolekül ist (4, 36). Das Molekulargewicht beträgt 52000 (18, 28). CBG wandert elektrophoretisch als α-1-Globulin (6). Dies wird durch Reaktion mit Neuraminidase beeinflußt. Eine irreversible Denaturierung tritt oberhalb von 65 °C ein. Dabei geht gleichzeitig die Bindungsfähigkeit für die Steroide verloren (7, 37).

28.2.2. CBG-Corticosteroid-Komplexe

28.2.2.1. Allgemeines

Die Stabilität der CBG-Corticosteroid-Komplexe ist pH- und temperaturabhängig. So beträgt der optimale pH-Wert 8—9 (40). Unterhalb von pH = 5 und oberhalb von pH = 10 gibt es keine Bindungsneigung gegenüber den Steroidmolekülen mehr. Bei einem Temperaturgefälle von 37 °C auf 4 °C steigt die Assoziationskonstante des CBG-Cortisol-Komplexes um das Zwanzigfache (31, 39). Über die Bindung zwischen CBG und Cortisol besteht derzeit folgende Vorstellung:

1 Methionin- bzw. 1 Histidin-Rest im CBG-Molekül treten in Wechselwirkung mit der OH-Gruppe in der 11β-Position bzw. mit der Ketogruppe in Position 20 des Cortisolmoleküls. Werden am Ring A und B des Steroidmoleküls Substituenten eingeführt, so geht die Bindungsfähigkeit zum CBG verloren (16, 17). Pro CBG-Molekül kann 1 Steroidmolekül gebunden werden.

Tabelle 1
Assoziationskonstanten der CBG-Steroid-Komplexe

Steroid	$K_{Ass.}$ $[M^{-1}]$	Temperatur [°C]	Methode	Literaturstelle
Cortisol	$1,3 \cdot 10^9$	3	AE	38
Cortisol	$1,4 \cdot 10^9$	4	Gleichgewichtsdialyse	38
Cortisol	$1,0 \cdot 10^9$	4	Gleichgewichtsdialyse	24
Cortisol	$0,6 \cdot 10^9$	4	Gleichgewichtsdialyse	39
Cortisol	$1,1 \cdot 10^9$	4	Gelfiltration	33
Cortisol	$7,9 \cdot 10^8$	4	Gleichgewichtsdialyse	31
Corticosteron	$7,2 \cdot 10^8$	4	Gleichgewichtsdialyse	31
Progesteron	$7,0 \cdot 10^8$	4	Gleichgewichtsdialyse	31
Progesteron	$9,0 \cdot 10^7$	4	—	34
Testosteron	$1,4 \cdot 10^6$	4	—	34
Östradiol	$2,0 \cdot 10^4$	4	—	34
Cortisol	$0,4 \cdot 10^8$	37	Gleichgewichtsdialyse	31
Cortisol	$0,097 \cdot 10^9$	37	Gelfiltration	33
Progesteron	$0,26 \cdot 10^8$	37	Gleichgewichtsdialyse	31

28.2.2.2. Assoziationskonstanten

Für die Bindungsaffinität zwischen CBG und den entsprechenden Steroiden gilt die Polaritätsregel (siehe SHBG, Kapitel 27.2.3.1.). Es wurden folgende Assoziationskonstanten gefunden (Tabelle 1).

Eine geringe Affinität besteht zu 5α-DHT (38) und Corticosteroidkonjugaten (34). Keine Bindungsneigung wurde zu Aldosteron (14) und den synthetischen Corticoiden Dexamethason und Betamethason gefunden (34, 35).

28.2.2.3. Dissoziationsgeschwindigkeitskonstanten

Die Dissoziationsgeschwindigkeitskonstanten der verschiedenen CBG-Steroidkomplexe wurden bei 20 °C und pH = 7,4 gemessen. Die ermittelten Werte gibt Tabelle 2 wieder.

Unter Berücksichtigung der Assoziations- und Dissoziationsgeschwindigkeitskonstanten der CBG-Steroidkomplexe ergibt sich offenbar folgende Stabilitätsreihenfolge. Cortisol > Corticosteron > Desoxycorticosteron > Progesteron > Testosteron > > Östradiol.

Tabelle 2
Die Dissoziationsgeschwindigkeitskonstanten der CBG-Steroid-Komplexe bei 20 °C und pH = 7,4 (31)

Komplex	Wert $[s^{-1}]$
CBG-Cortisol	0,031
CBG-Corticosteron	0,047
CBG-Desoxycorticosteron	0,10
CBG-Progesteron	0,16

28.3. Biochemische Charakterisierung

28.3.1. Syntheseort und Verteilungsräume

CBG wird in der Leber synthetisiert (41). Durch Östradiolgaben ist ein Anstieg der CBG-Synthese beobachtbar (siehe SHBG, Kapitel 27.3.1.). Es wurde bisher im Serum und im Fruchtwasser (35) gefunden.

28.3.2. Funktion

Die allgemeinen Aufgaben des CBG sind mit denen des SHBG identisch (siehe SHBG, Kapitel 27.3.3.). Die physiologische Bedeutung des CBG liegt in seiner Aufgabe als Trägerprotein für die Corticosteroide und Progesteron. Beim Menschen ist die Konzentration des CBG im Vergleich zur Konzentration der Corticosteroide doppelt so hoch. So ergibt sich, daß nur 1—3% der natürlichen Corticosteroide ungebunden im Serum zirkulieren (34). Durch die hohe Bindungsaffinität des CBG gegenüber Cortisol, Corticosteron und Desoxycorticosteron hat das in sehr viel geringerer Konzentration vorkommende, ungebundene Aldosteron überhaupt eine Chance, den intrazellulären Rezeptor zu erreichen (14). Aldosteron wird ebenso wie die fluorierten Glucocorticoide (Dexa-, Betamethason) von Albumin mit geringer Affinität fixiert. Aus dieser Tatsache erklärt sich offenbar der hohe therapeutische Effekt dieser synthetischen Glucocorticoide (Dosis-Wirkungsbeziehung).

Die CBG-Synthese wird nicht reguliert durch die Hormone, die es bindet. Physiologische Konzentrationen von Östradiol haben keinen Einfluß auf die CBG-Konzentration. Während der Schwangerschaft ist die Konzentration des ungebundenen Cortisols und Progesterons nicht erhöht (21), obwohl die Gesamtkonzentration beider Steroide wesentlich erhöht ist. CBG neutralisiert offenbar die erhöhte Syntheserate beider Steroide.

28.4. Pathobiochemische Charakterisierung

28.4.1. Pathologische Konzentrationsveränderungen

Bei einer Reihe von Erkrankungen kommt es zu Veränderungen der CBG-Serumkonzentration. So wurde gefunden, daß bei nephrotischem Syndrom, Hypoalbuminämie, bestimmten Formen des Cushing-Syndrom und bei Leberzirrhose erniedrigte CBG-Serumkonzentrationen auftreten (41). Erhöhte Werte kommen bei adrenaler Insuffizienz, Lungenkrebs (41) und Diabetes mellitus mit und ohne Glaukom (1) vor.

28.4.2. Medikamentöse Einflüsse

Bei Anwendung einer Östrogentherapie kommt es zu einer Erhöhung der CBG-Synthese. Für den Anstieg der CBG-Synthese ist eine größere Dosis im Vergleich zum SHBG notwendig (19, 23, 26). Des weiteren ist der Anstieg auch abhängig von der chemischen Struktur des synthetischen Östrogens (26). Eine Erhöhung des Androgenserumspiegels hat nur eine unwesentliche Abnahme der CBG-Serumkonzentration zur Folge (10). Bei Anwendung einer Betamethasonprophylaxe kann es nach Trams et al. (35) zu einer deutlichen Abnahme der CBG-Bindungskapazität kommen, so daß hierüber indirekt auf eine Abnahme der CBG-Konzentration geschlossen werden kann. Die Behandlung von Brustkrebs mit Tamoxifen führt nach Sakai et al. (22) zu einem deutlichen Anstieg der CBG-Serumkonzentration.

28.5. Diagnostische Wertigkeit

Obwohl bei einigen Erkrankungen von der Norm abweichende Konzentrationswerte gefunden wurden, ist zur Zeit die quantitative Bestimmung des CBG für klinische Zwecke bedeutungslos.

28.6. Analytik

Zur quantitativen Bestimmung wurden eine Reihe von Methoden entwickelt. Es gibt zwei verschiedene Arten der Analytik. Einmal die direkte quantitative Bestimmung und zum anderen die Bestimmung der Bindungskapazität des CBG mit [^{3}H]-Cortisol. Bei der direkten quantitativen Bestimmung wurden mit der Agargelektrophorese gute Ergebnisse erzielt (38). Die Methode ist analog der Bestimmung des SHBG (siehe SHBG, Kapitel 27.6.). Als radioaktiver Ligand wird [^{3}H]-Cortisol eingesetzt. Die Laufzeit beträgt bei 4 °C 1 Stunde. Endogen vorhandenes Cortisol muß vorher entfernt werden.

Variationskoeffizienten

VK i. d. Serie	5,3%	$n = 5$
VK v. Tag zu Tag	7,0%	$n = 5$

CBG wurde in der Vergangenheit in der kompetitiven Proteinbindungsanalyse zur Bestimmung von Testosteron, Östradiol, Progesteron und Cortisol eingesetzt (32). Dieses Einsatzgebiet ist durch die Entwicklung entsprechender RIA zurückgedrängt worden.

28.7. Referenzbereiche

28.7.1. Konzentration bei Mann und Frau

Die Konzentration des CBG ist bei beiden Geschlechtern nicht signifikant unterschiedlich. Es wird eine Alterabhängigkeit der Konzentration festgestellt. Im Serum gesunder Probanden im reproduktionsfähigen Alter wurden je nach angewandter Methode und Autor folgende Werte gefunden (Tabelle 3).

28.7.2. Einflußfaktoren

28.7.2.1. Ernährung

Im Tierversuch (Ratte) konnte gezeigt werden, daß Veränderungen der CBG-Serumkonzentration je nach Ernährung auftreten (25). Bei der Fütterung mit Proteinen unterschiedlicher Qualität, wobei der Gehalt an diätischen Aminosäuren verändert war, konnte eine gute Korrelation zur CBG-Konzentration festgestellt werden.

28.7.2.2. Konzentration im menstruellen Zyklus

Während des menstruellen Zyklus der Frau treten keine signifikanten Schwankungen auf (3, 8, 20, 38). Wagner (38) untersuchte bei 2 gesunden Frauen, die über Jahre stabile Zyklen aufwiesen, die Serumkonzentrationen (Abb. 1).

28.7.2.3. Konzentration während der Schwangerschaft

In der Schwangerschaft steigt die CBG-Serumkonzentration auf das Zwei- bis Dreifache der Normalkonzentration, wobei der Anstieg bereits im ersten Trimester erfolgt (1, 3, 8, 30, 38, 41). Wagner (38) fand bei 2 Schwangeren im 3. Trimester 1400 nmol/l und 1900 nmol/l. Talbert (33) ermittelte bei der Geburt im mütterlichen Serum 718 nmol/l und im Nabelschnurserum 212 nmol/l, so daß ein Konzentrationsgefälle von Mutter zu Kind von etwa 3:1 besteht.

28.7.2.4. Konzentration unter oralen Kontrazeptiva

Bei Einnahme von oralen Kontrazeptiva steigt die CBG-Serumkonzentration etwa um das Dreifache gegenüber der Normalkonzentration (38). de Moore (9) et al. fanden eine direkte Beziehung zwischen der gege-

Tabelle 3
Konzentrationsverhältnisse bei Mann und Frau in Abhängigkeit von der eingesetzten Methode und Autor

Methode	Konzentration bei Mann [nmol/l]	Konzentration bei der Frau [nmol/l]	Literaturstelle
AE	570	670	38
PADE	250	320	38
Gleichgewichtsdialyse	630	770	38
Gelfiltration	450*	470	10

* Altersbereich: 11—19 Jahre

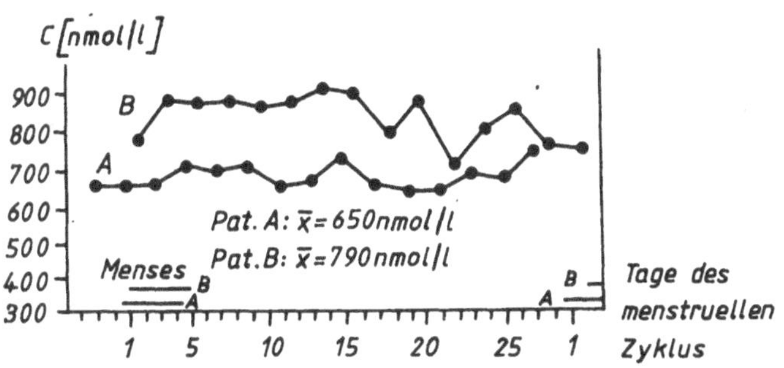

Abb. 1
Die CBG-Serumkonzentration im Verlauf des menstruellen Zyklus

benen Dosis und dem Anstieg der CBG-Bindungskapazität. Der Anstieg erstreckt sich über einen 4-tägigen Zeitraum. Der umgekehrte Effekt ist beim Absetzen der Pille zu beobachten, wo der Normalwert erst nach einem noch größeren Zeitraum erreicht wird. Ähnliche Resultate wurden erzielt, wenn man Männern eine einmalige hohe Dosis Östradiol verabreichte (8, 12). Die Werte einer Kontrollgruppe schwangerer Frauen wurden erst nach 5—7 Tagen erreicht.

28.7.2.5. Konzentration in Abhängigkeit vom Alter

Nach der Geburt steigen die Werte schnell an und erreichen in den ersten Lebensmonaten die höchsten Werte, wobei Jungen höhere Werte aufweisen als Mädchen (10, 38). Danach setzt ein Abfall bis zur Pubertät ein. Mit dem Einsetzen der Pubertät bleiben die Werte während des ganzen Lebens nahezu konstant. Lediglich bei Männern ab dem 74. Lebensjahr setzt ein signifikanter Abfall ein (20, 38). Die hohen präpuberalen Werte sind schwer erklärbar, da die Synthese entsprechender Steroide noch fehlt (11, 13). Gala und Westphal (15) weisen auf einen möglichen Hypophysenfaktor hin. Sie erzielten an hypophysektomierten Ratten nach TSH-Stimulation einen Anstieg der CBG-Serumkonzentration. Gonadotrope Hormone waren dabei ebenso wenig wirksam wie Schilddrüsenhormone. Abb. 2 zeigt die Altersabhängigkeit der CBG-Konzentration.

28.8. Zusammenfassung

CBG ist das Trägerprotein für die natürlichen Corticosteroide. Eine zusätzliche

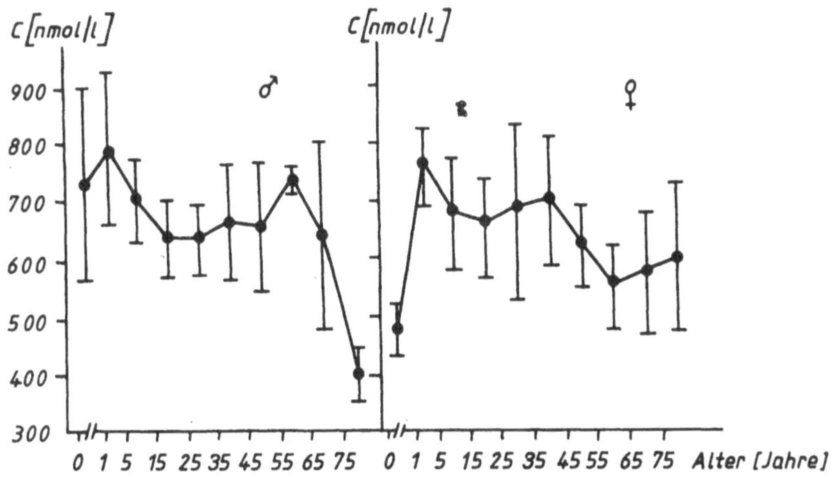

Abb. 2
Die CBG-Serumkonzentration in Abhängigkeit vom Lebensalter

Transportfunktion erfüllt es auch gegenüber dem Progesteron. Aldosteron wird im Serum vorwiegend vom Albumin gebunden. Als Syntheseort wird die Leber angenommen. CBG bindet mit großer Affinität in folgender Reihenfolge Cortisol > Corticosteron > Desoxycorticosteron > Progesteron. Andere Steroide werden mit wesentlich geringerer Affinität gebunden. Die Konzentration ist nicht geschlechts-, aber altersabhängig. Während der Schwangerschaft und unter Einnahme von oralen Kontrazeptiva treten erhöhte Werte auf. Es sind weitere medikamentöse Beeinflussungen bekannt. Bei einigen Erkrankungen kommt es zu Veränderungen der CBG-Blutkonzentration. Für die klinische Anwendung besitzt die CBG-Analytik gegenwärtig keine Bedeutung.

Literatur

1. Ahi, O.: Klin. Monatsbl. Augenheilkunde **169** (1976) 95—99.
2. Busch, J. E.: The physicochemical state of cortisol in blood. In: Hormones in blood, Giba Found. Colloq. Endocrinol. Vol. 11. Eds.: G. E. W. Wolstenhohne and E. C. P. Millar, Boston: Little Brown and Co. **263** (1957).
3. Butler, J., P. F. Dixon: Ann. Endocr. (Paris) **30** (1969) 217.
4. Chader, G.-J., U. Westphal: Biochem. **7** (1968) 4272.
5. Daughaday, W. H.: J. Lab. Clin. Med. **48** (1956) 799.
6. Daughaday, W. H.: Arch. Intern. Med. **101** (1958) 286.
7. Daughaday, W. H.: Physiol. Rev. **39** (1959) 885.
8. De Moore, P. et al.: Am. J. Obstet. Gynecol. **130** (1978) 475—481.
9. De Moore, P. et al.: Am J. Obstet. Gynecol. **130** (1978) 482—486.
10. De Moore, P. et al.: J. Clin. Endocrinol. Metab. **26** (1966) 71.
11. De Moore, P. et al.: Ann. Endocr. (Paris) **30** (1969) 233.
12. Doe, R. P. et al.: J. Clin. Endocrinol. Metab. **20** (1960) 1484.
13. Faiman, C., J. S. D. Winter: In: Grumbach, M. M., Grave, G. D. and Meyer, F. E. (Eds.). The Control of the onset of puberty. J. Wiley and Sons. Inc., New York (1974) 32.
14. Flunder, J. W. et al.: Endocrinology **92** (1973) 994.
15. Gala, R. R., U. Westphal: Endocrinology **79** (1966) 55.
16. Khan, M. S., W. Rosner: J. Biol. Chem. **252** (1977) 1895—1900.
17. Le Gaillard, F., M. Dautrevaux: Biochim. Biophys. acta **495** (1977) 312—323.
18. Muldoon, T. G., U. Westphal: J. Biol. Chem. **242** (1967) 5636.
19. Oelkers, W. et al.: J. Clin. Endocrinol. Metab. **43** (1976) 1036—1040.
20. Pearlman, W. M. et al.: J. Clin. Endocrinol. Metab. **27** (1967) 1012.
21. Rosenthal, H. E. et al.: J. Clin. Endocrinol. Metab. **29** (1969) 352.
22. Sakai, F. et al.: J. Endocrinol. **76** (1978) 219, 226.
23. Sandberg, A. A., U. R. Slaunwhite Jr.: J. Clin. Invest. **38** (1959) 1290.
24. Sandberg, A. A. et al.: J. Clin. Invest. **43** (1964) 461.
25. Schuelke, B., G. Tegeler: Arch. Tierernährung **25** (1975) 453—462.
26. Schwarz, U., J. Hammerstein: Acta Endocrinol. **76** (1974) 159.
27. Seal, U. S., R. P. Doe: Endocrinology **73** (1963) 371.
28. Seal, U. S., R. P. Doe: Corticosteroid-binding globulin: Biochemistry, physiology and phylogenie. In: Steroid dynamics. Eds.: G. Pinus, T. Nakao, J. F. Tait. New York—London, Academic Press **63** (1966).
29. Seal, U. S., R. P. Doe: Steroids **5** (1965) 827.
30. Slaunwhite, W. R. Jr., A. A. Sandberg: J. Clin. Invest. **38** (1959) 384.
31. Stroupe, S. D. et al.: Biochem. **17** (1978) 177—182.
32. Stahl, F. et al.: Endokrinologie **72** (1978) 214—222.
33. Talbert, L. M. et al.: Am J. Obstet. Gynecol. **129** (1977) 781—786.
34. Träger, L.: Steroidhormone: Biosynthese Stoffwechsel Wirkung, Springer-Verlag, Berlin—Heidelberg—New York (1977) 218—222.
35. Trams, G. et al.: Arch. Gyn. **224** (1977) 135—136.
36. Van Baelen, H. et al.: Ann. Endocrinol. (Paris) **30** (1969) 199.
37. Vermeulen, A., L. Verdonck: Steroids **11** (1968) 609.

38. WAGNER, R. K.: Acta Endocrinol. Suppl. **218** (1978) 5—73.
39. WESTPHAL, U.: Arch. Biochem. **118** (1967) 556.
40. WESTPHAL, U.: Methods Enzymol. **15** (1969) 761.
41. WESTPHAL, U.: Steroid-protein interactions, monographs on endocrinology, Ed.: GROSS, F., LABHART, A., MANN, T., SAMUELS, L. T., ZANDER, J. Springer-Verlag, Berlin—Heidelberg—New York (1971).

29. Hepatitis-B-Virus-assoziierte Antigene (HB-Ag)

von Gunther GESERICK

29.1. Bezeichnung
29.2. Allgemeine Charakterisierung
29.3. Physikochemische Charakterisierung
29.3.1. Molekulare Eigenschaften und Struktur
29.3.2. Physikochemische Konstanten des HBsAg
29.3.3. Darstellung
29.4. Biochemische Charakterisierung
29.4.1. Syntheseort
29.4.2. Verteilungsräume und Verteilungscharakteristik
29.4.3. Immunologisch unterscheidbare HB-Antigene
29.5. Pathobiochemie und Pathophysiologie
29.5.1. HB-Antigene und akute Virushepatitis
29.5.2. HB-Antigene und chronisch-entzündliche Lebererkrankungen
29.5.3. HB-Antigene beim primären Leberzellkarzinom
29.5.4. HB-Antigene und extrahepatische Erkrankungen
29.5.5. Der „gesunde Carrier"
29.6. Diagnostische Wertigkeit
29.6.1. Als Marker für eine Hepatitis-Infektiosität
29.6.2. Als Parameter für die klinische Diagnostik
29.6.3. Zur Einschätzung epidemiologischer Fragen
29.6.4. Als Werkzeug virologischer Forschung
29.7. Analytik
29.7.1. Übersicht über die am häufigsten zur HBsAg (bzw. Anti-HBs)-Bestimmung angewendeten Analyseverfahren und ihre Nachweisgrenzen
29.7.2. Analysenverfahren für HBcAg und HBeAg (bzw. Antikörper)
29.8. Präanalytische Faktoren
29.9. Zusammenfassung
Literatur

29.1. Bezeichnung

Die komplexe Natur von HB-Ag und in der Vergangenheit wechselnde Bezeichnungen erfordern eine Übersicht zur Nomenklatur: (Tabelle 1).

HBsAg ist identisch mit Au-Ag, SH-Ag und HAA!

Die Antikörper werden entsprechend als Anti-HBs bzw. Anti-HBc bezeichnet.

29.2. Allgemeine Charakterisierung

Hepatitis-B-Antigen gehört zur Gruppe der virusassoziierten Proteine bzw. Antigene. Es handelt sich um heterogene makromole-

Tabelle 1

Nomenklatur des Hepatitis-B-Antigens

	Bezeichnungen	Symbol	Urheber
alt	Australia-Antigen	Au-Ag	BLUMBERG 1964 (22, 23)
	Serumhepatitis-Antigen	SH-Ag	PRINCE 1968 (137)
	Hepatitis-Antigen	—	GOCKE u. KAVEY 1969 (63)
	Hepatitis-assoziiertes Antigen	HAA	Expertenkonferenz 1969 (112)
neu	Hepatitis-B-Antigen	HB-Ag	
	zu unterteilen in:		
	Hepatitis-Bsurface-Antigen	HBsAg	WHO 1975
	Hepatitis-Bcore-Antigen	HBcAg	

kulare Strukturen, die zuerst im menschlichen Serum gefunden wurden. Ursprünglich wurde die erste entdeckte Komponente (HBsAg) als Ausdruck eines genetisch determinierten Serumproteinpolymorphismus gedeutet (22). Erst später wurden Zusammenhänge zur Virushepatitis erkannt (24, 63, 133, 137), die heute (für die Hepatitis B) gesichert sind. Im Vordergrund der serologischen Hepatitisdiagnostik steht bisher das länger bekannte HBsAg. Dieses Antigen wird bei Infektion mit Hepatitis-B-Virus in der Leber produziert und kann in die Blutbahn gelangen.

29.3. Physikochemische Charakterisierung

29.3.1. Molekulare Eigenschaften und Struktur

HBsAg ist ein komplexes Makromolekül, das aus Proteinen, Lipiden, Glykolipiden und Glykoproteinen aufgebaut ist (49). Es ließen sich 7—9 differente Polypeptide mit einem Molekulargewicht zwischen 20000 bis 120000 nachweisen (37, 48, 49).

Der Hauptanteil an Protein besteht aus 2 Polypeptiden mit einem Molekulargewicht von 22000 und 28000. Die kleinere Polypeptidkette erweist sich bei Tierimmunisierung als immunogen. Es wird vermutet, daß dieses Polypeptid den Grundbaustein für das größere und die anderen Polypeptide darstellt, wobei die Modifikation durch Kohlenhydratanteile erfolgt (136). Nach anderen Autoren (118) ist nur das zusammengesetzte Polypeptid (MW = 49000) Träger der vollen Antigenität und Immunogenität des HBsAg.

Der Kohlenhydratgehalt des kompletten HBsAg beträgt 4,6% N-azetyl-glukosamin, 1,2% Mannose, 0,8% Galaktose und 0,85% Neuraminsäure des Proteingehalts (136). Bei Bestimmung der Aminosäuren fiel ein hoher Anteil an Prolin, Zystein und hydrophoben Aminosäuren auf, worin eine Erklärung für die hohe Stabilität des Antigens gegenüber chemischen und physikalischen Einflüssen gesehen wurde (136).

In Antigenpräparationen ließen sich normale Serumproteine nachweisen: Albumin, C3, Tf, IgG und β-Lipoprotein (114). Allerdings war auch bei späteren Studien nicht zu klären, ob es sich hierbei um integrierte Bestandteile oder sekundär aufgelagerte Proteine handelt (163).

Elektronenmikroskopisch können drei verschiedene antigentragende Strukturen unterschieden werden (3, 17, 33), deren immunologische und strukturelle Charakterisierung in Tabelle 2 dargestellt ist.

Die großen Teilchen (DANE-Partikeln, vgl. Abb. 1) werden als komplette Hepatitis-B-Viren angesehen, die kleineren Teilchen (22 nm) als im Überschuß produzierte Hüllproteine. Der Innenkörper der DANE-Partikeln (= core) enthält ringförmige doppel-

Tabelle 2

Morphologische Gliederung des HB-Ag

Form	Größe (∅ nm)	immunol. Spezifität	Vorkommen	Autor
sphärisch	22	HBsAg	Serum	17
sphärisch	22	HBsAg	Leberzelle (bevorzugt Zytoplasma)	129
tubulär	22 (Länge unterschiedlich)	HBsAg	Serum	17
sphärisch	42 Hülle Kern	HBsAg HBcAg	Serum	33
sphärisch	27	HBcAg	Leberzelle (bevorzugt Kern)	3, 4

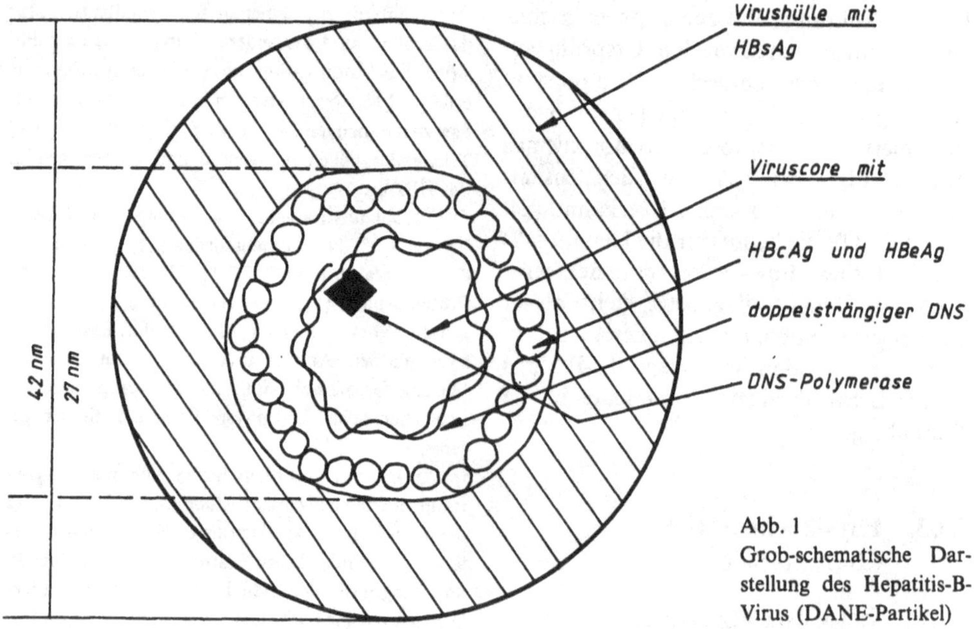

Abb. 1
Grob-schematische Darstellung des Hepatitis-B-Virus (DANE-Partikel)

strängige DNS mit einem Molekulargewicht von $1{,}7 \times 10^6$ (147) sowie DNS-Polymerase (88). Immunologisch ist der Innenkörper durch das HBcAg charakterisiert (4), welches der Proteinhülle des Innenkörpers zugeordnet wird (80), während die äußere Hülle (= surface) das HBsAg trägt. HBcAg wird zwar ebenfalls in der Leberzelle gefunden, im Gegensatz zum HBsAg aber nie im Serum in freier Form.

Wie das HBsAg, so ließ auch das HBcAg (aus Leberzellen präpariert) eine hohe Stabilität gegenüber physikalischen und chemischen Einflüssen erkennen (80), jedoch wurde die zuerst mitgeteilte Stabilität bei Behandlung mit proteolytischen Enzymen, SDS und Mercaptoäthanol in einer späteren Studie nicht bestätigt (27).

29.3.2. Physikochemische Konstanten des HBsAg

— Molekulargewicht: etwa 3×10^6	(25, 26)
— Sedimentationskoeffizient: unterschiedliche Angaben zwischen 40—110 S	(47, 48, 162)
— Dichte: 1,16—1,22	(14, 25, 47, 114, 115, 162)
— elektrophoretische Mobilität: α-2-Mobilität	(58)

29.3.3. Darstellung

Zahlreiche Untersucher haben das HBsAg angereichert oder gereinigt. Geeignete Methoden hierzu sind — z. T. in Kombination: Gelfiltration, Säulenchromatographie, Dichtegradientenzentrifugation bzw. Ultrazentrifugation, Behandlung mit proteolytischen Enzymen, Dissoziation von Immunkomplexen, präparative Elektrophorese und Plasmafraktionierungsverfahren (6, 39, 56, 68, 83, 87, 90, 114, 115, 142, 161, 170, 171).

29.4. Biochemische Charakterisierung

29.4.1. Syntheseort

Bei Infektion mit dem Hepatitis-B-Virus werden HBsAg und HBcAg sowohl beim Menschen als auch bei Versuchstieren (Schimpansen) in der Leber gebildet (3, 11, 79, 80, 71, 111a, 117, 129, 148, 166, Übersicht bei 38).

29.4.2. Verteilungsräume und Verteilungscharakteristik

In Abhängigkeit von der infektiösen Dosis der Erreger, ihrem Eintrittsort, der immunologischen Reaktion des Wirtsorganismus und der Erkrankungsphase (bei Ablauf einer akuten Hepatitis) bzw. der Erkrankungsform (Art der chronischen Hepatitis) gestalten sich die Synthese und Verteilung von HBsAg in der Leberzelle unterschiedlich (Übersicht bei 54, 55). HBcAg ist außerhalb der Leberzelle nur im Innenkörper der DANE-Partikeln anzutreffen.

HBsAg ist im Blutplasma, in verschiedenen Körperflüssigkeiten und Organen nachweisbar:

- Körperflüssigkeiten: Aszites (53), Pleuraflüssigkeit (53, 86), Peritonealdialysat (86), Perikardflüssigkeit (53), Nierenzysten (53), Ekzemblasen (53), Liquor (53), Urin (8, 169, 174). Kot (41, 65), Speichel (183), Tränen (175), Galle (149), Sperma (69), Vaginalschleim (zit. 34), Schweiß (zit. 78), Milch (105)
- Organe: Milz, Knochenmark, Hoden, Mesenterium (32), Niere (28, 31), Blutgefäßwand (61, 62).

Sphärische HBsAg-positive Partikeln können im Plasma in einer Zahl von 10^{10} bis 10^{13}/ml vorkommen (110, 124, 150). Das erklärt, warum HBsAg-positive Plasmaproben bei Übertragung auch noch in einer Verdünnung von $1:10^{-4}$ bis $1:10^{-7}$ infektiös sein können (11, 12). Die Plasmakonzentration von HBsAg wurde bei Patienten mit akuter Hepatitis zwischen 0,001 und 0,1 g/l bestimmt (110). Sie könnte nach eigenen Untersuchungen bei bestimmten Personengruppen (insbesondere Dialysepatienten) auch höher liegen (etwa 10fach).

29.4.3. Immunologisch unterscheidbare HB-Antigene

Neben der morphologischen und chemischen Heterogenität des HB-Ag besteht auch eine immunologische. Erstens findet sie ihren Ausdruck in den immunologisch völlig unterschiedlichen Antigenen HBsAg und HBc-Ag. Zweitens gibt es mehrere Antigendeterminanten oder Subtypen des HBsAg (60, 91, 103): Alle HBsAg-Muster besitzen eine gemeinsame Antigendeterminante „a“, die wiederum unterteilt werden kann: a_1, a_2, a_3 (154). Daneben existieren die sich nach Art von Allelen ausschließenden Determinanten „d/y“ und „r/w“ (10, 103) und weitere, noch weniger geklärte Eigenschaften (Übersicht bei 74, 104). Diese Subtypen werden als das Genprodukt des Hepatitisvirus angesehen und liefern demzufolge epidemiologische Informationen. Ob sie auch für den Verlauf einer Hepatitiserkrankung oder die Wirksamkeit eines Impfstoffs von Bedeutung sind, ist noch nicht geklärt.

Der Subtyp des HBsAg spielt bei hochempfindlichen Nachweismethoden eine Rolle (1, 44, 52, 81, 99, 187). Eine Subtypendifferenzierung kann mit den üblichen HBsAg-Nachweistechniken erfolgen, wenn entsprechende Antiseren eingesetzt werden. Die Antikörper werden in der Regel durch gezielte Immunisierung von Versuchstieren hergestellt (59). Für Mitteleuropa ist die d/y-Differenzierung wegen der informativen Verteilung bedeutsam, während die r/w-Bestimmung wegen der großen Seltenheit von „r“ hier nutzlos ist. In der DDR überwiegt bei Blutspendern und Hepatitispatienten der Subtyp D (= ad), wie das auch von anderen mittel- und nordeuropäischen Ländern bekannt ist (16, 42, 59, 92, 102).

Drittens wurde als dem HB-Ag zugehöriges Antigen-Antikörper-System, das sich von HBsAg wie auch HBcAg unterscheidet, 1972 das e-Antigen (HBeAg bzw. Anti-HBe) entdeckt (108). Dieses dritte System erregte rasch allgemeines Interesse, nachdem es Hinweise für seine Rolle als Indikator von Infektiosität und Prognose bei Hepatitiserkrankungen gab. Die Natur des HBeAg ist noch umstritten: 1. Teil des Hepatitis-B-Virus und in dessen core enthalten, 2. Produkt des Hepatitis-B-infizierten Organismus mit IgG-Eigenschaften bzw. -Affinität (89, 125). Das e-Antigen ist immunologisch heterogen: Spezifitäten e_1, e_2 und e_3 (185).

29.5. Pathobiochemie und Pathophysiologie

29.5.1. HB-Antigene und akute Virushepatitis

Die ersten Hinweise auf eine Beziehung zwischen Antigennachweis (HBsAg) und Virushepatitis ergaben sich in den Jahren 1967/68 (24, 133, 137). Diese zuerst statistisch gesicherte Assoziation wurde später durch morphologische, biochemische und epidemiologische Methoden unterstützt.

Zum HBsAg-Nachweis bei Patienten mit akuter Virushepatitis gibt es ein sehr umfangreiches Schrifttum (Übersicht bei 42, 15, 53, 55, 144, 168). Bei der Beurteilung derartiger Daten muß berücksichtigt werden, daß die Antigenfrequenzen in unterschiedlichen Patientenkollektiven abhängig sind von:

Zusammensetzung des Patientenguts (geographische Herkunft, Lebensalter, Anteil an Hepatitis B),

Zeitpunkt und Zahl der Blutabnahmen im akuten Krankheitsverlauf, Empfindlichkeit der Nachweismethode.

Ein Vergleich der Literaturwerte zeigt, daß die höchsten Antigenfrequenzen in der Inkubationsperiode bzw. frühen Krankheitsphase liegen und mit den empfindlichsten Methoden ermittelt wurden. Daraus leitet sich ab, daß eine 100%ige Erfassung der HBs-Antigenämie nur bei Verlaufskontrollen in Übertragungsversuchen gelingen kann (151). Spätere Untersuchungen über die Häufigkeit des HBeAg zeigten ähnliche Verhältnisse, wie beim HBsAg (Übersicht bei 172).

HBsAg erreicht seinen höchsten Titer mit Erkrankungsbeginn und verschwindet nach Titerabfall in der Regel einige Wochen (max. etwa 8 Wochen) danach. 5—10% der ehemals Erkrankten bleiben jedoch chronische (vielleicht sogar lebenslange) Träger des Antigens. Eine ähnliche Dynamik wie das HBsAg zeigt das HBeAg. HBeAg wird nur in HBs-Ag-positiven Plasmaproben gefunden, bevorzugt in Proben mit hohem HBs-Ag-Titer (124a, 172a). HBeAg verschwindet jedoch noch vor dem HBsAg aus dem Blut (siehe Abb. 2).

Charakteristisch im Verlauf der akuten Virushepatitis ist weiterhin die Antikörperdynamik. Noch während der Antigenämie (HBsAg, HBeAg) kann am Beginn der akuten Erkrankung Anti-HBc im Serum nachweisbar werden und in der Rekonvaleszenz hohe Titer erreichen. In der akuten Erkrankungsphase tritt ebenfalls frühzeitig, aber in der Regel nach dem Anti-HBc, Anti-HBe auf. Beide, Anti-HBc und Anti-HBe verschwinden in der Regel auch wieder schneller, als das später (in der Rekonvales-

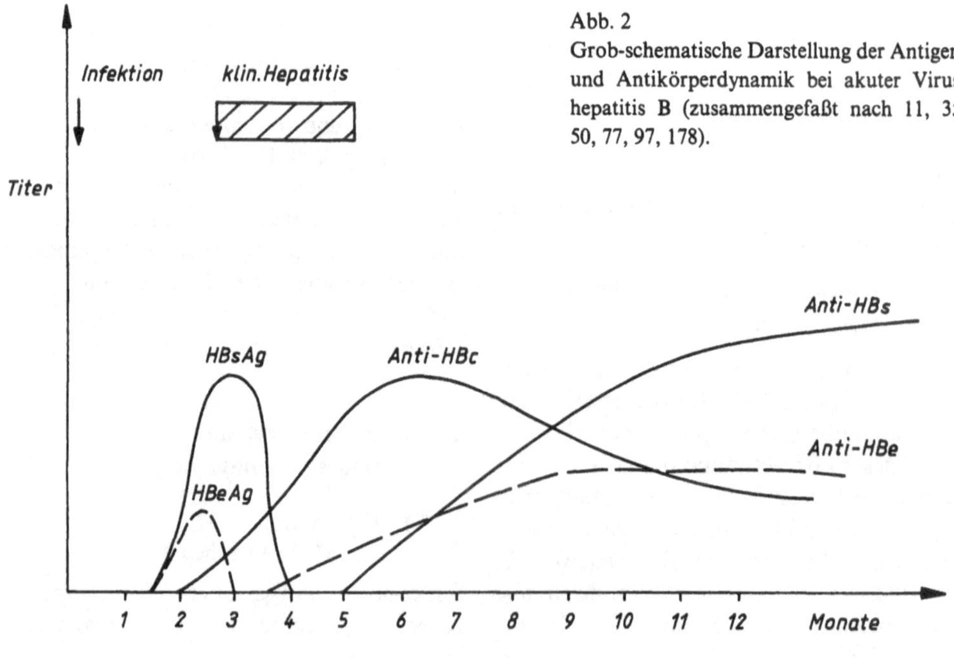

Abb. 2
Grob-schematische Darstellung der Antigen- und Antikörperdynamik bei akuter Virushepatitis B (zusammengefaßt nach 11, 35, 50, 77, 97, 178).

zenz) erscheinende Anti-HBs. Meist wird Anti-HBs erst Monate nach Erkrankungsbeginn nachweisbar. Anti-HBe und Anti-HBs treten nie während der entsprechenden Antigenämie auf.

Abbildung 2 skizziert die Bewegung der Hepatitis-B-Antigene und Antikörper im akuten Krankheitsverlauf.

29.5.2. HB-Antigene und chronisch-entzündliche Lebererkrankungen

Bei chronisch-entzündlichen Lebererkrankungen sind in relativ hohem Prozentsatz Antigenträger zu finden, das gilt sowohl für HBsAg (Übersicht bei 54, 55), als auch für HBeAg (Übersicht bei 172). Beide Antigene werden von der Mehrzahl der Autoren bei chronisch-aggressiver Hepatitis häufiger gefunden, als bei chronisch-persistierender Hepatitis oder Leberzirrhose. Die Persistenz der HBs-Antigenämie nach akuter Virushepatitis ist häufig mit dem Übergang in eine chronische Erkrankungsform verbunden (12, 13, 85, 93, 120, 121, 157). Einige Autoren sehen in dem Nachweis des HBeAg in der akuten Phase der Virushepatitis ein prognostisch ungünstiges Zeichen (hohe Wahrscheinlichkeit für die Entwicklung einer chronischen Lebererkrankung, vgl. S. 256).

Der immunfluoreszenzmikroskopische Nachweis von HBcAg und HBeAg in den Leberzellen erlaubt im Vergleich mit der Leberhistologie und dem Nachweis von DANE-Partikeln im Blut möglicherweise eine Klassifizierung der chronischen Hepatitis mit einer prognostischen Wertung (66, vgl. S. 259).

Qualitative und quantitative Verlaufsstudien der HBs-Antigenämie führen zu charakteristischen Titerkurven, die sich im Gegensatz zur akuten Hepatitis durch ihre relative Konstanz auszeichnen (53, 156, 159, 179).

29.5.3. HB-Antigene beim primären Leberzellkarzinom

Als eine weitere Gruppe der chronischen Lebererkrankungen tragen Patienten mit primären Leberzellkarzinom häufig das HBsAg. Einige Autoren finden bei diesen Patienten etwa 40% Antigenträger (138, 152, 176).

Auffällig sind diese Zusammenhänge besonders in geographischen Regionen, in denen sowohl das HBsAg als auch diese Karzinomform häufig auftreten — Asien und Afrika. Das HBe-Ag ist in derselben Patientengruppe seltener, häufiger werden Anti-e-positive Patienten gefunden (184). Die wahrscheinliche Erklärung für die Beziehungen zwischen HB-Antigenen und Leberkarzinom wird darin gesehen, daß dieses Neoplasma sich aus einer Leberzirrhose entwickelt, die wiederum Folgezustand einer Hepatitis-B-Virusinfektion mit akuter und chronischer Hepatitis ist (155).

29.5.4. HB-Antigene und extrahepatische Erkrankungen

Ein umfangreiches Schrifttum belegt, daß unter bestimmten Krankheitsgruppen auffallend häufig HBs-Ag-positive Patienten gefunden werden:

— Morbus LANGDON-DOWN
— lepromatöse Lepra
— Leukosen
— Diabetes mellitus
— chronische Nierenerkrankungen.

Die Erklärung wird einerseits in einer hohen Exposition (durch Hospitalisierung, Therapie mittels Injektionen, Transfusionen, Dialysen) und andererseits einer besonderen Disposition (durch einen genetischen oder erworbenen Immundefekt) gesehen, wodurch eine besondere Gefährdung für Hepatitis-B-Virusinfektionen gegeben ist (Übersicht bei 54, 55, 94).

Von besonderer medizinischer Bedeutung ist die Hepatitisgefährdung von Patienten und Personal auf Dialyseabteilungen. Daten aus der DDR berichteten: 53, 146, 160.

Bei einer zweiten Gruppe von Krankheiten werden echte pathogenetische Zusammenhänge zur Hepatitis-B-Virusinfektion vermutet:

— Panarteriitis nodosa
— Glomerulonephritis
— Arthritis.

Auf Grund des häufigen Antigennachweises (HBsAg), der Entdeckung zirkulierender Immunkomplexe wie auch abgelagerter Immunkomplexe

(HBsAg, Immunglobuline, C3) in erkrankten Geweben sind diese Krankheiten (zumindest teilweise) als extrahepatische Manifestation einer Hepatitisvirusinfektion aufzufassen (28, 29, 31, 61, 62, 130, 139, 173).

29.5.5. Der „gesunde Carrier"

Unter Blutspendern oder sonstigen Probanden aus einer „Normalbevölkerung" wurden wiederholt HBs-Antigenträger gefunden, die klinisch keine Lebererkrankung erkennen ließen. Werden diese Carrier gezielt serochemisch und bioptisch (leberhistologisch) untersucht, so findet sich in vielen Fällen doch eine milde, „subklinisch" verlaufende chronische Hepatitis (meist chronisch-persistierende H.). Auch bei serochemisch unauffälligen Probanden können pathologische leberhistologische Befunde erhoben werden (167, 180, 181). Von neun verschiedenen Autoren wurden unter 196 Fällen ohne klinisch erkennbare bzw. bekannte Lebererkrankung 75 Fälle (38%) mit pathologischer Leberhistologie aufgespürt (54). Daraus folgt, daß ein Teil der Antigenträger bei Einsatz derzeit üblicher Untersuchungsmethoden tatsächlich frei von Krankheitszeichen ist.

Diesen echten „gesunden Carriern" können die scheinbar „gesunden Antigenträger" gegenübergestellt werden. Letztere können eingeteilt werden in:

— Hepatitisinfizierte im Inkubationsstadium bzw. Prodromalstadium,
— Patienten mit einer „subklinisch" verlaufenden Hepatitis.

Auch die gesunden Träger kommen als „Dauerausscheider" für HBV in Betracht (78).

29.6. Diagnostische Wertigkeit

29.6.1. Als Marker für eine Hepatitis-Infektiosität

Das Vorhandensein von HBsAg wie auch HBcAg und HBeAg in Körperflüssigkeiten oder Organen weist auf eine potentielle Infektiosität hin, da bei Anwesenheit der genannten Antigene die Anwesenheit von Hepatitis-B-Virus vermutet werden muß. Der Nachweis von HBcAg und HBeAg hat für diese Frage eine höhere Wertigkeit, da diese Antigene als Bestandteile der kompletten Viruspartikeln (DANE-Partikeln) gelten. Dagegen kann HBsAg auch als überschüssiges Hüllprotein außerhalb kompletter Viruspartikeln zirkulieren. Die aufgeführten Umstände begründen die praktische Bedeutung der Untersuchung auf Hepatitis-Antigene für:

— Auswahl und Überwachung der Blutspender. Der HBsAg-Test ist in der DDR seit Januar 1973 obligatorisch (9, 188, 189).
— Kontrolle von therapeutischen Blut- bzw. Plasmaprodukten.
— Überwachung von Risikogruppen, d. h. von Patienten mit hoher Disposition oder Exposition für Hepatitisinfektionen sowie von medizinischem Personal.

Wenn auch die Notwendigkeit des HBsAg-Testes für das Transfusionswesen seit Jahren allgemein anerkannt ist, so ist doch seine Auswirkung auf die Senkung der Zahlen von Posttransfusionshepatitis umstritten. Hier gilt es sowohl die methodischen Einflüsse (z. B. Empfindlichkeit der Nachweismethode) als auch geographische Unterschiede zu berücksichtigen. Letzteres bedeutet: In Abhängigkeit von der epidemiologischen Situation (Anteil an Hepatitis B) und der Spenderauswahl (kommerzielle Spender haben eine höhere Hepatitisrate) wird der Grad der Reduzierung von Transfusionshepatitis durch HBsAg-Testung variieren müssen. Hier könnte der Einsatz der weiteren Hepatitis-B-Antigene und der Verfahren mit höchster Empfindlichkeit helfen (34, 82, 190).

Nachfolgende Befunde weisen auf eine besondere Bedeutung des HBeAg für die Einschätzung der Infektiosität hin:

— Es existiert eine enge Korrelation zwischen dem Nachweis von HBeAg und DANE-Partikeln bzw. den an die DANE-Partikel gebundenen Merkmalen HBcAg und DNS-Polymerase (70, 111, 126, 127).

- Bei Inokulation mit HBeAg-positivem Material kommt es häufig zu Hepatitisinfektionen (7, 107).
- Kinder von HBeAg-positiven Müttern werden im Gegensatz zu denen von Anti-Hbe-tragenden Frauen regelmäßig im ersten Lebensjahr hepatitisinfiziert (132, 165).
- Unter HBsAg-positiven Dialysepatienten, deren hohe Infektiosität als gesichert gilt, findet sich ein besonders hoher Anteil an HBe-Ag-positiven Personen (108 u. v. a.).

29.6.2. Als Parameter für die klinische Diagnostik

Häufigste Indikation zur Untersuchung auf HBsAg ist der Verdacht auf akute Virushepatitis. Der Nachweis von HBsAg, HBcAg und HBeAg gibt einen Hinweis auf die Virushepatitis vom Typ B und dient damit der Differentialdiagnose von Hepatitis A, B und „Nicht-A-nicht-B“. Verlaufskontrollen mit qualitativem oder quantitativem Nachweis der HB-Antigene ergänzen klinische und biochemische Parameter und sind prognostisch bedeutungsvoll.

Einige Autoren berichteten über Zusammenhänge zwischen e-Antigennachweis bei akuter Virushepatitis und Entwicklung einer chronischen Hepatitis (40, 106, 126, 128), dies kann aber wegen anderslautender Befunde (172) noch nicht als gesichert angesehen werden.

Der immunfluoreszenzoptische Nachweis von HBsAg und HBcAg in Leberzellen erlaubt bei Berücksichtigung serologischer Daten wahrscheinlich eine Klassifizierung der Hepatitis mit prognostischen Möglichkeiten (66):

1. Eliminationstyp (bei akuter Virushepatitis mit Serokonversion und Heilung): Immunhistologisch am Höhepunkt der Krankheit keine Viruskomponenten in den Leberzellen.
2. Generalisierter HBcAg-Typ (bei gesunden Carriern — häufig Patienten mit immunsuppressiver Therapie, chronisch-persistierender Hepatitis): In der Mehrzahl der Leberzellen sehr viel HBcAg und membranassoziiertes HBsAg, im Blut reichlich DANE-Partikeln und HBeAg. Diesem Typ wird hohe Infektiosität zugesprochen.
3. HBcAg-freier HBsAg-Typ (bei chronisch-persistierender Hepatitis): In den Leberzellen kein HBcAg, kein Membran-HBsAg, aber intrazytoplasmatisch HBsAg. Im Blut keine DANE-Partikeln und Nachweis von Anti-HBe. Diesem Typ wird geringe Infektiosität zugesprochen.
4. Focaler HBcAg-Typ (bei chronisch-aggressiver Hepatitis, seltener chronisch-persistierender H.): Immunhistologischer HBcAg-Nachweis in geringer Menge intrahepatozellulär, häufig Membran-HBsAg. Im Blut viel DANE-Partikeln und Nachweis von HBeAg. Diese Konstellation wird als hoch infektiös angesehen.

29.6.3. Zur Einschätzung epidemiologischer Fragen

Verteilungsstudien von HB-Antigenen und -Antikörpern liefern Erkenntnisse über die Durchseuchung mit Hepatitis-B-Virus (HBV) in verschiedenen Bevölkerungs-, Berufs- und Patientengruppen. Dies ist auch unter geographischen und zeitlichen Gesichtspunkten möglich (18, 19, 34, 46, 54, 55, 96, 98, 123, 140, 145). Mittels HBsAg-Subtypen lassen sich Infektionsketten verfolgen (74, 118).

Personen mit Antikörpern (Anti-HBs, -HBc oder -HBe) hatten vorausgegangenen Kontakt mit HBV. Bei 90% aller HBsAg-positiven Hepatitisfälle tritt im Verlauf einer 2jährigen Kontrolle Anti-HBs auf — die sog. Serokonversion, wenn mittels RIA getestet wird (50).

Bessere epidemiologische Informationen soll die Bestimmung von Anti-HBc liefern. Fast alle Personen mit HBsAg oder Anti-HBs besitzen auch Anti-HBc (RIA!), und ein weiterer Personenkreis mit früherem HBV-Kontakt zeigt sogar nur Anti-HBc. Außerdem tritt Anti-HBc bei akutem Hepatitisverlauf zeitlich eher auf — noch während der Antigenämie und vor Anti-HBs (44, 45, 50, 76).

29.6.4. Als Werkzeug virologischer Forschung

Die genannten HB-Antigene werden seit Jahren als serologische Marker bei virologischen Untersuchungen zur Isolierung, Züchtung und Übertragung der Hepatitiserreger eingesetzt (34, 55).
In der klinischen Praxis wie im Bluttransfusionswesen sind gegenwärtig auch international lediglich die Bestimmungen von HBsAg bzw. Anti-HBs üblich und möglich (Übersicht bei 50, 55, 144).

29.7. Analytik

29.7.1. Übersicht über die am häufigsten zur HBs-Ag (bzw. Anti-HBs)-Bestimmung angewendeten Analysenverfahren und ihre Nachweisgrenzen

Eine ausführliche Darstellung sämtlicher im Schrifttum aufgeführter Analysenverfahren, auch unter Einbeziehung der morphologischen Verfahren, soll hier nicht gegeben werden. Eine kurze Übersicht findet sich bei (55). Nachfolgend wurden die Verfahren ausgewählt, die gegenwärtig in der Praxis dominieren (Tab. 3):

Beim EIA kann auch alkalische Phosphatase (67) oder Galaktosidase (2) als Enzymkonjugat verwendet werden.
Die Vor- und Nachteile der höchstempfindlichen Techniken RIA und EIA sind von mehreren Arbeitsgruppen studiert worden. Danach bietet RIA die höchste Empfindlichkeit und Spezifität, ist aber kostenaufwendiger und an Arbeiten mit radioaktiven Substanzen gebunden. Die unwesentliche Einbuße an Spezifität und Empfindlichkeit beim EIA wird aufgewogen durch die Vorteile: geringe Kosten (einfache apparative Ausrüstung!), keine Radioaktivität, stabilere Antikörper-Konjugate (Lagerfähigkeit wesentlich länger als radioaktiv markierte Antikörper).

29.7.2. Analyseverfahren für HBcAg und HBeAg (bzw. Antikörper)

Wegen des schwer zu gewinnenden Antigens ist die Bestimmung von HBcAg und Anti-HBc bisher wenigen Laboratorien vorbehalten. Zur Serumuntersuchung muß HBcAg durch Detergentienbehandlung aus den Dane-Partikeln freigesetzt werden, frei kommt es im Serum nicht vor. Für die Serumuntersuchung werden Radioimmunoassay (141) und Komplementbindungsreak-

Tabelle 3

Verfahren	Nachweisgrenze (µg/l)		Ref.
	ad	ay	
Überwanderungselektrophorese	1300	560	(51)
Komplementbindungsreaktion (KBR)	300	350	(51)
Passive Hämagglutination*	10 –140	20 –100	(44, 51, 101)
Enzymimmunoassay** (EIA)	1,9– 10,5	1,9– 4,9	(44, 50, 99, 101, 187)
Radioimmunoassay*** (RIA)	1,0– 2,3	1,5– 5,7	(51, 52, 99, 101)

* verschiedene kommerzielle Tests

** „Hepanostika“ (Organon Teknika, Niederlande) oder Modifikationen dieses Tests mittels Anti-HBs-Meerrettichperoxidase-Konjugat

*** „Ausria II-125“ (Abbott Laboratories, USA) oder Modifikationen dieses Tests unter Verwendung von ^{125}J-markiertem Anti-HBs

tion (76) eingesetzt. Zum morphologischen Nachweis dienen — wie beim HBsAg — die Elektronenmikroskopie (4) und Immunfluoreszenz (30).
Die Bestimmung des HBeAg bzw. Anti-HBe der Entdecker erfolgte mit der doppelten radialen Immundiffusion (108). Später wurde eine Überwanderungselektrophorese hierfür empfohlen (172a), aber beide Verfahren sind von so geringer Empfindlichkeit, daß viele Untersucher mit konzentrierten Serumproben arbeiten. Diese unbefriedigende Situation könnte durch die Entwicklung eines RIA bzw. EIA für HBeAg (45, 178) behoben werden.

29.8. Präanalytische Faktoren

Zur Bestimmung der HB-Antigene bzw. -Antikörper im Serum ist das Blut möglichst bald nach der Abnahme zu zentrifugieren. HBsAg ist wesentlich stabiler als die regulären Serumproteine. Es wurde die Widerstandsfähigkeit gegenüber hoher Temperatur, Einfrieren und Auftauen, pH-Veränderung, Langzeitlagerung, Enzymeinwirkung, Bestrahlung und verschiedenen Chemikalien überprüft (53, 75, 90, 95, 114, 115, 150, 151). Bei Lagerung tritt unter Raumtemperatur für mehrere Tage, Kühlschranktemperatur für mehrere Wochen und Tieftemperatur für mehrere Monate bis Jahre keine wesentliche Beeinträchtigung der Antigennachweisbarkeit auf (HBsAg!).
HBcAg nimmt insofern eine Sonderstellung ein, als es im Serum nicht in freier Form auftritt. Es muß durch Detergentienbehandlung aus den Dane-Partikeln freigesetzt werden.
HBeAg ist bei Tieftemperaturlagerung für Monate stabil.
Hämolyse ist zu vermeiden, stört speziell bei KBR und Hämagglutination.
Beim Umgang mit Hepatitis-Antigen- oder Antikörpermaterial ist grundsätzlich die Infektionsgefahr zu beachten!

29.9. Zusammenfassung

- Die Hepatitis-B-Antigene (HBsAg, HBcAg und HBeAg) sind virusassoziierte Proteine, die als Folge einer Hepatitis-B-Virusinfektion in der Leber synthetisiert werden. Sie gelangen in die Blutbahn und werden zumindest teilweise in verschiedene Organe und Körperflüssigkeiten verteilt.
- Das HBsAg-System ist am längsten bekannt und am besten erforscht. HBsAg besitzt eine biochemische, immunologische und morphologische Heterogenität.
- Alle HB-Antigene werden im wesentlichen mit immunchemischen Verfahren nachgewiesen. Als empfindlichste Verfahren sind RIA und EIA zunehmend im Einsatz. Routinemäßig lassen sich bisher lediglich HBsAg und Anti-HBsAg bestimmen, wobei z. Z. noch die unempfindliche Überwanderungselektrophorese dominiert.
- Die Antigene wie auch Antikörper zeigen bei akuter und chronischer Hepatitis jeweils eine typische serologische Dynamik.
- Es gibt klinisch gesunde (vielleicht lebenslange) HBs-Ag-Träger.
- Die HB-Ag-Bestimmung ist wirksam einzusetzen:

  - zur Diagnose der akuten und chronischen Hepatitis,
  - zur Differentialdiagnose der Hepatitisformen (B, A, „Nicht A — Nicht B"),
  - zur Verlaufs- und Therapiekontrolle bei akuter Hepatitis und chronisch-entzündlichen Lebererkrankungen.
  - zur Überwachung von Blutspendern und Kontrolle therapeutischer Blutprodukte,
  - zur Kontrolle und Überwachung von Bevölkerungs-, Berufs- und Patientengruppen mit hohem Hepatitisrisiko (z. B. medizinisches Personal, Dialyse-Patienten),

- zur Erkennung von Infektionsketten (speziell mit Heranziehung der HBsAg-Subtypen),
- zur weiteren Erforschung der Epidemiologie und Virologie der Virushepatitis.

Literatur

1. Aach, R. D. et al.: J. Immunol. **111** (1973) 381—388.
2. Adachi, H. et al.: Vox Sang. **35** (1978) 219.
3. Almeida, J. D.: Postgrad. Med. J. **47** (1971) 484—487.
4. Almeida, J. D. et al.: Lancet II (1971) 1225 bis 1227.
5. Almeida, J. D., A. P. Waterson: Lancet II (1969) 983—986.
6. Alter, H. J., B. S. Blumberg: Blood **27** (1966) 297—309.
7. Alter, H. J. et al.: N. Engl. J. Med. **295** (1976) 909—913.
8. Apostolov, K. et al.: Lancet I (1971) 1274—1275.
9. Barborowski, H. et al.: Dt. Gesundh.-Wesen **27** (1972) 2008.
10. Bancroft, W. H. et al.: J. Immunol. **109** (1972) 842—848.
11. Barker, L. F. et al.: Am. J. med. Sci. **270** (1975) 189—195.
12. Barker, L. F., R. Murray: Am. J. med. Sci. **263** (1971) 27.
13. Barker, L. F., R. Murray: J. Am. med. Ass. **216** (1971) 1970—1976.
14. Barker, L. F. et al.: J. Immunol. **102** (1969) 1529—1532.
15. Baumgarten, R., J.-D. Fengler: Z. ärztl. Fortbild. **71** (1976) 172—175.
16. Baumgarten, R. et al.: Dt. Gesundh.-Wesen **33** (1978) 2385—2387.
17. Bayer, M. E. et al.: Nature **218** (1968) 1057—1059.
18. Beck, R., J. Püschel: Promotion B Humboldt-Universität 1978.
19. Beck, R. et al.: Z. ges. Hyg. **20** (1974) 601—605.
20. Bedarida, G. et al.: Haematologica **54** (1969) 591—602.
21. Blauärmel, O. et al.: Dt. Gesundh.-Wesen **26** (1971) 2009—2012.
22. Blumberg, B. S.: Bull. N.Y. Acad. Med. **40** (1964) 377—386.
23. Blumberg, B. S. et al.: J. Am. med. Ass. **191** (1965) 541—546.
24. Blumberg, B. S. et al.: Ann. intern. Med. **66** (1967) 924—931.
25. Blumberg, B. S. et al.: J. exp. Med. **134** (1971) 320—329.
26. Bourbonnais, R. et al.: Vox Sang. **29** (1975) 269.
27. Brzosko, W. J. et al.: Lancet II (1974) 477 —482.
28. Brzosko, W. J. et al.: J. infect. Dis. **123** (1971) 251—256.
29. Brzosko, W. J. et al.: J. infect. Dis. **127** (1973) 424.
30. Budkowska, A.: J. infect. Dis. **135** (1977) 463—467.
31. Combes, B. et al.: Lancet II (1971) 234—237.
32. Coyne, V. E. et al.: J. exp. Med. **131** (1970) 307—320.
33. Dane, D. S. et al.: Lancet I (1970) 695—698.
34. Deinhardt, F.: Am. J. clin. Path. **65** (1976) 890—897.
35. Deinhardt, F.: Münch. med. Wschr. **119** (1977) 7—8.
36. Dölle, W.: Dtsch. med. Wschr. **96** (1971) 257—258.
37. Dreesman, G. R. et al.: Am. J. med. Sci. **270** (1975) 123—129.
38. Edgington, T. S., F. V. Chisari: Am. J. med. Sci. **270** (1975) 213—227.
39. Einarsson, M. et al.: Vox Sang. **35** (1978) 224.
40. Fay, O. H. et al.: Leber Magen Darm **5** (1975) 140—142.
41. Ferris, A. A. et al.: Lancet II (1970) 243.
42. Frank, K.-H.: Promotion B. Medizinische Akademie „Carl Gustav Carus", Dresden, 1976.
43. Frank, K.-H., W. Reimann: Dt. Gesundh.-Wesen **26** (1971) 1042—1044.
44. Frösner, G. G.: Med. Welt **29** (1978) 567—569.
45. Frösner, G., H. Haas: Ärztl. Lab. **23** (1977) 419—424.
46. Frösner, G. G. et al.: Münch. med. Wschr. **117** (1975) 81—82.
47. Gerin, J. L. et al.: J. Virol. **7** (1971) 569—576.
48. Gerin, J. L. et al.: J. Virol. **4** (1969) 763—768.
49. Gerin, J. L. et al.: Am. J. med. Sci. **270** (1975) 115—121.
50. Gerlich, W.: Diagnostik **10** (1977) 445—449.
51. Gerlich, W. et al.: J. Biol. Standard. **4** (1976) 189—194.
52. Gerlich, W. et al.: Ärztl. Lab. **23** (1977) 377—384.

53. GESERICK, G.: Promotion B. Humboldt-Universität, Berlin. 1973.
54. GESERICK, G.: In: PERLICK, E., W. PLENERT, O. PROKOP (Hrsg.): Fortschritte der Hämatologie, Bd. 3. J. A. Barth. Leipzig, 1974.
55. GESERICK, G.: DDR-Medizin-Report **6** (1977) 499—526 und **7** (1977) 595—629.
56. GESERICK, G., H. MARTH: Acta biol. med. germ. **31** (1973) 727—731.
57. GESERICK, G. et al.: Dt. Gesundh.-Wesen **25** (1970) 2491—2492.
58. GESERICK, G. et al.: Dt. Gesundh.-Wesen **25** (1970) 1824—1831.
59. GESERICK, G. et al.: Dt. Gesundh.-Wesen **30** (1975) 463—467.
60. GESERICK, G. et al.: Kriminalistik forens. Wiss. **9** (1972) 97—101.
61. GOCKE, D. J.: Am. J. med. Sci. **270** (1975) 49—52.
62. GOCKE, D. J. et al.: Lancet II (1970) 1149.
63. GOCKE, D. J., N. B. KAVEY: Lancet I (1969) 1055—1059.
64. GREENBERG, H. B., D. J. GOCKE: J. infect. Dis. **123** (1971) 356—364.
65. GROB, P. J., H. JEMELKA: Lancet I (1971) 206—208.
66. GUDAT, F. et al.: Schweiz. med. Wschr. **106** (1976) 813—824.
67. HALBERT, S. P., M. ANKEN: J. infect. Dis. **136** (1977) 318—323.
68. HARRIS, R. B. et al.: Vox Sang. **36** (1979) 129—136.
69. HEATHCOTE, J. et al.: Lancet I (1974) 71—73.
70. HINDMAN, S. H. et al.: Ann. intern. Med. **85** (1976) 458—460.
71. HIRSCHMAN, S. Z. et al.: Nature **251** (1974) 540—542.
72. HIRSCHMAN, S. Z. et al.: Am. J. med. Sci. **270** (1975) 141—149.
73. HIRSCHMAN, S. Z. et al.: Lancet I (1971) 1099—1103.
74. HOLLAND, P. V.: Am. J. med. Sci. **270** (1975) 161—164.
75. HOLLENBACH, K. et al.: Radiobiol.-Radiother. **15** (1974) 419—424.
76. HOOFNAGLE, J. H. et al.: Lancet II (1973) 869—873.
77. HOOFNAGLE, J. H. et al.: Am. J. med. Sci. **270** (1975) 179—187.
78. HORST, H. et al.: Med. Welt **28** (1977) 178—180.
79. HUANG, SHAO-NAN: Am. J. Pathol. **64** (1971) 483—500.
80. HUANG, SHAO-NAN: Am. J. med. Sci. **270** (1975) 131—139.
81. HYLAND, C. A. et al.: Vox Sang. **36** (1979) 137—141.
82. JORKE, D. et al.: Dt. Gesundh.-Wesen **33** (1978) 961—967.
83. JOZWIAK, W. et al.: Nature New Biology **229** (1971) 92—94.
84. JUJI, T., T. YOKOCHI: Jap. J. exp. Med. **39** (1969) 615.
85. KABOTH, U.: Leber Magen Darm **1** (1971) 70—76.
86. KABOTH, U., G. MIETZSCH: Dtsch. med. Wschr. **96** (1971) 707—708.
87. KABOTH, U. et al.: Vox Sang. **19** (1970) 278—279.
88. KAPLAN, P. M. et al.: J. Virol. **12** (1973) 995—1005.
89. KATZ, D. et al.: J. med. Virol. **5** (1980) 87—100.
90. KIM, CH. Y., D. M. BISSEL: J. infect. Dis. **123** (1971) 470—475.
91. KIM, CH. Y., J. G. TILLES: J. infect. Dis. **123** (1971) 618—628.
92. KINDLER, U. et al.: Med. Welt **26** (N.F.) (1975) 1635—1637.
93. KRASSNITZKY, O. et al.: Dtsch. med. Wschr. **95** (1970) 249—253.
94. KRUGMAN, S.: J. Pediatrics **78** (1971) 887.
95. KRUGMAN, S. et al.: J. Infect. Dis. **122** (1970) 432—436.
96. LANDER, J. J. et al.: J. Immunol. **106** (1971) 1166—1171.
97. LANDER, J. J. et al.: N. Engl. J. Med. **285** (1971) 303—307.
98. LANGE, W. et al.: Zbl. Bakt. Hyg., I. Abt. Orig. A **232** (1975) 199—212.
99. LANGE, W., H. KÖHLER: Dtsch. med. Wschr. **103** (1978) 1873—1877.
100. LANGE, W. et al.: Dtsch. med. Wschr. **100** (1975) 508—512.
101. LANGE, W. et al.: Dtsch. med. Wschr. **102** (1977) 1581—1585.
102. LANGE, W. et al.: Zbl. Bakt. Hyg., I. Abt. Orig. A **233** (1975) 1—7.
103. LE BOUVIER, G. L.: J. infect. Dis. **123** (1971) 671—675.
104. LE BOUVIER, G. L., A. WILLIAMS: Am. J. med. Sci. **270** (1975) 671—675.
105. LINNEMANN, C. C., S. GOLDBERG: Lancet II (1974) 155.
106. LÖFGREN, B. et al.: Scand. J. infect. Dis. **8** (1976) 225—228.
107. MAGNIUS, L. O.: Clin. exp. Immunol. **20** (1975) 209—216.
108. MAGNIUS, L. O., J. A. ESPMARK: J. Immunol. **109** (1972) 1017—1021.

109. MAGNIUS, L. O. et al.: J. Am. med. Ass. **231** (1975) 356—359.
110. MAY, G., W. GERLICH: Zbl. Bakt. Hyg. I. Abt. Orig. A **221** (1972) 12.
111. MAYNARD, J. E. et al.: J. infect. Dis. **133** (1976) 339—342.
111a. MAYNARD, J. E. et al.: Nature **237** (1972) 514—515.
112. MCCOLLUM, R. W.: J. infect. Dis. **120** (1969) 641—643.
113. MELARTIN, L., B. S. BLUMBERG: Nature **210** (1966) 1340—1341.
114. MILLMAN, I. et al.: Res. Comm. Chem. Pathol. Pharmacol. **2** (1971) 667—686.
115. MILLMAN, I. et al.: J. exp. Med. **131** (1970) 1190—1199.
116. MILLMAN, I. et al.: Nature **226** (1970) 83—84.
117. MILLMAN, I. et al.: Nature **222** (1969) 181—184.
118. MISHIRO, S. et al.: J. Immunol. **124** (1980) 1589—1593.
119. MOSLEY, J. W. et al.: Amer. J. Epidem. **95** (1972) 529.
120. MÜLLER, R. et al.: Dtsch. med. Wschr. **97** (1972) 369—375.
121. MÜLLER, R. et al.: Dtsch. med. Wschr. **96** (1971) 1268—1271.
122. MÜLLER, R. et al.: Vox Sang. **29** (1975) 330.
123. MÜLLER, R. et al.: Münch. med. Wschr. **120** (1978) 517—520.
124. NAGINGTON, J.: Brit. med. J. **4** (1970) 409—410.
124a. NATH, N. et al.: J. infect. Dis. **138** (1978) 252—256.
125. NEURATH, A. R., N. STRICK: Proc. Nat. Acad. Sci. USA **74** (1977) 1702—1706.
126. NIELSEN, I. O. et al.: Lancet II (1974) 913—915.
127. NORDENFELT, E., M. ANDREN-SANDBERG: J. infect. Dis. **134** (1976) 85—89.
128. NORKRANS, G. et al.: Brit. med. J. **1** (1976) 740—742.
129. NOWOSLAWSKI, A. et al.: Lancet I (1970) 494—497.
130. NOWOSLAWSKI, A. et al.: Am. J. Pathol. **68** (1972) 31—48.
131. NOWOSLAWSKI, A. et al.: Am. J. med. Sci. **270** (1975) 229—239.
132. OKADA, K. et al.: New. Engl. J. Med. **294** (1976) 746—749.
133. OKOCHI, K., S. MURAKAMI: Vox Sang. **15** (1968) 374—385.
134. PATZWALDT, H.-G., E. GIENAPP: Dt. Gesundh.-Wesen **33** (1978) 1483—1484.
135. PESENDORFER, F. et al.: Klin. Wschr. **48** (1970) 58—59.
136. PETERSON, D. L. et al.: Proc. Nat. Acad. Sci. USA **74** (1977) 1530—1534.
137. PRINCE, A. M.: Proc. Nat. Acad. Sci. **60** (1968) 814—821.
138. PRINCE, A. M. et al.: Lancet II (1970) 717—718.
139. PRINCE, A. M., CH. TREPO: Lancet I (1971) 1309—1312.
140. PÜSCHEL, J. et al.: Z. ges. Hyg. **22** (1976) 38—42.
141. PURCELL, R. H. et al.: Intervirology **2** (1974) 231—243.
142. PURCELL, R. H. et al.: J. infect. Dis. **121** (1970) 222.
143. REISKE, J.: Dt. Gesundh.-Wesen **32** (1977) 1453—1458.
144. RENGER, F., K.-H. FRANK: Dt. Gesundh.-Wesen **34** (1979) 385—389.
145. RENGER, F. et al.: Dt. Gesundh.-Wesen **28** (1973) 1838—1842.
146. RENGER, F. et al.: Dt. Gesundh.-Wesen **29** (1974) 58—61.
147. ROBINSON, W. S.: Am. J. med. Sci. **270** (1975) 151—159.
148. SCOTTO, J. M. et al.: Am. J. Dis. Child. **123** (1972) 311.
149. SERPEAU, D. et al.: Lancet II (1971) 1266.
150. SHULMAN, N. R.: Am. J. Med. **49** (1970) 669—692.
151. SHULMAN, N. R., L. F. BARKER: Science **165** (1969) 304—306.
152. SIMONS, M. J. et al.: Lancet I (1971) 1149.
153. SODOMANN, C.-P.: Diagnostik **10** (1977) 440—444.
154. SOULIER, J.-P., A. M. COUROUCE-PAUTY: Vox Sang. **25** (1973) 212—234.
155. SUTNICK, A. I. et al.: Ann. Rev. Med. **23** (1972) 161.
156. SCHIMMELPFENNIG, W. et al.: Dt. Gesundh.-Wesen **32** (1977) 62—64.
157. SCHIMMELPFENNIG, W. et al.: Dt. Gesundh.-Wesen **25** (1970) 1830—1831.
158. SCHNEEWEISS, B., H. FRIEDEMANN, B. ALVERMANN (Hrsg.): Virushepatitis. 1. Symposium der Arbeits- und Forschungsgemeinschaft „Virushepatitis", Karl-Marx-Stadt 1970. VEB Volk und Gesundheit Berlin, 1971.
158a. SCHNEEWEISS, B., H. FRIEDEMANN (Hrsg.): Virushepatitis. 2. Symposium der Arbeits- und Forschungsgemeinschaft „Virushepatitis" der DDR, Erfurt 1972, VEB Volk und Gesundheit. Berlin, 1975.
159. SCHNEEWEISS, B. et al.: Kriminalistik u. forens. Wiss. **6** (1971) 113—120.
160. SCHNEIDER, G. et al.: Dt. Gesundh.-Wesen **28** (1973) 1836—1840.
161. SCHOBER, A. et al.: Z. med. Mikrobiol. Immunol. **156** (1971) 250.

162. Schober, A. et al.: Arch. ges. Virusforsch. **33** (1971) 364—374.
163. Schuurs, A. H. W. M., G. Wolters: Am. J. med. Sci. **270** (1975) 173—177.
164. Schweitzer, I.: Am. J. med. Sci. **270** (1975) 287—291.
165. Schweitzer, I. L. et al.: New Engl. J. Med. **293** (1975) 940.
166. Stein, O. et al.: Israel J. med. Sci. **8** (1972) 128—132.
167. Steppuhn, S. et al.: Dt. Gesundh.-Wesen **34** (1979) 251—253.
168. Tacke, A.: Promotion B. Humboldt-Universität Berlin, 1974.
169. Tacke, A. et al.: Dt. Gesundh.-Wesen **26** (1971) 2193—2195.
170. Tassi, G. C. et al.: Boll. Ist. Sieroter. Milanese **49** (1970) 49.
171. Tayot, J.-L. et al.: Amer. J. Dis. Child. **123** (1972) 322.
172. Thamer, G. et al.: Dtsch. med. Wschr. **101** (1976) 1573—1575.
172a. Trepo, C. G. et al.: Gastroenterology **71** (1976) 804—808.
173. Trepo, C., J. Thivolet: Vox Sang. **19** (1970) 410.
174. Tripatzis, I., H. G. Horst: Nature **231** (1971) 266—267.
175. Vittal, S. B. et al.: Am. J. Gastroenterol **61** (1974) 133—135.
176. Vogel, Ch. L. et al.: Lancet II (1970) 621—624.
177. Vyas, G. N., N. R. Shulman: Science **170** (1970) 332—333.
178. van de Waart, M. et al.: J. med. Virol. **3** (1978) 43—49.
179. Wagner, K. et al.: Dt. Gesundh.-Wesen **27** (1973) 2364—2367.
180. Wagner, K. et al.: Dt. Gesundh.-Wesen **28** (1973) 1840—1842.
181. Wagner, K. et al.: Dt. Gesundh.-Wesen **26** (1971) 2010—2012.
182. Walsh, J. H. et al.: J. infect. Dis. **121** (1970) 550—554.
183. Ward, R. et al.: Lancet II (1972) 726.
184. Werner, B. G. et al.: Lancet I (1976) 696—698.
185. Williams, A., G. L. Le Bouvier: Bibl. Haematol. **42** (1976) 71—74.
186. Wilms, K. et al.: Dt. Gesundh.-Wesen **30** (1975) 2141—2143.
187. Wolters, G. et al.: J. infect. Dis. **136** (1977) 311—317.
188. Mitteilung der Gesellschaft für Hämatologie und Bluttransfusion der DDR zum Australia-Antigen. Dt. Gesundh.-Wesen **27** (1972) XVI.
189. Deutsches Arzneibuch: Australia Antigen. Nachweis des Australia Antigens im Plasma oder Serum. DAB 7 (D.L.) DDR/72.
190. International Forum: How frequent is post-transfusion hepatitis after the introduction of 3rd generation donor screening for hepatitis B? What is its probable nature? Vox Sang. **32** (1977) 346—363.

Autorenverzeichnis

AHRENS, Rudolf, Dr. rer. nat.
Abteilungsleiter, Institut für Klinische Chemie und Laboratoriumsdiagnostik des Bezirkskrankenhauses Neubrandenburg

BAUFELD, Werner, Dr. rer. nat.
Zentrallabor des Bereichs Medizin der Ernst-Moritz-Arndt-Universität Greifswald

BEHM, Erasmus, Dr. med.
Wissenschaftlicher Mitarbeiter, Klinik für Innere Medizin, Bereich Medizin der Wilhelm-Pieck-Universität Rostock

BERGMANN, Karl-Christian, Dr. sc. med.
Chefarzt, Abteilung Klinische Immunologie im Forschungsinstitut für Lungenkrankheiten und Tuberkulose, Berlin-Buch

BOCK, Gisela, Dr. med.
Assistenzärztin, Abteilung für Klinische Chemie und Laboratoriumsdiagnostik der Medizinischen Akademie Erfurt

DUDE, Helmut, Dr. rer. nat.
Abteilung Klinische Laboratorien der Medizinischen Akademie „Carl Gustav Carus“ Dresden

GESERICK, Gunther, Doz. Dr. sc. med.
Oberarzt, Institut für gerichtliche Medizin des Bereiches Medizin (Charité) der Humboldt-Universität Berlin

GRAUBAUM, Hans-Joachim, Dr. sc. nat.
Oberassistent, Institut für Physiologische und Biologische Chemie des Bereiches Medizin (Charité) der Humboldt-Universität Berlin

HALLER, Gerd, Dr. rer. nat.
Abteilungsleiter, Zentrallabor des Bezirkskrankenhauses Wismar

JAKOBI, Hilko, Dipl.-Chem.
Zentrallabor des Bezirkskrankenhauses Neuruppin

KROHN, Thomas, Dr. med.
Oberarzt, Neuropsychiatrische Klinik des Bezirkskrankenhauses Wismar

LINNEKE, Peter, Dr. med.
Chefarzt, Zentrallabor des Bezirkskrankenhauses Wismar

MATTHES, Heide, Dr. med.
Assistenzärztin, I. Medizinische Klinik des Bereiches Medizin (Charité) der Humboldt-Universität Berlin

PETERS, W.-Henning, Dr. med.
Wissenschaftlicher Mitarbeiter, Physiologisch-chemisches Institut des Bereiches Medizin der Karl-Marx-Universität Leipzig

PORSTMANN, Tomas, Dr. med.
Wissenschaftlicher Assistent, Abteilung für Klinische Immunologie des Bereiches Medizin (Charité) der Humboldt-Universität Berlin

ROGOS, Roland, MR Prof. Dr. sc. med.
Leiter der Gastroenterologischen Abteilung, Medizinische Klinik des Bereiches Medizin der Karl-Marx-Universität Leipzig

SCHRÖTER, Marlis
Abteilungsleiter, Zentrallaboratorium des Bezirkskrankenhauses Dresden-Friedrichstadt

SEYFARTH, Michael, Dr. sc. med.
Wissenschaftlicher Mitarbeiter, Forschungsabteilung Immunologie des Bereiches Medizin der Wilhelm-Pieck-Universität Rostock

TÖPFER, Gottfried, Dr. rer. nat.
Oberassistent, Zentrallabor des Bezirkskrankenhauses Görlitz

TRÜBSBACH, Albrecht, Dr. rer. nat.
Abteilung Klinische Laboratorien, Medizinische Akademie „Carl Gustav Carus“ Dresden

UHLEMANN, Anneli, Dr. rer. nat.
Wissenschaftliche Mitarbeiterin, Institut für Klinische Chemie und Laboratoriumsdiagnostik des Bezirkskrankenhauses Halle

VOSS, Peter, Dr. rer. nat.
Abteilungsleiter, Zentrallabor des Bezirkskrankenhauses Wismar

WALLBRAUN, Otto, Dr. rer. nat.
Oberassistent, Institut für Klinische Chemie und Laboratoriumsdiagnostik des Bezirkskrankenhauses Suhl

WALRAPH, Erwin, Dr. rer. nat.
Leiter des Immunbiologischen Labors, Institut für klinische Laboratoriumsdiagnostik im Bezirkskrankenhaus Stralsund

ZIEGENBEIN, Renate, Dr. sc. nat.
Leiterin der Abteilung Labordiagnostik am Zentralinstitut für Krebsforschung der Akademie der Wissenschaften der DDR, Berlin-Buch

Sachregister

Agarosegelelektrophorese 1f, 4, 6f, 13, 240, 247
akute Phase 3f, 37, 43, 52, 65f, 74f, 86ff, 95, **100f**, 103, 108ff, 147, 156, 158, 219
Albumin 3, 5f, 11, **24**, 43, 97ff, 101, 225, 228, 229, 239, 247
Allergie 182
Anämie 6, 99, 116
Analbuminämie 25
Androgenbindendes Protein (ABP) 239
Androgene 230, 237ff, 247
Antigonadotropin 230
Antikörper 165, 172, 174, 176
Antikörpermangel 169, 173
Apocoeruloplasmin 106, 108
Apolipoproteine 124, 131, 134, 136
α-1-Antichymotrypsin (α-1-AChT) **65**
α-1-Antitrypsin 2, 4, **40**, 67, 159
Atemnotsyndrom 52
Athyreopexinämie 229
Atransferrinämie 115
Australia-Antigen (Au-Ag) 252

BASSEN-KORNZWEIG-Erkrankung 127
BENCE-JONES-Protein 179, 186, 188f
Benzidinreaktion 96, 101
Bluthirnschranke 10
Bromkresolgrün 30f
Bromkresolpurpur 31
Bromphenolblau 30
Bronchialkarzinom 207, 210, 220, 247

C 3 2, 4, **140**ff
C 4 **140**ff
Carcinombryonales Antigen (CEA) **203**
—, Varianten 204f
C 1-Esterase-Inhibitor (C1-INH) 147
Cholesterol 127f, 133, 135
—, freies 135
Chylomikronen 125
Coeruloplasmin (Cpl) 2, 6, **106**, 159
Colorektale Karzinome 206, 220
Corticosteroidbindendes Globulin (CBG) **245**
Corticosteroide 237, 245ff
C-reaktives Protein (CrP) 4, 67

DANE-Partikeln 253ff, 257ff
Defektproteinämie 2, 86, 147
Diabetes mellitus 75, 101, 229, 247
DNS-Polymerase 254, 258

Eisenbindungskapazität, totale 118
Ejakulat 174
Elektrophorese 1
Embryonale Tumoren 197, 199
Entzündung (s. a. akute Phase) 52, 86, 173
Ernährung 2, 17, 19, 28f, 108, 116, 147
Erythropoese, ineffektive 85, 99
Extragradient (s. M-Gradient)

Farbstoffbindungsmethoden 30ff
Ferroxidase 107
α-1-Fetoprotein (AFP) 4ff, 97, 191
Fibrinogen 2, 4, 89, 151
—, molekulare Varianten 151
Fibrinolyse 73
FRIEDEWALD-Formel 137

Gammopathie 184ff
—, biklonale 189
—, monoklonale 184f, 187
—, —, benigne 184f
—, —, maligne 184f
—, polyklonale 184
Gastroenteropathie, exsudative 29, 99f, 103, 108
Gastrointestinaltumoren 197, 200, 207
Gerinnung 72, 75, 155ff
Gesamteiweiß 3, 13
Gestagene 232, 237, 242, 245ff
Gestose 229
GIEDION-SCHEIDEGGER-Anomalie 176
Globin 98
Gonadotropine 249
Gynäkologische Karzinome 207, 211, 220, 229

Häm 95ff, 103
Hämatin 96ff, 101
Hämin 96, 98
Hämoglobin 84, 97ff, 103
Hämoglobin-Haptoglobin-Bindung 84f
Hämoglobinbindungskapazität 90
Hämolyse 85ff, 98ff, 103

Hämopexin (Hx) 88, **95**
Hämopexin-Häm-Komplex 97
Hämopexin-Hämatin-Komplex 99, 101
Haptoglobin (Hp) 2, 4, 6, **83**, 96ff, 103, 159, 219
—, Phänotyp-Verteilung 86
HBcAg 252ff
HBeAg 254ff, 261
HBsAg **252**
Hepatitis, akute (s. Virushepatitis)
—, chronische 255, 257ff, 261
Hepatitis-B-Antigen **252**
Hepatitis-B-Virus (HBV) **252**ff
Hepatolentikuläre Degeneration (s. M. WILSON)
high density lipoproteins (HDL) 125ff
—, β-HDL 127
Hirsutismus 239
HDL-Cholesterol 131
—, Referenzbereiche im Serum 136f
2-(4-Hydroxyazobenzin)-benzolsäure 30
Hyperalbuminämie 29
Hyperlipoproteinämie (HLP)
—, sekundäre 129
—, Typ I—III 128
—, Typ IV—V 129
—, Typisierung nach FREDRICKSON 128
Hyperthyreose 229f, 240
Hypoalbuminämie 27ff
Hypoproteinämie 2f, 229, 247
Hypothyreose 229f
IgG-Index 11

Ikterus prolongatus 50
immunelektrophoretische Analyse 2, 5, 6, 96, 102, 176, 187
Immunglobulin A (IgA) 2, 4ff, **168**, 174
Immunglobulin D (IgD) **178**ff
Immunglobuline **165**ff
—, hormonbindende 229
—, monoklonale 5, 11, **184**ff, 154ff
—, —, Nachweis 187f
—, —, Struktur 186
—, oligoklonale 4, 11
—, sekretorische 170
Immunglobulin E (IgE) 6, **181**ff
Immunglobulin G (IgG) 2, 4ff, 10f, **172**ff
Immunglobulin M (IgM) 2, 4ff, 174, **175**ff
Immunofixation 5f, 96, 102, **188**
Immunoselektions-Technik 188
Immunosuppression 217
Immunozytom 188
Infektion, intrauterine 176
Insuffizienz, adrenale 247

Kappa-Lambda-Relation 11
Kardiomyopathie, obstruktive 229
Katalase 98
Kolloidosmotischer Druck 27
Komplementaktivierung
—, alternativer Weg 145
—, klassischer Weg 143
Komplementsystem (C-System) **140**ff
Kupfer im Serum 106ff
Kwashiorkor 29

Laborstufenprogramm (Lipoproteine) 132
Latex-Agglutinationstest (LAT) 160, 200
Lebererkrankungen 4, 18f, 29, 50f, 71, 75, 87, 97, 99f, 103, 116, 147, 169, 176, 197, 229, 239, 247, 253, 255ff
Leberzellkarzinom 197, 199, 229, 257
Lecithin-Cholesterol-Acyl-Transferase (LCAT) 134, 136
Lipide 122ff
Lipolyse 126
α-Lipoproteine 2, 4f, **128**
β-Lipoproteine 2, **128**
Lipoproteine **122**ff
Lipoproteinelektrophorese 128, 133, 136
Lipoproteinlipase 134
Lipoproteintrübungstest 131, 135
Lipoprotein X (Lp-X) 127, 136
Liquor cerebrospinalis 10, 16, 18, 32, 116, 141, 174, 195
Liquordysproteinose 12
low density lipoproteins 125f, 128, 137
Lungenemphysem 49
Lupus erythematodes visceralis 147

α-2-Makroglobulin (α-2-M) 66, **69**
Malnutrition (s. a. Ernährung) 28f, 147
Mammakarzinom 207, 210, 220, 229, 240
Melanom, malignes 101, 220
Mercaptalbumin 25
Metallbindung 73, 75, 106, 114
Methämalbumin 99, 101
Methämoglobin 98
Minderwuchs 229
M-Gradient 5, 184, 186f
Morbus CUSHING 229, 247
Morbus WALDENSTRÖM (s. Myelom, IgM-produzierendes)
Morbus-WILSON 108ff, 116
Myelom 184ff, 229
—, IgA-Myelom 188
—, IgD-Myelom 179, 188
—, IgE-Myelom 188
—, IgG-Myelom 188
—, IgM-produzierendes Myelom 189
—, Leichtketten-Myelom 189
Myoglobin 98

Nierenerkrankungen 51, 147, 229, 247
Nephrotisches Syndrom 30, 75, 99f, 108, 116, 157, 173
N-F-Transformation 26
Non-Hodgkin-Lymphom 188
Normomastixkurve 13

Östradiolbindendes Globulin 236
Östrogene 218, 230, 232, 237ff, 241ff, 245ff
Onkotischer Druck 27
Orosomukoid (s. saures α-1-Glykoprotein) **34**ff

Pankreaskarzinom 206ff
Pankreatitis, hämorrhagische 99f, 103
Pandyreaktion 13
Paraproteine (s. monoklonale Immunglobuline)
Paternitätsserologie 88, 117
D-Penizillamin 109
Peroxidasemethode 89
Phospholipide 124
Pi-System 41, 45
Plasmavolumenbestimmung 116
Plasmozytom (s. Myelom)
Plexus chorioideus 10
Polaritätsregel 237, 246
Polymerisationsprodukte (Hpx) 96
Polymorphismus, sα-1-GP 35
α-2-M 70
Hp 83
Cpl 106
Hpx 96
Tf 113
AFP 192
PAAG 216
CEA 204f
Porphyria cutanea tarda 100, 103, 229
Porphyrin 99f, 103
Präalbumin (PA) 2f, 5, 10, **15**ff, 225ff
Prä-β-Lipoproteine 128
Proteinverlust 3
Proteinaseinhibitor **40**ff, 65ff, 72ff
Proteinurie 3, 28, 30, 66
Pseudogammopathie 184
Pubertät 233, 242, 249

Reagine 181
Risikofaktoren 127, 137
Risikoindikatoren 137
Retinolbindendes Protein 17
Rheumatoidarthritis 51, 66, 88, 147, 158, 174

saures α-1-Glykoprotein 4ff, **34**ff, 101, 159, 238, 245, 254
Schwangerschaft 196, 230, 232, 239, 241, 247ff
—, Überwachung der 219
Schwangerschafts-assoziiertes α-2-Glykoprotein (PAAG) **215**ff
—, Immunosuppression 217
Schwangerschaftsprotein SP 2 236
Serumhepatitis-Antigen (SH-Ag) 252
Sexhormonbindendes Globulin **236**ff, 247
Schwerkettenkrankheit 189
Screening, α-1-Antitrypsin 55
—, AFP 199
SP 3, (s. Schwangerschaftsassoziiertes α-2-Glykoprotein PAAG)
Sexualhormone 237ff
Staphylokokken-Clumping-Test (SCT) 160
Steroidbindendes β-Globulin 236
Steroide, anabole 230, 237
Steroidhormone 239
Streptokokken-Antikörper 89
Subtypen des HBsAg 255, 259, 262

Tangier-Krankheit 127
Tanned Red Cell Haemagglutination Inhibition Immunoassy (TRCHII) 160
TBG-Schilddrüsenhormonkomplexe 227
Testosteron 28, 237, 239, 243, 245f, 248
Testosteronbindendes Globulin 236
Thyreotoxikose 28
Thyroxinbindendes Globulin (TBG) 17, **225**ff
Thyroxin (T 4) 225, 229f, 240, 249
Transcortin (s. Corticosteroidbindendes Globulin)
Transferrin (Tf) 2f, 6, 96, 99, **112**ff
Transfusionsserologie 258
Triglyzeride 127f, 133, 135
Trijodthyronin (T 3) 225, 229f, 240, 249
—, reverse 228
Trypsinhemmaktivität 55
Trypsininhibitor 41, 44
TSH 230, 249
T 3/TBG-Quotient 230
T 4/TBG-Quotient 230
Tumor
-Diagnostik 3, 199, 207, 211, 213, 219
-Therapiekontrolle 199, 208, 210ff
-Verlaufskontrolle 199, 207, 210ff
-Prognose 208, 210

Überwanderungselektrophorese 260f
Urotheliale Karzinome 207, 210

Verbrennungen 28, 30, 66
Virilisierung 239
very low density lipoproteins (VLDL) 125ff
—, β-VLDL 127
Virus-assoziierte Antigene 252ff
Virushepatitis 253, 255ff, 259, 261f

WISKOTT-ALDRICH-Syndrom 176

Zyklus, menstrueller 232, 241, 248

FSC
www.fsc.org
MIX
Papier | Fördert gute Waldnutzung
FSC® C083411

Kolibri 360 GmbH
Ferdinand-Jühlke-Straße 7
99095 Erfurt, Deutschland
produktsicherheit@kolibri360.de